手术室
50例经典案例
配合精解

田小荣　李琼◎主编

吉林大学出版社
JILIN UNIVERSITY PRESS

·长春·

图书在版编目（CIP）数据

手术室50例经典案例配合精解 / 田小荣，李琼主编. --
长春：吉林大学出版社，2024.2
ISBN 978-7-5768-2742-2

Ⅰ.①手… Ⅱ.①田… ②李… Ⅲ.①手术室—管理
Ⅳ.①R612

中国国家版本馆CIP数据核字（2023）第240931号

书　　名　手术室50例经典案例配合精解
　　　　　SHOUSHUSHI 50 LI JINGDIAN ANLI PEIHE JINGJIE

作　　者　田小荣　李琼
策划编辑　高珊珊
责任编辑　路明衢
责任校对　单海霞
装帧设计　北京中尚图文化传播有限公司
出版发行　吉林大学出版社
社　　址　长春市人民大街4059号
邮政编码　130021
发行电话　0431-89580036/58
网　　址　http：//www.jlup.com.cn
电子邮箱　jldxcbs@sina.com
印　　刷　炫彩（天津）印刷有限责任公司
开　　本　787mm×1092mm　1/16
印　　张　36.5
字　　数　728千字
版　　次　2024年2月　第1版
印　　次　2024年2月　第1次
书　　号　ISBN 978-7-5768-2742-2
定　　价　168.00元

编 委 会

序 一

在《手术室 50 例经典案例配合精解》即将付梓之际，我了解了此书的整个创作过程，它将"手术配合"一词体现得淋漓尽致，这是一本有温度、有品质、接地气的书，在此，郑重地推荐给大家。

我从事骨科临床工作已 30 余年，多年的手术经验使我深知，在医学的浩瀚领域里，手术配合是提升手术质量和保障患者安全的关键环节之一，这不仅是一项技术任务，更是一个需要团队密切协作的过程。

山西医科大学第二医院手术室是山西省手术室的发源地，经过百年沉淀，2013 年被评为首批"山西省手术室专科护士临床培训基地"，2019 年成为山西卫生健康职业学院手术室护理教研室，2023 年被评为首批"中华护理学会手术室专科护士京外临床教学基地"，同时作为山西省护理学会手术室专业委员会主委单位，多年来，为省内乃至全国的多所医院培养了大批手术室人才，其学科发展为山西省手术室护理的发展和创新起到了很好的示范带头作用。

我诚挚地希望，该书的出版能给从事手术室护理事业的同仁们提供一种新的理念与借鉴。最后，要特别感谢全体编写人员的辛勤工作，书中所述不足敬请读者提出宝贵意见，继续完善。

2024 年 1 月

序 二

随着现代外科学的不断发展、外科手术的领域和范围日趋扩大，新手术方法、新器械、新仪器设备开始推陈出新，这不仅为手术室护理提供了发展的平台，更多的是挑战。成功的手术不仅要求医生医术高超，良好的手术配合也是成功的重要条件，这就要求手术室护理人员向高度专业化和一专多能方向发展。

手术室作为医院的重要平台科室，是为病人提供手术及抢救的重要场所，工作量大、工作时间长、工作风险高，其护理质量的高低直接关系到医院整体护理质量的优劣。2023年国家卫生健康委办公厅《关于印发手术质量安全提升行动方案（2023—2025年）的通知》中指出，医疗机构要充分认识"手术质量安全提升行动"对于保障人民群众健康权益、促进手术质量安全提升的重要意义。聚焦手术质量安全的关键点，提升手术管理能力，逐步推动医院高质量发展。

我院手术室作为国家级、省级专科护士实践基地，在完成逐年攀升外科手术量的同时承担教学任务，为适应外科手术精细化、专科化的发展需要，提升护理配合质量，创新临床教学模式，手术室护理团队历经两年时间撰写本书。旨在为患者提供全面、安全、科学、规范的手术护理，为手术室护理工作者提供科学、标准的手术护理配合方案，做好"刀尖"上安全的守护者。

特别感谢本书编写期间全体编写人员的辛勤工作，敬请读者提出宝贵意见。

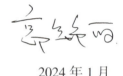

2024年1月

前　言

　　在手术室这个特殊的职业环境中，我们承载着巨大的责任。我们不仅是病人的照顾者，也是他们信任和依赖的对象。我们手术室护理团队需要不断地学习和进步，以提供最高质量的护理服务。如何提升手术室护理质量？这是一个值得深思的话题。经过长期的筹划，编者希望通过一些经典的手术案例配合，将临床工作中的一些问题进行解析，进一步夯实基础、贴近临床，因此，《手术室50例经典案例配合精解》这本书应运而生。

　　这本书的内容涵盖了骨科、普外科、妇科、胸外科、心脏外科、血管外科、泌尿外科、神经外科、五官科手术以及机器人手术、复合手术等50例经典手术案例。每个案例分为病历摘要、手术配合、护理风险要点、注意事项、解剖知识链接及安全问题解析六个部分，不仅配有详细的步骤解释和技巧指导，使读者能够深入了解手术的全过程，以及如何有效地与手术团队配合，还融入了丰富的插图和注释，使得学习过程更加直观和易于理解。

　　通过经典手术案例的介绍和分析，我们希望能够提高整个手术团队对于手术配合的重视程度和认识。这本书对于从事手术室工作的护理人员以及正在学习手术室技能的新护士来说，无疑是一本宝贵的参考书。它可以帮助我们更好地理解手术室的工作流程，以及如何安全高效地配合手术。

　　这本书不仅是对手术室护士的致敬，也是对她们辛勤工作和无私奉献的认可。希望通过这本书，更多的人能理解并尊重手术室护士的工作。

　　本书在编写内容上难免会出现疏漏与欠缺，希望广大读者批评指正，我们会不断完善提高。

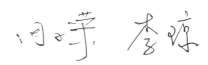

2024 年 1 月

目 录

CONTENTS

第一章　骨科手术经典案例配合

第一节　3D 显微镜下颈椎病损切除、前外侧
及后入路颈椎融合、椎骨植骨内固定术

【病历摘要】

患者赵某，女，63 岁，甲状腺手术术后，无明显诱因出现头颈部疼痛 2 月余，为求进一步诊治来我院门诊。入院诊断为"颈椎继发恶性肿瘤"。

体格检查：T36.5℃，P90 次 /min，R20 次 /min，BP145/98mmHg (1 mmHg ≈ 133.3Pa)，H 160 cm，W 65 kg，BMI 25.4 kg/m^2（超重）。发育正常，营养中等，正常面容，自主体位，言语流利。全身皮肤及黏膜无黄染，无出血点，全身浅表淋巴结无肿大。

专科检查：脊柱正常生理曲度减退，颈 2 ~ 7 椎体棘突压痛及叩击痛（ - ），颈椎活动不受限。右肩背、右上臂后外侧、右前臂桡侧疼痛，右前臂桡侧感觉未见异常；右肱二头肌肌力Ⅴ级，右肱三头肌、桡侧腕长短伸肌、骨间肌肌力Ⅳ级，右侧屈指肌肌力Ⅳ级；左肱二头肌肌力、肱三头肌、桡侧腕长短伸肌、骨间肌肌力Ⅴ级，右侧屈指肌肌力Ⅳ级；四肢肌张力正常；压颈试验（ + ）。双侧桡骨膜反射（ + ），右侧 Hoffmann 征（ + ），双膝腱反射、跟腱反射正常，双 Babinski 征（ - ），四肢末梢血运可，双侧足背动脉搏动可触及。

辅助检查：MRI 示：寰椎异常信号，颈椎退行性改变，颈 3 ~ 4、4 ~ 5、6 ~ 7 椎间盘突出。颈部 CT：甲状腺术后改变，寰椎右侧骨质破坏范围增大，考虑转移；右侧颈部 2 区淋巴结增大，余颈部间隙多发小结节，均未见明显变化。双侧上颌窦黏膜囊肿，双侧上颌窦炎，右侧中下鼻甲肥厚。胸部 CT：双肺多发大小不等结节影，考虑转移；右肺下叶背段肺大疱；主动脉及左右冠状动脉钙化，升主动脉增宽，肺动脉干略增宽；胸骨，右侧第二肋骨，第

9、11 胸椎内高密度结节；左侧肾上腺区略低密度结节影。头颅平扫 CT：双侧侧脑室旁缺血灶；右上颌窦炎伴黏膜囊肿；寰椎前弓及右侧块斑片状骨质破坏影，考虑转移。

实验室检查：WBC：4.53×10^9/L，HGB：90 g/L。

实施手术：3D 显微镜下前外侧入路颈椎融合术、后入路颈椎融合术、颈椎病损切除术、钛合金脊椎融合物置入术、脊椎后弓切除术、脊神经根探查术、脊神经根切断术、颈动脉探查术、颈动脉结扎术、椎骨植骨术、椎骨内固定术。

麻醉方式：全身麻醉。

【手术配合】

1.巡回护士配合

（1）用物准备

手术间：洁净系统处于开启状态，调至适宜温湿度。

手术床：调整手术床头于送风口下方，手术床上铺置凝胶垫，床单位铺置平整，预防压力性损伤。

体位垫 / 设备：May-field 头架安置于手术床上，备薄垫、圆枕、柱形枕、隧道垫、约束带、俯卧位垫、足枕，处于备用状态（如图 1-1-1）。

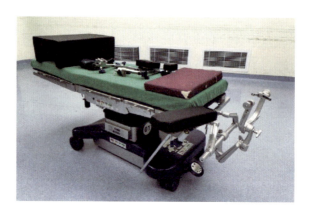

图 1-1-1　用物准备

仪器设备：高频电刀、双极脚踏、负压吸引器、超声骨刀、3D 显微镜等提前调试，处于备用状态；备液体加温仪和加温毯（如图 1-1-2）。

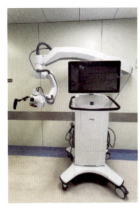
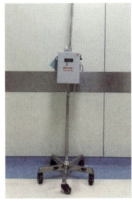
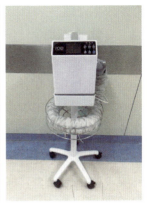

图 1-1-2　3D 显微镜、液体加温仪和加温毯

（2）患者准备

待术间：按照《手术患者交接表》内容逐项进行查对并签字，确认液路通畅，转运患者入室。

进入手术间：患者暂停留于转运床上，盖好棉被，保护隐私，做好保暖；做好心理护理，减轻患者紧张情绪。

皮肤保护：根据手术室《术中获得性压力性损伤风险评估量表》对患者进行评估，评分为 12 分，属于中风险，采取相应预防措施。

护理操作：遵医嘱留置导尿，预防性输注抗生素（术前 0.5～1 h 内），连接静脉通路延长管；必要时提前开放两路静脉通路，做好术中应急预案准备。

（3）与洗手护士配合

根据《手术物品清点制度》与洗手护士共同清点用物，并与洗手护士一起核对外来器械患者信息、内植入物申请单患者信息，确认无误后打开外来器械，根据内植入物清点单逐项清点；配置局麻止血药（配置方法：0.9% 氯化钠注射液 100 mL+ 盐酸肾上腺素 0.5 mg，抽取配置液 15 mL+2% 利多卡因注射液 5 mL 混匀）。

（4）麻醉前三方核查

麻醉实施前，按照《手术安全核查表》，与麻醉医生、手术医生对患者进行信息确认，并确认相关植入物及器械信息无误并可以使用。

（5）实施麻醉时

站于患者一侧，观察患者生命体征变化，保障患者安全，如有情况及时

协助麻醉医生处理。

（6）安置手术体位（左侧卧位，如图1-1-3）

取May-field头架先行左侧卧位：手术医生站于患者两侧，麻醉医生站于头侧，巡回护士站于尾侧，四人同时向床头侧轻抬患者肩部超出床沿10cm左右为宜。巡回护士用眼膜保护患者双眼，右侧外耳道塞棉球保护；麻醉医生双手托头颈部，手术医生消毒头钉安置处头皮，戴无菌手套安装无菌头钉，将头架置于患者头颅上，锁紧头架各个关节；左上肢伸直，以托手架固定；右上肢置于胸前，呈自然屈曲位，环抱柔软棉质柱形体位用物；左下肢自然伸直，右下肢置于隧道垫上，呈屈曲位；约束带分别适当约束右上肢、躯干、髋部及膝部。调整手术床角度，床头端高15°，足端高10°，使躯干行中凹卧位。负极板贴于大腿外侧，检查患者身体与金属有无接触，床单拉至平整，棉被覆盖保暖，检查液路和尿管是否通畅，安置托盘于合适位置。

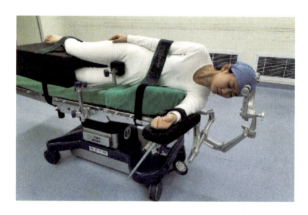

图1-1-3　左侧卧位

（7）协助开台

协助消毒，观察消毒效果；协助穿无菌手术衣，手术人员就位；连接电外科设备、吸引器、双极、超声骨刀；双极脚踏、超声骨刀脚踏置于术者右足侧，调节无影灯。

（8）手术开始前三方核查

切皮前，按照《手术安全核查表》，与麻醉医生、手术医生对患者再次进行信息确认。

（9）3D 显微镜准备

打开 3D 显微镜，与洗手护士配合安装好显微镜手柄保护套，注意无菌操作（如图 1-1-4）；打开显微镜照明开关，关闭无影灯并移出术野，将显微镜推至术野，依次按下"开始录制""全屏显示"触屏按钮并按主刀需要调节亮度。

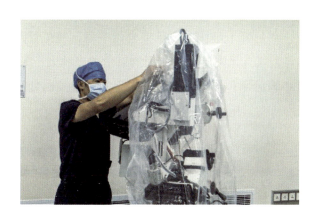

图 1-1-4 安装 3D 显微镜手柄保护套

（10）术中观察和护理

动态观察患者生命体征、静脉通路、尿量，关注手术进程；保持吸引器通畅，做好出血量统计；术中输血应与麻醉医师共同核对并及时做好输血记录；根据手术时长定期对患者受压部位减压；注意保暖，预防术中低体温发生；及时与洗手护士核对记录植入物型号、批号；提前备好 C 型臂透视；及时准确填写手术各项文书记录。

（11）做好仪器设备管理和物品供应

根据术者要求调节灯光、电外科设备、显微镜参数等仪器设备；及时供应手术台上所需一次性无菌物品、冲洗液及相关植入物并做好记录。

（12）手术间的管理

加强巡视，保持手术间的环境清洁，控制手术间参观人数；C 型臂透视后及时关闭手术门。

（13）标本的管理

离体的标本，与手术医生共同确认放置于标本柜，并做好登记。

（14）清点用物

关闭切口前后及缝合皮肤后，与洗手护士逐项清点手术台上所有用物包括外来器械，并及时记录。

（15）更换手术体位，再次安置手术体位（如图1-1-5）

先将患者安全转运至转运车上取仰卧位，检查各个管路通畅，拉起床挡；手术床上更换俯卧位垫和足枕，铺平整手术床单位，四人团队将患者沿轴线翻身俯卧于手术床，调整好头架位置并检查锁紧各个关节，双上肢置于身体两侧处于功能位，双足置于足枕上使足尖自然下垂，避免管路压至患者身下并检查患者身体与金属有无接触，后使用约束带适当约束；床单位整理平整；负极板贴于患者小腿后侧；中单、棉被覆盖保暖，必要时使用加温毯；再次确认各条管路保持通畅。托盘安置合适位置。

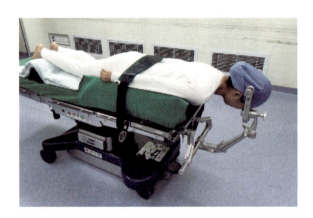

图1-1-5　俯卧位

（16）协助开台

协助消毒，观察消毒效果；协助穿无菌手术衣，手术人员就位；连接电外科设备、吸引器、双极；双极脚踏置于术者右足侧，调节无影灯。

余过程同上（10）-（12）。

（17）清点用物

关闭切口前后及缝合皮肤后，与洗手护士逐项清点手术台上所有用物，包括外来器械，并及时记录。

（18）出室前三方核查

切口包扎完毕，先将患者安全转运至推车上，拉起床挡，防止坠床；离室时，巡回护士与麻醉医生、手术医生再次对患者进行信息确认。

（19）护送患者出室

出室前检查患者身体各部位有无异常，如有异常，做好记录。完善病历资料，带齐患者所有物品转运至下一单元，做好交接。

（20）整理手术间

通知保洁员清洁手术间，所有仪器设备和物品做好清洁和归位，准备接台手术。

2. 洗手护士配合

（1）环境表面清洁

按照手术间擦拭流程进行环境表面清洁。

（2）用物准备

手术敷料：脊柱包、中单包、衣服包、无菌持物钳。

手术器械：腰椎固定器械、头钉小包、小S包、扁桃体剥离子小包、米氏钳小包、血管器械备用。

无菌物品：消融电极A5，双极电凝，输血器，$10 \times 200 \, cm$无菌保护套，22号刀片、11号刀片，明胶海绵，骨蜡，医用手术薄膜，$20 \, mL$注射器，$5 \, mL$注射器，脑棉片，6×14圆针、9×24皮针，3–0、2–0、0号不可吸收编织线，$100 \, mLFr14$号负压引流管，0号可吸收缝线，皮肤吻合器，5–0普理灵备用。

内植入物：枕骨板、枕骨钉、钛网、连接棒、椎弓根钉、螺母、横连。

（3）术前准备

提前$15 \sim 30 \, min$洗手上台，按照规范整理无菌器械台；与巡回护士清点器械台上所有物品，并配置止血水。设置隔离区和非隔离区，做好隔离技术。

（4）协助第一次消毒铺单（左侧卧位）

消毒范围：上至颅顶、下至乳头水平、前后过正中线。

铺单：既要显露手术切口，又要减少切口周围皮肤的暴露。切口周围4~6层。协助医生穿手术衣，戴无菌手套，铺置大单，使用皮针0号不可吸收编织缝线将手术大单和皮肤缝合，切口处贴医用手术薄膜。

（5）隔离前操作，连接设备及管路

切口至器械托盘加铺无菌巾，以保护切口周围及托盘台面；连接双极电凝、电刀、吸引器、超声骨刀，并固定消融电极收纳盒于两侧，用于收纳电刀笔和吸引器；超声骨刀导流，处于备用状态（如图 1-1-6）。

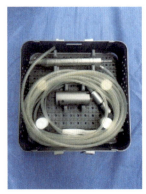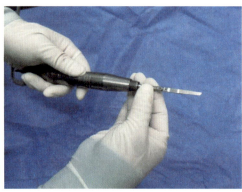

图 1-1-6　安装超声骨刀

（6）手术开始前三方核查

切皮前，按照《手术安全核查表》，与麻醉医生、手术医生对患者各项信息再次进行确认，洗手护士汇报手术相关器械准备情况。

（7）皮下注射局麻止血药

减少颈部软组织的出血及术后切口的疼痛。

（8）切开皮肤、止血

干纱布 2 块于两侧拭血，电刀切开皮肤、皮下组织（牙镊辅助）。

（9）暴露椎体

组织剪刀分离血管、神经、肌肉，甲状腺拉钩和颈前拉钩协助暴露至椎体后，定位针头扎在椎间隙里，C 型臂透视定位。自乳突处切断胸锁乳突肌、耳后肌、二腹肌（后部）、头夹肌、头最长肌，充分显露颞骨乳突，骨膜剥离子剥离显露右侧寰椎骨质，切除寰椎表面肌肉附着点（颈夹肌肉、头下斜肌、头上斜肌、头前直肌、头外侧直肌、肩胛提肌、颈横突间后肌），充分显露寰椎右侧后弓，见瘤体组织块外膜完整，见右侧椎动脉及颈 2、3 右侧神经根均被肿瘤组织侵蚀包绕（如图 1-1-7）。使用刮勺、扁剥向前方钝性分离寰椎右侧前弓软组织，保护颈内动静脉，充分显露寰椎右侧前弓，见瘤体组织块外膜完整。

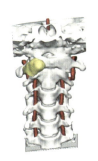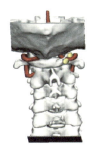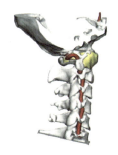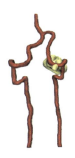

图 1-1-7　患者肿瘤所在位置三维重建图

（10）显微镜下探查切除病损，隔离开始

安装 3D 显微镜手柄保护套，开启光源，置于术野，关闭手术无影灯，弯血管钳、米氏钳分离血管神经，2-0 不可吸收编织缝线钳带结扎、6×14 圆针 3-0 不可吸收编织缝线缝扎右侧椎动脉及颈 2、3 右侧神经根，双极电凝配合明胶海绵充分止血。距瘤体约 2 cm 处，超声骨刀切断寰椎前、后弓右侧骨质（如图 1-1-8），骨蜡止血。检查瘤体包膜完整，两侧骨质未见骨性破坏。标本存放于专用弯盘，并于半小时内用固定液固定。

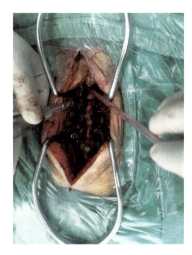

图 1-1-8　超声骨刀切断寰椎前、后弓右侧骨质

（11）清理术野，进行隔离后操作

检查有无出血，用未被污染过的容器盛装灭菌注射用水浸泡创面约 15 min，高频电刀及双极电刀分别烧灼肿瘤周围软组织，大量生理氯化钠溶液

冲洗创面，接触过病损的用物放置隔离区，更换手套、器械、吸引器头，撤去隔离前铺置的无菌巾或无纺布，切口周围及术区加盖无菌巾。

（12）骨缺损重建

取合适长度钛网（内填充同种异体骨）安置于骨缺损区，显露右侧颅骨及枢椎突关节，依次开孔，导针定位，C 型臂下透视，导针位置、方向良好，于颅骨及枢椎突关节右侧共植入 2 枚适宜长度椎弓根钉。选择长度合适的连接棒，预弯安置连接棒，拧入顶丝。C 型臂透视见螺钉位置及长度适宜，固定牢固。

（13）冲洗，填塞止血、放置切口引流

灭菌注射用水、碘伏水、生理盐水反复冲洗，明胶海绵止血，留置医用生物膜保护脊髓。放置负压引流管后皮针穿 0 号不可吸收编织缝线固定。

（14）清点用物，缝合伤口

清点手术台上所有用物无误，1 号可吸收缝线缝合肌层、0 号可吸收缝线缝合皮下组织，皮肤吻合器闭合皮肤。碘伏棉球消毒皮肤，纱布覆盖伤口，无菌敷料粘贴。

（15）协助第二次消毒铺单（俯卧位）

消毒范围：上至颅顶、下至两腋窝连线。

铺单：协助铺单。协助医生穿手术衣，戴无菌手套，铺置大单，皮针穿 0 号不可吸收编织缝线将手术单和皮肤缝合，切口处贴无菌贴膜。

（16）连接设备及管路

连接双极电凝、电刀、吸引器，并固定消融电极收纳盒于两侧，用于收纳电刀笔和吸引器。

（17）皮下注射止血水

减少颈部软组织的出血及术后切口的疼痛。

（18）切开、止血

干纱布 2 块于两侧拭血，牙镊、电刀沿颈后正中以颅底 – 颈 4 棘突为中心作一正中切口，逐层切开皮肤、皮下组织、深筋膜。

（19）暴露椎体

使用骨膜剥离子、电刀剥离两侧椎旁肌，显露枕骨、双侧寰椎、枢椎及颈 3~4 关节突。

（20）植入椎弓根钉

于枕骨、左侧寰椎及枢椎、双侧颈 3、4 侧块选择进针点，依次钉入导针，C 型臂下透视，见导针位置、方向良好。拧入 8 枚多轴椎弓根螺钉，C 型臂透视可见螺钉位置合适。

（21）植入枕骨板

选择合适大小的枕骨板。

（22）植入连接棒及顶丝

选择长度合适的连接棒，预弯安置连接棒，后拧入顶丝。

（23）冲洗、填塞止血、植骨、放置切口引流

磨钻打磨双侧骨皮质至有骨面毛糙，大量生理氯化钠溶液冲洗切口，明胶海绵止血，表面置入同种异体骨，放置负压引流管后皮针穿 0 不可吸收编织缝线固定。

（24）清点用物，缝合伤口

清点手术台上所有用物无误，1 号可吸收缝线缝合肌层、0 号可吸收缝线缝合皮下组织，皮肤吻合器闭合皮肤。碘伏棉球消毒皮肤，纱布覆盖伤口，无菌敷料粘贴切口及头钉钉孔处。佩戴颈托制动。

（25）术后整理

整理、清洁手术间。

【护理风险要点】

1. 巡回护士

（1）液路的管理

①术前：评估患者术中液体需要量，确保两条液路通畅，将输液器连接延长管至床尾，便于麻醉药物的连接，留置针固定牢固，以防脱出，固定时将留置针"Y"形部件下垫小纱块预防器械相关性压力损伤。

②术中：加强巡视，关注液体滴速，及时更换液体，防止液体原因导致麻醉药物无法进入患者体内，造成患者术中苏醒引发不良后果。

③术后：观察穿刺部位皮肤情况，去除延长管，妥善"U"形固定。

（2）安全输血管理

①术前明确两条液路其中一路液体连接麻醉药物，余一路备术中输注血液制品，血制品中不应加入其他药物。

②术中需要输血时，巡回护士书写取血单，通知护士助理核对取血单信息后去血库取血。取回的血液制品，由护士助理及巡回护士双人审核血液制品是否为此手术患者的，并根据三查八对（三查：有效期、血制品的质量、输血装置是否完好；八对：姓名、床号、住院号、血袋号、血型、交叉配血结果、血制品种类、血量）原则核对血液制品。

③输血前巡回护士及麻醉医师再次共同核对，内容同上，准确无误后方可输注。输血时更换符合标准的输血器，输血前后用 0.9% 氯化钠注射液冲洗输血管道。

④输血时应先慢后快，同时根据患者病情遵医嘱调节输血速度，大量输血时建议使用加压输血仪，确保管路的通畅。

⑤血液制品从血库中取出 30 min 内输注，4 h 内输完，大量输血时可在血袋上注明输注起止时间，利于准确记录。

⑥大量输血时，血液制品如需加热，应遵医嘱由输血科加热后方可使用。

⑦输血过程中，严密观察血液输注是否通畅，患者有无输血反应，穿刺部位有无渗出等并发症，出现异常及时处理。

⑧输血器宜 4 h 更换一次。

⑨怀疑流出的血液含有癌细胞时禁忌使用回收式自体输血。

2. 洗手护士

隔离技术的应用。

①明确进行肿瘤组织切除时即为隔离开始。开台前，在无菌区域设置隔离区。切口至器械台加铺无菌巾或无纺布，以保护切口周围及器械台面，隔离结束后撤除。

②保护皮肤：切口平整粘贴手术贴膜。

③术中吸引应保持通畅，并及时更换吸引器头。

④洗手护士的手不得直接接触隔离源（隔离器械、隔离区域、隔离组织），擦拭隔离器械的湿纱布勿作他用。切除病损后，接触过肿瘤的器械、敷料等应放置在隔离区域，不得用于正常组织。如先使用外来器械进行固定，再切除病损，在病损切除后后仍需再次使用相同的外来器械时，应启用备份；如先切除病损，再进行固定时，需妥善安置外来器械，防止器械被污染而影响使用。

⑤标本：使用专用器械夹取离体标本放于弯盘或方盘（巨大标本如半骨盆）中，并置于隔离区，该器械不得用于其他操作。

⑥即撤：立即将接触过肿瘤的所有物品（器械、敷料、擦拭器械的湿纱布等）撤至隔离区域内，撤去隔离前铺置的无菌巾或无纺布。

⑦冲洗：用未被污染的容器盛装冲洗液，彻底清洗手术野。

⑧更换：更换无菌手套、器械、敷料。

⑨重置无菌区：切口周围至托盘重新加盖无菌巾或无纺布。

【注意事项】

超声骨刀的使用。

①严格按照消毒技术规范和厂家说明进行器械的清洗、消毒和灭菌保养。

②器械护士按照流程组装超声骨刀各部件，刀头安装完毕使用刀头扳手拧紧。

③巡回护士按照流程连接超声骨刀各管路，注意液体流动的方向同蠕动泵指示方向一致。

④导流液体时，器械护士使用弯盘或水碗盛接，防止液体浸湿无菌台。

⑤术中使用时调节合适的功率及流速，防止术区大面积喷溅污染周围组织；暂停使用时，器械护士应妥善盘旋放置于托盘上，防止管路滑移无菌台下造成污染或刀头误伤手术人员。

【解剖知识链接】

颈椎有 7 块椎骨。椎体较小，横断面呈椭圆形。上、下关节突的关节面几呈水平位。颈椎椎孔较大，呈三角形。横突有孔，称横突孔，有椎动脉通过。第 2~6 颈椎的棘突较短，末端分叉（如图 1-1-9）。

第 1 颈椎又名寰椎，呈环状，无椎体、棘突和关节突，由前弓、后弓及侧块组成。前弓较短，后面正中有齿突凹，与枢椎的齿突相关节。侧块连接前后两弓，上面各有一椭圆形的上关节凹，与枕髁相关节；下面有圆形的下关节面与枢椎上关节面相关节。后弓较长，上面有横行的椎动脉沟，有椎动脉通过。

第 2 颈椎又名枢椎，特点是椎体向上伸出齿突，与寰椎齿突凹相关节（如图 1-1-10）。

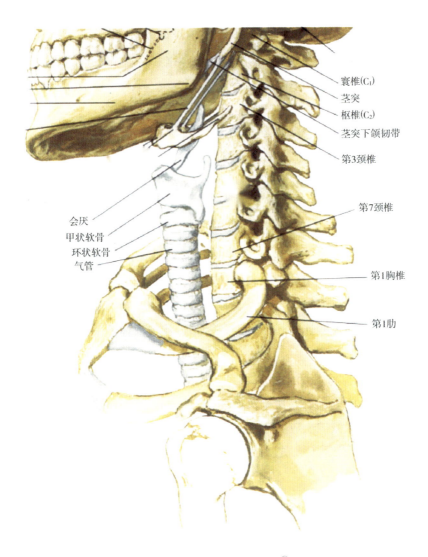

寰椎(C₁)

茎突

枢椎(C₂)

茎突下颌韧带

第3颈椎

第7颈椎

第1胸椎

第1肋

会厌
甲状软骨
环状软骨
气管

图 1-1-9　颈椎 [1]

---

① 来源：奈特人体解剖彩色图谱（第三版）图12。

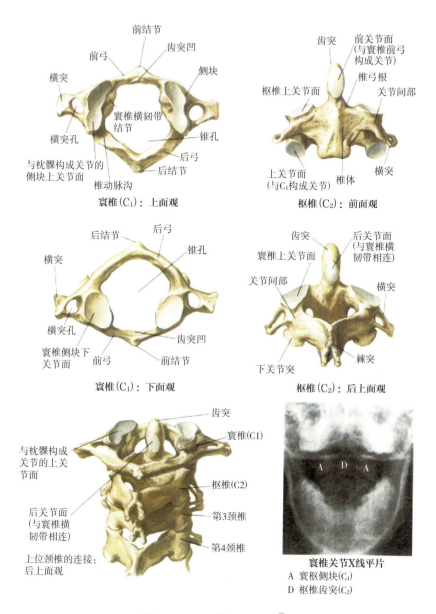

齿突凹
前结节
前弓
横突
侧块
寰椎横韧带
结节
横突孔
锥孔
与枕髁构成关节的
侧块上关节面
后弓
后结节
椎动脉沟

寰椎(C₁)：上面观

齿突
前关节面
（与寰椎前弓
构成关节）
椎弓根
关节间部
枢椎上关节面
上关节面
（与C₁构成关节）
椎体
横突

枢椎(C₂)：前面观

后结节
后弓
横突
锥孔
横突孔
齿突凹
寰椎侧块下
关节面
前弓
前结节

寰椎(C₁)：下面观

齿突
后关节面
（与寰椎横
韧带相连）
寰椎上关节面
关节间部
横突
下关节突
棘突

枢椎(C₂)：后上面观

齿突
寰椎(C1)
与枕髁构成
关节的上关
节面
枢椎(C2)
后关节面
（与寰椎横
韧带相连）
第3颈椎
第4颈椎
上位颈椎的连接：
后上面观

寰椎关节X线平片
A 寰枢侧块(C₁)
D 枢椎齿突(C₂)

图 1-1-10　寰椎和枢椎[①]

【安全问题解析】

术中需要多次更换体位，该如何安全管理？

---

① 来源：奈特人体解剖彩色图谱（第三版）图15。

患者全麻后需变换两种体位进行手术，病变部位处于上颈椎，且全麻后肌肉松弛，保护性反射作用大部分已消失或减弱，全身骨骼肌、心肌收缩力及血管舒缩功能被抑制，改变体位时，血流二次分配，若突然搬动患者不当，可引发猝死；且患者的椎体病变致使脊柱稳定性差，如不慎扭曲，可加重椎体损伤，导致截瘫等严重并发症。体位管理风险极高。因此变换体位时要做到以下几点。

①一定要有足够的医护人员保证以脊柱为轴心翻身，保持脊柱正常的生理轴线，动作协调一致、轻柔、缓慢、稳妥，保证患者的安全。

②变换体位时，各种管道、线路的管理：因手术复杂，常进行动脉穿刺、深静脉穿刺等，患者身上有多条管道和电极线。变换体位之前，将管、线整理好，防止在变换体位时，管、线脱落导致意外。每次体位变换后，都应及时检查管道是否通畅，线路是否理顺，有无受压，电极粘贴处是否避开受压部位。

③体位安置完毕，巡回护士可使用"U"形巡视法，从患者的左侧头部向足部，绕过床尾至对侧，最后行进至右侧头部，逐一检查各项准备是否完成妥帖。

（编者：郭姣　曹英锋　高未印）

第二节　脊柱后凸畸形截骨矫形内固定术

【病历摘要】

患者刘某某，男，55 岁，5 年前患者背部后凸畸形加重，逐渐不能直立站立，胸腹部挤压，胸腰背部、下肢困痛，无肢体活动障碍及大小便障碍。来我院骨科门诊就诊，入院诊断为"脊柱后凸"。

体格检查：T 36.3℃，P 78 次 /min，R 20 次 /min，BP 156/97 mmHg，H 133.0 cm，W 43.5 kg，BMI 24.5 kg/m^2。营养中等，正常面容，神志清楚，精神可，体位：被动侧卧位，言语流利，对答切题，查体合作。

专科检查：脊柱生理弯曲异常，双肩不等高，背部后凸畸形明显，胸廓畸形，躯体明显前倾，不能直立站立，脊柱棘突间无明显压痛及叩击痛，脊柱、四肢活动受限。双下肢无水肿，双足背动脉可触及，末梢血运好，感觉可。

辅助检查：全脊柱正、侧位片（如图1-2-1、图1-2-2）。

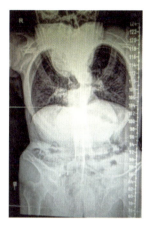 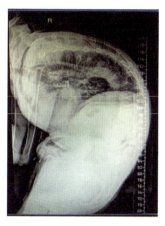

图1-2-1　全脊柱正位片　　图1-2-2　全脊柱侧位片

实施手术：胸腰椎融合术，后入路、4～8个椎骨融合或再融合、脊柱融合、腰椎间盘切除伴半椎板切除术、椎弓根钉内固定术。

麻醉方式：全身麻醉。

【手术配合】

1.巡回护士配合

（1）用物准备

手术间：洁净系统处于开启状态，调至适宜温湿度（21～25℃，30%～60%）。

手术床：选择可以进行平移的手术床，将手术床向头侧平移，最大化地增加台面透视面积（如图1-2-3）。

体位垫/设备：头托，体位垫、软枕若干，根据患者体型将其置于手术床相应位置（如图1-2-4）。

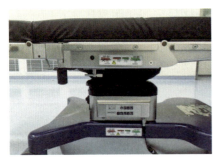 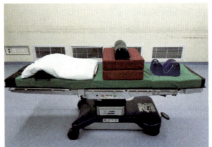

图 1-2-3　可平移手术床　　　　图 1-2-4　体位垫

仪器设备：高频电刀、双极脚踏、负压吸引器、超声骨刀、脊髓监护仪处于备用状态（如图 1-2-5）。

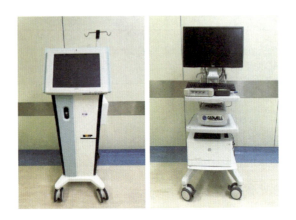

图 1-2-5　超声刀和脊髓监护仪

（2）患者准备

待术间：按照《手术患者交接表》内容逐项进行查对并签字，确认液路通畅，转运患者入室。

进入手术间：妥善安置患者于手术推车上，盖好棉被，保护隐私，

做好保暖；做好心理护理，减轻患者紧张情绪。

由于该患者不能正常俯卧于手术床上，在安全的前提下，患者清醒时，预俯卧手术床上，根据患者身体的形状安放体位垫，确保身体受力点安放于体位垫上重点保护骨隆凸处，预防压力性损伤，并询问患者感受。

皮肤保护：根据手术室《术中获得性压力性损伤风险评估量表》对患者进行评估，评分为 13 分，属于中风险，采取相应分级预防措施。

护理操作：遵医嘱留置导尿，预防性输注抗生素（术前 0.5～1 h 内）。

（3）与洗手护士配合

根据《手术物品清点制度》与洗手护士共同清点用物；配置局麻止血药（配置方法：0.9% 氯化钠注射液 100 mL+ 盐酸肾上腺素 0.5 mg，抽取配置液 15 mL+2% 利多卡因注射液 5 mL 混匀）。

（4）麻醉前三方核查

麻醉实施前，按照《手术安全核查表》，与麻醉医生、手术医生对患者进行信息确认。

（5）实施麻醉时

站于患者一侧，观察患者生命体征变化，保障患者安全，如有情况及时协助麻醉医生处理。麻醉成功，巡回护士用眼膜保护患者双眼。麻醉妥，由电生理技师安置脊髓神经监测线路。

（6）安置手术体位

俯卧位：手术医生站于患者两侧，麻醉医生站于头侧，巡回护士站于尾侧，采用四人轴线翻身法将患者安置于摆好体位垫的手术床上。头部呈中立位置于头托上，选择前额、两颊及下颌作为支撑点，避免压迫眶上神经、眶上动脉、眼球、颧骨、鼻及口唇。将前胸、肋骨两侧、髂前上棘、耻骨联合作为支撑点，胸腹部悬空，避开腋窝，注意保护男性患者会阴部。双上肢自然放于托手架上，远端关节低于近端关节，使其处于功能位，避免指端下垂。将双腿置于软枕上，保持功能位，避免双膝部悬空，给予体位垫保护，双下肢略分开，足踝部垫软枕，踝关节自然弯曲，足尖自然下垂。安置头架和托盘于合适位置（如图 1-2-6）。

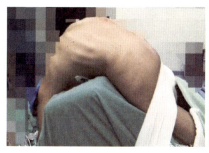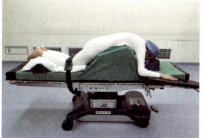

图 1-2-6　特殊俯卧位

（7）协助开台

协助消毒，观察消毒效果；连接电外科设备、吸引器、双极电凝镊、超声骨刀，调节无影灯。

（8）手术开始前三方核查

切皮前，按照《手术安全核查表》，与麻醉医生、手术医生对患者再次进行信息确认。

（9）术中观察和护理

动态观察患者生命体征、静脉通路、尿量，关注手术进程；保持吸引器通畅，做好出血量统计；准确及时填写手术护理记录单。不影响手术操作的前提下，对受压部位进行减压。在截骨复位时，根据主刀的要求，及时撤出多余的体位垫。

（10）做好仪器设备管理和物品供应

根据术者要求调节灯光、床的高度及电外科设备参数，及时供应手术台上所需物品。

（11）手术间的管理

加强巡视，保持手术间的环境清洁，控制手术间参观人数。

（12）清点用物

在关闭体腔前后及缝合皮肤后，与洗手护士逐项清点手术台上所有用物，并及时记录。

（13）出室前三方核查

切口包扎完毕，先将患者安全转运至推车上，拉起床挡，防止坠床；离室时，巡回护士与麻醉医生、手术医生再次对患者进行信息确认。

（14）护送患者出室

出室前检查患者身体各部位有无异常，如有异常，做好记录。完善病历资料，带齐患者所有物品转运至下一单元，并做好交接。

（15）整理手术间

通知保洁员清洁手术间，所有仪器设备和物品做好清洁和归位，准备接台手术。

2.洗手护士配合

（1）环境表面清洁

按照手术间擦拭流程进行环境表面清洁。

（2）用物准备

手术敷料：脊柱包、中单包、衣服包、无菌持物钳。

手术器械：腰椎器械、脊柱侧弯外来器械。

无菌物品：消融电极 A5、双极电凝镊、吸引器连接管、医用手术薄膜、0 号不可吸收编织缝线、9×24 角针、明胶海绵、骨蜡、手套、22 号刀片、15 号刀片、20 mL 注射器、5 mL 注射器、C 型臂无菌套、可吸收缝线（1 号、0 号、4-0 角针）、负压引流管。

内植入物：脊柱钉棒系统，同种异体骨。

（3）术前准备

提前 15～30 min 洗手上台，按照规范整理无菌器械台；与巡回护士清点器械台上所有物品，并配置肾上腺素局麻药。

（4）协助消毒铺单

消毒范围：上至肩，下过臀部，两侧至腋中线。

铺单：切口周围 4～6 层。协助医生穿手术衣，戴无菌手套，铺置大单，切口处贴外科手术贴膜。

（5）连接设备及管路

切口至器械托盘加铺无菌巾，以保护切口周围及托盘台面；连接电刀笔、双极电凝镊、吸引器，并固定消融电极收纳盒于两侧，用于收纳电刀笔和吸引器。

（6）手术开始前三方核查

切皮前，按照《手术安全核查表》，与麻醉医生、手术医生对患者各项信息再次进行确认。

（7）皮下注射局麻止血药

减少软组织的出血及术后切口的疼痛。

（8）切开皮肤、止血

两块干纱布置于切口两侧，大刀切开皮肤及皮下组织，消融电极 A5 辅助分离，双极电凝辅助止血。

（9）推开骶棘肌，显露椎板、上下关节突、横突

骨膜剥离子或脊突剥离子、甲状腺拉钩显露手术野，消融电极 A5 切开止血，纱布压迫止血，自动开窗钩暴露术野。

（10）植入椎弓根钉

术者使用锤子，将 Mark 钉置入椎弓根内，中单覆盖手术部位，C 型臂套无菌保护套后透视 Mark 钉进入的方向和深度，不合适的情况下在 C 型臂辅助下调整，位置合适后扩孔器和直钳扩孔，探针探查钉道是否在椎弓根内，确定后植入合适的椎弓根钉（如图 1-2-7）。

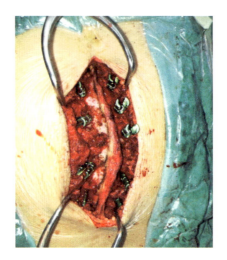

图 1-2-7　植入椎弓根钉

（11）预置棒

选择合适长度的棒和弯棒器，根据患者脊椎走向将棒弯曲至合适弧度，在定椎相邻椎弓根钉上置连接棒，临时固定。持棒器将棒上于椎弓根的上开口臂中，用螺帽固定。

（12）截骨

棘突咬骨钳，去除定椎棘突，超声骨刀、椎板钳去除椎板及椎体，用神经剥离子保护神经根使，出血时使用双极镊和明胶海绵进行止血。

（13）置棒矫形

调整螺帽松紧，必要时使用旋棒器、加压钳、撑开钳纠正后凸畸形（如图 1-2-8）。

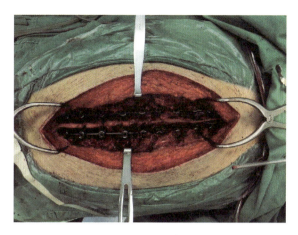

图 1-2-8　置棒矫形

（14）创面止血，冲洗植骨

生理氯化钠溶液冲洗伤口；明胶海绵填塞止血，在硬脊膜上覆盖明胶海绵和防粘连脊柱膜，将减压过程中去除的骨块用咬骨钳将其咬碎放入 5 mL 注射器中，打入横突间植骨，有利于融合。

（15）放置引流管，逐层缝合伤口，覆盖伤口

放置引流管后皮针 0 号不可吸收编织缝线固定；清点用物，1 号可吸收缝合线缝合肌层、0 号可吸收缝合线缝合皮下组织、4-0 角针可吸收缝合线或订皮机缝合皮肤；再次清点用物，碘伏棉球消毒皮肤，纱布、敷贴覆盖伤口。

【护理风险要点】

1. 巡回护士

（1）皮肤的保护

①评估：患者 55 岁，从进入手术室起需保持俯卧位预估 5～6 h，依据手术室《术中获得性压力性损伤风险评估量表》进行评分，为 13 分，属于中风险，应采取相应分级预防措施。

②术前：下颌、双侧髂骨及腹部皮肤褶皱处粘贴预防性应用敷料，膝关节和肘关节下缘放置凝胶垫，使其悬空；检查监护导联线以及呼吸管路是否压迫皮肤，可在管路与皮肤之间加垫棉垫，预防器械相关性压力性损伤。

③术中：在不影响术者操作的情况下每隔 2 h 进行下肢和头部减压。

④术后：查看患者皮肤情况，采取仰卧位，以缓解皮肤持续受压。

（2）静脉血栓栓塞（VTE）的预防

①术前：待术间护士指导患者做踝泵运动；查看病历，了解患者血栓相关病情，避免同一部位、同一静脉反复穿刺，不要选择在下肢静脉穿刺，尤其避免下肢静脉封管。

②术中：体位摆放时，在不影响手术操作的前提下将患者的腿部适当抬高，利于双下肢静脉血回流；预防患者低体温，避免静脉血液滞留，高凝状态，必要时使用升温装置防止热量丢失，维持正常体温；遵医嘱适当补液，避免脱水造成血液黏稠度增加。

③术后：手术结束变换体位时动作要轻柔，并注意观察患者生命体征及反应；患者转运过程中搬动不宜过快，幅度不宜过大，建议使用转运工具。

（3）低体温的预防

①术前：介绍手术间环境，减少患者的焦虑和恐惧，以免影响回心血量和微循环；减少患者术前准备时的身体暴露，动态调节手术间温度，非手术部位加盖棉被。

②术中：使用液体加温装置和充气式体表加温装置，使用充气式体表加温装置时，软管末端不得直接接触患者皮肤，配合专用加温毯使用，且应在仪器运行为热风后再作用于患者，以防预热时产生的凉风使患者体温下降；可酌情选择鼻温、耳温或肛温等核心体温的监测，适时给予保暖措施，预防低体温的发生。

③术后：棉被覆盖患者身体，注意肩部和足部保暖。

2. 洗手护士

脊柱后凸畸形固定需要植入的椎弓根钉较多，洗手护士应提前上台，根据患者椎弓根和椎体的大小找到相应椎弓根钉的位置，在需要时能直接找到。提前将可能用到的椎弓根钉和棒的型号及编码记录下来；术中 C 型臂透视时，无菌中单覆盖切口周边，防止污染；如果是长尾椎弓根钉，术后还需清点钉尾片，防止异物遗留体腔。

【注意事项】

1. 手术室外来器械及植入物的接收及使用

①需灭菌的外来器械及植入物由设备处审核，手术供应部验收灭菌合格后，密闭运送至手术室。手术室器械管理岗护士与手术供应部护士共同确认

包装，无潮湿，六项标识内容齐全，器械包数，植入物批条，合格证数量正确，并签字。

②器械管理岗护士将外来器械、相应植入物批条及合格证摆放于无菌间。灭菌后未使用且在有效期内的外来器械，由器械管理岗护士放于无菌间备用架上。

③术日，洗手护士核对患者信息、外来器械、植入物信息无误后方可使用。

④巡回护士、洗手护士根据内植入物器械清单，遵循"手术物品清点制度"进行清点。

⑤使用后巡回护士记录所用植入物的名称、型号、批号、数量及供应商，将相应的合格证核对无误后贴于手术护理记录单附页及植入物材料使用记录单并签字。

⑥术后将手术护理记录单附页、植入物材料使用记录单入病历，并做好交接。

2. 手术室外来器械及植入物的返还

及时去除器械上明显的残留组织、骨屑、血液等，并填写患者名字、主刀、手术间号、台次、厂家信息及包数。经污染通道送到手术室污染走廊的指定位置，由手术供应部护士经污梯传至手术供应部。使用后的外来器械如不能及时传至手术供应部，需进行保湿处理。

【解剖知识链接】

脊柱后凸是常见的脊柱畸形。正常人胸椎生理性后凸小于50°，后凸顶点在 $T_6 \sim T_8$ 处，与腰前凸形成平衡的生理弧度，此时矢状面重力垂线经过 C_1、T_1、T_{12} 和 S_1，维持最佳生理曲线和身体平衡，保证人体能正常前视。先天性脊柱畸形、脊柱创伤、结核等多种疾病可以导致脊柱后凸角度增大。当后凸畸形大于60°时，畸形会继续加重，招致背部疼痛发生，甚至发生截瘫，一般需要进行矫正治疗。脊柱由33块椎骨构成：7个颈椎（$C_1 \sim C_7$）、12个胸椎（$T_1 \sim T_{12}$）、5个腰椎（$L_1 \sim L_5$）、5个骶椎（$S_1 \sim S_5$）及4个尾椎（如图1-2-9）。

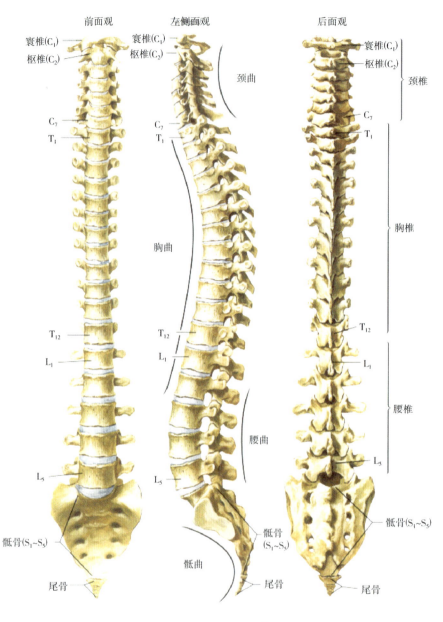

前面观　　　　　左侧面观　　　　　后面观

图 1-2-9　脊柱[①]

1. 颈　椎

除颈 1、2 形状特殊外，颈 3~7 形状大致相似，均由椎体、椎弓和突起

① 来源：奈特人体解剖彩色图谱（第三版）图 146。

三部分组成。

①寰椎：呈环形，无椎体、棘突和关节突。它由前弓、后弓和两侧块组成。

②枢椎：与一般颈椎无大区别，特点是自椎体上面向上伸出一个齿突，其根部较细易骨折。

③颈 3~7：椎体两侧偏向后呈唇样突起，称钩突。颈 7 的棘突最长，分叉不明显，是最重要的骨性标记。

2. 胸　椎

胸椎共 12 个，椎体自上而下依次增大。中位胸椎骨呈心形，上位椎体形状近似颈椎，下位椎体近似腰椎。胸椎体上缘和下缘各有一半圆形肋凹。相邻胸椎体间的椎间盘厚度仅为 2~4mm。胸椎骨的血液供应主要由相邻的肋间动脉提供。

3. 腰　椎

腰椎共有 5 块，腰椎的椎体较颈椎和胸椎大而厚，主要由松质骨组成，外层的密质骨较薄。横断面观椎体呈肾形。椎孔呈三角形，棘突为长方形的扁骨板，水平伸向后，椎体间借椎间盘、前纵韧带和后纵韧带连接，椎弓间借黄韧带、棘间韧带、棘上韧带和关节突关节相连接。椎管内有硬膜囊、硬膜外脂肪组织、血管及神经根，囊内腰 2 以上为脊髓圆锥及神经根，腰 2 以下为马尾神经。

4. 骶　椎

骶骨由 5 节骶椎融合而成，呈三角形。骶骨前面呈凹面，有骶神经前支和动脉通过。骶骨后面为凸面，有骶神经后支通过。骶椎椎孔连接形成骶管。

【安全问题解析】

骨科厂家器械较多应该如何清点？

（1）设计内植入物器械及灭菌植入物清点单

根据物品的功能和使用顺序进行组合，通过模块化将组合的器械编号并分类打包。

（2）优化清点流程

使用"二定"原则，即定区域、定数量。定区域即根据自行设计的清点单，按照器械功能和使用先后顺序相对固定的区域放置；定数量即将每一个区域的器械每 5 个为一组进行清点。

（编者：高君君　高未印　曹英锋）

第三节　腰椎前外侧入路椎体间融合术

【病历摘要】

患者卫某某，女，70 岁，腰背部不适伴间歇性跛行两年半，加重伴臀部疼痛 1 月余，偶尔右大腿前侧及双足底麻木，患者及家属为求进一步治疗，就诊于我院骨科门诊，建议手术治疗，排除新冠后收治入院。入院诊断为"脊柱侧弯（退行性）、腰椎椎管狭窄、腰椎滑脱"。

体格检查：T 36.3℃，P 72 次 /min，R 18 次 /min，BP 167/97 mmHg，H 165.0 cm，W 66 kg，BMI 24.2 kg/m^2。发育正常，营养良好，正常面容，神志清楚，精神可。体位：自主，言语流利，对答切题，查体合作。

专科检查：脊柱生理曲度存在，各棘突压痛、叩击痛阴性，右手示指、中指、环指皮肤浅感觉减退，其余双上肢皮肤浅感觉未见明显异常。双上肢各肌肌力及肌张力未见明显异常，双上肢生理反射存在，双侧 Hoffmarn 征阴性。躯干及鞍区感觉未见明显异常。右大腿前侧、双侧足底皮肤浅感觉减退，其余双下肢皮肤浅感觉未见明显异常，右侧跗屈肌肌力Ⅳ级，其余双下肢肌力及肌张力未见明显异常，双侧膝反射及跟腱反射可引出，双侧直腿抬高试验及加强试验阴性，双侧 Babinski 征阴性。双下肢末梢循环血运可，足背动脉可触及。

辅助检查：腰椎 DR、MRI（如图 1-3-1、图 1-3-2）提示腰椎退行性改变。

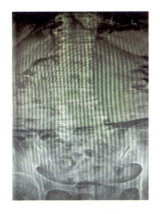 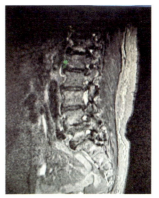

图 1-3-1 腰椎 DR   图 1-3-2 腰椎 MRI

实施手术：前外侧入路腰椎融合术（腰 1～腰 5）。

麻醉方式：全身麻醉。

【手术配合】

1.巡回护士配合

（1）用物准备

手术间：洁净系统处于开启状态，调至适宜温湿度（21～25℃，30%～60%）。

手术床：选择可以进行平移的手术床，将手术床向头侧平移，最大化地增加台面透视面积，床单位铺置平整，预防压力性损伤。

体位垫/设备：侧卧位体位垫、半圆枕、前后挡板、托手架，根据患者体型将患者腰部置于手术床腰桥处（如图 1-3-3）。

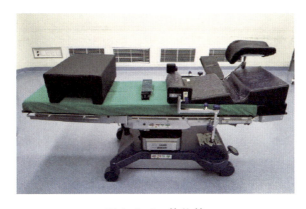

图 1-3-3 体位垫

仪器设备：高频电刀、双极脚踏、负压吸引器、光源。

（2）患者准备

待术间：按照《手术患者交接表》内容逐项进行查对并签字，确认液路通畅（液路位于右上肢），转运患者入室。

进入手术间：妥善安置患者于手术床上，盖好棉被，保护隐私，

做好保暖；做好心理护理，减轻患者紧张情绪。

皮肤保护：根据手术室《术中获得压力性损伤风险评估量表》对患者进行评估，评分为 9 分，属于中风险，采取相应预防措施。

护理操作：遵医嘱留置导尿，预防性输注抗生素（术前 0.5~1h）。

（3）与洗手护士配合

根据《手术物品清点制度》与洗手护士共同清点用物，配置局麻止血药（配置方法：0.9% 氯化钠注射液 100 mL+ 盐酸肾上腺素 0.5 mg，抽取配置液 15 mL+2% 利多卡因注射液 5 mL 混匀）。

（4）麻醉前三方核查

麻醉实施前，按照《手术安全核查表》，与麻醉医生、手术医生对患者进行信息确认。

（5）实施麻醉时

站于患者一侧，观察患者生命体征变化，保障患者安全，如有情况及时协助麻醉医生处理。麻醉成功，巡回护士用眼膜保护患者双眼。

（6）安置手术体位（如图 1-3-4）

取右侧卧，头下置头枕，高度平下侧肩高，使颈椎处于水平位置。腋下距肩峰 10 cm 处垫胸垫。术侧上肢屈曲呈抱球状置于可调节托手架上，远端关节稍低于近端关节；下侧上肢外展于托手板上，远端关节高于近端关节，共同维持胸廓自然舒展。肩关节外展或上举不超过 90°；两肩连线与手术台成 90°。将半圆枕安置于腰部，腹侧用固定挡板支持耻骨联合，背侧用挡板固定骶尾部或肩胛区（离手术野至少 15 cm），共同维持患者 90° 侧卧位。双下肢约 45° 自然屈曲，前后分开放置，保持两腿呈跑步时姿态屈曲位。两腿间用支撑垫承托上侧下肢。小腿及双上肢用约束带固定。确保患者安全的前提下，调节腰桥（先头高脚低，再头低，反复几次）。

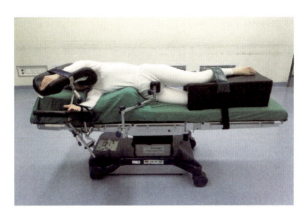

图 1-3-4　右侧卧位

（7）协助开台

协助消毒，观察消毒效果；连接电外科设备、吸引器、双极电凝镊、光源，调节无影灯。

（8）手术开始前三方核查

切皮前，按照《手术安全核查表》，与麻醉医生、手术医生对患者再次进行信息确认。

（9）术中观察和护理

动态观察患者生命体征、静脉通路、尿量，关注手术进程；保持吸引器通畅，做好出血量统计；准确及时填写手术护理记录单。

（10）做好仪器设备管理和物品供应

根据术者要求调节灯光、床的高度、电外科设备参数及光源，及时供应手术台上所需物品。

（11）手术间的管理

加强巡视，保持手术间的环境清洁，控制手术间参观人数。

（12）清点用物

在关闭伤口前后及缝合皮肤后，与洗手护士逐项清点手术台上所有用物，并及时记录。

（13）出室前三方核查

切口包扎完毕，先将患者安全转运至推车上，拉起床挡，防止坠床；离室时，巡回护士与麻醉医生、手术医生再次对患者进行信息确认。

（14）护送患者出室

出室前检查患者身体各部位有无异常，如有异常，做好记录。完善病历资料，带齐患者所有物品转运至下一单元，并做好交接。

（15）整理手术间

通知保洁员清洁手术间，所有仪器设备和物品做好清洁和归位，准备接台手术。

2.洗手护士配合

（1）环境表面清洁

按照手术间擦拭流程进行环境表面清洁。

（2）用物准备

手术敷料：脊柱包、中单包、衣服包、无菌持物钳、小S钩。

手术器械：腰椎器械、外来器械。

无菌物品：消融电极A5、双极电凝镊、吸引器连接管、外科手术贴膜、明胶海绵、手套、22号刀片、11号刀片、G臂保护套、可吸收缝线（0号、4-0角针）、负压引流管。

内植入物：腰椎前外侧入路椎体间融合脊柱钉棒系统、同种异体骨。

（3）术前准备

提前15~30 min洗手上台，按照规范整理无菌器械台；与巡回护士清点器械台上所有物品，并配置局麻止血药。

（4）协助消毒铺单

G型臂透视体表定位腰2~5椎间隙。

消毒范围：上至剑突，下过臀部，两侧至正中线。

铺单：既要显露手术切口，又要减少切口周围皮肤的暴露。切口周围4~6层。协助医生穿手术衣，戴无菌手套，铺置大单，切口处贴外科手术贴膜。

（5）连接设备及管路

切口至器械托盘加铺无菌巾，以保护切口周围及托盘台面；电刀笔、双极电凝镊、吸引器，并固定消融电极收纳盒于两侧，用于收纳电刀笔、光源、吸引器。

（6）手术开始前三方核查

切皮前，按照《手术安全核查表》，与麻醉医生、手术医生对患者各项信息再次进行确认。

（7）皮下注射局麻止血药

减少软组织的出血及术后切口的疼痛。

（8）取左侧腰部斜形切口长约4cm，逐层切开皮肤皮下，钝性分离腹外斜肌、腹内斜肌及腹横肌入腹膜外间隙，于腹膜外显露腰大肌，钝性分离腰大肌显露腰4~5椎间盘，导针定位G型臂透视确认腰4~5椎间隙，撑开挡板固定于腰4下终板及腰5上终板，尖刀切开椎间盘纤维环，行腰4~5椎间盘切除，刮除终板软骨（如图1-3-5），椎间撑开器依次行腰4~5椎间隙撑开，依次使用椎间融合器试模，选用大小合适椎间融合器装入同种异体骨后打入椎间隙，G型臂透视见椎间融合器位置深度好，终板无切割。同上处理腰2~3和腰3~4间隙，选用大小合适椎间融合器装入同种异体骨后打入椎间隙，G型臂透视见椎间融合器位置深度好，终板无切割（如图1-3-6）。

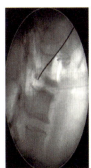 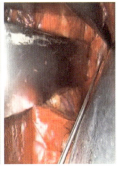 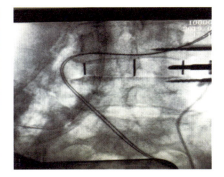

图1-3-5 定位后暴露　　　　图1-3-6 植入椎间融合器

（9）创面止血，冲洗植骨

生理盐水冲洗伤口；明胶海绵止血填塞。

（10）放置引流管，逐层缝合伤口，覆盖伤口

引流管放置后皮针0号不可吸收编织缝线固定；清点用物，0号可吸收缝合线缝合肌肉及皮下组织，4-0角针可吸收缝合线缝合皮肤；碘伏棉球消毒皮肤，纱布、敷贴覆盖伤口。

【护理风险要点】

1.巡回护士

（1）皮肤的保护

①评估：患者70岁，从进入手术室起需保持侧卧位预估3h左右，依据

手术室《术中获得性压力性损伤风险评估量表》进行评分，为 9 分，皮肤存在中风险损伤，应采取相应预防措施。

②术前：右侧髂骨、髌骨及腹部皮肤褶皱处粘贴预防性应用敷料，膝关节和肘关节下缘放置凝胶垫，检查监护导联线以及呼吸回路，管路与患者皮肤用盖单隔开，呼吸管路较硬，也可在管路与皮肤之间加垫棉垫，预防器械相关性压力性损伤；做好保暖，棉被盖于患者下肢，并且将超出手术床沿的棉被反折于手术床上，防止因棉被的重力对患者身体造成的压力性损伤。

③术中：在冲洗缝合时，恢复腰桥以减轻对皮肤的压力。

④术后：查看患者皮肤情况，采取仰卧位至出室，以缓解皮肤持续受压。

（2）VTE 的预防

①术前：待术间护士指导患者做踝泵运动；查看病历，了解患者血栓相关病情，避免同一部位、同一静脉反复穿刺，尽量不要选择在下肢静脉穿刺，尤其避免下肢静脉封管。

②术中：在冲洗缝合前，将腰桥缓慢恢复，增加上下腔静脉回流，减轻血流淤滞，防止血栓形成。

③术后：手术结束变换体位时动作要轻柔，并注意观察患者生命体征及反应；患者转运过程中搬动不宜过快，幅度不宜过大，建议使用转运工具。

（3）低体温的预防

①术前：介绍手术间环境，减少患者的焦虑和恐惧，以免影响回心血量和微循环；减少患者术前准备时的身体暴露，动态调节手术间温度，非手术部位加盖棉被。

②术中：使用液体加温装置和充气式体表加温装置，使用充气式体表加温装置时，软管末端不得直接接触患者皮肤，配合专用加温毯使用，且应在仪器运行为热风后再作用于患者，以防预热时产生的凉风使患者体温下降；可酌情选择鼻温、耳温或肛温等核心体温的监测，适时给予保暖措施，预防低体温的发生。

③术后：棉被覆盖患者身体，注意肩部和足部保暖。

2. 洗手护士

由于此类手术较易损伤大血管，洗手护士应提前上台，熟悉手术步骤，时刻关注手术进程，做好血管损伤抢救配合。

【注意事项】

高频电刀的操作要点如下。

①准备高频电刀和电刀连线，将连接线端口插入高频电刀相应插口。

②按照生产厂家的使用说明开机自检。

③连接电刀回路负极板并选择患者合适的部位粘贴。

④根据手术类型和使用的电刀笔，选择合适的输出模式及最低有效输出功率。电刀功率选择的原则为达到效果的情况下，尽量降低输出功率。

⑤将高频电刀笔与主机相连，电刀连线固定时不能与其他导线盘绕，防止发生耦合效应；电刀笔不使用时将其置于绝缘的保护套内；为避免设备漏电或短路，勿将电线缠绕在金属物品上；有地线装置者应妥善连接。

⑥利用手控或脚控方式测试电刀笔输出功率。

⑦及时清除电刀笔上的焦痂；发现电刀头功能不良应及时更换。

⑧手术结束，将输出功率调至最低后，关闭主机电源，再拔出单极电刀连线，揭除回路负极板，拔出电源线。

⑨术毕，使用后登记，清洁整理电刀设备。

【解剖知识链接】

腰椎是位于胸椎下方腰部附近的 5 块椎骨，即第 1 到第 5 腰椎。腰椎椎体粗壮，横断面呈肾形，椎孔呈卵圆形或三角形。包括椎体、椎弓板、椎弓根、关节突、横突、棘突等结构（图 1-3-7）。

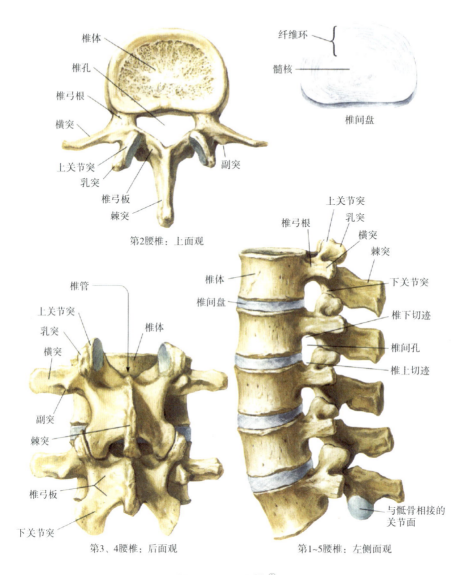

图 1-3-7　腰椎 [①]

　　腰椎管狭窄是指各种形式的椎管、神经管和椎间孔的狭窄，包括软组织引起的椎管容积改变及硬膜囊本身的狭窄等引起的一系列腰腿痛和神经系统症状出现。因为椎管的狭小，压迫了位于椎管中的马尾神经产生腰腿痛等症状。如果椎管侧方狭窄，则神经根也会受到嵌压，使得轴浆因受压中断，神

－－－－－－－－－－

① 来源：《奈特人体解剖彩色图谱（第三版）》图 148。

经体液运转障碍，神经鞘膜相对膨胀，刺激神经末梢；又因血运受阻，组织缺氧，静脉回流受限局部淤滞等，这些构成了腰腿疼的病因。腰椎管狭窄症，是指因原发或继发因素造成椎管结构异常，椎管腔内变窄，出现以间歇性跛行为主要特征的腰腿痛。

【安全问题解析】

在摆放体位过程中，如何避免神经损伤？

（1）腋下距肩峰 10 cm 处垫胸垫，防止腋神经损伤。

（2）术侧上肢屈曲呈抱球状置于可调节托手架上，远端关节稍低于近端关节；下侧上肢外展于托手板上，远端关节高于近端关节，共同维持胸廓自然舒展。肩关节外展或上举不超过 90°，防止臂丛神经损伤。

（3）双下肢约 45° 自然屈曲，前后分开放置，保持两腿呈跑步时姿态屈曲位。两腿间用支撑垫承托上侧下肢，约束带距膝关节 5 cm 以上，防止腓总神经损伤。

（编者：高君君　高未印）

第四节　内镜下腰椎管减压术、脊神经根松解术、射频消融术

【病历摘要】

患者苏某某，女，72 岁，患者于 10 d 前出现右下肢疼痛，麻木，走路时右下肢憋胀，未予重视；上述症状进行性加重，休息不能缓解。今为求进一步诊治，就诊我院骨科门诊，建议手术治疗，入院诊断为"腰椎间盘突出症"。

体格检查：T 36.3℃，P 80 次 /min，R 20 次 /min，BP 122/77 mmHg，H 160.0 cm，W 65 kg，BMI 25.4 kg/m^2。一般情况，发育正常，营养良好，正常面容，神志清楚，精神可，体位：自主，言语流利，对答切题，查体合作。

专科检查：脊柱正常生理曲度存在，腰背部压痛、叩击痛（＋）。右小腿外侧感觉疼痛麻木，左下肢皮肤感觉未见明显减退，躯干及鞍区皮肤浅感觉未见明显异常。右下肢髂腰肌、股四头肌肌力Ⅳ＋级，胫前肌、姆背伸肌、跖屈肌肌力Ⅳ＋级，左下肢髂腰肌、股四头肌肌力Ⅴ级，胫前肌、姆背伸肌、

跖屈肌肌力 V 级。双下肢直腿抬高试验及加强试验（－），右下肢直腿抬高试验及加强试验（－），双侧 Babinski 征（－），双侧膝腱反射及踝反射可引出。双下肢足背动脉可触及，末梢循环可。

辅助检查：MRI 示：腰椎间盘突出、腰椎椎管狭窄（如图 1-4-1、图 1-4-2）。

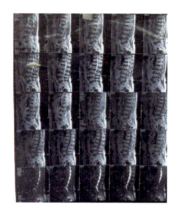 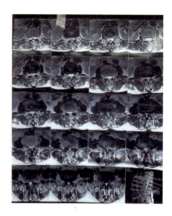

图 1-4-1　腰椎间盘突出　　图 1-4-2　腰椎椎管狭窄

实施手术：内镜下腰椎管减压术＋脊神经根松解术＋射频消融术。

麻醉方式：全身麻醉。

【手术配合】

1. 巡回护士配合

（1）用物准备

手术间：洁净系统处于开启状态，调至适宜温湿度（21～25℃，30～60%）。

手术床：选择可以进行平移的手术床，将手术床向头侧平移，最大化地增加台面透视面积，床单位铺置平整，预防压力性损伤。

体位垫/设备：俯卧位体位垫、头托、半圆枕，根据患者体型将其置于手术床相应位置（如图 1-4-3）。

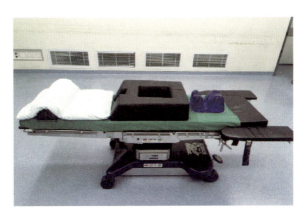

图 1-4-3 体位垫

仪器设备：负压吸引器、射频消融。

（2）患者准备

待术间：按照《手术患者交接表》内容逐项进行查对并签字，确认液路通畅，转运患者入室。

进入手术间：妥善安置患者于手术推车上，盖好棉被，保护隐私，

做好保暖；做好心理护理，减轻患者紧张情绪。

皮肤保护：根据手术室《术中获得性压力性损伤风险评估量表》对患者进行评估，评分为 13 分，属于中风险，采取相应预防措施。

护理操作：遵医嘱预防性输注抗生素（术前 0.5~1 h 内）。

（3）与洗手护士配合

根据《手术物品清点制度》与洗手护士共同清点用物。

（4）麻醉前三方核查

麻醉实施前，按照《手术安全核查表》，与麻醉医生、手术医生对患者进行信息确认。

（5）实施麻醉时

站于患者一侧，观察患者生命体征变化，保障患者安全，如有情况及时协助麻醉医生处理。麻醉成功，巡回护士用眼膜保护患者双眼。

（6）安置手术体位

俯卧位：手术医生站于患者两侧，麻醉医生站于头侧，巡回护士站于尾侧，采用四人轴线翻身法将患者安置于摆好体位垫的手术床上（如图 1-4-4）。

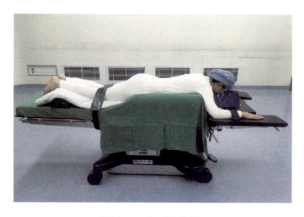

图 1-4-4　体位垫

（7）协助开台

协助消毒，观察消毒效果；连接吸引器、椎间孔镜设备、冲洗管路。

（8）手术开始前三方核查

切皮前，按照《手术安全核查表》，与麻醉医生、手术医生对患者再次进行信息确认。

（9）术中观察和护理

动态观察患者生命体征、静脉通路，关注手术进程；保持吸引器通畅，做好冲洗液的管理；准确及时填写手术护理记录单。安全的前提下，对受压部位进行减压。

（10）做好仪器设备管理和物品供应

根据术者要求调节床的高度及电外科设备参数，及时供应手术台上所需物品。

（11）手术间的管理

加强巡视，保持手术间的环境清洁，控制手术间参观人数。

（12）清点用物

在关闭伤口前后及缝合皮肤后，与洗手护士逐项清点手术台上所有用物，并及时记录。

（13）出室前三方核查

切口包扎完毕，先将患者安全转运至推车上，拉起床挡，防止坠床；离室时，巡回护士与麻醉医生、手术医生再次对患者进行信息确认。

（14）护送患者出室

出室前检查患者身体各部位有无异常，如有异常，做好记录。完善病历资料，带齐患者所有物品转运至下一单元，并做好交接。

（15）整理手术间

通知保洁员清洁手术间，所有仪器设备和物品做好清洁和归位，准备接台手术。

2. 洗手护士配合

（1）环境表面清洁

按照手术间擦拭流程进行环境表面清洁。

（2）用物准备

手术敷料：脊柱包、中单包、衣服包、无菌持物钳。

手术器械：椎间孔器械。

无菌物品：射频消融电极、吸引器连接管、医用手术薄膜、颅脑手术薄膜、0 号慕丝线、9 × 24 角针、明胶海绵、骨蜡、手套、11 号刀片、20 mL 注射器、5 mL 注射器、C 型臂无菌套、负压引流管、输血器 2 个。

（3）术前准备

提前 15～30 min 洗手上台，按照规范整理无菌器械台；与巡回护士清点器械台上所有物品。

（4）协助消毒铺单

消毒范围：上至肩，下过臀部，两侧至腋中线。

铺单：既要显露手术切口，又要减少切口周围皮肤的暴露。切口周围 4～6 层。协助医生穿手术衣，戴无菌手套，铺置大单，切口处贴手术贴膜。

（5）连接设备及管路

切口至器械托盘加铺无菌巾，以保护切口周围及托盘台面；连接射频消融电极、吸引器管路及椎间孔镜设备。

（6）手术开始前三方核查

切皮前，按照《手术安全核查表》，与麻醉医生、手术医生对患者各项信息再次进行确认。

（7）定位

取右侧旁正中切口 0.5 cm 处进针，插入穿刺针确定位置，C 型臂透视侧位，定位准确，插入导丝到达预定位置。用尖刀做约 1.0 cm 的皮肤切口，用扩张导杆穿刺至黄韧带，顺导杆置入工作套管至黄韧带处。

（8）减压

调节影像镜进入工作套管内，逐层清理工作套管内残留组织，显露黄韧带。清除视野内的硬膜外脂肪，显露硬膜囊及神经根，神经剥离子分离神经根和粘连的髓核，见腰 4～5 侧隐窝狭窄，黄韧带肥厚，压迫右侧神经根，用工作套筒将神经根、硬膜囊与髓核隔离，探查椎间盘右侧纤维环完整，稳定。椎板钳、髓核钳去除赘生骨质增生肥厚的黄韧带及其他软组织，扩大侧隐窝，松解脊神经，射频消融修复组织。探查神经根确认无受压，退出工作套筒（如图 1-4-5）。

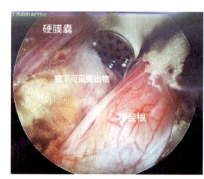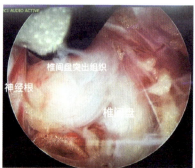

图 1-4-5　显露硬膜囊、髓核及神经根

（9）放置引流管，缝合伤口，覆盖伤口

引流管放置后皮针 0 号慕丝线固定；清点用物，2-0 慕丝线缝合皮肤；碘伏棉球消毒皮肤，纱布、敷贴覆盖伤口。

【护理风险要点】

1. 巡回护士

（1）皮肤的保护

①评估：患者 72 岁，从进入手术室起需保持俯卧位预估 1.5 h 左右，依据手术室《术中获得性压力性损伤风险评估量表》进行评分，为 6 分，皮肤存在低风险损伤，应采取相应预防措施。

②术前：膝关节和肘关节下缘放置凝胶垫，使其悬空；检查监护导联线以及呼吸回路，管路与患者皮肤用盖单隔开，呼吸管路较硬，也可在管路与

皮肤之间加垫棉垫，预防器械相关性压力性损伤；做好保暖，棉被盖于患者下肢，并且将超出手术床沿的棉被反折于手术床上，防止因棉被的重力对患者身体造成压力性损伤。

③术中：在不影响术者操作的情况下进行下肢和头部减压。

④术后：查看患者皮肤情况，采取仰卧位至出室，以缓解皮肤持续受压。

（2）低体温的预防

①术前：介绍手术间环境，减少患者的焦虑和恐惧，以免影响回心血量和微循环；减少患者术前准备时的身体暴露，动态调节手术间温度，非手术部位加盖棉被。

②术中：使用液体加温装置和充气式体表加温装置，使用充气式体表加温装置时，软管末端不得直接接触患者皮肤，配合专用加温毯使用，且应在仪器运行为热风后再作用于患者，以防预热时产生的凉风使患者体温下降；可酌情选择鼻温、耳温或肛温等核心体温的监测，适时给予保暖措施，预防低体温的发生。

③术后：棉被覆盖患者身体，注意肩部和足部保暖。

2.洗手护士

椎间孔器械较长，主刀注意力集中于显示屏上，洗手护士在传递器械时应稳准，防止递错及污染器械。

【注意事项】

轴线翻身时需要至少四名医护人员配合完成，步调一致。麻醉医生位于患者头部，负责保护头颈部及气管导管；一名手术医生位于患者转运床一侧，负责翻转患者；另一名手术医生位于患者手术床一侧，负责接住被翻转患者；巡回护士位于患者足部，负责翻转患者双下肢。

①眼部保护时应确保双眼眼睑闭合，避免角膜损伤，受压部位避开眼眶、眼球。

②患者头部摆放合适后，应处于中立位，避免颈部过伸或过屈；下颌部支撑应避开口唇部，并防止舌外伸后造成舌损伤，头面部支撑应避开两侧颧骨。

③摆放双上肢时，应遵循远端关节低于近端关节的原则；约束腿部时应避开腘窝部。

④妥善固定各类管道，粘贴心电监护电极片的位置应避开俯卧时的受压

部位。

⑤摆放体位后，应逐一检查各受压部位及各重要器官。尽量分散各部位承受的压力，并妥善固定。

⑥术中应定时检查患者眼睛、面部等受压部位情况，检查气管插管的位置，各管道是否通畅。

⑦若术中唤醒或体位发生变化时，应检查支撑物有无移动，并按上述要求重新检查患者体位保护及受压情况。

【解剖知识链接】

腰椎：腰椎共有5块，腰椎的椎体较颈椎和胸椎大而厚，主要由松质骨组成，外层的密质骨较薄。横断面观椎体呈肾形。椎孔呈三角形，棘突为长方形的扁骨板，水平伸向后，椎体间借椎间盘、前纵韧带和后纵韧带连接，椎弓间借黄韧带、棘间韧带、棘上韧带和关节突关节相连接。椎管内有硬膜囊、硬膜外脂肪组织、血管及神经根，囊内腰2以上为脊髓圆锥及神经根，腰2以下为马尾神经（图1-4-6）。

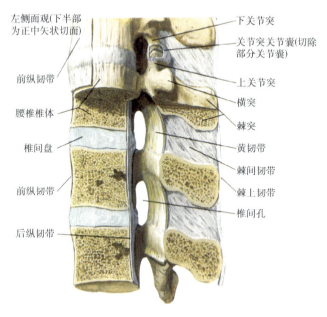

图1-4-6　腰椎矢状面[①]

---

① 来源：《奈特人体解剖彩色图谱（第三版）》图151。

腰椎是脊柱中承受压力最大的部位，可以保护周围神经、脊髓，也有保持局部平衡的作用，而且在进行剧烈运动时，腰椎可以减轻震动。腰椎也是引发腰部疼痛的部位，当腰椎之间的椎间盘髓核脱出错位并压迫神经时，则为椎间盘突出（图1-4-7）。

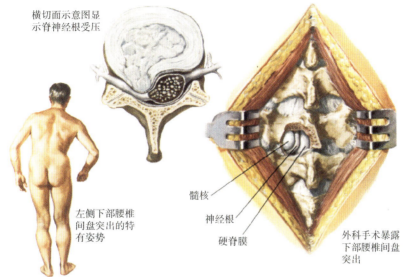

横切面示意图显示脊神经根受压

左侧下部腰椎间盘突出的特有姿势

髓核
神经根
硬脊膜

外科手术暴露下部腰椎间盘突出

腰部椎间盘髓核突出的临床特征					
髓核突出的平面	疼痛	麻木	无力	肌萎缩	反射
第5腰神经，腰4~5椎间盘，第5腰神经根	出现在骶骨关节，髋关节，大腿和小腿外侧面	小腿外侧面、第1~3趾	足与蹬趾背屈，用足跟行走困难，可出现足下垂	不明显	膝腱和跟腱反射改变少见，但内侧腘绳肌腱反射减弱或消失
腰5~骶1椎间盘；第1骶神经根	出现在骶骨关节、臀部、大腿和小腿后外侧面至足跟	小腿后面足跟、足趾外侧面	足与蹬趾跖屈受影响，用足趾行走困难	腓肠肌和比目鱼肌	跟腱反射减弱或消失

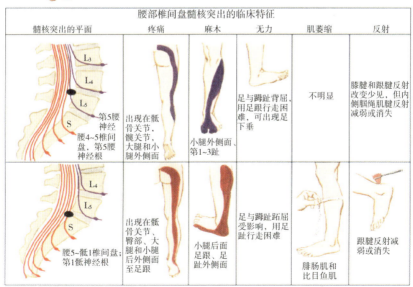

图1-4-7　椎间盘突出示意图 [1]

---

[1]　来源：《奈特人体解剖彩色图谱（第三版）》图156。

【安全问题解析】

在手术过程中，如何避免生理盐水浸湿无菌手术单？

在贴手术膜前，使用酒精脱碘，手术膜与皮肤更好地粘贴；手术过程中，在不影响主刀的前提下，可以调节手术床，使冲洗水顺利流走。

（编者：高君君　高未印）

第五节　左肩关节镜检、关节清理、肩关节松解、肩峰成形、骨赘切除、肩袖修补缝合术

【病历摘要】

患者李某某，女，55 岁，因外伤致左肩关节疼痛伴活动受限 5 月余，于 2022 年 10 月 20 日就诊我院骨科，建议手术治疗，入院诊断为"左肩袖损伤"。

体格检查：T 36.2℃，P 72 次 /min，R 20 次 /min，BP 130/72 mmHg。发育正常，营养中等，被动体位，神志清醒，言语流利，查体合作；全身皮肤及黏膜无黄染，皮肤弹性好，全身浅表淋巴结无肿大。

专科检查：头颅大小正常，无畸形。脊柱生理弯曲存在，各棘突无压痛及叩击痛，双下肢活动自如，未见异常，无明显肿胀，皮温正常。左肩峰前下方压痛（＋）；左肩关节恐惧试验（－）；肩关节活动受限，主动外展 30°，前屈 70°，后伸 0°，外旋 50°，Job 征（＋）；外展抗阻力试验（＋）；抬离试验（＋）；左侧桡动脉搏动可及、末梢感觉、血运均好。

辅助检查：左肩关节 MRI 片检查示：左肩袖损伤。

实验室检查：白细胞 6.653×10^9/L，中性粒细胞 60.861%，红细胞 4.1×10^{12}/L，血红蛋白 110 g/L。

实施手术：左肩关节镜检关节清理术、肩关节松解术、肩峰成形术、骨赘切除术、肩袖修补缝合术。

麻醉方式：全身麻醉。

【手术配合】

1.巡回护士配合

（1）用物准备

手术间：洁净系统处于开启状态，调至适宜温湿度。

手术床：术区可透视，调整手术床头于送风口下方，垫长方形凝胶垫，床单位铺置平整，预防术中压力性损伤。

体位垫/设备：将盔状头托及连接件和三块式肩板安置于手术床上，处于备用状态（如图1-5-1）。

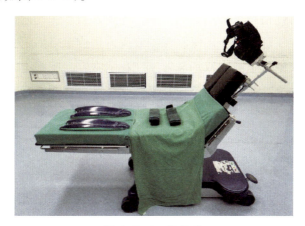

图1-5-1　体位垫

仪器设备：负压吸引器、射频消融和肩关节镜配套设备（关节镜器械1套，主机包括光源系统、监测系统、刨削系统、录像系统、相应的光导纤维、摄像镜头、刨削器等）等提前调试处于备用状态。

（2）患者准备

待术间：按照《手术患者交接表》内容逐项进行查对并签字，确认左前臂液路通畅，转运患者入室。

进入手术间：妥善安置患者于手术床上，盖好棉被，保护隐私，做好保暖；做好心理护理，缓解患者紧张情绪。

皮肤保护：根据手术室《术中获得性压力性损伤风险评估量表》对患者进行评估，评分为9分，属于中风险，采取相应预防措施。

（3）与洗手护士配合

根据《手术物品清点制度》与洗手护士共同清点用物。

（4）麻醉前三方核查

麻醉实施前，按照《手术安全核查表》，与麻醉医生、手术医生对患者进行信息确认。

（5）实施麻醉时

站于患者一侧，观察患者生命体征变化，保障患者安全，如有情况及时协助麻醉医生处理。

（6）安置手术体位

取沙滩位：手术医生站于患者两侧，麻醉医生站于头侧，巡回护士站于尾侧，四人同时轻抬患者移动至床头侧；头放入盔状头托内，妥善固定，勿压迫双耳和双眼，巡回护士用眼膜保护双眼，用约束带固定胸腰部，必要时托手板支撑约束健侧上肢，双小腿置于"小腿型"凝胶垫上，撤去手术侧肩板，调节手术床为沙滩位，床单拉至平整，棉被覆盖非消毒区保暖，检查液路和尿管是否通畅，安置托盘于合适位置（如图1-5-2）。

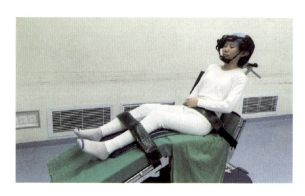

图 1-5-2 沙滩位

（7）协助开台

协助消毒，观察消毒效果；将安装好的关节镜主机系统放在患肢对侧，以便术者易于观察监视屏上的图像。将消毒好的各导线接头递于巡回护士，分别与各机器准确连接，打开各部开关。生理盐水冲洗液吊挂于输液架上。连接关节镜和射频消融设备、吸引器，调节无影灯。

（8）手术开始前三方核查

切皮前，按照《手术安全核查表》，与麻醉医生、手术医生对患者再次进行信息确认。

（9）术中观察和护理

动态观察患者生命体征、静脉通路、尿量，关注手术进程；为防止术中冲洗液流到地面，污染手术区，可在患者患侧手术床的下方放一接水装置如水桶。当进入关节镜及操作器械，关闭无影灯，保持吸引器通畅，做好出血量统计；准确及时填写手术护理记录单。

（10）做好仪器设备管理和物品供应

根据术者要求调节灯光和仪器设备参数；及时供应手术台上所需物品。

（11）手术间的管理

加强巡视，保持手术间的环境清洁，根据手术间大小控制手术间参观人数。

（12）清点用物

在关闭腔隙前后及缝合皮肤后，与洗手护士逐项清点手术台上所有用物，并及时记录。

（13）出室前三方核查

切口包扎完毕，先将患者安全转运至推车上，拉起床挡，防止坠床；离室时，巡回护士与麻醉医生、手术医生再次对患者进行信息确认。

（14）护送患者出室

出室前检查患者身体各部位有无异常，如有异常，做好记录。完善病历资料，带齐患者所有物品转运至下一单元，并做好交接。

（15）整理手术间

通知保洁员清洁手术间，所有仪器设备和物品做好清洁和归位，准备接台手术。

2. 洗手护士配合

（1）环境表面清洁

按照手术间擦拭流程进行环境表面清洁。

（2）用物准备

手术敷料：小骨包、中单包、衣服包、无菌持物钳。

手术器械：关节镜器械、肩关节镜专用小包。

无菌物品：吸引器连接管、医用手术薄膜、2-0不可吸收编织线、9×24角针、手套、11号刀片、14×200 cm保护套、20 mL注射器。

（3）术前准备

提前 15～30 min 洗手上台，按照规范整理无菌器械台；与巡回护士清点器械台上所有物品。

（4）协助消毒铺单

消毒范围：上至颈部上缘，下过脐平行线、前至对侧锁骨中线，后过正中线，包括同侧腋窝。

铺单：既要显露手术切口，又要减少切口周围皮肤的暴露。切口周围 4～6 层。协助医生穿手术衣，戴无菌手套，铺置大单，切口处贴医用手术薄膜。

（5）连接设备及管路，检查肩关节镜工具

连接吸引器，检查专用器械（关节镜常规器械包括各种刀、剪、钳、手柄、光缆等）的功能和完整性并正确连接。

（6）手术开始前三方核查

切皮前，按照《手术安全核查表》，与麻醉医生、手术医生对患者各项信息再次进行确认。

（7）术中配合

11 号刀切皮，先用戳卡（锐头导针）穿透皮下及肌层韧带穿入关节腔，开放灌注液，将摄像镜头套上套管插入关节腔（如图 1-5-3）。经冲洗，检查

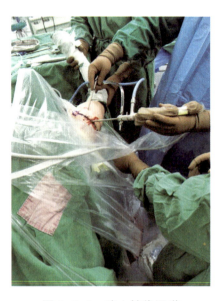

图 1-5-3　建立镜像通道

病变情况后，于另一切口插入刨削器，刨削切除滑膜，磨削游离破损的软骨面，并将游离体与坏死组织吸出，遇有较大的游离体，可用髓核钳夹出。刨刀清理肩关节，磨头和射频消融电极处理肱二头肌腱，为肌腱固定做准备，处理肩胛下肌腱，为分离和松解、喙突成形、小结节骨床做准备和修复，肱二头肌腱固定术，分离和显露肩峰、肩锁关节和肩胛冈、后方间沟和外侧间沟，必要时，分离和显露冈上肌和冈下肌做前方间隙连续性滑移松解，后方间隙滑移松解，固定铆钉修复后部和上部的肩袖。

（8）清理术野，清点用物

检查有无出血，冲洗，清点所有用物。

（9）缝合切口

消毒皮肤，9×24 角针穿 2–0 号不可吸收编织线缝皮，再次清点用物。

（10）伤口包扎，术后整理

协助手术医生包扎伤口，收拾器械，整理、清洁手术间。

【护理风险要点】

1. 巡回护士

（1）皮肤的保护

①评估：患者从进入手术室起需保持沙滩位约 4 h，根据手术室《术中获得性压力性损伤风险评估量表》术前、术中分别给予的评分，采取相应的预防措施。

②术前：术前评分为 9 分，为中风险患者，措施为：肩部至骶尾部放置凝胶垫，骶尾部粘贴泡沫敷料，小腿后侧放置"小腿型"凝胶垫，使足跟悬空；检查监护导联线以及呼吸回路，管路与患者皮肤用盖单隔开，呼吸管路较硬，也可在管路与皮肤之间加垫棉垫，预防器械相关性压力性损伤；做好保暖，棉被盖于患者身上，并且将超出手术床沿的棉被反折于手术床上，防止因棉被的重力对患者身体和双足造成的压力性损伤。

③术中：术中评分为 10 分，为中风险患者。措施为：在不影响术者操作的情况下每隔 2 h 进行下肢抬高减压。

④术后：查看患者皮肤情况，可采取侧卧位至出室，以缓解皮肤持续受压。

（2）液路的管理

①术前：确保液路通畅，将输液器连接延长管至床尾，便于麻醉药物的

连接，留置针固定牢固，以防脱出，固定时将留置针"Y"形部件下垫小纱块预防器械相关性压力损伤。

②术中：加强巡视，及时更换液体，防止因液体滴注不畅和滴空导致麻醉药物无法进入患者体内，造成患者术中苏醒引发不良后果。

③术后：观察穿刺部位皮肤情况，去除延长管，妥善"U"形固定。

（3）体位的摆放

酌情调节患者脖颈扭转角度，避免因过度扭转造成静脉回流和通气障碍，防止发生颈椎损伤，做好眼睛保护，以防干涸和消毒液溅入。

（4）VTE 的预防

①术前：在待术间指导患者做踝泵运动；查看病历了解患者血栓相关病情，如高危因素、是否使用抗凝剂、放置血栓滤器、使用弹力袜等；避免同一部位、同一静脉反复穿刺，尽量不要选择在下肢静脉穿刺，尤其避免下肢静脉封管。

②术中：体位摆放时，在不影响手术的前提下将患者双下肢适当抬高，利于静脉血回流；预防患者低体温，避免静脉血液滞留，高凝状态，必要时使用加温仪防止热量散失，维持正常体温；遵医嘱适当补液，避免脱水造成血液黏稠度增加。术中禁止使用弹力袜，袜子应松紧适宜，但应避免足部上卷，腿部下卷，造成止血带效应。

③术后：手术结束动作要轻柔，并注意观察患者生命体征及反应；患者转运过程中搬动不宜过快，幅度不宜过大，建议使用转运工具。

（5）低体温的预防

①术前：给予患者心理护理，减少患者的焦虑和恐惧，以免影响回心血量和微循环。减少患者术前准备时的身体暴露，动态调节手术间温度，非手术部位加盖棉被。

②术中：使用液体加温装置和充气式体表加温装置，使用充气式体表加温装置时，软管末端不得直接接触患者皮肤，应配合专用加温毯使用，且应在仪器运行为热风后再作用于患者，以防预热时产生的凉风使患者体温下降；术中使用温生理盐水冲洗术腔，可减少体腔温度的降低和血管收缩的现象，进而减少术后不良反应；可酌情选择鼻温、耳温或肛温等核心体温的监测，适时给予措施，预防低体温的发生。

③术后：棉被覆盖患者身体，注意肩部和足部保暖。

2.洗手护士

关节镜器械的管理：关节镜器械比较贵重、精细和稀缺，在使用过程中管理好、使用好是重点，需要掌握一定技巧。

①使用前应检查产品，工具型号要一致，及时更换或报修；禁止使用已严重损坏和磨损的产品。

②所有手拧螺丝完成调节后必须拧紧，防止使用中晃动、脱落，甚至遗留体腔。

③各部件的清洗、消毒、摆放和承重，根据仪器说明书规范操作。

【注意事项】

1.肩关节镜手术的适用范围

①肩关节的进展性、创伤性、退行性或炎症导致疼痛。

②肩关节不稳或功能障碍。

③保守治疗无效时的疾病。

2.关节镜器械的日常维护

①做好器械和仪器的清洁与保养，关节镜设备为贵重仪器，应设专人保管，各系统部件要经常清洁。用后的器械要洗刷干净，尤其是管腔内不可残留污物，建立使用登记卡。

②关节镜主要由光导纤维等材料构成，光导纤维切忌打折扭曲或受压，摄像镜头需安全保护，避免磕碰或受压，清洗过程动作要轻柔。

③电动刨削器使用后一定要连接吸引器，利用清水反复吸引冲洗，清点清楚后，交予器械室专人保管，做好器械和仪器的清洁与保养。

3.肩关节镜手术术中保温

①根据手术不同时段及时调节温度，设定个性化的室温。

②注意覆盖，尽可能减少皮肤暴露；对于术区合理密封，防止冲洗液渗入非手术区。

③使用加温设备，建议采用充气式加温仪等加温设备。

④遵医嘱给静脉输注及体腔冲洗的液体给予适当的加温。

【解剖知识链接】

肩关节指上肢与躯干连接的部分，包括臂上部、腋窝、胸前区及肩胛骨所在的背部区域等身体很大的一部分。由肩胛骨关节盂和肱骨头构成，也称盂肱关节，是典型的多轴球窝关节，为全身最灵活的关节，可做三轴运动，即冠状轴上的屈和伸，矢状轴上的收和展，垂直轴上的旋内、旋外及环转运动。关节囊较松弛，附着于关节盂周缘和解剖颈。臂外展超过 40°～60°，继续抬高至 180° 时，常伴随胸锁关节与肩锁关节的运动及肩胛骨的旋转运动（如图 1-5-4）。

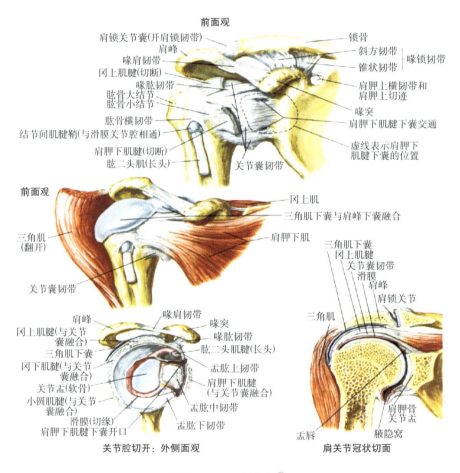

图 1-5-4　肩关节[1]

---

[1]　来源：奈特人体解剖彩色图谱（第三版）图 406。

【安全问题解析】

1. 沙滩位体位摆放错误如何纠正？

解决方法为及时纠正，加强培训，具体摆放步骤如下。

①患者平卧于手术床面，臀部边缘齐平手术床上背板关节处。

②调节手术床头低脚高。

③调节手术床上背板向上弯折。

④调节腿板向下弯折至与地面水平。

⑤合理约束。

2. 沙滩位如何做好约束？

①头部用头盔固定。

②胸腰部用约束带或中单约束。

③手臂可使用上托手板及腋下支撑板进行支撑。

④大腿处避开腘窝位置使用约束带约束。

3. 关节镜手术出现漏水怎么办？

（1）术区外漏水：解决方法为术中严格无菌操作，手术野及敷料衔接处贴无菌防水膜，防止灌洗液浸湿手术敷料，保持手术区干燥整洁，防止术后感染。

（2）地面漏水：解决方法为防止术中冲洗液流到地面，可在手术床患者患侧下方放一接水装置如水桶，保持手术区干燥整洁。

具体措施：为防止术中冲洗液乱流，贴神经科贴膜做引流装置，并在手术床患者患侧下方放一水桶或盆接水。保持吸引器通畅。

（编者：辛海峰　高末印）

第六节　膝关节翻修术

【病历摘要】

患者张某某，男，76 岁，因右膝关节置换术后 10 年，垫片磨损，假体松动，来我院骨科门诊就诊，入院诊断为"右膝假体松动"。

体格检查：T 36.5 ℃，P 80 次 /min，R 21 次 /min，BP 135/74 mmHg。发育正常，营养良好，正常面容，被动体位，言语流利、对答切题，查体合作；全身皮肤及黏膜无黄染，无水肿，无皮疹，无肿块，无蜘蛛痣和肝掌，全身浅表淋巴结无肿大。

专科检查：脊柱生理弯曲存在，各棘突无明显压痛及叩击痛。双上肢感觉、活动正常。双下肢等长，双侧股四头肌无萎缩。右膝外翻 10°，轻度肿胀，皮温正常。浮髌试验（－），髌骨研磨试验（＋），过伸试验（－），过曲试验（＋），内侧关节间隙压痛（＋），外侧关节间隙压痛（－），麦氏征（＋），Lachman 试验（－），前抽屉试验（－），Sag 征（－），后抽屉试验（－），内翻应力试验（－），外翻应力试验（－），屈伸膝关节时可及髌骨摩擦感，左膝关节屈伸活动度：0°－5°－110°，右下肢肌力 V 级，足背动脉搏动正常，末梢血运、活动及感觉正常，右侧蹑外翻。

辅助检查：X 射线片检查示：右膝假体松动。

实验室检查：白细胞 6.80×10^9/L，中性粒细胞 78.81%，红细胞 4.6×10^{12}/L，血红蛋白 130 g/L。

实施手术：右膝关节翻修术。

麻醉方式：全身麻醉。

【手术配合】

1. 巡回护士配合

（1）用物准备

手术间：洁净系统处于开启状态，调至适宜温湿度。

手术床：术区可透视，调整手术床头于送风口下方，垫凝胶垫床单位铺置平整，预防压力性损伤。

体位垫 / 设备：侧挡板 1 套。

仪器设备：高频电刀、负压吸引器、电动气压止血带（如图 1-6-1）等提前调试处于备用状态。

特殊物品：术中使用电动冲洗枪（如图 1-6-2）需提前备好生理氯化钠溶液。

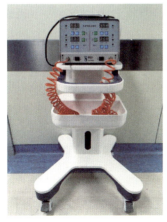

图 1-6-1　电动气压止血带

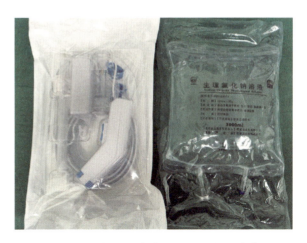

图 1-6-2　电动冲洗枪和生理氯化钠溶液

（2）患者准备

待术间：按照《手术患者交接表》内容逐项进行查对并签字，确认左前臂液路通畅，转运患者入室。

进入手术间：妥善安置患者于手术床上，盖好棉被，保护隐私，做好保暖；做好心理护理，减轻患者紧张情绪。

皮肤保护：根据手术室《术中获得性压力性损伤风险评估量表》对患者进行评估，评分为 12 分，属于中风险，采取相应预防措施。

护理操作：预防性输注抗生素（术前 0.5～1 h 内），必要时遵医嘱留置导尿。

（3）与洗手护士配合

根据《手术物品清点制度》与洗手护士共同清点用物。

（4）麻醉前三方核查

麻醉实施前，按照《手术安全核查表》，与麻醉医生、手术医生对患者进行信息确认。

（5）实施麻醉时

站于患者一侧，观察患者生命体征变化，保障患者安全，如有情况及时协助麻醉医生处理。

（6）安置手术体位

取仰卧位（如图 1-6-3）：手术医生站于患者两侧，麻醉医生站于头侧，巡回护士站于尾侧，四人同时向床头侧轻抬患者。患肢上 1/3 处绑气压止血带，气压止血带下缘皮肤贴膜封闭（如图 1-6-4）。健侧上肢手掌向内自然放于身体的同侧，用中单包裹。患侧上肢放在托手板上并建立静脉通道。患肢小腿下垫小枕，侧挡板放于气压止血带旁，此时前脚掌蹬于小枕上，膝关节屈曲呈 90°。注意用小单保护会阴、健侧肢体皮肤。负极板贴于左大腿外侧，检查患者身体与金属有无接触，床单拉至平整，棉被覆盖非消毒区保暖，检查液路和尿管是否通畅。

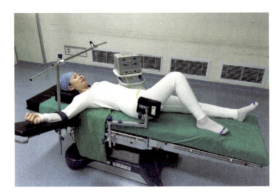

图 1-6-3　仰卧位　　　　图 1-6-4　贴膜保护患肢绑气压
止血带处皮肤

（7）协助开台

协助消毒，观察消毒效果；连接电外科设备、吸引器、电动冲洗枪、调节无影灯。

（8）电动气压止血带机器摆位

将气压止血带机器和连接合适置于患侧头端。

（9）手术开始前三方核查

切皮前，按照《手术安全核查表》，与麻醉医生、手术医生对患者再次进行信息确认。

（10）与技师合作

在技师辅助下进行图像采集、验证假体置入位置。

（11）电动气压止血带充气

遵医嘱设置止血带压力参数值及时间参数值，驱血充气。

（12）术中观察和护理

动态观察患者生命体征、静脉通路、尿量，关注手术进程；保持吸引器通畅，做好出血量统计；准确及时填写手术护理记录单。

（13）做好仪器设备管理和物品供应

根据术者要求调节灯光、电外科设备、止血带参数仪器设备；及时供应手术台上所需物品。

（14）手术间的管理

加强巡视，保持手术间的环境清洁，控制手术间参观人数。

（15）清点用物，止血带放气

在关闭前后及缝合皮肤后，与洗手护士逐项清点手术台上所有用物，并及时记录，止血带缓慢放气，同时调快液体滴速并严密观察患者生命体征。

（16）出室前三方核查

切口包扎完毕，先将患者安全转运至推车上，拉起床挡，防止坠床；离室前，巡回护士与麻醉医生、手术医生再次对患者进行信息确认。

（17）护送患者出室

出室前检查患者身体各部位有无异常，如有异常，做好记录。完善病历资料，带齐患者所有物品转运至下一单元，并做好交接。

（18）整理手术间

患者离室时，通知保洁员清洁手术间，所有仪器设备和物品做好清洁和归位，准备接台手术。

2. 洗手护士配合

（1）环境表面清洁

按照手术间擦拭流程进行环境表面清洁。

（2）用物准备

手术敷料：小骨包、中单包、衣服包、无菌持物钳。

手术器械：大骨科、膝关节专用小包。

无菌物品：吸引器连接管、医用手术薄膜、0不可吸收编织线、9×24角针、手套、5 mL、50 mL和20 mL注射器、驱血带、22号刀片、15号刀片、电刀、（1、0）号可吸收缝线、倒刺线、骨蜡、皮肤吻合器、电动冲流器。

膝关节专用器械：厂家器械：膝关节置换手术器械分为髌骨工具、胫骨工具、股骨工具及其他工具四大部分。

①髌骨工具包括髌骨钳、髌骨切骨钳、髌骨试模、平台钻、髌骨模板、卡尺。

②胫骨工具包括胫骨托打击器、胫骨托试件、笔针、胫骨托打入器、胫骨托打孔导板、胫骨托试件手柄、胫骨托打孔器、胫骨托打孔套筒、胫骨托打孔钻头、胫骨托定位针、衬垫钳、胫骨切骨模块、胫骨衬垫打入器、塑料衬垫试模、间隙器、胫骨髓外对线器内杆、胫骨对线器外杆、胫骨髓内对线器、带固定棘胫骨髓外对线器、胫骨髓外对线器固定爪。

③股骨工具包括股骨髁切骨模块、股骨定位器、髓外股骨对线架、股骨远端标定杆、股骨远端切骨模块、股骨髁间沟导板、后参照板、前参照板、髁孔钻、股骨髁切骨模块手柄、股骨敲击器、髁假体试模、股骨假体打入器。

④其他工具包括六角扳手、取针钳、锉刀、参考导向板、滑锤、通用打入把手、髓内杆、定位针、直型弯扳手、弯扳手（撬杠）、骨凿、槽锤、开孔器、麻花钻、打钉器等。

（3）术前准备

提前 15～30 min 洗手上台，按照规范整理无菌器械台，检查手术器械的完整性及功能，将器械按使用顺序摆放好，以保证术中准确、及时的传递；与巡回护士清点器械台上所有物品，并配置局麻药。设置隔离区和非隔离区，应用好隔离技术（如图 1-6-5）。

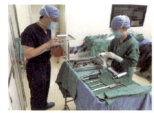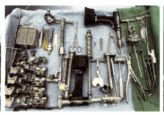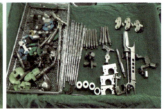

图 1-6-5　术前准备

（4）协助消毒铺单

消毒范围：手术区周围消毒、上下各超过膝一个关节。

铺单：既要显露手术切口，又要减少切口周围皮肤的暴露。切口周围 4～6 层。协助医生穿手术衣，戴无菌手套，铺置大单，切口处贴医用手术薄膜。

（5）连接电刀设备及管路

连接吸引器、电刀和电动冲洗器，将电刀头导线、吸引器连接管等按照"上肢等长"原则预留好长度，一起固定于术者一侧，使用前应检查其功能和完整性。

（6）手术开始前三方核查

切皮前，按照《手术安全核查表》，与麻醉医生、手术医生对患者各项信息再次进行确认。

（7）术野贴手术膜

准备手术膜、干纱布或小单协助贴膜，递驱血带驱血。

（8）切开关节囊

干纱垫2块于两侧拭血，递牙镊、22号刀自髌上缘以上5～7 cm处至胫骨结节内侧做膝关节前正中皮肤切口，电刀切开皮下组织。切开关节囊，电刀止血，骨撬撬起充分暴露关节。

（9）去除松动假体

用骨撬、凿子、线锯等取出专用器械取出股骨假体、胫骨假体和垫片。在保留骨量的基础上，用刮勺和凿子去除残留的骨水泥及对骨面进行清创，直到暴露质量好的骨面为止。

（10）建立胫骨假体平台

8 mm开髓钻开钻，逐步换钻直至紧贴皮质为止，选择合适类型的胫骨测量板，安放带偏移度袖套和柄干，连好合适的切骨导引器和胫骨截骨器，测试片，摆锯截骨，持骨器夹持凿子去除截下的骨块。安装合适的增厚充填块，用快速接口连接，固定钉固定，安放合适的导引器，冲击钻开髓，冲击锉扩髓，调节好胫骨模具和延伸柄的刻度安放胫骨组件。

（12）建立股骨假体平台

8 mm开髓钻开钻，测量并选择合适的股骨尺寸，将股骨基座导引器凸轮与股骨带柄基座相连接，选择偏移度合适的袖套，将9～10 mm股骨导引袖套顺势滑入，用9 mm开髓钻开钻，逐步换钻和袖套直至18 mm，选择合适尺寸的延伸模具与股骨模具相连，测试片，摆锯截骨，持骨器夹持凿子去除截下的骨块，将合适槽口斜角导引器和柄袖套组合髓腔内，固定钉固定，摆锯截骨，凿子去除截下的骨块，去除固定钉及导引器，插入安装合适的增厚充填块，调节好股骨模具和延伸柄的刻度安放股骨组件。

（13）安装试模

安装股骨试模、胫骨试模、垫片，观察膝关节的伸直、屈曲的稳定性。

（14）冲洗关节腔

电动冲洗枪冲洗腔体，备骨水泥，并将所需假体组装好放在台上备用（如图 1-6-6）。

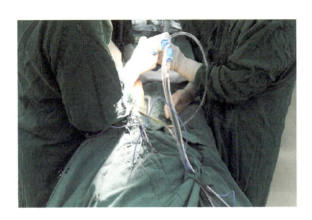

图 1-6-6　冲洗关节腔

（15）假体植入

胫骨假体植入：干纱布擦拭骨面，将骨水泥、胫骨平台假体、打入器、大骨锤递术者，小刀刮勺清除多余骨水泥；股骨假体植入：将骨水泥、股骨假体、打入器大骨锤递术者，小刀刮勺清除多余骨水泥；胫骨平台内衬试模植入：待骨水泥凝固硬化后，将胫骨平台垫放入胫骨假体内插入螺钉，用扭力改锥固定。

（16）冲洗，放置引流管

电动冲洗枪辅助下生理盐水冲洗切口，放置负压引流管后皮针 0 不可吸收缝线固定。

（17）缝合伤口

再次清点用物，1 号可吸收缝线缝合关节囊，倒刺线和 0 号可吸收缝线缝合肌层和皮下组织，订皮机缝合皮肤。

（18）伤口包扎，术后整理

协助手术医生包扎伤口，收拾器械整理、清洁手术间。

【护理风险要点】

1. 巡回护士

（1）皮肤的保护

①评估：患者从进入手术室起需保持仰卧位约3h，根据手术室《术中获得性压力性损伤风险评估量表》，在术前、术中分别给予的评分，采取相应的预防措施。

②术前：术前评分为7分，为低风险患者，措施为：肩部至骶尾部放置凝胶垫，骶尾部粘贴预防性应用敷料；检查监护导联线以及呼吸回路，管路与患者皮肤用盖单隔开，呼吸管路较硬，也可在管路与皮肤之间加垫棉垫，用气压止血带前应选择合适型号的袖套，衬垫应软、无褶皱、全包裹，预防器械相关性压力性损伤；做好保暖，棉被盖于患者身上，并且将超出手术床沿的棉被反折于手术床上，防止因棉被的重力对患者身体和双手造成压力性损伤。

③术中：术中评分为10分，为中风险患者。措施为：在不影响术者操作的情况下每隔2h进行上肢和头部抬高减压。

④术后：查看患者皮肤情况，可采取侧卧位至出室，以缓解皮肤持续受压。

（2）液路的管理

①术前：确保液路通畅，将输液器连接延长管至床头，便于麻醉药物的连接，留置针固定牢固，以防脱出，固定时将留置针"Y"形部件下垫小纱块预防器械相关性压力损伤。

②术中：加强巡视，关注液体滴速，及时更换液体，防止液体原因导致麻醉药物无法进入患者体内，造成患者术中苏醒，引发不良后果。

③术后：观察穿刺部位皮肤情况，去除延长管，妥善"U"形固定。

（3）体位的摆放

①酌情调节患者脖颈扭转角度，避免因过度扭转造成静脉回流和通气障碍，防止发生颈椎损伤。

②为降低术中静脉压和颅内压，患者头部应高于心脏，但躯干的高度不应超过30°，以免增加空气栓塞的风险。

③做好眼睛保护，以防干涸和消毒液溅入。麻醉架和托手板摆放至合适

位置，避免影响图像采集。

（4）VTE 的预防

①术前：在待术间指导患者做踝泵运动；护士应了解患者血栓相关病情，如高危因素、是否使用抗凝剂、放置血栓滤器、使用弹力袜等；避免同一部位、同一静脉反复穿刺，尽量不要选择在下肢静脉穿刺，尤其避免下肢静脉封管。

②术中：体位摆放时，在不影响手术的前提下将患者的腿部适当抬高，利于双下肢静脉血回流；预防患者低体温，避免静脉血液滞留，高凝状态，必要时使用加温仪防止热量散失，维持正常体温；遵医嘱适当补液，避免脱水造成血液黏稠度增加。术中禁止使用弹力袜，袜子应松紧适宜，但应避免足部上卷，腿部下卷，造成止血带效应。

③术后：手术结束动作要轻柔，并注意观察患者生命体征及反应；患者转运过程中搬动不宜过快，幅度不宜过大，建议使用转运工具。

（5）低体温的预防

①术前：给予患者心理护理，减少患者的焦虑和恐惧，以免影响回心血量和微循环。减少患者术前准备时的身体暴露，动态调节手术间温度，非手术部位加盖棉被。

②术中：使用液体加温装置和充气式体表加温装置，使用充气式体表加温装置时，软管末端不得直接接触患者皮肤，应配合专用加温毯使用，且应在仪器运行为热风后再作用于患者，以防预热时产生的凉风使患者体温下降；术中使用温生理盐水冲洗术腔，可减少体腔温度的降低和血管收缩的现象，进而减少术后不良反应；可酌情选择鼻温、耳温或肛温等核心体温的监测，适时给予措施，预防低体温的发生。

③术后：棉被覆盖患者身体，注意肩部和足部保暖。

2. 洗手护士

（1）膝关节器械的管理

膝关节器械是手术中必要的器械，由器械供应商直接租借给医院，一般可重复使用，多用于与植入物有关的手术。因其具有专业针对性强、使用范围局限、品种繁多、更新速度快等优点，但价格昂贵，大多数医院由于经济、技术等原因一般不配备。实际工作中，参加手术的医护人员很难在短时间内掌握器械的组装、使用和管理。

①在术前应根据患者情况，根据前期的培训资料和科里的图谱进一步熟悉备好的外来器械及植入物的使用方法。

②根据器械清单来确认外来器械品名、型号、性能以及查看其完整性。

③遵循手术物品清点原则清点，按序合理使用，准确无误完成配合。

【注意事项】

1. 骨水泥配置

①骨水泥是由单体和聚合体合成，单体主要成分是甲基丙烯甲酯呈液体状态，而聚合体主要成分是聚甲基丙烯酸甲酯呈粉末状，其过程有半流期、黏糊期、面团期和固化期，骨水泥凝固过程为 10 ~ 12 min。

②预防骨水泥反应：在骨水泥凝固的前两期，半流期和黏糊期是单体毒性释放的过程，此过程最容易引起患者血压降低，甚至心脏骤停，所以在骨水泥植入使用期间，巡回护士应密切观察患者的血压、脉搏、呼吸等生命体征的变化。

2. 气压止血带观察要点

①设备运转情况。

②手术野止血效果，气压止血带压力表有无漏气。

③绑扎松紧以能容纳一指为宜，过紧易造成皮肤、神经、血管、肌肉的损伤，过松起不到止血效果。

④术中密切观察患者生命体征变化，术后检查皮肤有无水疱、淤血、破溃、疼痛等情况，并与交接人员做好皮肤交接。

3. 气压止血带操作要点

①遵循生产厂家的使用说明进行操作，遵医嘱使用。

②严格掌握使用禁忌证、压力和时间，避免发生并发症。在手术中如需继续使用时，应先放气 10 ~ 15 min 后再充气并重新计时。重复使用时，充气时间应缩短，间歇时间相对延长、缩短肢体缺血时间。

③使用前加以衬垫保护，把握好使用止血带的部位及松紧度，使用后应及时清洁。

④操作人员培训后方可上岗，止血带仪器应定期检查、校正和保养，并做好记录。

⑤止血带使用时提示音应清晰可听，放气时应注意速度，密切关注生命体征，遵医嘱调节输液速度。

【 **解剖知识链接** 】

膝关节由骨性结构、关节囊、韧带结构、半月板、肌肉组织等构成。为人体最大且构造最复杂，损伤机会亦较多的关节。

①骨性结构由股骨内、外侧髁和胫骨内、外侧髁以及髌骨构成。

②关节囊较薄而松弛，附着于各骨关节软骨的周缘，关节囊的滑膜层广阔，除关节软骨及半月板的表面无滑膜覆盖外，关节内所有的结构都被覆着一层滑膜。

③韧带结构由髌韧带、腘斜韧带、前后交叉韧带、内外侧副韧带和半月板韧带构成，具有稳定膝关节的作用。a.髌韧带：位于膝关节的前方，为股四头肌腱延续部分。起于：髌骨；止于：胫骨粗隆。作用：从前方加固和限制膝关节过度屈关节囊的周围有韧带加固。在髌韧带的两侧，有髌内、外侧支持带。后方有腘斜韧带加强。b.前后交叉韧带：位于关节腔内，分别附着于股骨内，侧髁与胫骨髁间隆起。作用：防止股骨和胫骨前后移位。c.腓侧副韧带：位于膝关节外侧稍后方起于：股骨外侧髁；止于：腓骨小头。作用：从外侧加固和限制膝关节过伸。胫侧副韧带：位于膝关节的内侧偏后方。起于：股骨内侧髁；止于：胫骨内侧髁。作用：从内侧加固和限制膝关节过伸。

④半月板：由 2 个纤维软骨板构成，垫在胫骨内、外侧髁关节面上，半月板外缘厚内缘薄。内侧半月板：呈"C"字形，前端窄后部宽，外缘中部与关节囊纤维层和胫侧副韧带相连。外侧半月板：呈"O"字形，外缘的后部与腘绳肌腱相连。作用：有加深关节窝，增大关节稳固性，缓冲震动的功能。

⑤肌肉组织：包括伸膝与屈膝的肌肉群，伸膝肌主要是股四头肌，屈膝肌主要是骨二头肌、缝匠肌和腓肠肌构成（如图 1-6-7）。

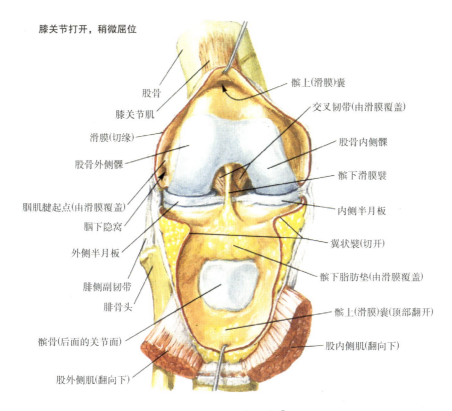

膝关节打开，稍微屈位

股骨
膝关节肌
滑膜(切缘)
股骨外侧髁
腘肌腱起点(由滑膜覆盖)
腘下隐窝
外侧半月板
腓侧副韧带
腓骨头
髌骨(后面的关节面)
股外侧肌(翻向下)

髌上(滑膜)囊
交叉韧带(由滑膜覆盖)
股骨内侧髁
髌下滑膜襞
内侧半月板
翼状襞(切开)
髌下脂肪垫(由滑膜覆盖)
髌上(滑膜)囊(顶部翻开)
股内侧肌(翻向下)

图 1-6-7　膝关节 [①]

【安全问题解析】

1.膝关节置换手术配合不连贯怎么办？

①器械安装：根据前期的培训资料和科里的图谱进一步熟悉备好的外来器械及植入物的使用方法，勤加练习和总结提高熟练度。

②器械摆放：熟悉主刀习性，按照不同手术步骤和器械的使用频率合理摆放。

③器械清点：根据器械清单来确认外器械品名、型号、性能以及查看其完整性，遵循手术物品清点原则清点。

2.气压止血带什么情况下可以使用？什么情况下不能使用？

①适应证：四肢手术创伤止血；膝、踝、肘、腕等关节置换创造无血、清晰的术野。

---

① 来源：《奈特人体解剖彩色图谱（第三版）》的图489。

②禁忌证：绑扎止血带部位的皮肤破溃、水肿者；血栓性闭塞性脉管炎、静脉栓塞、严重动脉硬化、血管性疼痛患者；血液病患者。

3.驱血带什么手术禁止使用？如何安全使用？

①禁忌证：四肢恶性肿瘤手术、开放性创伤。

②使用方法：先抬高患侧肢体，驱血带彻底驱血后，缓慢充气，压力达到设定停止充气，放平肢体。

（编者：辛海峰　曹英锋　高未印）

第七节　右侧髋脱位髋骨截骨、髋脱位开放性复位、股骨截骨、股骨内固定、股内收肌切断、下肢关节囊缝合、髋关节造影、石膏背心固定术

【病历摘要】

患儿郑某，女，2岁，主因发现患儿走路不稳1年余，治疗失败8月余，为求进一步诊治来我院门诊。入院诊断"先天性髋关节发育不良"。

体格检查：T 36.2℃，P 108 次/min，R 20 次/min，BP 92/52 mmHg，H 85 cm，W 11 kg，BMI 15.22 kg/m²。发育正常，营养良好，正常面容，自主体位，言语流利。全身皮肤及黏膜无黄染，无出血点，全身浅表淋巴结无肿大。

专科检查：患儿右侧大转子高位，双髋部无红、肿、热、痛，内收肌挛缩，Allis 征阳性，髋关节外展受限，髋关节屈曲活动可、旋转受限，双下肢肌力正常，深浅反射存在，末梢血运好，无神经、血管损伤症状。

辅助检查：骨盆正位示：右侧发育性髋关节脱位（如图 1-7-1）。

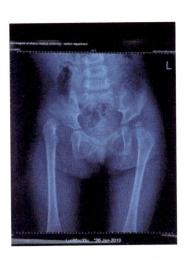

图 1-7-1　右侧发育性髋关节脱位

实施手术：右侧髋脱位髋骨截骨、髋脱位开放性复位、股骨截骨、股骨内固定、股内收肌切断、下肢关节囊缝合、髋关节造影、石膏背心固定术。

麻醉方式：全身麻醉。

【手术配合】

1. 巡回护士配合

（1）用物准备

手术间：洁净系统处于开启状态，调至适宜温湿度。

手术床：手术床上铺置凝胶垫，床单位铺置平整，预防压力性损伤，酌情移动手术床，使能够满足术中髋关节正侧位的透视。并将手术床下肢部分提前拆卸好，适宜儿童使用（如图 1-7-2）。

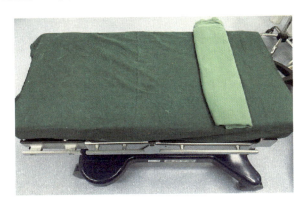

图 1-7-2　为小儿准备的手术床

体位垫/设备：根据患儿年龄大小选择型号合适的圆滚垫，患侧髋部垫高 30°。

仪器设备：高频电刀、负压吸引器等提前调试，处于备用状态。

石膏准备：提前备好石膏，术后使用半髋人字石膏固定。

（2）患儿准备

待术间：通过亲切抚摸、温柔话语及特色玩具或播放幼儿视频等方式获得患儿好感，尽量避免患儿哭闹致其呼吸道分泌物增多。与患儿家属充分沟通核对，按照《手术患者交接表》内容逐项进行查对并签字，确认液路通畅，转运患儿入室。

进入手术间：暂缓向手术床转运，使用夸赞性、鼓励性语言和患儿沟通，减少患儿的恐惧感。待患儿麻醉妥后，妥善安置患儿于手术床上，约束躯干，盖好分体被，保护隐私，做好保暖。

皮肤保护：根据手术室《术中获得性压力性损伤风险评估量表》对患儿进行评估，评分为 13 分，属于中风险，采取低风险预防护理措施。

护理操作：遵医嘱预防性输注抗生素（术前 0.5～1 h 内）。全身麻醉妥后选择 8 号一次性导尿包留置尿管。

（3）与洗手护士配合

根据《手术物品清点制度》与洗手护士共同清点器械台上所有用物，并与洗手护士一起核对外来器械患者信息、内植入物申请单患儿信息，确认无误后打开外来器械，根据内植入物清点单逐项清点。

（4）麻醉前三方核查

麻醉实施前，按照《手术安全核查表》，与麻醉医生、手术医生对患儿进行信息确认，并确认相关植入物及器械信息无误并可以使用。

（5）实施麻醉时

站于患儿一侧，观察患儿生命体征变化，保障患儿安全，如有情况及时协助麻醉医生处理。

（6）安置手术体位

患儿仰卧于手术台中间，头和颈椎处于水平中立位置。为防止患儿躁动污染无菌区，将约束带加衬垫套在其上肢远端的关节处，末端固定在床边，注意松紧适宜，以能插入一指为宜。在手术允许的条件下，上肢肘部可自然弯曲，处于舒适功能位。根据患儿年龄大小选择型号合适的圆滚垫，患髋垫高30°。床单拉至平整，棉被覆盖保暖，检查液路是否通畅。

（7）协助开台

协助消毒，观察消毒效果；协助手术医生穿手术衣；连接吸引器、高频电刀。

（8）手术开始前三方核查

切皮前，按照《手术安全核查表》，与麻醉医生、手术医生对患儿再次进行信息确认。

（9）术中观察和护理

动态观察患儿生命体征、静脉通路、尿量、出入量平衡，关注手术进程；保持吸引器通畅，大量冲洗时，严格把握更换吸引器瓶时机，做好出血量统计；术中输血应与麻醉医师共同核对并及时做好输血记录；手术时间大于2 h后，每半小时对患者受压部位减压一次；注意保暖，预防术中低体温发生；及时与洗手护士核对记录植入物型号、批号；提前备好C臂透视；及时准确填写手术各项文书记录。

（10）做好仪器设备管理和物品供应

根据术者要求调节灯光、电外科设备等仪器设备；及时供应手术台上所需一次性无菌物品、冲洗液及相关植入物并做好记录。

（11）手术间的管理

严格执行并监督手术间所有人员的无菌操作技术、垃圾分类等各项规定的执行。加强巡视，保持手术间的环境清洁，控制手术间参观人数，C型臂透视后及时关闭手术门。

（12）清点用物

关闭切口前后及缝合皮肤后，与洗手护士逐项清点手术台上所有用物，包括外来器械，并及时记录。

（13）出室前三方核查

切口包扎完毕，先将患儿安全转运至推车上，拉起床挡，防止坠床；离室时，巡回护士与麻醉医生、手术医生再次对患儿进行信息确认。

（14）护送患儿出室

出室前检查患儿身体各部位有无异常，如有异常，做好记录。完善病历资料，带齐患儿所有物品转运至下一单元，做好交接。

（15）整理手术间

通知保洁员清洁手术间，并对所有高频接触的物表做清洁消毒，将使用的仪器设备及时归位，准备接台手术。

2. 洗手护士配合

（1）环境表面清洁

按照手术间擦拭流程进行环境表面清洁。

（2）用物准备

手术敷料：小儿骨科包、中单包、衣服包、无菌持物钳。

手术器械：手科器械、先髋小包。

无菌物品：无菌手套、吸引器连接管、吸引器头、22 号刀片、15 号刀片、消融电极 A2、2-0 不可吸收编织缝线、0 号不可吸收编织缝线、4-0 皮针可吸收缝线、0 号可吸收缝线、保护套（40×35 mm）、100 mL 负压引流器（Fr12）、甲紫棉棒 1 个、骨蜡、注射器。

内植入物：重建板、固定螺钉。

其他：2% 利多卡因注射液、0.1% 肾上腺素注射液、0.9% 氯化钠注射液、电钻。

（3）术前准备

提前 15~30 min 洗手上台，按照规范整理无菌器械台；与巡回护士清点器械台上所有物品。

（4）协助消毒铺单（仰卧位）

消毒范围：手术区周围消毒，前后过正中线、上至剑突，患侧远端至踝关节上方。

铺单：既要显露手术切口，又要减少切口周围皮肤的暴露。切口周围 4~6 层。协助医生穿手术衣，戴无菌手套，铺置大单。

（5）连接设备及管路

连接电刀，吸引器管路，并妥善固定。

（6）手术开始前三方核查

切皮前，按照《手术安全核查表》，与麻醉医生、手术医生对患儿各项信息再次进行确认，可结合影像资料。

（7）松解股骨内收肌

取髋关节内侧切口，长约2 cm，松解股骨内收肌。

（8）松解（如图1-7-3）

再取右髋关节前方切口，长约12 cm。依次切开皮肤皮下及筋膜，充分止血后，将股外侧皮神经显露牵向内侧保护。从髂前上棘下方的缝匠肌和阔筋膜张肌之间分离，显露髂前下棘的股直肌起始部及股直肌上部，切断向下翻转缝合线做标记，触诊见髂腰肌挛缩明显，给予完全松解，再将外侧的阔筋膜张肌、臀中肌、臀小肌连带外半髂嵴软骨从髂骨翼外侧面做骨膜下推开，找到脱位的股骨头和随之向后上延伸、增厚的髋关节囊显露髋臼上缘和上方关节囊，用干纱布填塞止血。处理易出血血管后，松解关节囊后"T"形切开关节囊，可见股骨头发育差而变形，软骨面色暗、无光泽，有不整齐的压迹，圆韧带被拉长并增粗。髋臼浅，臼内被脂肪、软组织填充，臼缘上方有翻入臼内的盂唇软骨，髋臼下缘有横韧带阻碍复位，放射切开向内翻转的软骨盂唇，切除圆韧带，切开横韧带。

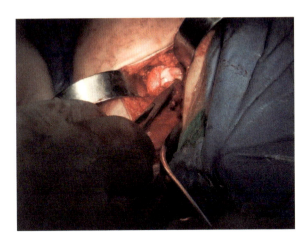

图1-7-3　髋关节松解

（9）股骨截骨

再取股骨外侧切口长约8 cm，切开皮肤、皮下及深筋膜，将股骨截骨约0.8 cm，股骨旋转约15°后以重建钢板连接截骨断端，远近端拧入螺钉固定。

（10）冲洗缝合

生理盐水冲洗后，截骨处置入骨修复材料，骨缺损处植入磷酸三钙生物陶瓷，逐层缝合切口。

（11）髋臼成形

再清除臼内软组织，股骨头可满意复位。切除多余假臼残囊组织。髋关节复位，紧缩缝合关节囊。于髂前上棘下 1 cm 左右行截骨矫形，截骨后取髂骨截骨，将股骨截骨骨块修剪填充于髋臼截骨处，2 枚钛针固定。向下前翻压髋臼后上缘，覆盖满意，行髋关节造影，C 型臂透视下达同心圆复位，髋臼指数满意。髋臼覆盖完全，位置满意。

（12）冲洗缝合

缝合股直肌，冲洗切口后，可吸收医用膜保护神经及关节囊，断端安置骨修复材料，放置引流管，逐层缝合。

（13）石膏固定

半髋人字石膏固定。

（14）术后整理

整理、清洁手术间。

【 护理风险要点 】

1. 巡回护士

（1）有效查对

①患儿因紧张恐惧，很难适应陌生环境，往往无法正确回答问题，安全确认非常重要。术前患儿由手术医生在患侧用记号笔画圈标记。

②巡回护士到待术间接患儿时，与待术间护士、患儿家长共同核对，确认标记完好后推到手术室。

③进入手术间，巡回护士与麻醉医师和手术医师分别在麻醉开始前、切开皮肤前再次三方核查。

（2）合理约束

①由于患儿自控能力有限，易发生躁动，护士在床旁保护。术前用约束带约束患儿躯干，两端固定于床两侧，防止坠床。

②麻醉完成、摆放适宜体位后，固定其他肢体，防止患儿因躁动而污染无菌区。将约束带呈"马鞍扣"状套在其肢体远端的关节处，末端固定在床边，约束带不要过紧牵拉，在手术允许的条件下，上肢肘部可自然弯曲，处于舒适功能位。

（3）体温平衡

①手术开始前，手术间温度调至25℃，手术开始后用保温毯（术前预置）给患儿保暖，再将手术间温度下调至22～23℃，使术者也感觉舒适。入室后避免哭闹出汗着凉。

②进行各项操作时尽量减少患儿身体不必要的暴露，非手术部位覆盖棉被、毛毯等，局部保暖。

③术中所用的各种液体，包括冲洗液，应先温箱预热到37℃；静脉输注液体使用温液仪。

④手术结束后给患儿加盖棉被或被单保暖，送至恢复室。

【注意事项】

1.心理关怀

①接诊患儿时，充分运用肢体动作和语言与患儿建立情感。对躺在手术推车上的患儿，抚摸其头顶，帮助整理其手术帽，并用鼓励的话语，如"勇敢""漂亮""听话"等，夸奖患儿。对抱在家长怀中的婴幼儿，触摸其脸颊，语气柔和，接过患儿抱在怀中。

②对于非常不合作的患儿，为了避免长时间啼哭造成膈肌痉挛，遵医嘱使用镇静药物，待患儿意识蒙眬后接入手术间。为保持呼吸道通畅，患儿颈背下垫一卷枕，保持头部后仰。

2.射线防护

①根据手术部位选择适宜的含铅防护用品，覆盖于患儿的颈部、胸部、腹部等部位。

②含铅设备重量较大，为患儿覆盖时，使用支撑物，禁止铅设备直接压迫于患儿身体。

③术中严密观察铅设备的防护是否移位。

3.半髋人字石膏固定术后的护理

①密切观察末梢皮肤颜色、血运，动脉搏动情况。

②严密观察会阴部及石膏边缘皮肤状况，石膏是否有嵌压，呼吸是否顺畅。

③搬运患儿时受力均匀，注意不要局部受力，以免石膏变形。

④会阴部保持干燥，防止大小便的污染。

【解剖知识链接】

髋关节是人体最大、最稳定的关节之一，属球臼关节。

髋臼：它是髋关节球臼结构中的凹形部分，由髂骨、坐骨和耻骨组成。其中心为髋臼窝，髋臼窝周围是软骨覆盖的关节面。髋臼腔面向前后、外和

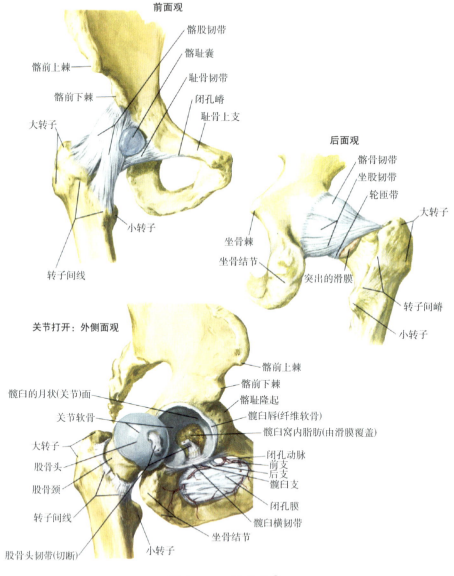

图 1-7-4　髋关节[①]

————————

[①]　来源：《奈特人体解剖彩色图谱（第三版）》图 469。

下方，2/3 的股骨头在髋臼内。股骨头：是髋关节球臼结构中的凸出部分，相当于圆球的 2/3，方向朝向上、内、前。股骨头有一凹陷，称股骨头凹，有圆韧带附着。股骨颈与股骨干有两个重要的角度关系，一是颈干角，正常为 125°～135°，大于 140° 为外翻，小于 120° 为内翻。二是前倾角，平均值为 12°～15°。股骨距：它是股骨干后内侧皮质骨的延伸，为多层致密骨构成的纵行骨板，是直立负重时压力最大的部分。大、小转子：它们均为关节囊及旋转髋关节各肌肉附着点。关节囊、滑膜、黏液囊和韧带：关节囊内衬滑膜，并附着于髋臼横韧带，包绕股骨头和股骨颈，前止于股骨颈基底部，后止于转子间脊上。关节囊下方有耻骨韧带和坐骨韧带，圆韧带位于关节腔内，外覆滑膜，内含血管。黏液囊与关节相同，起润滑关节、减少摩擦的作用（如图 1-7-4）。

【安全问题解析】

小儿围手术期如何维持体液平衡？

一是确保静脉穿刺成功率。评估穿刺部位血管充盈度，有穿刺困难时，请高年资护士为患儿进行静脉穿刺，穿刺部位可选择手背、头静脉、肘正中静脉、颈外静脉。妥善固定留置针，随时观察穿刺点，敷料松脱等情况，及时处理。

二是围手术期输液。术前评估禁食的时间，对于健康的患儿，缩短禁食时间，术前两小时使用清饮料，可以使患儿更舒适并改善机体容量。尿量是评估和治疗脱水的重要指标。补充生理需要量，手术期间根据患儿体重按小时计算。初始 0.5～1 h 内以 20 mL/kg 快速滴入，以补充术前禁食禁饮欠缺，手术过程中输液管理根据血压、CVP、尿量、血常规的情况，并通过计算失血量来及时补充循环血量，以维持生命体征的稳定。体重低于 20 kg 的患儿，采用静脉输液泵控制输液速度，保证准确、安全用药。

（编者：郭姣 曹英锋 高未印）

第八节　天玑骨科手术机器人辅助下骨盆骨折内固定术

【病历摘要】

患者张某某，男，30 岁，因车祸外伤，于 2022 年 4 月 20 日收入院，入院诊断为"左侧髋臼骨折"。

体格检查：T 36.9℃，P 85 次 /min，R 20 次 /min，BP 120/65 mmHg。发育正常，营养中等，被动体位，神志清醒，言语流利，查体合作；全身皮肤及黏膜无黄染，皮肤弹性好，全身浅表淋巴结无肿大。

专科检查：头颅大小正常，无畸形。脊柱生理弯曲存在，下腹部耻骨联合处压痛明显，骨盆挤压与分离试验（＋）；局部压痛，活动受限，肢端血循可，皮肤感觉可，足趾活动。双膝、右踝及左足背见皮肤擦伤，流血，右足趾血循可，皮肤感觉可，右下肢肌力Ⅴ级。双上肢血循可，活动可，皮肤感觉可，肌力Ⅴ级。腰椎无叩痛及压痛，其余四肢大关节未见明显异常。四肢生理反射存在，病理反射未引出。

辅助检查：骨盆正位 X 射线检查示：左侧髋臼前柱骨折。

实验室检查：白细胞 6.63×10^9/L，中性粒细胞 60.81%，红细胞 4.0×10^{12}/L，血红蛋白 108 g/L。

实施手术：天玑骨科手术机器人辅助下骨盆骨折内固定术。

麻醉方式：全身麻醉。

【手术配合】

1.巡回护士配合

（1）用物准备

手术间：洁净系统处于开启状态，调至适宜温湿度。

手术床：术区可透视，调整手术床头于送风口下方，垫凝胶垫床单位铺置平整，预防压力性损伤。

体位垫 / 设备：碳纤维床准备，将碳纤维配件安置于手术床上，处于备用状态（如图 1-8-1）。

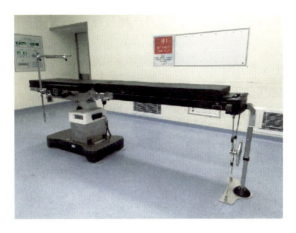

图 1-8-1 碳纤维床

仪器设备：高频电刀、负压吸引器、机器人（如图 1-8-2）、G 型臂等提前调试处于备用状态。

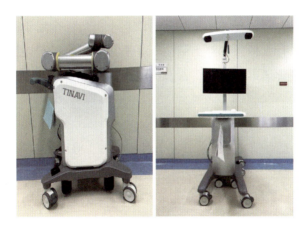

图 1-8-2 天玑机器人

（2）患者准备

待术间：按照《手术患者交接表》内容逐项进行查对并签字，确认左前臂液路通畅，转运患者入室。

进入手术间：妥善安置患者于手术床上，盖好棉被，保护隐私，做好保暖；做好心理护理，减轻患者紧张情绪。

皮肤保护：根据手术室《术中获得性压力性损伤风险评估量表》对患者进行评估，评分为 12 分，属于中风险，采取相应预防措施。

护理操作：遵医嘱留置导尿，预防性输注抗生素（术前 0.5～1 h 内），连接静脉通路延长管。

（3）与洗手护士配合

根据《手术物品清点制度》与洗手护士共同清点用物。

（4）麻醉前三方核查

麻醉实施前，按照《手术安全核查表》，与麻醉医生、手术医生对患者进行信息确认。

（5）实施麻醉时

站于患者一侧，观察患者生命体征变化，保障患者安全，如有情况及时协助麻醉医生处理。

（6）安置手术体位

取仰卧位：手术医生站于患者两侧，麻醉医生站于头侧，巡回护士站于尾侧，四人同时向床头侧轻抬患者置于碳纤维床可透视区；巡回护士用眼膜保护双眼，双小腿置于"小腿型"凝胶垫上，负极板贴于大腿外侧，检查患者身体与金属有无接触，双上肢放于托手板上用小单包裹固定，床单拉至平整，棉被覆盖非消毒区保暖，检查液路和尿管是否通畅，安置托盘于合适位置。

（7）协助开台

协助消毒，观察消毒效果；连接电外科设备，吸引器，调节无影灯。

（8）机器人摆位

NDI 于尾端，机械臂安装合适置于患侧偏向头端（如图 1-8-3）。

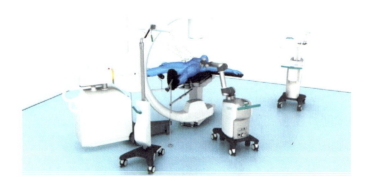

图 1-8-3　机器人摆位

（9）手术开始前三方核查

切皮前，按照《手术安全核查表》，与麻醉医生、手术医生对患者再次进行信息确认。

（10）安置示踪器

安置示踪器于患者对侧髂前上棘向尾端。

（11）与技师合作

在技师辅助下进行图像采集、螺钉规划，机器人辅助下导针和空心钉置入。

（12）术中观察和护理

动态观察患者生命体征、静脉通路、尿量，关注手术进程；保持吸引器通畅，做好出血量统计；准确及时填写手术护理记录单。

（13）做好仪器设备管理和物品供应

根据术者要求调节灯光、电外科设备、机器人参数仪器设备；及时供应手术台上所需物品。

（14）手术间的管理

加强巡视，保持手术间的环境清洁，控制手术间参观人数。

（15）清点用物

在关闭前后及缝合皮肤后，与洗手护士逐项清点手术台上所有用物，并及时记录。

（16）出室前三方核查

切口包扎完毕，先将患者安全转运至推车上，拉起床挡，防止坠床；离室时，巡回护士与麻醉医生、手术医生再次对患者进行信息确认。

（17）护送患者出室

出室前检查患者身体各部位有无异常，如有异常，做好记录。完善病历资料，带齐患者所有物品转运至下一单元，并做好交接。

（18）整理手术间

通知保洁员清洁手术间，所有仪器设备和物品做好清洁和归位，准备接台手术。

2.洗手护士配合

（1）环境表面清洁

按照手术间擦拭流程进行环境表面清洁。

（2）用物准备

手术敷料：小骨包、中单包、衣服包、无菌持物钳。

手术器械：大骨科或脊柱固定器械、各种专用体位垫和机器人专用小包。

无菌物品：吸引器连接管、无菌贴膜、2-0 不可吸收编织线、9×24 角针、手套、15 号刀片、机器人专用保护套、G 型臂保护套和 20 mL 注射器。

内植入物：骨科内固定专用器械。

（3）术前准备

提前 15～30 min 洗手上台，按照规范整理无菌器械台；与巡回护士清点器械台上所有物品，并配置肾上腺素局麻药。设置隔离区和非隔离区，做好隔离。

（4）协助消毒铺单

消毒范围：上到脐平行线、下至大腿上 1/3，两侧到腋后线。

铺单：既要显露手术切口，又要减少切口周围皮肤的暴露。切口周围 4～6 层。协助医生穿手术衣，戴无菌手套，铺置大单，切口处贴医用手术薄膜。

（5）连接设备及管路，检查机器人工具

连接吸引器，检查机器人专用器械保证型号一致，使用前应检查其功能和完整性（如图 1-8-4）。

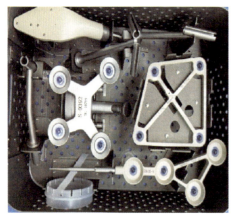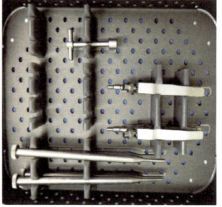

图 1-8-4　机器人专用器械

（6）安装无菌保护套、卡环、机械臂基座和标尺

展开无菌套，卡环放进无菌套至底边，齿端向外，将无菌套捋平，将卡

环与基座紧密固定，将无菌套外翻，露出卡环，用手术刀将卡环区域封膜行十字切口，洗手护士负责将底座和标尺安装至机械臂末端，巡回护士负责将无菌套包裹机械臂（如图1-8-5）。

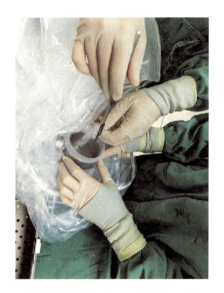

图1-8-5 安装无菌保护套、卡环

（7）手术开始前三方核查

切皮前，按照《手术安全核查表》，与麻醉医生、手术医生对患者各项信息再次进行确认。

（8）安置示踪器

15号刀切皮，将患者示踪器置于对侧髂前上棘向尾端。

（9）图像采集和螺钉规划

开机，输入张某某的个人信息及手术部位，进行机械臂工具选择。配型完成后，将组装好带标尺的机械臂放到手术野的前柱中心，采集入口位、闭孔出口位和骨盆正位像，将标尺中10个标记点全部清晰显示在拍摄的图像。分别传输图像至软件，完成后点击进入图像配准；确认标记点合理准确后，与术者一起在软件图像中做出口和入口螺钉位置和长度的规划。将机械臂放置于适当位置（偏尾端），放下支撑保证机械臂稳定；点中软件界面上的螺钉，点击"模拟"按钮；选择合适导向器，点击"模拟"查看机械臂运动路径，确认运动路径安全后点击"确认"。

（10）机械臂运动和导针植入

机械臂前端卸下标尺，换装预选好的导向器；长按运行按钮，机械臂按照模拟路径运动到预选位置，导向器到位后，放置套筒，沿套筒指位置做皮肤切口，直达骨面，将合适规格的导针沿导向器置入合适的深度（如图1-8-6）。

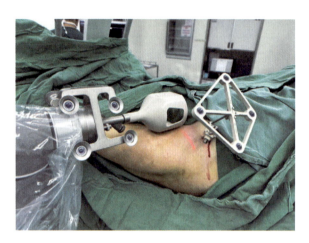

图 1-8-6　机械臂运动和导针植入

（11）验证导针位置并置入螺钉

机器人导航结束，将机械臂移至安全无菌区域，透视骨盆入口位、出口位和侧位，验证所有导针位置符合手术要求，术者沿导针依次拧入空心螺钉，透视验证。

（12）清理术野，清点用物

检查有无出血，用未被污染过的注射器冲洗术腔，清点所有用物。

（13）缝合切口

消毒皮肤，9×24 角针穿 0 号不可吸收编织线缝皮，再次清点用物。

（14）伤口包扎，术后整理

协助手术医生包扎伤口，收拾器械整理、清洁手术间。

【护理风险要点】

1.巡回护士

（1）皮肤的保护

①评估：患者从进入手术室起需保持仰卧位约 6 h，根据手术室《术中获

得性压力性损伤风险评估量表》术前、术中分别给予的评分，采取相应的预防措施。

②术前：术前评分为12分，为中风险患者，措施为：肩部至骶尾部放置凝胶垫，骶尾部粘贴预防性应用敷料，小腿后侧放置"小腿型"凝胶垫，使足跟悬空；检查监护导联线以及呼吸回路，管路与患者皮肤用盖单隔开，呼吸管路较硬，也可在管路与皮肤之间加垫棉垫，预防器械相关性压力性损伤；做好保暖，棉被盖于患者身上，并且将超出手术床沿的棉被反折于手术床上，防止因棉被的重力对患者身体和双足造成的压力性损伤。

③术中：术中评分为10分，为中风险患者。措施为：在不影响术者操作的情况下每隔2 h进行下肢抬高减压。

④术后：查看患者皮肤情况，可采取侧卧位至出室，以缓解皮肤持续受压。

（2）液路的管理

①术前：确保液路通畅，将输液器连接延长管至床尾，便于麻醉药物的连接，留置针固定牢固，以防脱出，固定时将留置针"Y"形部件下垫小纱块预防器械相关性压力损伤。

②术中：加强巡视，关注液体滴速，及时更换液体，防止液体原因导致麻醉药物无法进入患者体内，造成患者术中苏醒引发不良后果。

③术后：观察穿刺部位皮肤情况，去除延长管，妥善"U"形固定。

（3）体位的摆放

①酌情调节患者脖颈扭转角度，避免因过度扭转造成静脉回流和通气障碍，防止发生颈椎损伤。

②为降低术中静脉压和颅内压，患者头部应高于心脏，但躯干的高度不应超过30°，以免增加空气栓塞的风险。

③做好眼睛保护，以防干涸和消毒液溅入。麻醉架和托手板摆放至合适位置，避免影响图像采集。

（4）VTE的预防

①术前：在待术间指导患者做踝泵运动；护士应了解患者血栓相关病情，如高危因素、是否使用抗凝剂、放置血栓滤器、使用弹力袜等；避免同一部位、同一静脉反复穿刺，尽量不要选择在下肢静脉穿刺，尤其避免下肢静脉

封管。

②术中：体位摆放时，在不影响手术的前提下将患者的腿部适当抬高，利于双下肢静脉血回流；预防患者低体温，避免静脉血液滞留、高凝状态，必要时使用加温仪防止热量散失，维持正常体温；遵医嘱适当补液，避免脱水造成血液黏稠度增加。术中禁止使用弹力袜，袜子应松紧适宜，但应避免足部上卷，腿部下卷，造成止血带效应。

③术后：手术结束动作要轻柔，并注意观察患者生命体征及反应；患者转运过程中搬动不宜过快，幅度不宜过大，建议使用转运工具。

（5）低体温的预防

①术前：给予患者心理护理，减少患者的焦虑和恐惧，以免影响回心血量和微循环。减少患者术前准备时的身体暴露，动态调节手术间温度，非手术部位加盖棉被。

②术中：使用液体加温装置和充气式体表加温装置，使用充气式体表加温装置时，软管末端不得直接接触患者皮肤，应配合专用加温毯使用，且应在仪器运行为热风后再作用于患者，以防预热时产生的凉风使者体温下降；术中使用温生理盐水冲洗术腔，可减少体腔温度的降低和血管收缩的现象，进而较少术后不良反应；可酌情选择鼻温、耳温或肛温等核心体温的监测，适时给予措施，预防低体温的发生。

③术后：棉被覆盖患者身体，注意肩部和足部保暖。

2. 洗手护士

机器人器械的管理：机器人器械比较贵重、精细和稀缺，在使用过程中管理好、使用好是重点，需要掌握一定技巧。

①使用前应检查产品，工具编号要一致，及时更换或报修；禁止使用已严重损坏和磨损的产品。

②所有手拧螺丝完成调节后必须拧紧，防止使用中晃动。

③各部件的清洗、消毒、摆放和承重，根据仪器说明书规范操作。

【注意事项】

1. 天玑骨科手术机器人的适用范围

①用于脊柱外科和创伤骨科开放或经皮手术中，以机械臂辅助完成手术器械或植入物的定位。

②为协助医生手术定位的设备，术者在手术过程中应该核对手术路径的图像规划并监控导航定位过程。

③仅适用于医疗机构的手术室。

④在手术中不能与高频电刀共同使用。

2. 天玑骨科手术机器人的工具安装

①安装工具前，检查各组件的完好性；反光小球无明显划痕。

②必须保证冷消工具盒中各组件编号一致，否则会影响精度。

3. 天玑骨科手术机器人的使用

①图像过程中要完整清晰显示螺钉骨性通道。

②如需骨折复位，先进行复位。

③为了保证图像采集，无菌套应进行反折或塞压，将反光球暴露。

④器械臂置于合适位置，放下地脚支撑以稳定标尺和导向器。

【解剖知识链接】

骨盆由左、右髋骨和骶、尾骨以及其间的骨连接构成。界线：由骶岬、弓状线、耻骨梳、耻骨结节、耻骨联合上缘构成的环形线。骨盆由骶骨、尾骨和左右两块髋骨及其韧带连结而成。骨盆被斜行的界线（后方起于骶岬，经髂骨弓状线、髂耻隆起、耻骨梳、耻骨结节、耻骨嵴到耻骨联合上缘连线）分为两部：界线以上叫大骨盆，又称假骨盆，其骨腔是腹腔的髂窝部；大骨盆参与腹腔的组成。界线以下叫小骨盆，又称真骨盆，其内腔即盆腔，前界为耻骨和耻骨联合，后界为骶、尾骨的前面，两侧为髋骨的内面、闭孔膜及韧带，侧壁上有坐骨大、小孔。盆部系指界线以下的小骨盆部分，它包括盆壁、盆膈和盆腔器官等，盆腔上口由界线围成，下口封以盆膈。盆膈以下的软组织称为会阴。小骨盆有上、下两口，上口又称为入口，由界线围线；下口又称为出口，高低不平，呈菱形，其周界由后向前为尾骨尖、骶结节韧带、坐骨结节、坐骨下支、耻骨下支、耻骨联合下缘。两侧耻骨下支在耻骨联合下缘所形成的夹角叫耻骨角，男性约为 70°～75°，女性角度较大，约为 90°～100°。假骨盆与产道、性功能无直接关系。真骨盆容纳子宫、卵巢、输卵管、阴道及邻近的输尿管、膀胱、尿道、直肠等器官。人体直立时，骨盆上口平面向前下倾斜，女性的倾斜度比男性稍大。女性骨盆是胎儿分娩出的产道，所以男女骨盆有着显著的差异（如图 1-8-7、图 1-8-8）。

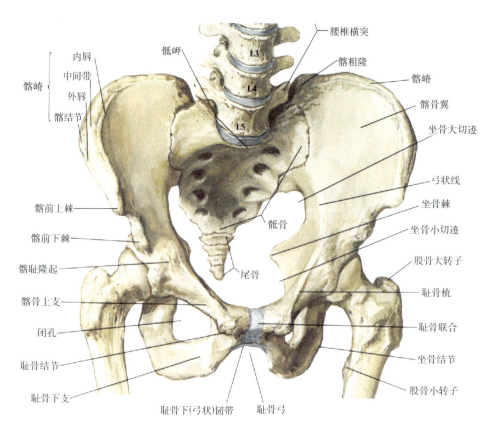

内唇
髂嵴 { 中间带
外唇
髂结节

髂前上棘
髂前下棘
髂耻隆起
髂骨上支
闭孔
耻骨结节
耻骨下支

骶岬
L3
L4
L5

腰椎横突
髂粗隆
髂嵴
髂骨翼
坐骨大切迹
弓状线
坐骨棘
坐骨小切迹
股骨大转子
耻骨梳
耻骨联合
坐骨结节
股骨小转子

骶骨
尾骨

耻骨下(弓状)韧带　耻骨弓

图 1-8-7　骨盆平面图 [①]

---

①　来源：《奈特人体解剖彩色图谱（第三版）》图 240。

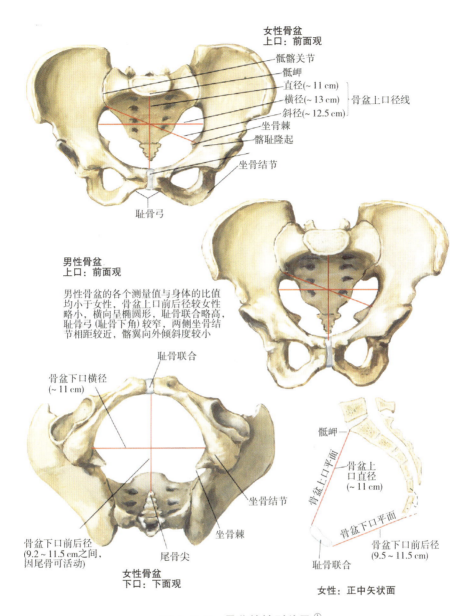

图 1-8-8　骨盆的性别差异[1]

【安全问题解析】

1. 物理工具出现问题怎么办？

①工具混用：解决方法为检查工具编号，保证编号必须统一。

---

[1]　来源：《奈特人体解剖彩色图谱（第三版）》图 342。

②标尺损坏和示踪器反光球磨损严重：解决方法为更换新工具。

③术中患者示踪器与术区发生相对位：解决方法为重新采图、配准、规划。

2. 图像配准出现问题怎么办？

①无法传图或无法配准：解决方法为确认双示踪器显示绿色。

②在配准过程中标记点识别错误：解决方法为手动配准；调整阈值。

3. 导针置入出现问题怎么办？

①导针在倾斜骨面打滑：解决方法为使用磨钻、预估滑移量、调整入针点。

②导针直径与套筒不合适：解决方法为使用或更换匹配导针。

③骨折游离端在导针置入过程中发生移位：解决方法为骨折临时固定。

（编者：辛海峰　曹英锋　高未印）

第九节　右股骨骨折闭合复位髓内针内固定术

【病历摘要】

患者潘某某，女，101 岁，因外伤致右髋部疼痛伴活动受限 5 h，于 2022 年 10 月 31 日就诊我院骨科门诊，建议手术治疗，入院诊断"右股骨粗隆间骨折"。

体格检查：T 36.0℃，P 76 次 /min，R 18 次 /min，BP 140/78 mmHg。发育正常，营养中等，被动体位，神志清醒，言语流利，查体合作；全身皮肤及黏膜无黄染，皮肤弹性好，全身浅表淋巴结无肿大。

专科检查：脊柱正常生理曲度存在，各棘突及椎旁软组织无压痛及叩击痛。右髋部皮肤完整。右下肢呈外展外旋畸形，髋关节活动度因疼痛拒查，腹股沟中点压痛阳性，大粗隆部叩击痛及下肢纵向叩击痛阳性，双下肢末梢感觉正常。血运好，足背动脉、胫后动脉搏动可触及。

辅助检查：骨盆正位：右髋股骨颈骨折，右股骨粗隆间骨；诊断：右股骨粗隆间骨折。

实验室检查：白细胞 6.653×10^9/L，中性粒细胞 60.861%，红细胞

$4.1 \times 10^{12}/L$，血红蛋白 110 g/L。

实施手术：右股骨粗隆间骨折闭合复位髓内针内固定术。

麻醉方式：腰麻。

【手术配合】

1.巡回护士配合

（1）用物准备

手术间：洁净系统处于开启状态，调至适宜温湿度。

手术床：术区可透视，调整手术床头于送风口下方，垫长方形凝胶垫床，单位铺置平整，预防压力性损伤。

体位垫/设备：根据牵引部位，将适配器及牵引架调试成右侧安置于手术床上，处于备用状态（如图 1-9-1）。

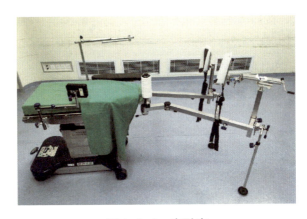

图 1-9-1　牵引床

仪器设备：负压吸引器、电刀系统提前调试好，处于备用状态。

（2）患者准备

待术间：按照《手术患者交接表》内容逐项进行查对并签字，确认左前臂液路通畅，转运患者入室。

进入手术间：妥善安置患者于手术床上，盖好棉被，保护隐私，做好保暖；做好心理护理，减轻患者紧张情绪。

皮肤保护：根据手术室《术中获得性压力性损伤风险评估量表》对患者进行评估，评分为9分，属于中风险，使用泡沫敷料、水胶体、凝胶垫、棉垫和绷带对枕部、肩胛部、骶尾部、手足部等部位给予稳妥的保护和固定（如图 1-9-2）。

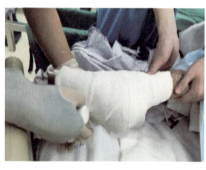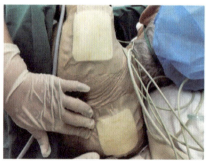

图 1-9-2　老年患者皮肤保护

（3）与洗手护士配合

根据《手术物品清点制度》与洗手护士共同清点用物。

（4）麻醉前三方核查

麻醉实施前，按照《手术安全核查表》，与麻醉医生、手术医生对患者进行信息确认。

（5）实施麻醉时

站于患者一侧，观察患者生命体征变化，保障患者安全，如有情况及时协助麻醉医生处理。

（6）安置手术体位（如图 1-9-3）

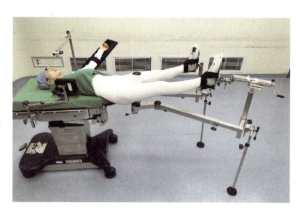

图 1-9-3　牵引床体位

取牵引床位：手术医生站于患者两侧，麻醉医生站于头侧，巡回护士站于尾侧，四人同时轻抬患者移动至床头侧；健侧置于健侧托手板上，患侧手臂置于胸前，会阴柱插入牵引床右侧孔内，双脚放脚蹬内，妥善包扎固定，头架置于托手板一侧，侧挡板阻挡患侧肩处。床单拉至平整，棉被覆盖非消毒区保暖，检查液路和尿管是否通畅。

（7）X射线透视，协助开台

右下肢伸直、牵引、内收，左下肢屈曲外展，G型臂透视见右股骨粗隆间骨折复位可，骨折断端复位满意。协助消毒，观察消毒效果；连接吸引器和电刀，调节无影灯。

（8）手术开始前三方核查

切皮前，按照《手术安全核查表》，与麻醉医生、手术医生对患者再次进行信息确认。

（9）术中观察和护理

动态观察患者生命体征、静脉通路、尿量，关注手术进程；注意地面卫生，打开手术无影灯，保持吸引器通畅，做好出血量统计；准确及时填写手术护理记录单。

（10）做好仪器设备管理和物品供应

根据术者要求调节灯光和仪器参数；及时供应手术台上所需物品。

（11）手术间的管理

加强巡视，保持手术间的环境清洁，根据手术间大小控制手术间参观人数。

（12）清点用物

在关闭腔隙前后及缝合皮肤后，与洗手护士逐项清点手术台上所有用物，并及时记录。

（13）出室前三方核查

切口包扎完毕，先将患者安全转运至推车上，拉起床挡，防止坠床；离室时，巡回护士与麻醉医生、手术医生再次对患者进行信息确认。

（14）护送患者出室

出室前检查患者身体各部位有无异常，如有异常，做好记录。完善病历资料，带齐患者所有物品转运至下一单元，并做好交接。

（15）整理手术间

通知保洁员清洁手术间，所有仪器设备和物品做好清洁和归位，准备接台手术。

2. 洗手护士配合

（1）环境表面清洁

按照手术间擦拭流程进行环境表面清洁。

（2）用物准备

手术敷料：小骨包、中单包、衣服包、无菌持物钳。

手术器械：四肢器械、髓内针专用器械。

无菌物品：吸引器连接管、颅脑手术薄膜、0 号不可吸收编织线、10×28 角针、手套、22 号刀片、电刀头、0 号可吸收缝线、100 mL 负压引流球、皮肤吻合器、50 mL 注射器。

（3）术前准备

提前 15~30 min 洗手上台，按照规范整理无菌器械台；与巡回护士清点器械台上所有物品。

（4）协助消毒铺单

消毒范围：右髋及右下肢皮肤消毒、上下各超过髋一个关节。具体操作为以右股骨大粗隆为中心向上消毒到腰腹部与脐水平线对齐；向下消毒到膝关节以下；向内侧要过腹中线，包括整个会阴区；向外要过股骨后中线，其总的原则就是在手术刀口周围 30 cm 以上。

铺单：既要显露手术切口，又要减少切口周围皮肤的暴露。切口周围 4~6 层。协助医生穿手术衣，戴无菌手套，铺置大单，切口处贴颅脑手术薄膜。

（5）连接设备和管路

连接吸引器和电刀头，将电刀头导线、吸引器连接管等按照"上肢等长"原则预留好长度，一起固定于术者一侧，使用前应检查其功能和完整性。

（6）手术开始前三方核查

切皮前，按照《手术安全核查表》，与麻醉医生、手术医生对患者各项信息再次进行确认。

（7）术中配合

取右股骨近端外侧切口，长约 3 cm，钝性分离外展肌，显露大转子顶点。以大转子顶点处为入口，钻入导针至骨折断端，G 型臂透视见导针位置及深度适宜。近端开口，开口软钻及开口管状钻扩髓满意后，置入髓内钉主钉，G 型臂透视下调整深度及前倾角合适。将拉力钉套筒穿过拉力钉导向模块并锁扣住，对准相应皮肤位置作一2 cm小切口，将内套筒穿过并顶住骨皮质。置入拉力钉导针，测深，手动置入拉力钉。移除抗螺旋杆后，拧入加压螺钉直至螺丝刀上的蓝线标记与拉力钉套筒口齐平，最后置入远端交锁钉。G型臂透视确认锁定无误，拆除锁定支架、安装尾帽，G型臂确认尾帽安装无误，骨折解剖复位。清点敷料及器械无误，冲洗，止血，留置负压引流管一根，10×28角针穿0号不可吸收编织线固定（如图1-9-4）。

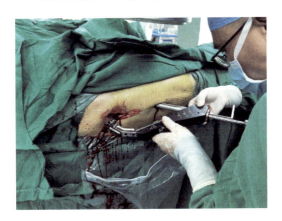

图1-9-4　术中配合

（8）清理术野，清点用物

检查有无出血，冲洗，清点所有用物。

（9）缝合切口

消毒皮肤，0号可吸收缝线缝合筋膜及皮下层，皮肤吻合器订皮，再次清点用物。

（10）伤口包扎，术后整理

协助手术医生包扎伤口，收拾器械整理、清洁手术间。

【护理风险要点】

1.巡回护士

（1）皮肤的保护

①评估：患者从进入手术室起需保持牵引床位约1.5 h，根据手术室《术中获得性压力性损伤风险评估量表》术前、术中分别给予的评分，采取相应的预防措施。

②术前：术前评分为8分，为中风险患者，措施为：头肩部至骶尾部放

置凝胶垫，骶尾部粘贴泡沫敷料，会阴柱用泡沫敷料包裹，足跟、足背用泡沫敷料凝胶垫和棉垫包裹；检查监护导联线、吸氧管与患者皮肤用盖单隔开，也可在侧挡板与皮肤之间加垫棉垫，预防器械相关性压力性损伤；做好保暖，棉被和敷料盖于患者身上，并且将超出手术床沿的棉被反折于手术床上，防止因棉被的重力对患者身体和双足造成压力性损伤。

③术中：术中评分为 9 分，为中风险患者。措施为：在不影响术者操作的情况下缝合时放松牵引进行下肢和双足减压。

④术后：查看患者皮肤情况，可采取平卧位至出室，以缓解皮肤持续受压。

（2）液路的管理

①术前：确保液路通畅，便于麻醉药物的给入，留置针固定牢固，以防脱出，固定时将留置针"Y"形部件下垫小纱块预防器械相关性压力损伤。

②术中：加强巡视，及时更换液体，防止因液体滴入不畅和滴空导致麻醉药物无法进入患者体内，造成患者术中苏醒引发不良后果。

③术后：观察穿刺部位皮肤情况，妥善"U"形固定。

（3）体位的摆放

酌情调节患者脖颈扭转角度，避免因过度扭转造成静脉回流和通气障碍，防止发生颈椎损伤，做好眼睛保护，以防干涸和消毒液溅入。

（4）VTE 的预防

①术前：在待术间指导患者做踝泵运动；护士应了解患者血栓相关病情，如高危因素、是否使用抗凝剂、放置血栓滤器、使用弹力袜等；避免同一部位、同一静脉反复穿刺，尽量不要选择在下肢静脉穿刺，尤其应避免下肢静脉封管。

②术中：体位摆放时，在不影响手术的前提下将患者的腿部适当抬高，利于双下肢静脉血回流；预防患者低体温，避免静脉血液滞留，高凝状态，必要时使用加温仪防止热量散失，维持正常体温；遵医嘱适当补液，避免脱水造成血液黏稠度增加。

③术后：手术结束动作要轻柔，并注意观察患者生命体征及反应；患者转运过程中搬动不宜过快，幅度不宜过大，建议使用转运工具。

（5）低体温的预防

①术前：给予患者心理护理，减少患者的焦虑和恐惧，以免影响回心血量和微循环。减少患者术前准备时的身体暴露，动态调节手术间温度，非手

术部位加盖棉被。

②术中：使用液体加温装置和充气式体表加温装置，使用充气式体表加温装置时，软管末端不得直接接触患者皮肤，应配合专用加温毯使用，且应在仪器运行为热风后再作用于患者，以防预热时产生的凉风使患者体温下降；可酌情选择鼻温、耳温或肛温等核心体温的监测，适时给予保暖措施，预防低体温的发生。

③术后：棉被覆盖患者身体，注意肩部和足部保暖。

2.洗手护士

（1）外来器械术中的管理

①应将外来手术器械信息与患者信息相关联，实现可追溯。

②使用前根据器械清单需确认外来器械品名、型号、数量、性能以及查看其完整性，遵循第四篇手术物品清点要求进行清点。

③及时记录植入物的名称、数量及使用情况。

④使用后应及时去除明显的残留组织、骨屑、血液等，采用封闭的方式运送至消毒供应中心，并由专人进行清点核对。

【注意事项】

1.骨科牵引手术体位摆放原则

①在进行摆放骨科牵引手术体位前，应先进行麻醉，麻醉起效后，由医师与巡回护士共同配合完成摆放。

②此类手术多为老年患者，因此，需要特别注意在搬运患者过程中动作轻柔，避免再次骨折的发生，同时注意对皮肤褶皱处及骨隆突处进行保护，避免压疮。

③不需要进行牵引的身体部分，应遵循使患者舒适的原则摆放。

2.导致低体温的原因

①麻醉药物导致的体温调节障碍：麻醉药抑制血管收缩，抑制了机体对温度改变的调节反应，患者只能通过自主防御反应调节温度的变化，核心体温变动范围约在4℃以内。

②手术操作导致的固有热量流失：长时间手术，使患者体腔与冷环境接触时间延长，机体辐射散热增加。

③手术间的低温环境。

④静脉输注未加温的液体、血制品。

⑤手术中使用未加温的冲洗液。

⑥其他：术前禁饮禁食、皮肤消毒、患者紧张等因素的影响。

⑦新生儿、婴儿、严重创伤、大面积烧伤、虚弱、老年患者等为发生低体温的高危人样。

【解剖知识链接】

股骨是大腿的骨性结构，近端与髋臼构成髋关节，远端与胫骨近端及髌骨形成膝关节。临床上将股骨分为两端一体，近端为球样股骨头，与髋臼形成髋关节，向下延续为股骨颈。股骨头颈血供相对不足，容易出现缺血。股骨颈基底外上方为股骨大粗隆，内下后方是股骨小粗隆，大小粗隆间，前方是转子间线，后方是转子间嵴。大小粗隆及周围有诸多肌肉附着。股骨体为股骨干，向前外轻度弯曲（如图1-9-5）。

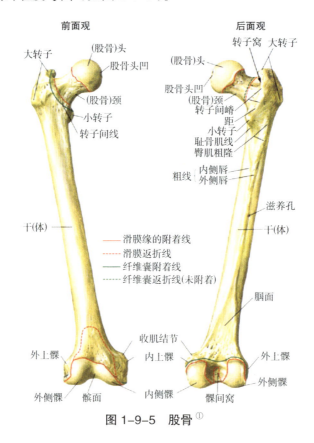

图 1-9-5　股骨[①]

---

① 来源：《奈特人体解剖彩色图谱（第三版）》图471。

【 安全问题解析 】

1. 牵引床体位易引发很多并发症，比如神经损伤和术中获得性压力性损伤等，摆放时如何避免呢？

①头、颈、躯干遵循平卧位摆放原则，保持舒适位。

②上肢健侧手臂可置于身体一侧，用托手板保护；为避免对手术区域的影响，患侧手臂可屈曲置于腹部，并使用手臂约束带进行约束，肩部可给予合适厚度的保护垫进行支撑。患侧上肢，也可用手术时手臂的悬吊方式进行悬吊固定。

③会阴部牵引架与手术床连接部，有一圆柱结构，挡于两腿之间，给予身体一个抵抗力，以达到腿部牵引的目的。需避免此圆柱对会阴部造成局部压伤，应给予保护垫进行保护。

④足部两腿的支撑固定主要依靠牵引架足部的力量，因此，足部承受压力比较大。在固定足部时，应给予稳妥的保护及固定。

⑤约束时注意避免绳索或其他物品卷折，造成人为压迫。

2. 老年人是低体温发生的高危人群，如何做好预防？

①注意覆盖，可将肩颈被或分体被预加热，减少体温的流失，另外，尽可能减少皮肤暴露。

②使用加温设备，可采用充气式加温仪等加温设备。

③用于静脉输注及体腔冲洗的液体宜给予加温至 37℃。

④老年人除采取上述保温措施外还需要额外预防措施防止非计划性低体温，如可在手术开始前适当调高室温，设定个性化的温度。

3. 股骨粗隆间骨折闭合复位髓内针内固定术常见于高龄老人，对于高龄老人我们如何采取个性化护理措施？

①术前访视。老年人术前长期卧床常常有压疮、肺部感染等并发症。在实际工作中经常会遇到术前患者皮肤已出现压伤，如果我们访视期间发现皮肤问题，可提前做好防护准备及减少不必要的纠纷。同时，术前访视进行心理疏导、讲解、配合要点等，可消除患者及家属的顾虑，使患者术中达到良好的配合。

②防止皮肤受压。膝关节、踝关节及足部用棉垫、水胶体和专用脚套包裹，一般足底部 3 cm 厚度，足背部 1 cm 厚度，脚趾外露，再予固定。密切

观察脚趾的颜色，如足趾颜色发生变化重新打开固定，以防缺血性损伤。会阴支持柱用棉垫包裹后再予安装，男性患者应将外生殖器用纱布包裹后固定于耻骨联合处以避免牵引时压伤。对术前已有会阴红肿青紫的可在会阴支持柱上包裹泡沫敷料，减轻牵拉后对会阴的挤压。患者术前卧床时间较长，臀部贴水胶体和加垫高分子体位垫。保持床单平整是预防臀部压伤的一项基本护理措施，因此，巡回护士在牵拉完毕后一定要伸手将患者身下的床单拉平整，将皮肤拉平，皮肤松弛者尤甚。巡回护士应协助患者非手术部位的活动，观察患者皮肤颜色及温度，注意室温变化，注意患者的保暖，避免因局部过冷而影响血液循环。时间较长的手术，加强观察脚趾的颜色，如颜色变深暗，务必打开重新固定，以防缺血性损伤。

③维持皮肤完整。患者在麻醉后感知觉做好局部皮肤的保护措施，以减少皮肤挤压，防止擦伤及压疮的发生。避免局部组织长期受压，保护骨隆突处和支持身体空隙处，臀部必须加垫海绵垫。避免摩擦力和剪切力的作用，为患者搬动至牵引架上动作要平稳、轻柔，避免拖、拉、推等动作，保持床单清洁、平整、干燥、无碎屑，尤其是高龄、较长时间卧床及背部有皮肤破损者。

④正确使用电刀及电极板。电极板一般放在患者健侧臀部下面并紧贴皮肤，手术过程中保持肢体绝缘，重点检查足部、手臂及患侧胸部，避免接触金属物，以防止非手术部位灼伤。

⑤防止化学烧伤。高龄患者皮肤弹性差、松弛、皱褶、干燥等特点或术前有水肿、营养不良、皮肤感觉障碍等易破易损，消毒液不能过多，以防流至身体低处引起潮湿。

（编者：辛海峰　高未印　曹英锋）

第十节　右侧股骨头坏死血管部分切除伴吻合带血管蒂腓骨移植 + 右股骨钻孔减压死骨去除同种异体骨植骨术

【病历摘要】

患者温某某，男，41 岁，因双侧髋关节疼痛并跛行 1 年余，右侧为著，于 2022 年 12 月 12 日就诊我院骨科，建议手术治疗，入院诊断"双侧股骨头缺血性坏死"。

体格检查：T 36.0℃，P 78 次 /min，R 20 次 /min，BP 134/85 mmHg。发育正常，营养良好，正常面容，神志清楚，精神可，体位：自主，言语流利，查体合作；全身皮肤及黏膜无黄染，皮肤弹性好，全身浅表淋巴结无肿大。

专科检查：头颅大小正常，无畸形。脊柱生理弯曲存在，双侧髋关节、膝关节、踝关节无明显红肿畸形；双侧腹股沟中点压痛阳性，右侧为著；双侧髋关节活动范围无明显受限，右下肢 4 字试验阳性，左侧阴性；双下肢远端血运、感觉正常。

辅助检查：MRI 片示：双侧股骨头信号异常，考虑缺血坏死。双侧髋关节少量积液。CT 片示：右侧股骨头内异常密度影，考虑股骨头缺血性坏死。

实验室检查：白细胞 6.365×10^9/L，中性粒细胞 61.861×10^9/L，红细胞 4.2×10^{12}/L，血红蛋白 120 g/L。

实施手术：右侧股骨头坏死血管部分切除伴吻合带血管蒂腓骨移植、右股骨钻孔减压死骨去除同种异体骨植骨术。

麻醉方式：全身麻醉。

【手术配合】

1. 巡回护士配合

（1）用物准备

手术间：洁净系统处于开启状态，调至适宜温湿度。

手术床：术区可透视，调整手术床以保证手术部位和器械台位于送风口下方，垫凝胶垫床单位铺置平整，预防压力性损伤。

仪器设备：气压止血带主机、显微镜、高频电刀、负压吸引器、C 型臂等提前调试处于备用状态。

（2）患者准备

待术间：按照《手术患者交接表》内容逐项进行查对并签字，确认左前臂液路通畅，转运患者入室。

进入手术间：妥善安置患者于手术床上，盖好棉被，保护隐私，做好保暖；做好心理护理，减轻患者紧张情绪。

皮肤保护：根据手术室《术中获得性压力性损伤风险评估量表》对患者

进行评估，评分为9分，属于中风险，采取相应预防措施。

（3）与洗手护士配合

根据《手术物品清点制度》与洗手护士共同清点用物。

（4）麻醉前三方核查

麻醉实施前，按照《手术安全核查表》，与麻醉医生、手术医生对患者进行信息确认。

（5）实施麻醉时

站于患者一侧，观察患者生命体征变化，保障患者安全，如有情况及时协助麻醉医生处理。

（6）安置手术体位

取仰卧位：手术医生站于患者两侧，麻醉医生站于头侧，巡回护士站于尾侧，四人同时向床头侧轻抬患者置于手术床上；巡回护士用保护膜保护患者双眼。健侧上肢手心向内自然放在身体的同侧，用单子包裹。患侧上肢放在托手板上并建立静脉通道。负极板贴于左侧大腿外侧，检查患者身体与金属有无接触，床单拉至平整，棉被覆盖非消毒区保暖，检查液路和尿管是否通畅（如图1-10-1）。

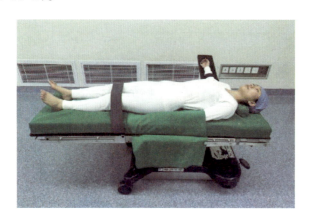

图1-10-1　取仰卧位

（7）协助开台

协助消毒，观察消毒效果；连接电外科设备、吸引器、电动冲洗枪，调节无影灯。

（8）气压止血带机器摆位

将气压止血带机器连接好置于患侧头端。

（9）手术开始前三方核查

切皮前，按照《手术安全核查表》，与麻醉医生、手术医生对患者再次进行信息确认。

（10）止血带充气

设置止血带压参数，驱血充气。

（11）止血带放气

取完部分带血管蒂腓骨关闭前后及缝合皮肤后，与洗手护士逐项清点手术台上所有用物，并及时记录，止血带放气。

（12）股骨减压植骨术

在 C 型臂辅助下进行股骨钻孔减压、死骨去除、同种异体骨植骨、带血管蒂腓骨的植入和显微镜辅助下血管吻合。

（13）术中观察和护理

动态观察患者生命体征、静脉通路、尿量，关注手术进程；保持吸引器通畅，做好出血量统计；准确及时填写手术护理记录单。

（14）做好仪器设备管理和物品供应

根据术者要求调节灯光、电外科设备、显微镜、止血带参数仪器设备；及时供应手术台上所需物品。

（15）手术间的管理

加强巡视，保持手术间的环境清洁，控制手术间参观人数。

（16）出室前三方核查

切口包扎完毕，先将患者安全转运至推车上，拉起床挡，防止坠床；离室时，巡回护士与麻醉医生、手术医生再次对患者进行信息确认。

（17）护送患者出室

出室前检查患者身体各部位有无异常，如有异常，做好记录。完善病历资料，带齐患者所有物品转运至下一单元，并做好交接。

（18）整理手术间

通知保洁员清洁手术间，所有仪器设备和物品做好清洁和归位，准备接台手术。

2. 洗手护士配合

（1）环境表面清洁

按照手术间擦拭流程进行环境表面清洁。

（2）用物准备

手术敷料：小骨包、中单包、衣服包、无菌持物钳。

手术器械：四肢器械、显微和髋关节专用小包。

无菌物品：吸引器连接管、医用手术薄膜、2-0 不可吸收编织线、9×24 角针、手套、（22、15、11）号刀片、显微镜保护套、无菌标记笔，（0、4-0）可吸收缝线、8-0 普理灵、无菌气压止血带、A5 消融电极、20 mL 注射器。

（3）术前准备

提前 15～30 min 洗手上台，按照规范整理无菌器械台；与巡回护士清点器械台上所有物品。

（4）协助消毒铺单

消毒范围：手术区周围消毒、上下各超过腓骨和髋一个关节宽度。

铺单：既要显露手术切口，又要减少切口周围皮肤的暴露。切口周围 4～6 层。协助医生穿手术衣，戴无菌手套，铺置大单，切口处贴医用手术薄膜。

（5）连接设备及管路

连接吸引器、电刀和电动冲洗器，将电刀头导线、吸引器连接管等按照"上肢等长"原则预留好长度，一起固定于术者一侧，使用前应检查其功能和完整性。

（6）手术开始前三方核查

切皮前，按照《手术安全核查表》，与麻醉医生、手术医生对患者各项信息再次进行确认。

（7）术中配合

右小腿上段外侧在腓骨小头下 6.0 cm 处做标记，于标记点以远沿腓骨纵轴行纵形切口，切开皮肤皮下组织，显露腓骨长肌（如图 1-10-2），在腓骨长肌及比目鱼肌间隙分离暴露腓骨，在腓骨小头下 6.0 cm 处标记，向远端测量约 7 cm 处标记，将腓骨表面附着的腓骨长肌剥离，用线锯自两标记点处将腓骨截断，然后将腓骨向后翻转，剥离腓骨处附着趾长伸肌，显露腓动脉，见腓动脉有较大穿支进入腓骨瓣内，将腓动脉远端游离并自截骨处结扎，腓动脉近端自蒂部结扎，完全游离切取的腓骨瓣并将其用肝素钠盐水纱布包裹，盐水冲洗小腿切口，切口内放置 100 mL 引流管，0 号可吸收缝线缝合筋膜及皮下，4-0 皮针可吸收缝线皮内缝合切口，无菌敷料包扎。在右侧腹股沟韧带中点外侧做长约 15 cm 纵形切口，暴露股直肌，于股直肌与阔筋膜张肌间隙处分离，显露旋股外侧动脉横支，见血管条件良好，将血管远端结扎备用；经股直肌与股中间肌间隙向深部显露，见股骨颈及右侧髋关节囊，"T" 形切开关节囊显露股骨头，见股骨头外形无明显塌陷及褶皱；平行于股骨颈纵轴于其中上部做长约 3.0 cm 宽约 2.0 cm 骨槽，将该部位松质骨留取备用，用球形骨钻经股骨颈骨槽向股骨头部钻入，行股骨头髓腔减压，并在 C 型臂透视下将骨槽扩大至股骨头关节面下，一次性脉冲冲洗枪冲洗创面创腔，将股骨头下死骨取出后放置健康松质骨或同种异体骨，测量股骨头下骨槽长约 4.0 cm，将游离腓骨瓣自股骨颈骨槽内向股骨头内置入，再次透视见腓骨瓣位置良好，用人工骨填塞将腓骨瓣于髓腔固定紧实；显微镜下探查并修整腓骨瓣上腓动静脉及旋股外侧血管降支断端，见旋股外侧血管射血良好，在血管夹辅助下用 8-0 普理灵吻合动脉及伴行静脉，松血管夹见血管再通灌注良好，吻合口无明显漏血，盐水冲洗切口，将剩余同种异体骨植入股骨颈骨槽内，切口内放置 100 mL 引流管。

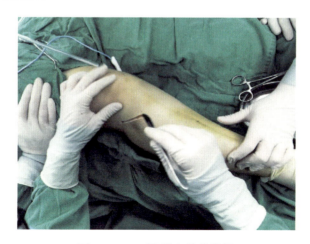

图 1-10-2　取带血管蒂腓骨

（8）清理术野，清点用物

检查有无出血，冲洗，清点所有用物。

（9）缝合切口

消毒皮肤，0号可吸收缝线缝合筋膜及皮下层，4-0皮针可吸收缝线皮内缝合切口，无菌敷贴包扎，再次清点用物。

（10）伤口包扎，术后整理

协助手术医生包扎伤口，收拾器械整理、清洁手术间。

【护理风险要点】

1.巡回护士

（1）皮肤的保护

①评估：患者从进入手术室起需保持仰卧位约5h，根据手术室《术中获得性压力性损伤风险评估量表》术前、术中分别给予的评分，采取相应的预防措施。

②术前：术前评分为8分，为中风险患者，措施为：肩部至骶尾部放置凝胶垫，骶尾部粘贴预防性应用敷料；检查监护导联线以及呼吸回路，管路与患者皮肤用盖单隔开，呼吸管路较硬，也可在管路与皮肤之间加垫棉垫，用气压止血带前应选择合适型号的袖套，衬垫应软、无褶皱、全包裹，预防器械相关性压力性损伤；做好保暖，棉被盖于患者身上，并且将超出手术床沿的棉被反折于手术床上，防止因棉被的重力对患者身体和双手造成压力性损伤。

③术中：术中评分为10分，为中风险患者。措施为：在不影响术者操作的情况下每隔2h进行上肢和头部抬高减压。

④术后：查看患者皮肤情况，可采取侧卧位至出室，以缓解皮肤持续受压。

（2）液路的管理

①术前：确保液路通畅，将输液器连接延长管至床头，便于麻醉药物的连接，留置针固定牢固，以防脱出，固定时将留置针"Y"形部件下垫小纱块预防器械相关性压力损伤。

②术中：加强巡视，关注液体滴速，及时更换液体，防止液体原因导致麻醉药物无法进入患者体内，造成患者术中苏醒引发不良后果。

③术后：观察穿刺部位皮肤情况，去除延长管，妥善"U"形固定。

（3）体位的摆放

①酌情调节患者脖颈扭转角度，避免因过度扭转造成静脉回流和通气障碍，防止发生颈椎损伤。

②为降低术中静脉压和颅内压，患者头部应高于心脏，但躯干的高度不应超过30°，以免增加空气栓塞的风险。

③做好眼睛保护，以防干涸和消毒液溅入。麻醉架和托手板摆放至合适位置，避免影响图像采集。

（4）VTE的预防

①术前：在待术间指导患者做踝泵运动；护士应了解患者血栓相关病情，如高危因素、是否使用抗凝剂、放置血栓滤器、使用弹力袜等；避免同一部位、同一静脉反复穿刺，尽量不要选择在下肢静脉穿刺，尤其避免下肢静脉封管。

②术中：体位摆放时，在不影响手术的前提下将患者的腿部适当抬高，利于双下肢静脉血回流；预防患者低体温，避免静脉血液滞留，高凝状态，必要时使用加温仪防止热量散失，维持正常体温；遵医嘱适当补液，避免脱水造成血液黏稠度增加。术中禁止使用弹力袜，且松紧适宜，但应避免足部上卷，腿部下卷，造成止血带效应。

③术后：手术结束动作要轻柔，并注意观察患者生命体征及反应；患者转运过程中搬动不宜过快，幅度不宜过大，建议使用转运工具。

（5）低体温的预防

①术前：给予患者心理护理，减少患者的焦虑和恐惧，以免影响回心血量和微循环。减少患者术前准备时的身体暴露，动态调节手术间温度，非手术部位加盖棉被。

②术中：使用液体加温装置和充气式体表加温装置，使用充气式体表加温装置时，软管末端不得直接接触患者皮肤，应配合专用加温毯使用，且应在仪器运行为热风后再作用于患者，以防预热时产生的凉风使患者体温下降；术中使用温生理盐水冲洗术腔，可减少体腔温度的降低和血管收缩的现象，进而减少术后不良反应；可酌情选择鼻温、耳温或肛温等核心体温的监测，适时给予措施，预防低体温的发生。

③术后：棉被覆盖患者身体，注意肩部和足部保暖。

2. 洗手护士

显微器械的管理：显微器械比较贵重、精细和稀缺，显微器械的管理在使用过程中管理好、使用好是重点，需要掌握一定技巧。

使用前应检查其功能和完整性，及时更换或报修；禁止使用已严重损坏和磨损的产品，防止使用中断裂，甚至遗留体腔。使用时轻拿稳放，术后分开清点、存放，必要时放保护套，以免相互磕碰损伤。显微器械小巧、精细、易损，质量要求高，各部件的清洗、消毒、摆放由专职护士管理，专科专用。

【注意事项】

显微镜的使用：显微镜的适用范围为应用眼科、血管外科、整形外科、骨科、创伤外科、耳鼻外科、脑外科等精细手术；应用在血管、神经、肌腱等精细部位手术。

显微镜的日常维护：正确使用、维护与保养，禁止采用高压、熏蒸等方式消毒手术显微镜；注意防尘、防潮、防高温或温差剧变；显微镜应防止振动和撞击，宜固定手术间放置，用后及时收拢各节横臂，拧紧制动旋钮，锁好底座的固定装置；导光纤维和照明系统要正确使用，勿强行牵拉和折叠，定期清洁；严禁随意拆卸可卸部件，保持各部位的密闭性。

【解剖知识链接】

髋关节，由股骨头与髋臼相对构成，属于杵臼关节。髋臼内仅月状面被覆关节软骨，髋臼窝内充满脂肪，又称为 Haversian 腺，可随关节内压的增减而被挤出或吸入，以维持关节内压的平衡。在髋臼的边缘有关节盂缘附着。加深了关节窝的深度。在髋臼切迹上横架有髋臼横韧带，并与切迹围成一孔，有神经、血管等通过（如图 1-10-3）。

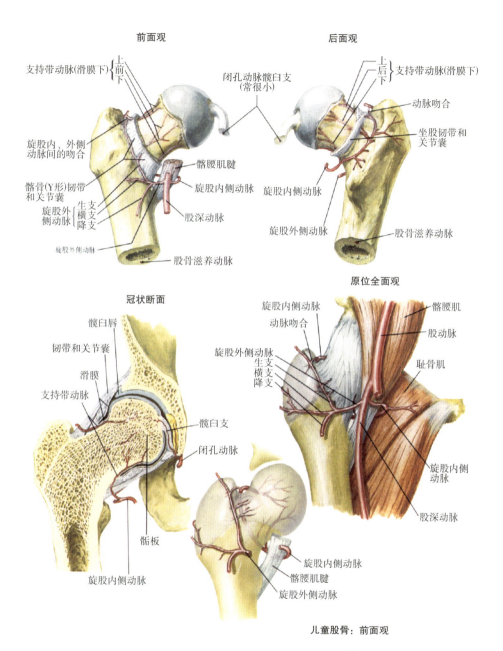

图 1-10-3　股骨头和股骨颈的血管 [1]

---

[1] 来源：《奈特人体解剖彩色图谱（第三版）》图 486。

【 安全问题解析 】

1. 显微镜使用如何做到防尘、防潮、防高温？

①使用完毕用防尘布罩盖住显微镜，保持光学系统的清洁。

②透镜表面定期用橡皮球将灰尘吹去，然后用脱脂棉蘸 95：5 的乙醚和无水酒精混合液，轻轻擦拭镜头表面，从中央到周边反复轻抹至干净，切勿擦拭镜头的内面，以免损伤透镜；勿用乙醇、乙醚、丙酮擦拭显微镜镜身。

③平时每天用拭镜纸抹拭镜头表面即能达到清洁目的。

④存放间应有空调器控制温湿度，相对湿度不超过 65%，以保持仪器的干燥。暂不使用的光学部分应放置于干燥箱或干燥瓶内，同时加入硅胶干燥剂。如果镜筒内受潮，应将目镜、物镜和示教镜等卸下，置于干燥箱内干燥后再用。

2. 日常工作中我们应该如何使用显微镜？

①松开底座刹车，移动显微镜至手术床旁的合适位置，并固定底座刹车。

②将制动手轮放松，根据手术部位安放显微镜，使显微镜位于可调节范围的中间位置，正对手术野的中心，重新旋紧制动手轮。

③插上电源插座，摆放脚控开关，开启显微镜电源开关。

④光源应从最小的亮度开始调节至合适。

⑤目镜需根据术者的瞳距和眼睛的屈光度进行目镜的调节，再调节物镜焦距，达最大清晰度。

⑥术中调节时应无菌操作，使用一次性无菌显微镜透明塑料薄膜袋，套住显微镜的镜头及前臂（图 1-10-4），剪去镜头下的薄膜，方便术者观看。或将各调节手轮用无菌手套套上后再进行调节。禁止包裹显微镜的光源，避免温度过高。

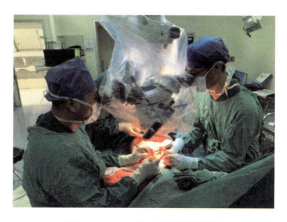

图 1-10-4　术中使用显微镜

⑦可根据需要摄取目镜中所见的影像。

⑧使用完毕应将亮度调至最小时再关闭电源开关，以延长灯泡的使用寿命。

（编者：辛海峰　高未印）

第十一节　左胫骨骨折术后感染内固定装置去除、感染灶清除、胫骨病损切除、抗生素骨水泥置入、胫骨截骨、胫骨延长、伊氏架安置术

【病历摘要】

患者梁某，女，62岁，主因左胫骨骨折术后间断性疼痛18月余，近日疼痛加重，为求进一步诊治来我院门诊。入院诊断为"左胫骨骨折术后感染"。

体格检查：T 36.5℃，P 78次/min，R 18次/min，BP 142/80 mmHg，H 152 cm，W 70 kg，BMI 30.3 kg/m^2（肥胖）。发育正常，营养中等，正常面容，自主体位，言语流利。全身皮肤及黏膜无黄染，无出血点，全身浅表淋巴结无肿大。

专科检查：左下肢肿胀明显，周围可见散在淤斑，压痛及叩击痛阳性，左胫骨前方及左踝内侧可见窦道形成，有血性分泌物渗出。左胫前皮肤可见10 cm×2 cm瘢痕组织，左髋关节活动度可，左膝关节活动度0~40°，左踝关

节活动受限。足背动脉搏动可触及。

辅助检查：CT 检查示：左胫骨骨折术后改变。

实验室检查：白细胞计数 9.15×10^9/L、中性粒细胞百分比 83.9%、嗜酸性粒细胞百分比 0.10%、血红蛋白 109g/L。

实施手术：左胫骨骨折术后感染内固定装置去除、感染灶清除、胫骨病损切除、抗生素骨水泥置入、胫骨截骨、胫骨延长、伊氏架安置术。

麻醉方式：全身麻醉。

【 **手术配合** 】

1. 巡回护士配合

（1）用物准备

手术间：洁净系统提前半小时处于开启状态，调至适宜温湿度。

手术床：调整手术床使手术部位在送风口下方，手术床上铺置凝胶垫，床单位铺置平整，预防压力性损伤。

体位垫 / 设备：备数控气压止血仪下肢止血带及舒适的衬垫。

仪器设备：高频电刀、负压吸引器、数控气压止血仪、术中 C 型臂均处于备用状态；备液体加温仪和加温毯。

（2）患者准备

待术间：按照《手术患者交接表》内容逐项进行查对并签字，确认液路通畅，转运患者入室。

进入手术间：妥善安置患者于手术床上，适当约束防止坠床，盖好棉被，保护隐私，做好保暖；做好心理护理，减轻患者紧张情绪。

皮肤保护：根据手术室《术中获得性压力性损伤风险评估量表》对患者进行评估，评分为 12 分，属于中风险，采取相应预防措施。

护理操作：遵医嘱留置导尿；预防性输注抗生素（术前 0.5 ~ 1 h 内）；选择适宜的下肢止血带，检查功能完整性后绑扎于术侧大腿中上 1/3 处并妥善固定，松紧度以能容纳一指为宜。预设术中使用压力和时间。

（3）与洗手护士配合

根据《手术物品清点制度》与洗手护士共同清点台上所有用物（特殊物品：标记专用橡胶塞），并与洗手护士一起核对外来器械患者信息、内植入物申请单患者信息，确认无误后打开外来器械，根据内植入物清点单逐项清点。

（4）麻醉前三方核查

麻醉实施前，按照《手术安全核查表》，与麻醉医生、手术医生对患者进行信息确认，并确认相关植入物及器械信息无误并可以使用，有无备血。

（5）实施麻醉时

站于患者一侧，观察患者生命体征变化，保障患者安全，如有情况及时协助麻醉医生处理。

（6）安置手术体位（仰卧位）

输液侧上肢外展于托手板上，远端关节高于近端关节，上肢外展不超过90°，以免损伤臂丛神经；另一侧上肢置于同侧身体一侧功能位并使用清洁中单适当约束，防止与手术床沿等金属接触而发生电灼伤。

（7）协助开台

协助消毒，观察消毒效果；协助穿无菌手术衣，手术人员就位；连接电外科设备，吸引器，调节无影灯，止血带充气开始工作。

（8）手术开始前三方核查

切皮前，按照《手术安全核查表》，与麻醉医生、手术医生对患者再次进行信息确认。

（9）术中观察和护理

动态观察患者生命体征、静脉通路、尿量，关注手术进程；保持吸引器通畅，大量冲洗时，严格把握更换吸引器瓶时机，做好出血量统计；术中输血应与麻醉医师共同核对并及时做好输血记录；手术时间大于 2 h 后，每半小时对患者受压部位减压一次；注意保暖，预防术中低体温发生；及时与洗手护士核对记录植入物型号、批号；提前备好 C 型臂透视；监督手术团队的隔离技术操作；及时准确填写手术各项文书记录。

（10）做好仪器设备管理和物品供应

根据术者要求调节灯光、电外科设备等仪器设备；及时供应手术台上所需一次性无菌物品、冲洗液及相关植入物并做好记录。

（11）手术间的管理

加强巡视，保持手术间的环境清洁，控制手术间参观人数；C 型臂透视后及时关闭手术门。

（12）标本的管理

离体的标本，与手术医生共同确认放置于标本柜，并做好登记。

（13）清点用物

关闭切口前后及缝合皮肤后，与洗手护士逐项清点手术台上所有用物，包括外来器械，并及时记录。

（14）出室前三方核查

切口包扎完毕，先将患者安全转运至推车上，拉起床挡，防止坠床；离室时，巡回护士与麻醉医生、手术医生再次对患者进行信息确认。

（15）护送患者出室

出室前检查患者身体各部位有无异常，如有异常，做好记录。完善病历资料，带齐患者所有物品转运至下一单元，做好交接。

（16）整理手术间

通知保洁员清洁手术间，并对所有高频接触的物表做清洁消毒，将使用的仪器设备及时归位，准备接台手术。

2.洗手护士配合

（1）环境表面清洁

按照手术间擦拭流程进行环境表面清洁。

（2）用物准备

手术敷料：小骨包、中单包、衣服包、无菌持物钳。

手术器械：四肢器械、锤子小包、大力剪小包、凿子小包、刮勺小包、克氏小包（备）、髓核钳（备）。

无菌物品：消融电极 A2、吸引器连接管、吸引器头、2-0 号慕丝线、9×24 角针、手套、22 号刀片、15 号刀片、20 mL 注射器数个、橡胶塞、电动冲洗枪、冰块状 0.9% 氯化钠注射液 500 mL，5 号韧带线数根。

内植入物：伊氏架各组件、骨修复材料。

（3）术前准备

提前 15～30 min 洗手上台，按照规范整理无菌器械台；与巡回护士清点器械台上所有物品。铺置三个无菌器械台，设置隔离区和非隔离区，做好隔离技术。

（4）协助消毒铺单（仰卧位）

消毒范围：手术区周围消毒，上下各超过一个关节。

铺单：既要显露手术切口，又要减少切口周围皮肤的暴露。切口周围4~6层。协助医生穿手术衣，戴无菌手套，铺置大单。

（5）隔离前操作，连接设备及管路

连接电刀、吸引器管路，并妥善固定。

（6）手术开始前三方核查

切皮前，按照《手术安全核查表》，与麻醉医生、手术医生对患者各项信息再次进行确认。

（7）切开皮肤

左小腿前侧原皮肤破溃处切开，分离软组织，暴露骨折断端，见中下段胫骨骨缺损，断端形态不规整。

（8）暴露感染病灶，清除感染病灶，隔离操作开始

使用专用改锥去除内固定装置，待如数取出后，清洗取出物表面，交于巡回护士浸泡于含氯消毒液中30 min，干燥后密封保存。刮勺、咬骨钳刮除骨缺损及髓腔内炎性肉芽组织。20 mL注射器留取标本，并抽取生理氯化钠溶液至15 mL放置于隔离区，术后送细菌培养。断端使用截骨器打孔，骨刀截平断端，骨组织及髓内组织送病理检查。此操作中使用的器械敷料都放置于隔离区，严格执行隔离操作。

（9）清创后二次铺单

连接冲洗枪，大量生理氯化钠溶液冲洗感染灶。明胶海绵充分止血。冲洗完毕，更换手套、器械，术区撤去已污染敷料，重新加盖无菌敷料。缝线全层缝合切口。

（10）制作抗生素骨水泥链（另一器械台上操作）

骨水泥中的水剂抽到20 mL注射器中备用，先将粉剂与抗生素混合，加入适量备好的骨水泥水剂，充分搅拌至面团状。去除韧带线缝针，双股线打结备用，将搅拌好的水泥团成珠状于韧带线上，制成水泥链，装入无菌袋中并放入水碗降温备用（如图1-11-1）。

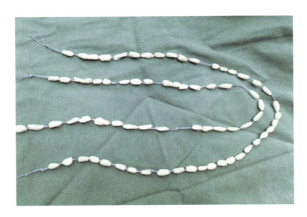

图 1-11-1　抗生素骨水泥链

（11）安装伊氏架

将小腿环形外固定架套上左下肢，调整近端环远端环位置妥，选择 4.0/5.0 骨针对胫骨远近端进行固定，连接片或连接柱将骨针连接到外固定环上，2.0 克氏针 / 橄榄针进行固定，通过 C 型臂透视，确定位置良好后再将其余骨针打入，并连接好螺丝螺母进行固定，牵张器固定用骨针，拧紧螺母，克氏剪裁剪克氏针，折弯器折弯（打入橄榄针时，用橡皮片插入橄榄枝一侧，便于确认橄榄枝后期拔出时的方向），大力剪剪去骨针多余部分（如图 1-11-2）。

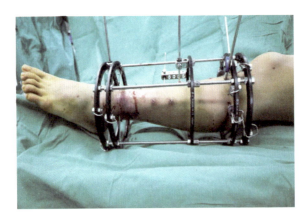

图 1-11-2　安装伊氏架

（12）胫骨截骨

取左小腿胫骨结节下内侧 2.0 cm 切口，充分暴露胫骨，确定要截骨的位置。使用联排微创截骨器，2.5 mm 钻头及骨刀截骨，钻头使用冰水降温，调整外固定架于合适位置，C 型臂透视胫骨完全离断，彻底止血，置入骨修复材料。清点用物后，逐层关闭切口。

（13）植入抗生素骨水泥链

将制作的骨水泥链珠置入骨缺损部位，清点用物无误后关闭切口。

（14）伤口包扎

酒精敷料包裹针道，纱布棉垫包扎手术切口，松紧适宜。

（15）术后整理

整理、清洁手术间。

【护理风险要点】

1. 巡回护士

（1）低体温的预防

①术前：给予患者心理护理，减少患者的焦虑和恐惧，以免影响回心血量和微循环。减少患者术前准备时的身体暴露，动态调节手术间温度，非手术部位加盖棉被。

②术中：使用液体加温装置和充气式体表加温装置，使用充气式体表加温装置时，软管末端不得直接接触患者皮肤，应配合专用加温毯使用，且应在仪器运行为热风后再作用于患者，以防预热时产生的凉风使患者体温下降；术中使用温生理盐水冲洗术腔，可减少颅腔温度的降低和脑血管收缩的现象，进而减少术后不良反应；可酌情选择鼻温、耳温或肛温等核心体温的监测，适时给予措施，预防低体温的发生。

③术后：棉被覆盖患者身体，注意肩部和足部保暖。

2. 洗手护士

（1）隔离技术的应用

①明确进行污染切除时即为隔离开始。开台前，在无菌区域设置隔离区。切口加铺无菌巾或无纺布，以保护切口周围及器械台面，隔离结束后撤除。

②保护皮肤：切口平整粘贴手术贴膜。

③术中吸引应保持通畅，并及时更换吸引器头。

④洗手护士的手不得直接接触隔离源（隔离器械、隔离区域、隔离组织），擦拭隔离器械的湿纱布勿作他用。切除病损后：接触过肿瘤的器械、敷料等应放置在隔离区域，不得用于正常组织。如先使用外来器械进行固定，再切

除病损，在病损切除后仍需再次使用相同的外来器械时，应启用备份；如先切除病损，再进行固定时，需妥善安置外来器械，防止器械被污染而影响使用。

⑤标本：使用专用器械夹取离体标本放于弯盘或方盘（巨大标本如为半骨盆时）中，并置于隔离区，器械不得用于其他操作。

⑥即撤：立即将接触过肿瘤的所有物品（器械、敷料、擦拭器械的湿纱布等）撤至隔离区域内，撤去隔离前铺置的无菌巾或无纺布。

⑦冲洗：用未被污染的容器盛装冲洗液彻底清洗手术野。

⑧更换：更换无菌手套、器械、敷料。

⑨重置无菌区：切口周围至托盘重新加盖无菌巾或无纺布。

【注意事项】

1.恒温箱的使用

（1）使用前确认恒温箱工作状态正常。

（2）按需摆放，箱内摆放不应过分密集，确保恒温箱箱体内空气正常流通。

（3）放入之前应确保液体包装完好不破损。

（4）恒温箱温度常规设置为37℃，不得随意调节，以免水温不适，烫伤患者，或降低患者体温。

（5）液体宜提前放入，标注年月日时间，签全名，随用随取，随取随加。

（6）血液制品、静脉输注液体加温需遵医嘱使用专业仪器设备。

【解剖知识链接】

胫骨，位于小腿内侧部。上端膨大，向两侧突出为内侧髁和外侧髁。两髁上面各有一关节面，与股骨髁形成关节。两上关节面之间的粗糙小隆起称髁间隆起。外侧髁后下方有腓关节面与腓骨头相关。上端前面的隆起称胫骨粗隆。内、外侧髁和胫骨粗隆于体表均可扪到。胫骨体呈三棱柱形，较锐的前缘和平坦的内侧面直接位于皮下，外侧缘有小腿骨间膜附着的骨间缘。后面上有斜向下内的比目鱼肌线。胫骨体上、中1/3交界处，有向上开口的滋养孔。下端稍膨大，其内下方为内踝。胫骨下端的下面和内踝的外侧面有关节面与距骨相关节。胫骨下端的外侧面有腓切迹与腓骨相接。内踝可在体表扪到（如图1-11-3）。

右侧小腿骨

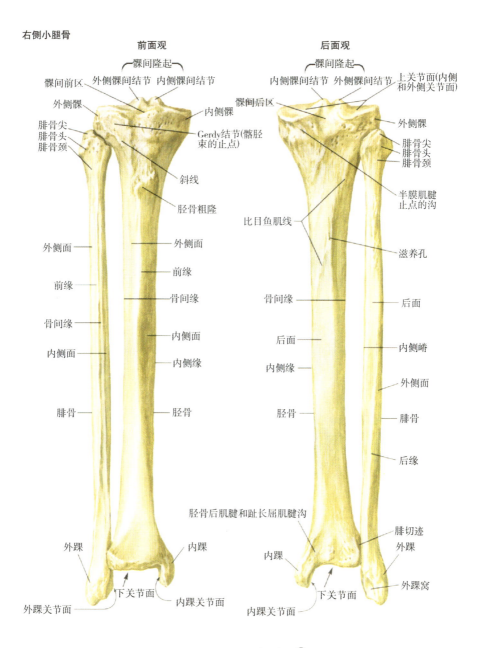

图 1-11-3　胫骨与腓骨[1]

---

① 来源：《奈特人体解剖彩色图谱（第三版）》图 486。

【安全问题解析】

外来器械的使用，如何遵循隔离技术操作？

手术过程中需要在不同部位进行手术切口，涉及无菌组织和感染组织。外来器械部件繁多，且唯一性强，如何保护外来器械不被污染是器械护士特别要关注的，可以从以下两方面来解决：一方面，备多个无菌器械台，一个用于设置隔离区，放置污染的器械、敷料等；一个放置截骨工具及骨水泥制备工具；最后一个放置伊氏架各部件。外来器械中用于处理污染切口的器械提前置于隔离区，使用之后不得再与无菌器械混放。另一方面，高频使用器械，如电钻，可提前备 2 把或接触过污染组织后，40 cm × 40 cm 无菌保护套进行覆盖。

（编者：郭姣　高未印　曹英锋）

第二章　普外手术经典案例配合

第一节　经乳晕入路腔镜下甲状腺癌根治术

【病历摘要】

患者，王某某，女，46岁，于1年前体检时发现双侧甲状腺结节。自发病以来自感吞咽困难，伴怕热多汗，声音嘶哑，饮水呛咳。入院诊断为"甲状腺结节"。

体格检查：T 36.5℃，P 96次/min，R 18次/min，BP 124/76 mmHg，H 163cm，W 68 kg，BMI 25.59 kg/m^2（超重）。

专科检查：双侧甲状腺可触及多个结节，右侧较大者位于右叶中部，大小1.0 cm×1.0 cm，左侧较大者位于左叶中上极，大小约1.0 cm×1.0 cm，质实，压痛阴性，触之无波动感，可随吞咽动作上下活动。

辅助检查：甲状腺超声（如图2-1-1）提示：甲状腺左侧叶低回声结节（C-T1-RADS 4b类），甲状腺左侧叶囊实性结节（C-T1-RADS 3类），甲状腺左侧叶囊肿（C-T1-RADS 2类），甲状腺右叶低回声结节（C-T1-RADS 3类）。

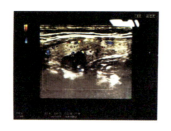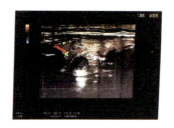

超声所见：

甲状腺位置、大小、形态正常，被膜连续光整，右叶中部偏背侧被膜可见一低回声结节，大小约 1.04 cm×0.72 cm，周界清，形态规则，CDFI：其内可见少量血流信号；另于右叶中部可见一囊性结节，大小约 0.18 cm×0.14 cm，周界清，形态规则，CDFI：其内未见明显血流信号；左侧中上极偏背侧被膜可见一低回声结节，向被膜凸出，大小约 1.43 cm×1.04 cm，周界清，形态不规则，内可见多发强回声，较大的约 0.15 cm，CDFI：其内可见分支状血流信号；另于左叶下极可见一无回声，大小约 0.48 cm×0.31 cm，周界清，形态规则，内可见点状强回声，后方伴"彗尾征"，CDFI：其内未见明显血流信号；余甲状腺内部回声欠均匀，CDFI：甲状腺内部血流分布正常。

图 2-1-1　甲状腺超声报告

实验室检查：

甲状旁腺激素 135.90　　　　　　（参考值 12.00～88.00 pg/mL）

血清游离甲状腺素 9.39　　　　　（参考值 7.86～14.41 pmol/L）

血清游离三碘甲状原氨酸 4.82　　（参考值 3.80～6.00 pmol/L）

甲状腺球蛋白 22.33　　　　　　　（参考值 1.59～50.03 ng/mL）

抗甲状腺球蛋白抗体 0.06　　　　（参考值 < 4.00 IU/mL）

抗甲状腺过氧化物酶抗体 1.11　　（参考值 < 9.00 IU/mL）

血清促甲状腺激素 1.35　　　　　（参考区间　女：0.38～5.33 mIU/L）

钾（K）3.75　　　　　　　　　　（参考区间 3.50～5.30 mmol/L）

钠（Na）134.00　　　　　　　　（参考值 137.00～147.00 mmol/L）

氯（Cl）105.00　　　　　　　　　（参考值 99.00～110.00 mmol/L）

钙（Ca）1.94　　　　　　　　　　（参考值 2.11～2.52 mmol/L）

实施手术：经乳晕入路腔镜下甲状腺癌根治术。

麻醉方式：全身麻醉。

【手术配合】

1. 巡回护士配合

（1）用物准备

手术间：洁净系统处于开启状态，调至适宜温湿度。

手术床：手术床上铺置凝胶垫，床单位铺置平整，预防压力性损伤。

体位垫/设备：人字分腿位凝胶垫安置于手术床上，处于备用状态（图2-1-2）。

仪器设备：高频电刀、超声刀、腔镜设备、神经探测仪等提前调试，处于备用状态（如图2-1-3）。

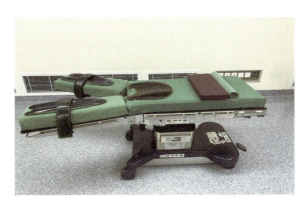

图 2-1-2　用物准备

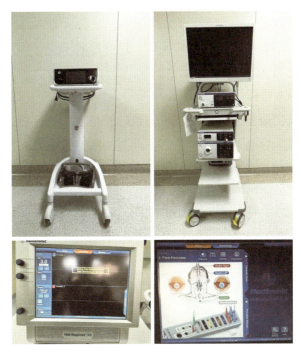

图 2-1-3　仪器准备

（2）患者准备

待术间：按照《手术患者交接表》内容逐项进行查对并签字，确认外周液路通畅，转运患者入室。

进入手术间：妥善安置患者于手术床上，盖好棉被，保护隐私；做好心理护理，减轻患者紧张情绪。

皮肤保护：根据《术中获得性压力性损伤风险评估量表》对患者进行评估，术前评分为 11 分，属于中风险，采取相应预防措施。

护理操作：遵医嘱留置导尿，使用颈肩被为患者做好保暖。

（3）与洗手护士配合

根据《手术物品清点制度》与洗手护士共同清点手术用物；配制止血药，抽吸纳米碳。

（4）麻醉前三方核查

麻醉实施前，按照《手术安全核查表》与麻醉医生、手术医生共同对患者进行信息确认。

（5）实施麻醉时

站于患者一侧，观察患者生命体征，保障患者安全，如有情况及时协助麻醉医生进行处理。

（6）安置手术体位

头高足低人字分腿位：患者骶尾部垫硅胶垫且置于床沿，保证术中的操作范围。双下肢人字分腿位，且外展不超过 90°，衬垫硅胶保护垫，防止足下垂。然后以中单包裹，约束带固定于手术床腿板上，防止术中肢体掉落。尿袋下行挂于右侧床沿上，方便术中及术后尿量与尿色的查看。双上肢内收，上肢动脉三通与皮肤间填塞棉垫保护。眼贴保护双眼，撤去头板，头架。颈部垫薄红垫使头后仰，使颈部得以充分暴露。手术床调整为头高足低 15°，且升至术者合适的高度（如图 2-1-4）。

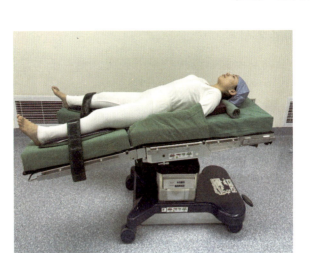

图 2-1-4　头高足低人字分腿位

（7）调整相关仪器位置

显示器放置于患者头侧居中，显示器高低与主刀视线一致。神经监测仪置于患者右下方。

神经监测仪：喉返神经是喉部的主要运动神经，支配除环甲肌以外的喉内肌肉，最主要的功能就是支配声带的运动（打开、闭合、调节声带的张力），喉返神经有左、右之分，左边支配左侧声带，右边支配右边声带。单侧喉返神经损伤可导致同侧声带麻痹、声音嘶哑、发音费力，而双侧喉返神经损伤可能导致患者呼吸困难甚至窒息。

神经监护仪是在术中声带部位的导管上安装监测电极，对可疑的组织及出现神经的怀疑区域进行微电流刺激，当刺激靠近喉返神经时，机器发出"嘟嘟嘟"的报警声，医生根据提示，探查出神经的位置及走行方向，并可判断神经功能是否完整。

（8）协助开台

协助消毒铺单，两小单卷为球状固定于患者颈部两侧，防止术中颈部的偏移，检查消毒方法及效果。连接电刀、吸引器、超声刀、电子镜、气腹管，探针连线。单极脚踏放置于术者右足侧。

（9）手术开始前三方核查

切皮前，按照《手术安全核查表》，与麻醉医生、手术医生共同对患者再次进行信息确认。

（10）超声刀准备

连接电源，打开总开关，连接超声刀连线，固定于术者右侧，超声刀自检，如需脚踏，应将脚踏安放于术者右足。

（11）电子镜及气腹机准备

为了保护电子镜线缆，电子镜需装保护套，将电子镜线缆旋转拉直连接于主机上，固定于患者右侧。连接气腹管，自上而下打开电源开关，根据预计手术时长及患者年龄调整气腹机压力值（常规调至 6~8 mmHg）。

（12）术中观察及护理

术中观察患者生命体征（尤其是二氧化碳分压）、静脉通路、尿量，关注手术进展；保持吸引器的通畅，做好术中出血量的统计；准确及时填写手术护理记录单，粘贴相应的植入物合格证。镜下操作一旦结束，体位即刻逐步恢复至平卧位，减轻术中对患者的压力性损伤。手术结束后检查二氧化碳是否体内残留（如颈部和胸前区皮下气肿等）。

（13）做好仪器设备的管理和物品的及时供应

根据手术要求调节电外科设备功率；及时供应台上所需的各种物品及耗材。

（14）手术间的管理

加强巡视，保持手术间的安静整洁，控制手术间的参观人数。

（15）标本的管理

标本一旦离体，及时与主刀沟通标本名称，核对标本数量。如为常规病理应离体后及时固定标本，如为冰冻病理应交予家属查看后及时送检。禁止分段切除和对标本的切割解剖。

（16）清点用物

在关闭体腔前、关闭体腔后，以及缝合皮肤后，与洗手护士共同逐项清点手术台上所有用物，并及时记录。

（17）出室前三方核查

切口包扎完毕，与麻醉医生及手术医生先将患者安全转运至手术推车上，拉起床挡，防止坠床；患者离室时，巡回护士需与麻醉医生、手术医生再次核查患者信息。

（18）护送患者出室

出室前检查患者液路、引流管及尿管；再次检查患者的病历及相关影像资料。将患者转入下一单元，做好相关交接，签字确认。

（19）整理手术间

按照医疗废物管理条例结扎捆绑垃圾袋，张贴医疗废物标签。通知保洁员打扫清洁手术间，所有仪器设备做好清洁消毒后归位。

2. 洗手护士配合

（1）环境表面清洁

按照手术间擦拭流程进行环境表面清洁。

（2）用物准备

手术敷料：普外包、中单包、衣服包、无菌持物钳。

手术器械：妇科基础器械、普外腔镜器械、电子镜、腔镜甲状腺小包9件、超声刀。

无菌物品：吸引器管、11号刀片、腔镜保护套、3–0可吸收缝合线、5–0聚丙烯不可吸收缝合线、3–0聚丙烯不可吸收缝合线、棉片、1 mL注射器、5 mL注射器、20 mL注射器、50 mL注射器、100 mL引流粗管或螺旋负压管、氯化钠注射液100 mL1袋、罗哌卡因注射液2支、肾上腺素注射液1支、甲状腺穿刺套装、纳米碳及探针。

纳米碳混悬注射液为纳米级碳颗粒制成的混悬液，颗粒直径为150 nm，具有高度的淋巴系统趋向性。由于毛细血管内皮细胞间隙为20~50 nm，而毛细淋巴管内皮细胞间隙为120~500 nm，且基膜发育不全，故注射到组织内的纳米碳颗粒不进入血管，可迅速进入淋巴管或被巨噬细胞吞噬后进入毛细淋巴管，滞留、聚集在淋巴结，使淋巴结黑染。

（3）术前准备

提前15~30 min洗手上台，按照规范整理无菌器械台；与巡回护士清点器械台上所有物品。设置隔离区和非隔离区，做好隔离技术。

（4）协助消毒铺单

消毒范围：上至下唇，下至脐平行线，两侧消毒至腋前线。

消毒：既要显露手术切口，又要减少切口周围皮肤的暴露。切口周围4~6层。协助医生穿手术衣，戴无菌手套，铺置大单。

（5）隔离前操作，连接设备及管路

连接电刀、超声刀、吸引器、电子镜、气腹管，提前检查，避免故障。

（6）手术开始前三方核查

切皮前，按照《手术安全核查表》，与麻醉医生、手术医生对患者各项信息再次进行确认。

（7）调节仪器设备

与巡回护士配合，将各管道与仪器相连接，并妥善固定，安装连接超声刀并调试，调节白平衡，连接气腹机，调节气腹压二氧化碳压力为 6～8 mmHg。备好擦拭镜头棉球。

（8）建立置管通道及手术操作空间

术者在左乳晕上方 10～12 点切开 0.5 cm 横切口，1～3 点切开 1 cm 切口，右乳晕 10～12 点切开 0.5 cm 切口。递艾利斯钳提拉皮缘，弯钳分离扩张切口，递 20 mL 注射器将止血水（100 mL 氯化钠注射液 1 袋、罗哌卡因注射液 2 支、肾上腺素注射液 1 支）注入周边皮下组织。用分离棒从小切口进入皮下组织，多次穿刺胸前壁预分离范围，50 mL 注射器连接注水针浸润皮下组织（如图 2-1-5、图 2-1-6）。

为避免直接应用器械钝性分离皮下组织导致层次混乱和皮下出血，需要向皮下组织与肌筋膜之间的间隙注入膨胀液。采用专用注水针连接 50 mL 针筒，从 12 mm 切口处向皮下注射膨胀液，边注水边进针，注水范围不超过胸骨上缘。膨胀液中的肾上腺素可以收缩血管并减少术中皮下隧道出血，而膨胀液中的罗哌卡因可有效地降低术后疼痛程度。需要注意，为了减少后续能量器械操作过程中产生过多雾气，需要在置入主穿刺器前，及时用纱布卷将膨胀液自切口挤出。

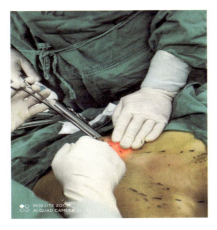

图 2-1-5 分离棒穿刺

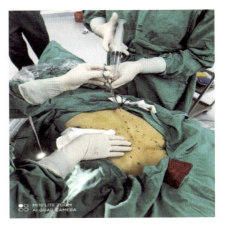

图 2-1-6 注射膨胀液

（9）建立观察孔与操作孔

递 10 mm 穿刺器，置入镜头。建立胸壁另外两个穿刺点，分别在左右乳晕上边缘做 5 mm 弧形切口，置入穿刺器（如图 2-1-7）。

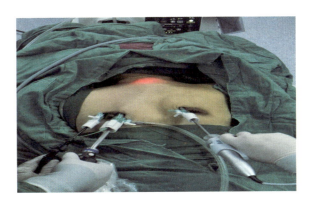

图 2-1-7 观察孔及操作孔的建立

（10）继续建立操作空间，暴露术野

分别递镜下分离钳与超声刀。超声刀分离颈阔肌的深面，向上分离至甲状软骨，两侧到胸锁乳突肌外侧，用超声刀切开颈白线和颈前肌层，再切开甲状腺外层被膜。

（11）切除甲状腺或其肿物

用分离钳逐层暴露病变甲状腺，在气管位置用超声刀离断甲状腺峡部，切开甲状腺包膜自下而上进行相应的钝性或锐性分离，术中探查甲状腺中神经及时监测喉返神经，喉上神经，甲状腺上动脉及分支（如图 2-1-8、图 2-1-9），必要时做好神经的防护。注入纳米碳使甲状腺及周围淋巴着色（如图 2-1-10、图 2-1-11），将瘤体及周围部分腺体组织完全游离，完整切除。

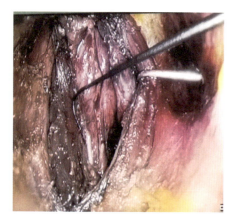

图 2-1-8　探查喉返神经

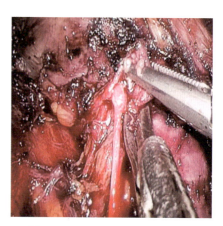

图 2-1-9　避免喉返神经的损伤

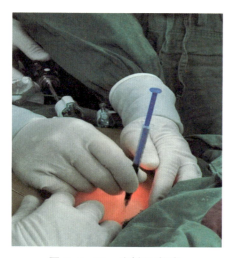

图 2-1-10　注射纳米碳

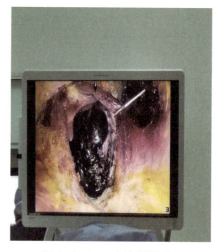

图 2-1-11　瘤体的浸染

（12）淋巴清扫，保护甲状旁腺

超声刀清扫中央区淋巴结，骨骼化喉返神经。术中注意勿损伤甲状旁腺，可用试纸鉴别甲状旁腺组织，若损伤，必要时进行甲状旁腺的移植。

（13）取出标本

使用甲状腺专用穿刺套装中的取瘤袋。

（14）止血，冲洗，缝合

如术中发生出血，应先用棉片擦拭寻找出血点再进行必要的止血，等待冰冻结果回报。再次检测喉返神经功能状态。如冰冻为良性，放置引流管，可吸收缝合线缝合。排除腔内二氧化碳，退出穿刺器，清点用物，消毒切口，依次用 3-0 可吸收缝合线及 5-0 聚丙烯不可吸收缝合线缝合。

（15）清理用物，术后整理

协助手术医生清理患者身上的血渍；整理清洁手术间。

【护理风险要点】

1.巡回护士

（1）皮肤的保护

①评估：患者从进入手术室起需保持约 5 h，根据手术室《术中获得性压力性损伤风险评估量表》术前、术中分别给予的评分，采取相应的预防措施。

②术前：术前评分为 11 分，为中风险患者，措施为：患者后背肩胛骨处粘贴预防性应用敷料，防止骨隆突处长期受压，皮肤及皮下组织发生压力性改变。肩部至骶尾部放置凝胶垫，骶尾部粘贴预防性应用敷料。双足后跟粘贴预防性应用敷料后，安置在下肢凝胶垫上，缓解足后跟与床面的摩擦力。检查监护导联线以及呼吸回路，管路与患者皮肤用盖单隔开，呼吸管路较硬，也可在管路与皮肤之间加垫棉垫，预防器械相关性压力性损伤；做好保暖，棉被盖于患者身上。

③术中：术中评分为 12 分，为中风险患者。措施为：在不影响术者操作的情况下，每隔 2 h 进行下肢抬高减压。

④术后：查看患者皮肤情况，可采取侧卧位至出室，以缓解皮肤持续受压。

（2）液路的管理

①术前：确保液路通畅，将输液器连接延长管至床头，便于麻醉药物的连接，留置针固定牢固。

②术中：加强巡视，关注液体滴速，及时更换液体，防止液体原因导致麻醉药物无法进入患者体内，造成患者术中苏醒引发不良后果。

③术后：观察穿刺部位皮肤情况，去除延长管，妥善"U"形固定。

（3）体位的摆放

①术前：逐步调节头高足低位，避免血压的急剧下降。

②术后：及时去除薄红垫，缓解颈前肌和神经的牵拉劳损。

（4）VTE 的预防

①术前：在待术间指导患者做踝泵运动；护士应了解患者血栓相关病情，如高危因素、是否使用抗凝剂、放置血栓滤器、使用弹力袜等；避免同一部位、同一静脉反复穿刺，尽量不要选择在下肢静脉穿刺，尤其避免下肢静脉封管。

②术中：体位摆放时，在不影响手术的前提下将患者的腿部适当抬高，利于双下肢静脉血回流；预防患者低体温，避免静脉血液滞留、高凝状态，必要时使用液体加温仪防止热量散失，维持正常体温；遵医嘱适当补液，避免脱水造成血液黏稠度增加。术中禁止使用弹力袜，袜子应松紧适宜，但应避免足部上卷，腿部下卷，造成止血带效应。

③术后：手术结束变换体位时动作要轻柔，并注意观察患者生命体征及反应；患者转运过程中搬动不宜过快，幅度不宜过大，建议使用转运工具。

（5）低体温的预防

①术前：给予患者心理护理，减少患者的焦虑和恐惧，以免影响回心血量和微循环。减少患者术前准备时的身体暴露，动态调节手术间温度，非手术部位加盖棉被。

②术中：使用液体加温装置和充气式体表加温装置，使用充气式体表加温装置时，软管末端不得直接接触患者皮肤，应配合专用加温毯使用，且应在仪器运行为热风后再作用于患者，以防预热时产生的凉风使患者体温下降；术中使用温生理盐水冲洗术腔，可减少腹腔温度的降低和腹腔血管收缩的现象，进而减少术后不良反应；可酌情选择鼻温、耳温等核心体温的监测，适时给予措施，预防低体温的发生。

③术后：棉被覆盖患者身体，注意肩部和足部保暖。

（6）高碳酸血症的预防

高碳酸血症的主要原因是 CO_2 气腹压力过高，引起 CO_2 潴留，严重时可出现呼吸性酸中毒。将 CO_2 气腹压力设置在 6 mmHg，可以有效地维持空间，且可以避免 CO_2 潴留。此外，术中合理调节呼吸机呼吸频率和潮气量也可减少高碳酸血症发生概率。术中如果发现高碳酸血症，可以降低 CO_2 气腹压力，增大呼吸频率和潮气量，必要时可适量使用碳酸氢钠。

2. 洗手护士

（1）术中缝针的管理

①术前：洗手护士应规范器械台上物品摆放的位置，保持各类物品整洁有序。洗手护士应提前 15～30 min 洗手，保证有充足的时间进行物品的检查和清点。在整个手术过程中，应始终知晓各项物品的数目、位置及使用情况。

②术中：手术医生不应自行拿取台上缝针，暂时不用的缝针应及时交还洗手护士，不得乱丢或堆在手术区。同时，洗手护士应及时收回暂时不用或已经使用完的缝针，不得随意丢弃。台上缝针掉落应立即告知巡回护士妥善处理。术中使用过的缝针应及时与巡回护士共同清点其数量及完整性，避免意外情况的发生（如图 2-1-12）。

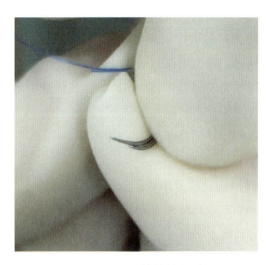

图 2-1-12　缝针的断裂

③术后：缝针数目及完整性清点有误时，立即告知手术医生共同寻找缺失的部分，必要时根据物品的性质采取相应辅助手段查找，确保不遗留于患者体内。若找到缺失的部分，洗手护士与巡回护士应确认其完整性，放置于指定位置，妥善保存，以备清点时核查。如采取各种手段仍未找到，应立即报告主刀医生及护士长，X 射线辅助确认物品不在患者体内，需主刀医生、巡回护士和洗手护士签字存档，按清点意外处理流程报告，填写清点意外报

告表，并向上级领导汇报。

（2）隔离技术的应用

①开台前，在无菌区域设置隔离区，所有接触过肿瘤的器械和敷料等放置于该区，不得与未接触过肿瘤的物品混淆放置。切口至器械台加铺无菌巾或无纺布，以保护切口周围及器械台面。隔离结束后撤除。

②切除标本部位的断端应用纱布保护，避免污染切口及手术区周边。

③术中吸引应保持通畅，随时吸除外流内容物，根据需要随时更换吸引器头。

④洗手护士：手不得直接接触隔离源（隔离器械、隔离区域、隔离组织），擦拭隔离器械的湿纱布勿作他用。切除病损后，接触过肿瘤的器械（腔镜器械、吸引器头等）、敷料等应放置在隔离区域，不得用于正常组织。

⑤标本：避免标本直接接触切口，使用取物袋及专用器械夹取离体标本放于标本盘内，并置于隔离区，器械不得用于其他操作。

⑥即撤：立即将接触过肿瘤的所有物品（器械、敷料、擦拭器械的湿纱布等）撤至隔离区域内，撤去隔离前铺置的无菌巾。

⑦冲洗：用未被污染的容器盛装冲洗液，彻底清洗手术野。

⑧更换：更换无菌手套、器械、敷料。

⑨重置无菌区：切口周围重新加盖无菌巾。

【注意事项】

①喉返神经单侧损伤会造成声嘶，双侧损伤可造成窒息，为甲状腺手术后的严重并发症。左侧喉返神经较右侧长且左侧易受累。

②甲状腺手术导致喉上神经受损会引起饮水呛咳、音调低等症状。

【解剖知识链接】

1. 甲状腺概述

甲状腺（如图 2-1-13）是脊椎动物非常重要的腺体，属于内分泌器官。在哺乳动物中它位于颈部甲状软骨下方，气管两旁，甲状腺控制使用能量的速度、制造蛋白质、调节身体对其他激素的敏感性。

甲状腺依靠制造甲状腺素来调整这些反应，有三碘甲状腺原氨酸（T_3）和四碘甲状腺原氨酸（T_4），这两者调控代谢、生长速率，还调节其他的身体系统。

甲状腺功能及作用：甲状腺是人体最大的内分泌腺。棕红色，分左右两叶，中间相连（称峡部），呈"H"形，20～30 g。甲状腺位于喉下部气管上部的前侧，吞咽时可随喉部上下移动。甲状腺的基本构成单位是腺泡，对碘有很强的聚集作用，全身含碘量的90%都集中在甲状腺。

甲状腺激素的生理功能主要为：促进新陈代谢，使绝大多数组织耗氧量加大，并增加产热；促进生长发育，对长骨、脑和生殖器官的发育生长至关重要，尤其是婴儿期，此时缺乏甲状腺激素则会患呆小症；提高中枢神经系统的兴奋性。此外，还有加强和调控其他激素的作用及加快心率、加强心缩力和加大心排血量等作用。

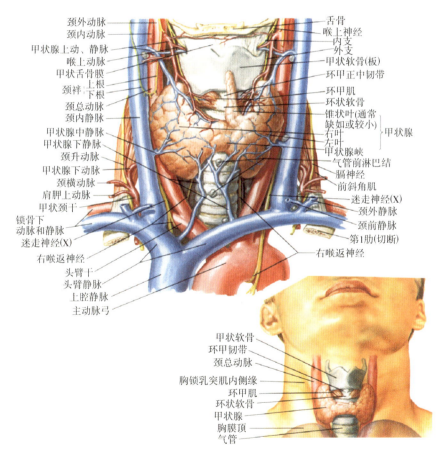

图 2-1-13　甲状腺：前面观[①]

[①]　来源：《奈特人体解剖彩色图谱（第三版）》图70。

2. 甲状旁腺概述

人体内分泌腺之一。人体有两对甲状旁腺（如图 2-1-14），棕黄色，形似大豆，分别位于左右两叶甲状腺背面（或埋在其中）的中部和下部。主要功能为分泌甲状旁腺激素（简称 PTH），调节机体内钙、磷的代谢。甲状旁

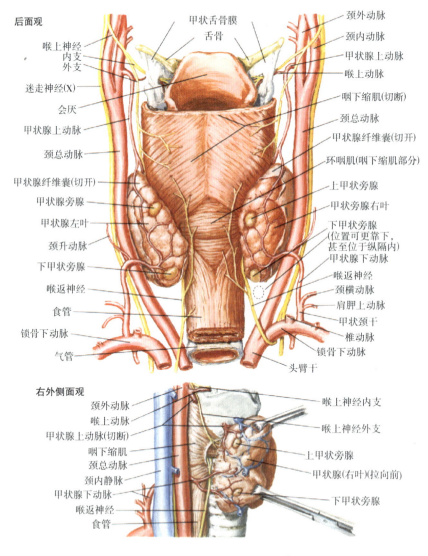

图 2-1-14　甲状旁腺解剖[①]

――――――――――

① 来源：《奈特人体解剖彩色图谱（第三版）》图 72。

腺功能低下或彻底摘除（如甲状腺手术切除时不慎误摘），则 PTH 分泌不足，使血钙渐渐下降，而血磷渐渐上升，导致低血钙性抽搐，甚至死亡。

【安全问题解析】

术中发生皮下气肿及纵隔气肿应如何预防？

皮下气肿和纵隔气肿与建立腹腔时 CO_2 压力过高有关。临床表现为术后胸前壁、乳房、腋窝等皮下组织疏松位置出现捻发音。皮下气肿一般无须特殊处理，术后 1 d 左右会自行吸收。但严重时，出现纵隔气肿，会引起呼吸、循环不稳定，应取坐位吸氧，必要时行胸骨上窝穿刺切开排气。预防皮下气肿的方法是在建腔初期减小 CO_2 气腹：在置入第 2 个穿刺器前，将 CO_2 流量和压力均设为"3"；置入第 2 个穿刺器后，随着操作空间逐渐增大，将 CO_2 气腹逐渐调至 6～8 mmHg，流量调至 6～10 L/min。

（编者：郝俊有　李莉　田艳妮）

第二节　腹腔镜下腹股沟疝修补术

【病历摘要】

患者王某，男，70 岁。患者于 6 个月前家中发现左侧腹股沟有一肿物，大小约 6.7 cm × 2.8 cm。就诊于当地医院，行腹部彩超。入院诊断为"左侧腹股沟疝"。

体格检查：T 36.5℃，P 78 次/min，R 19 次/min，BP 130/98 mmHg，H 168 cm，W 56 kg，BMI 19.8 kg/m²（正常）。

专科检查：坐下时感觉左侧腹股沟疼痛，伴左侧阴囊肿胀，自行尝试站立位还纳，不可推动。平躺后可自行还纳、症状间断反复，多发于活动后。

辅助检查：腹股沟彩超示：左侧腹股沟区可探及一不均质回声包块，大小约 6.7 cm × 2.8 cm，由腹腔突入，可见肠管蠕动，随腹压可还纳入腹腔，疝囊颈内径约 1.7 cm，CDFI：其内及周边未探及血流信号。

实验室检查：

白细胞计数 5.36×10^9 　　　　（参考值 3.50×10^9 ～ 9.50×10^9/L）

红细胞计数 5.54×10^{12}　　　（参考值 $4.30 \times 10^{12} \sim 5.80 \times 10^{12}/L$）

血红蛋白 164.0　　　　　　　（参考值 $130.0 \sim 175.0\ g/L$）

红细胞比容 0.495　　　　　　（参考值 $0.400 \sim 0.500\ g/L$）

红细胞平均体积 89.3　　　　（参考值 $82.0 \sim 100.0\ fL$）

红细胞平均血红蛋白含量 29.5　（参考值 $27.0 \sim 34.0\ pg$）

红细胞平均血红蛋白浓度 331.0　（参考值 $316.0 \sim 354.0\ g/L$）

红细胞体积分布宽度 SD 42.7　（参考值 $41.2 \sim 53.6\ fL$）

红细胞体积分布宽度 CV 12.9%　（参考值 $12.2\% \sim 14.8\%$）

实施手术：经腹腔镜下左侧腹股沟疝修补术。

麻醉方式：全身麻醉。

【**手术配合**】

1. 巡回护士配合

（1）用物准备

手术间：手术间前后门处于关闭状态，洁净系统处于开启状态，调至适宜温湿度，患者年龄较大，手术间温度调高至25℃。

手术床：手术床上铺置凝胶垫，床单位铺置平整，预防压力性损伤（图2-2-1）。

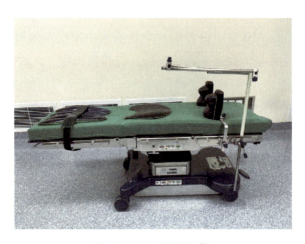

图 2-2-1　用物准备

仪器设备：高频电刀、腔镜设备、负压吸引器，无影灯等提前调试，处于备用状态（图2-2-2）。

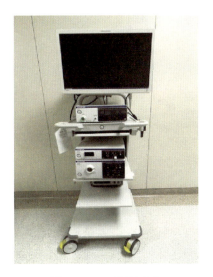

图 2-2-2　仪器准备

（2）患者准备

待术间：按照《手术患者交接表》内容逐项进行查对并签字，确认外周液路通畅，转运患者入室。

进入手术间：妥善安置患者于手术床上，遵医嘱留置导尿，盖好棉被，保护隐私；做好心理护理，减轻患者紧张情绪。

皮肤保护：根据《术中获得性压力性损伤风险评估量表》对患者进行评估，术前评分为 11 分，属于中风险，采取相应预防措施。

（3）与洗手护士配合

协助器械护士准备台上所需无菌物品并根据手术物品清点制度与洗手护士共同清点手术用物。

（4）麻醉前三方核查

麻醉实施前，按照《手术安全核查表》，与麻醉医生、手术医生共同对患者进行信息确认。

（5）实施麻醉时

站于患者一侧，观察患者液路是否通畅，保障患者安全，如有问题及时处理。

（6）安置手术体位

手术床升至与术者合适的高度。患者双肩放置肩托及凝胶垫。取头低脚高 10° ~ 15°，平卧位（如图 2-2-3）。

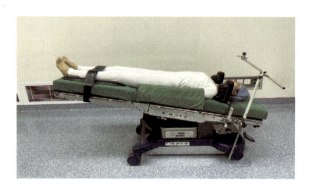

图 2-2-3　头低足高位

（7）调整相关仪器位置

显示器放置于手术台下方正中。显示器高低与主刀视线一致。

（8）协助开台

协助消毒铺单，监督检查消毒方法及效果。连接电刀、吸引器、电子镜、气腹管。单极脚踏放置于术者右足侧。

（9）手术开始前三方核查

切皮前，按照《手术安全核查表》，与麻醉医生、手术医生共同对患者再次进行信息确认。

（10）电子镜及气腹机准备

腔镜保护套保护电子镜线缆，将电子镜线缆旋转拉直连接于主机上，用艾利斯钳固定于手术大单上。连接气腹管，自上而下打开电源开关，根据预计手术时长及患者年龄调整气腹机压力值（常规调至 12 ~ 14 mmHg）。

（11）术中观察及护理

术中观察患者生命体征（尤其是二氧化碳分压）、静脉通路、尿量，关注手术进展；保持吸引器的通畅，做好术中出血量的统计；准确及时填写手术护理记录单，粘贴相应的植入物合格证。镜下操作一旦结束，体位即刻逐步恢复至平卧位，减轻术中对患者的压力性损伤。手术结束后检查二氧化碳是否体内残留。

（12）做好仪器设备的管理和物品的及时供应

根据手术要求调节电外科设备功率；及时供应台上所需的各种物品及

耗材。

（13）手术间的管理

加强巡视，观察手术间空调回风系统是否工作正常，保持手术间的安静整洁，控制手术间的参观人数。

（14）清点用物

在关闭体腔前、关闭体腔后，以及缝合皮肤后，与洗手护士共同逐项清点手术台上所有用物，并及时记录。

（15）出室前三方核查

切口包扎完毕，与麻醉医生及手术医生先将患者安全转运至手术推车上，拉起床挡，防止坠床；患者离室时，巡回护士需与麻醉医生、手术医生再次核查患者信息。

（16）护送患者出室

出室前检查患者液路、引流管及尿管；再次检查患者的病历及相关影像资料。将患者转入下一单元，做好相关交接，签字确认。

（17）整理手术间

按照医疗废物管理条例结扎捆绑垃圾袋，张贴医疗废物标签。通知保洁员打扫清洁手术间，所有仪器设备做好清洁消毒后归位。

2. 洗手护士配合

（1）环境表面清洁

按照手术间擦拭流程进行环境表面清洁。

（2）用物准备

手术敷料：普外包、中单包、衣服包、无菌持物钳。

手术器械：普外 LC 器械、普外腔镜器械、电子镜。

无菌物品：无菌手套，吸引器管、11 号刀片、腔镜保护套、医用胶、无菌疝片、3-0 可吸收缝合线、0 号腔镜可吸收缝合线、6×7 无菌敷贴。

（3）术前准备

提前 15~30 min 洗手上台，按照规范整理无菌器械台；与巡回护士清点器械台上所有物品。

（4）协助消毒铺单

消毒范围：上自乳头，下至大腿上三分之一，两侧至腋中线。

铺单：既要显露手术切口，又要减少切口周围皮肤的暴露。切口周围 4~6 层。协助医生穿手术衣，戴无菌手套，铺置大单。

（5）协助连接设备及管路

连接电刀、吸引器、电子镜、气腹管，提前检查，避免故障。

（6）手术开始前三方核查

切皮前，按照《手术安全核查表》，与麻醉医生、手术医生对患者各项信息再次进行确认。

（7）调节仪器设备

与巡回护士配合，将各管道与仪器相连接，并妥善固定，调节白平衡，连接气腹机，调节气腹压二氧化碳压力为 12~14 mmHg，备好擦拭镜头棉球。

（8）建立置管通道及手术操作空间

经腹腔腹膜前网片修补术（TAPP）。递碘伏消毒棉球、11 号刀片、两把布巾钳和穿刺气腹针建立操作空间；切口：脐部切口插入 10 mm 穿刺器置入腹腔镜，在患侧锁骨中线与脐水平线的交点处做 10 mm 或 5 mm 穿刺孔，在健侧锁骨中线与脐水平线的交点处做第 3 个 10 mm 穿刺孔。

（9）暴露术野

认清腹壁下动脉等解剖标志后，确认疝的类型。递镜下分离钳和镜下无损伤钳，处理疝囊：直疝和较小的斜疝，可将疝囊拉入腹腔后切除，而较大的斜疝可于内环口水平，将疝囊和精索分离后横断疝囊；切开腹膜及分离腹膜前间隙，放置网片于腹膜前；递大耳脑胶喷涂补片和组织使其粘贴牢固，递镜下针持使用 3-0 可吸收线缝合补片与腹膜，缝合完毕递镜下剪刀剪线。

（10）清点用物

（11）止血，缝合

拔出穿刺器，清点用物，消毒切口，递 0 号腔镜可吸收缝合线缝合。

（12）清理用物，术后整理

协助手术医生清理患者身上的血渍；整理清洁手术间。

【护理风险要点】

1. 巡回护士

（1）皮肤的保护

①评估：患者年龄较大且从进入手术室起需保持约 3 h，根据手术室《术

中获得性压力性损伤风险评估量表》术前、术中分别给予的评分，采取相应的预防措施。

②术前：术前评分为 11 分，为中风险患者，措施为：患者后背肩胛骨及骶尾部处粘贴预防性应用敷料，防止骨隆突处长期受压，皮肤及皮下组织发生压力性改变。肩部至骶尾部放置凝胶垫，双足后跟粘贴预防性应用敷料后安置在下肢凝胶垫上，缓解足后跟与床面的摩擦力。检查麻醉监护导联线以及呼吸回路，管路与患者皮肤用盖单隔开，呼吸管路较硬，也可在管路与皮肤之间加垫棉垫，预防器械相关性压力性损伤；做好保暖，肩颈棉被盖于患者身上。

③术中：术中评分为 12 分，为中风险患者。

④术后：查看患者皮肤情况，可采取侧卧位至出室，以缓解皮肤持续受压。

（2）液路的管理

①术前：确保液路通畅，将输液器连接延长管至床头，便于麻醉药物的连接，留置针固定牢固。

②术中：加强巡视，关注液体滴速，及时更换液体，防止液体原因导致麻醉药物无法进入患者体内，造成患者术中苏醒引发不良后果。

③术后：观察穿刺部位皮肤情况，去除延长管，妥善"U"形固定。

（3）体位的摆放

①术前逐步调节体位，避免血压的急剧下降。

②术后及时去除体位凝胶垫，缓解肌肉和神经的牵拉劳损。

③术后：手术结束变换体位时动作要轻柔，并注意观察患者生命体征及反应；患者转运过程中搬动不宜过快，幅度不宜过大，建议使用转运工具。

（4）低体温的预防

①术前：给予患者心理护理，减少患者的焦虑和恐惧，以免影响回心血量和微循环。减少患者术前准备时的身体暴露，动态调节手术间温度，非手术部位加盖棉被。

②术中：使用根据患者实际情况决定是否需要液体加温装置或充气式体表加温装置。

③术后：棉被覆盖患者身体，注意肩部和足部保暖。

2.洗手护士

（1）术中缝针的管理

①术前：洗手护士应规范器械台上物品摆放的位置，保持各类物品整洁有序。洗手护士应提前 15～30 min 洗手，保证有充足的时间进行物品的检查和清点。在整个手术过程中，应始终知晓各项物品的数目、位置及使用情况。

②术中：手术医生不应自行拿取台上缝针，暂时不用的缝针应及时交还洗手护士，不得乱丢或堆在手术区。同时，洗手护士应及时收回暂时不用或已经使用完的缝针，不得随意丢弃。台上缝针掉落应立即告知巡回护士妥善处理。术中使用过的缝针应及时与巡回护士共同清点其数量及完整性，避免意外情况的发生。

③术后：缝针数目及完整性清点有误时，立即告知手术医生共同寻找缺失的部分，必要时根据物品的性质采取相应辅助手段查找，确保不遗留于患者体内。若找到缺失的部分，洗手护士与巡回护士应确认其完整性，放置于指定位置，妥善保存，以备清点时核查。如采取各种手段仍未找到，应立即报告主刀医生及护士长，X 射线辅助确认物品不在患者体内，需主刀医生、巡回护士和洗手护士签字存档，按清点意外处理流程报告，填写清点意外报告表，并向上级领导汇报。

【注意事项】

①术前查对无菌疝补片是否有相应的院方审核批条。

②进入术野主刀确认需使用无菌疝补片时，巡回护士根据手术部位核对无误打开对应的无菌疝补片，置于无菌手术台上。

③可吸收缝合线缝合完毕后务必要排净二氧化碳气体，观察阴囊是否肿大。

④缝合最后一针时气腹压力要调小（常规气腹压力调至 8 mmHg）。

【解剖知识链接】

腹股沟疝是指腹腔内脏器通过腹股沟的缺损向体表突出所形成的疝，俗称"疝气"。腹股沟区位于下腹壁与大腿交界的三角区，其间有腹壁下动脉。根据疝环与此动脉的关系，腹股沟疝又分为斜疝和直疝。从该动脉外侧突出来的为斜疝；从该动脉内侧面突出的是直疝。斜疝多发于儿童及青壮年男性，直疝多发于老年男性。发病率以腹股沟斜疝（如图 2-2-4）占绝大多数。

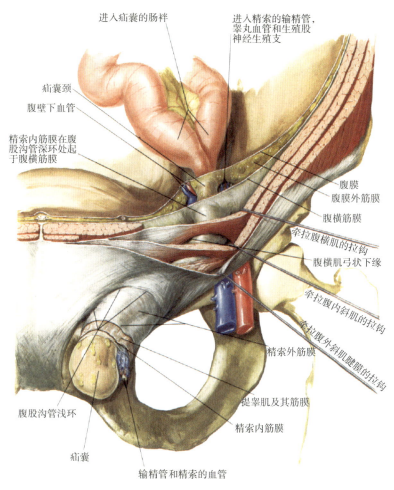

图 2-2-4 腹股沟斜疝[1]

【安全问题解析】

术中发生缝针断裂丢失怎么办？

（1）术前洗手护士应提前 15～30 min 洗手上台与巡回护士认真清点缝针的数量及完整性，术中加数应及时记录，应始终知晓缝针的数目、位置、使用情况。

（2）缝针数目及完整性清点有误时，立即告知手术医生共同寻找缺失部分，必要时根据物品的性质采取相应辅助手段查找，确保不留于患者体内。

（3）若找到缺失的部分，洗手护士与巡回护士应共同确认其完整性，并

---

[1] 来源：《奈特人体解剖彩色图谱（第三版）》图 254。

放于指定位置，妥善保存，以备清点时核查。

（4）如采取各种手段仍未找到，应立即报告主刀医生及护士长，X 射线辅助确认断裂缝针不在患者体内，需主刀医生、巡回护士和洗手护士签字存档，按清点意外处理流程报告，填写清点意外报告表，并向上级领导报告。

（编者：郝俊有　李莉　田艳妮）

第三节　左半肝切除术

【 病历摘要 】

患者张某，女，52 岁，因间歇性上腹胀痛伴肩背部酸痛 1 月余来我院就诊。入院诊断为"肝占位性病变、肝癌、慢性乙型肝炎、肝硬化"。

体格检查：T 36.3℃，P 76 次 /min，R 20 次 /min，BP 109/61 mmHg，H 162 cm，W 56 kg，BMI 21.33 kg/m² （正常）。伴右肩背部放射性疼痛，无恶心呕吐，否认发热，自发病以来，精神饮食睡眠状况良好，大小便正常。乙肝病史多年。

专科检查：腹部平坦，未见胃肠型及蠕动波，肝脾肋下未及，上腹部轻压痛，无反跳痛，墨菲征（ – ），移动性浊音（ – ），肠鸣音正常。

辅助检查：B 超：肝左叶低回声包块，多考虑肝 Ca，腹腔盆腔无积液。CT 示：肝癌（单发），未发现肝内转移。MRI：肝脏左叶占位，考虑肝癌。

实验室检查：肿瘤标志物三项：

甲胎蛋白 >400.00 ng/mL

糖类 19-9：9.86 IU/mL

癌胚抗原：3.94 ng/mL

总胆红素：192 μmol/L（3.4+20.5 μmol/L）

直接胆红素：147 μmol/L（0 ~ 6.84 μmol/L）

间接胆红素：44.97 μmol/L（0 ~ 17 μmol/L）

谷氨酸氨基转移酶：640.00 IU/L（7 ~ 40 IU/L）

天门冬氨酸氨基转移酶：272 IU/L（13 ~ 35 IU/L）

白蛋白：42 g/L

实施手术：左半肝切除术。

麻醉方式：全身麻醉。

【手术配合】

1.巡回护士配合

（1）用物准备

手术间：洁净系统处于开启状态，调至适宜温湿度。

手术床：调整手术床于送风口下方，手术床上放置凝胶垫，床单位铺置平整，预防压力性损伤。

体位垫：臀部垫、足跟垫、约束带、膝枕置于手术床上，处于备用状态（如图2-3-1）。

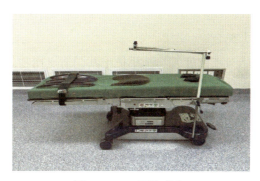

图2-3-1　用物准备

仪器设备：高频电刀、双极脚踏、负压吸引器、超声刀、无影灯、液体加温仪、充气式加温仪等提前调试，处于备用状态（如图2-3-2）。

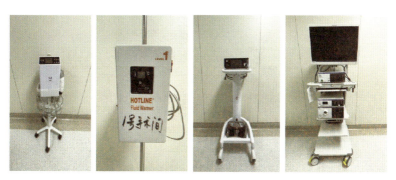

图2-3-2　仪器准备

提前调至温箱37℃，放置灭菌注射用水、生理氯化钠溶液。

（2）患者准备

此患者为乙肝患者，进入手术间后按传染病标准化预防管理，包括提醒上台人员注意事项，以及术后标本管理、手术间的消毒等。

待术间：按照《手术患者交接表》内容逐项进行查对并签字，确认左前臂液路通畅，转运患者入室。

进入手术间：妥善安置患者于手术床上，盖好棉被，保护隐私，做好保暖；做好心理护理，减轻患者紧张情绪。

皮肤保护：根据手术室《术中获得性压力性损伤风险评估量表》对患者进行术前评估，评分为 10 分，属于中风险，采取相应预防措施。

护理操作：遵医嘱留置导尿，预防性输注抗生素（术前 0.5～1 h 内），连接静脉通路延长管。

（3）与洗手护士配合

根据《手术物品清点制度》与洗手护士共同清点用物。

（4）麻醉前三方核查

麻醉实施前，按照《手术安全核查表》，与麻醉医生、手术医生对患者进行信息确认。

（5）实施麻醉时

站于患者一侧，观察患者生命体征变化，保障患者安全，如有情况及时协助麻醉医生处理。面罩通气时，轻压患者胃部，防止气体进入胃内，以致反流误吸，同时避免胃膨胀，影响术中操作（如图 2-3-3）。

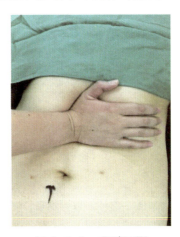

图 2-3-3　麻醉压胃

（6）安置手术体位（如图2-3-4）

将臀部凝胶垫放于患者骶尾部，足跟垫将足跟悬空，膝下垫膝枕。距离膝关节上5 cm处用约束带固定，松紧适宜，以能容纳一指为宜，防止腓总神经损伤。患者躺在负极板回路垫上，检查身体与金属有无接触，身体用中单覆盖，双上肢收回，自然放置身体两侧，掌心向内，用腰单包裹固定。远端关节略高于近端关节，有利于上肢肌肉韧带的放松和静脉回流。床单拉至平整，棉被覆盖保暖，检查液路和尿管是否通畅，安置托盘于合适位置。

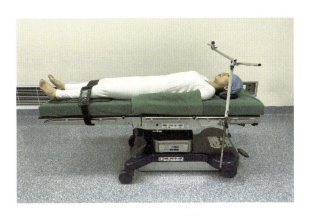

图2-3-4　平卧位

（7）安置仪器设备

液体加温仪放置患者头部左或右前方，超声刀、电刀、吸引器放置患者右侧。充气式加温仪放置患者左下方，吹风管道放置患者两腿之间，拿中单包裹，防止引起压力性损伤。

（8）协助开台

协助消毒，观察消毒效果；连接电外科设备，调节无影灯。

（9）手术开始前三方核查

切皮前，按照《手术安全核查表》，与麻醉医生、手术医生对患者再次进行信息确认。

（10）术中观察和护理

动态观察患者生命体征、静脉通路、尿量，密切关注手术进程；保持吸引器通畅，做好出血量统计；准确及时填写手术护理记录单。如术中出血量大，需要输血，可根据术前配血单完成输血任务。

（11）做好仪器设备管理和物品供应

根据术者要求调节灯光、电外科等仪器设备；及时供应手术台上所需物品。

（12）手术间的管理

加强巡视，保持手术间的环境清洁，控制手术间参观人数。

（13）标本的管理

①即刻核对原则：标本产生后洗手护士应立即与主刀医生核对标本来源。

②即刻记录原则：标本取出并核对无误后，由巡回护士即刻记录标本的来源、名称、数量。

③及时处理原则：标本产生后，冰冻需要即可送检。术后送病检的，需用 10% 中性甲醛缓冲液固定，固定液的量不少于病理标本体积的 10 倍，并确保标本全部置于固定液之中。由医生填写病检单，放于标本柜中，并做好登记。

（14）清点用物

在关闭体腔前后及缝合皮肤后，与洗手护士逐项清点手术台上所有用物，并及时记录。

（15）出室前三方核查

切口包扎完毕，先将患者安全转运至推车上，拉起床挡，防止坠床；出室时，巡回护士与麻醉医生、手术医生再次对患者进行信息确认。

（16）护送患者出室

出室前检查患者身体各部位有无异常，如有异常，做好记录。完善病历资料，带齐患者所有物品转运至下一单元，并做好交接。

（17）整理手术间

通知保洁员清洁手术间，所有仪器设备和物品做好清洁和归位，准备接台手术。

2. 洗手护士配合

（1）环境表面清洁

按照手术间擦拭流程进行环境表面清洁。

（2）用物准备

手术敷料：开腹包、中单包、衣服包、无菌持物钳。

手术器械：大开腹器械、血管器械、悬吊拉钩、隔离小包、结扎夹钳、方盘、无瘤小包、无菌灯罩、超声刀。

无菌物品：消融电极 A5，双极电凝，吸引器连接管，3-0、2-0、0 号慕丝线，11×34 圆针，11×34 角针，6×14 圆针，6×20 圆针，各型号手套，22 号刀片，15 号刀片，20 mL 注射器，50 mL 注射器，关腹薇乔线，3-0 的 8 根可吸收薇乔线，各种型号普理灵，14Fr 和 8Fr 红尿管，各型结扎夹，28Fr 引流管，引流袋。

（3）术前准备

①提前 15～30 min 洗手上台，按照规范整理无菌器械台（如图 2-3-5）。

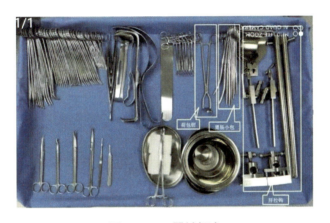

图 2-3-5　器械摆台

②与巡回护士清点器械台上所有物品。设置隔离区和非隔离区，做好隔离（如图 2-3-6）。

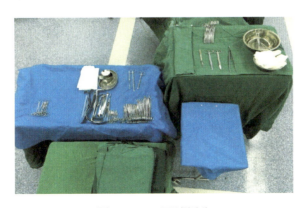

图 2-3-6　区域划分

③使用前提前检查超声刀的功能状态，根据组织类型，血管的粗细选择合适的超声器械和输出功率。

（4）协助消毒铺单

消毒范围：上平乳头连线，下至大腿上 1/3 处，两侧到腋后线。

铺单：既要显露手术切口，又要减少切口周围皮肤的暴露。先递四块小单，再递中单，切口周围 4~6 层。协助医生穿手术衣，戴无菌手套（加厚），最后铺置大单。

（5）隔离前操作，连接设备及管路

切口至器械托盘加铺无菌巾，以保护切口周围及托盘台面；连接超声刀、电刀、双极电凝、吸引器（如图 2-3-7）。

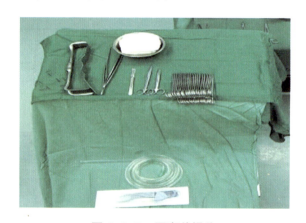

图 2-3-7　隔离前操作

（6）手术开始前三方核查

切皮前，按照《手术安全核查表》，与麻醉医生、手术医生对患者各项信息再次进行确认。

（7）消毒皮肤

递消毒钳、碘伏棉球常规消毒皮肤。

（8）切开皮肤、皮下组织、前鞘

切口：左肝叶切除取上腹部右肋缘下斜切口。递大刀、纱布、弯血管钳、电刀、逐层切开，必要时用 3-0 慕丝结扎血管，递肠垫保护切口。

（9）开腹探查，安装悬吊拉钩

洗手、递中弯钳 2 把，提起腹膜用组织剪剪一小口，电刀扩大打开腹膜。

安装悬吊拉钩时，先将床上关节交予巡回护士固定（与患者肩部同齐）、再固定长杆，术者固定好叶状拉钩后固定各个关节，充分暴露术野。

（10）游离肝脏，切断肝周围的韧带

依次分离镰状韧带、左冠状韧带、左三角韧带和肝胃韧带，离断结扎肝圆韧带。

递深部钳分离，递组织剪剪断，备 0 号慕丝线结扎或 6×14 圆针 2-0 慕丝线缝扎，电凝止血。重点是肝脏左侧三角韧带以及肝圆韧带必须结扎。

（11）备肝门阻断带（8Fr 红尿管）

递刀切开，递深部钳分离。分离肝短静脉，门静脉分支，肝管分支和第二肝门：递 8Fr 红尿管或无菌手套皮边阻断肝门，应准确记录阻断时间。重点：阻断时间小于 20 min（备而不用）。

（12）分离肝十二指肠韧带上段、分离出左肝动脉，切断结扎

递深部钳分离，递组织剪剪断，备 0 号慕丝线结扎或 6×14 圆针 2-0 慕丝线缝扎，电凝止血。

（13）分离出左肝管

打开第一肝门横沟左侧，锐性分离纤维组织，暴露左肝管横部进行分离；递 6×14 圆针 2-0 慕丝线贯穿缝扎，近端 0 号慕丝线结扎，6×14 圆针 2-0 号慕丝线缝扎，远端 0 号慕丝线结扎。

（14）分离左侧门静脉

分离门静脉左侧，左侧门静脉保留侧残断尽可能要缝扎，以防结扎线脱落致术后大出血（缝线采用普理灵），左肝叶门脉处理后，肝脏会出现明显的缺血线。

（15）切除肝左叶

用电刀沿肝脏缺血线进行切除，递深部血管钳，深部组织剪分离 2-0 号慕丝线结扎两道或普灵理缝断端。

（16）离断肝实质后行缝合止血

递超声刀切开肝实质，递结扎夹夹肝管和血管，递 6×14 圆针 2-0 慕丝线贯穿缝扎。

（17）肝断面完全止血后，用温灭菌注射用水冲洗

肝断面用肝针 0 号慕丝线或者 1 号薇乔线间断对拢缝合（目前肝断面检

查无胆瘘、无出血后不做缝合，止血棉覆盖）。

（18）清点器械、敷料后，逐层关腹

在肝脏断面和膈下各放一根粗引流管（有时可根据术者的爱好，放置负压引流管）。关腹薇乔关腹膜，11×34 圆针 0 号慕丝线缝肌肉及后鞘，11×34 圆针 3-0 慕丝线缝皮下组织，用组织钳夹碘伏棉球消毒皮肤，11×34 角针 3-0 慕丝线缝合皮肤。

【护理风险要点】

1.巡回护士

（1）皮肤的保护

①评估：患者从进入手术室起需保持仰卧位约 4 h，根据手术室《术中获得性压力性损伤风险评估量表》术前、术中分别给予的评分，采取相应的预防措施。

②术前：术前评分为 10 分，为中风险患者，措施为：肩部至骶尾部放置凝胶垫，骶尾部粘贴预防性应用敷料，脚踝处放置足跟凝胶垫，使足跟悬空，膝下垫膝枕，保持功能位；检查监护导联线以及呼吸回路，管路与患者皮肤用中单隔开，呼吸管路较硬，也可在管路与皮肤之间加垫棉垫，预防器械相关性压力性损伤；做好保暖，棉被盖于患者身上，并且将超出手术床沿的棉被反折于手术床上，防止因棉被的重力对患者身体和双足造成的压力性损伤。

③术中：术中评分为 10 分，为中风险患者。措施为：在不影响术者操作的情况下每隔 2 h 进行下肢抬高减压。

④术后：查看患者皮肤情况，尽可能轻微变换体位，以缓解皮肤持续受压。

（2）液路的管理

①术前：确保液路通畅，将输液器连接延长管至患者头侧，便于麻醉药物的连接，留置针固定牢固，以防脱出，固定时将留置针"Y"形部件下垫小纱块预防器械相关性压力损伤，双上肢放于患者身体两侧，掌心向内，用中单固定。

②术中：加强巡视，关注液体滴速，及时更换液体，防止液体原因导致麻醉药物无法进入患者体内，造成患者术中苏醒引发不良后果。

③术后：观察穿刺部位皮肤情况，去除延长管，妥善"U"形固定。

（3）VTE 的预防

①术前：在待术间指导患者做踝泵运动；护士应了解患者血栓相关病情，如高危因素、是否使用抗凝剂、放置血栓滤器、使用弹力袜等；避免同一部位、同一静脉反复穿刺，尽量不要选择在下肢静脉穿刺，尤其避免下肢静脉封管。

②术中：体位摆放时，在不影响手术的前提下将患者的腿部适当抬高，利于双下肢静脉血回流；预防患者低体温，避免静脉血液滞留，高凝状态，使用加温仪防止热量散失，维持正常体温；遵医嘱适当补液，避免脱水造成血液黏稠度增加。术中禁止使用弹力袜，袜子应松紧适宜，但应避免足部上卷，腿部下卷，造成止血带效应。

③术后：手术结束后尽可能给患者变换体位，动作要轻柔，并注意观察患者生命体征及反应；患者转运过程中搬动不宜过快，幅度不宜过大，建议使用转运工具。

（4）低体温的预防

①术前：给予患者心理护理，减少患者的焦虑和恐惧，以免影响回心血量和微循环。减少患者术前准备时的身体暴露，动态调节手术间温度，非手术部位加盖棉被。

②术中：使用液体加温装置和充气式体表加温装置。使用充气式体表加温装置时，应根据使用环境温度、手术类型、患者的实时体核温度及身体状况，选择合适的温度和风速；软管末端不得直接接触患者皮肤，应配合专用加温毯使用，且应在仪器运行为热风后再作用于患者，以防预热时产生的凉风使患者体温下降；术中使用 37℃灭菌注射用水冲洗腹腔，减少术中低体温的发生；可选择鼻温进行核心体温的监测，适时给予措施，预防低体温的发生。

③术后：棉被覆盖患者身体，注意肩部和足部保暖。

（5）肝门血流阻断时密切关注点

①肝门血流阻断前，要控制静脉输液流速，阻断期间不超过 500 mL，并提醒麻醉医师降低中心静脉压（4 mmHg 以下），减少术中出血。

②严密记录肝门阻断时间与开放时间，一般不超过 20 min，间歇 5 min，常温阻断最多 30 min，右肝硬化阻断时间不超 15 min，并及时提醒术者。时

间过长容易造成肝细胞缺血坏死，至肝功能衰竭，因此，在阻断 15 min 后每延长 5 min 应向术者报告一次时间。

③肝门血流阻断开放前要确保静脉通路能够线状流速。未发生大出血时，液体速度不应调快。

④肝门血流阻断时间短，要求与术者密切配合。

⑤肝门血流阻断期间绝对不准离开手术间，要密切观察手术进展，及时提供所需物品。

⑥断肝时要将电刀功率调至 80 W 以上。

2. 洗手护士

（1）术中缝针的管理

手术野范围过大，操作困难，随时注意缝针和用物的去向。

①术前：保证充足的时间进行清点。

②术中：在手术的全过程中，应始终知晓各项物品的数目、位置及使用情况；减少交接环节；不得让医生自行拿取台上用物；及时收回不用的用物；如发现用物从手术区掉落或被污染时，应立刻告知巡回护士进行妥善处理。

（2）隔离技术的应用

明确进行肝脏肿瘤组织切开时，即为隔离开始。

①要严格执行三区划分原则。在无菌区域设置隔离区，所有接触过肿瘤的器械和敷料等放置于该区，与未接触过肿瘤的物品不得混淆放置。切口至器械台加铺无菌巾，以保护切口周围及器械台面，隔离结束后撤除。

②保护皮肤、皮下组织：切口皮肤粘贴手术贴膜要平整；使用切口保护套，确保切口安全。

③洗手护士的手：不得直接接触隔离源（隔离器械、隔离区域、隔离组织），擦拭隔离器械的湿纱布勿作他用。切除病损后，接触过肿瘤的器械、敷料等应放置在隔离区域，不得用于正常组织。

④术中吸引：保持通畅、随时吸除外流内容物、吸引器头不可污染其他部位。根据需要及时更换吸引器头。

⑤术中建议备 2 套电刀笔（单极电凝、双极电凝等），肿瘤切除后应更换。

⑥标本：避免标本直接接触切口，使用专用器械夹取离体标本放于专用

容器中，并置于隔离区，夹取标本的器械不得用于其他操作。

⑦即撤：立即将接触过肿瘤的所有物品（器械、敷料、擦拭器械的湿纱布等）撤至隔离区域内，撤去隔离前铺置的无菌巾或无纺布。

⑧冲洗：用未被污染的容器盛装冲洗液彻底清洗手术野。

⑨更换：更换无菌手套、器械、敷料，接触过肿瘤的器械和敷料不得用于关闭腹腔。

⑩重置无菌区：切口周围至托盘重新加盖无菌巾或无纺布。

（3）肝门血流阻断时密切关注点

①提高肝脏外科手术的精准性、安全性、可靠性。

②掌握悬吊拉钩正确的安置方法，避免耽误手术时间。

③根据具体情况显露和解剖一肝门、二肝门和三肝门，防止重要血管损伤。

④肝门阻断时间短，要求与术者密切配合。

⑤松阻断带，观察出血情况，必要时进行修补。

⑥准备热盐水纱垫，压迫肝脏切面止血（说明：目前随着精准切肝技术的提升，电外科的发展，能量平台的使用，肝脏手术出血较以往明显减少，所以热盐水的准备等较以往减少）。

【注意事项】

①体位要根据需要在骨隆突处（枕后、肩胛、骶尾、肘部、足跟等）垫保护垫，以防止局部组织受压；上肢固定不宜过紧，预防骨筋膜室综合征；防止颈部过度扭曲，牵拉臂丛神经引起损伤。

②转运患者时，防止意外伤害的发生，如坠床、非计划性拔管、肢体挤压等。转运前确保输注液体的剩余量可维持至目的地。

③肝门血流阻断时，巡回护士和器械护士均应关注阻断时间，精准配合。

④术中出现特殊情况标本巨大时，建议及时送新鲜标本至病理科，以防止标本自溶、腐败、干涸等。

【解剖知识】

肝脏（如图2-3-8）是人体内最大的实质性脏器和消化腺，其大小因人而异，肝脏是一不规则楔形，右侧钝形而左侧扁窄，借助韧带和腹脏压力固定于上腹部，其大部分位于右季肋区和腹上区，小部分位于左季肋区。肝脏外观可分左、右、前、后四缘和膈、脏两面。其主要功能是分泌胆汁，参与脂类物质的消化。肝的脏面中有一"H"形沟，位于中部的横沟为肝门，是

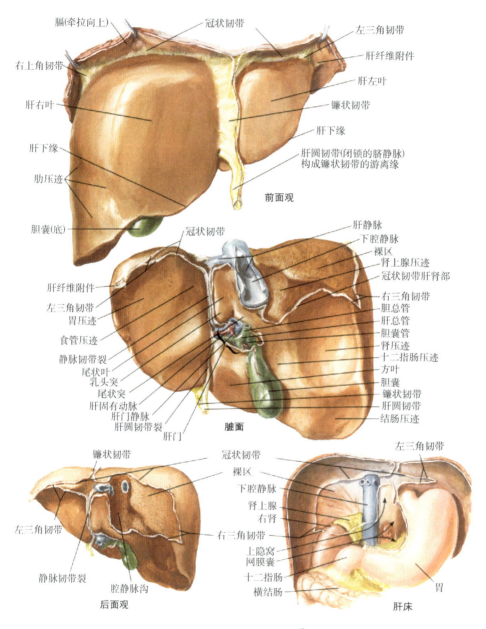

膈(牵拉向上)　冠状韧带　左三角韧带
右上角韧带　　　　　　　　　肝纤维附件
肝右叶　　　　　　　　　　　肝左叶
　　　　　　　　　　　　　　镰状韧带
肝下缘　　　　　　　　　　　肝下缘
肋压迹　　　　　　　　　　　肝圆韧带(闭锁的脐静脉)构成镰状韧带的游离缘
　　　　　　　　　　　前面观
胆囊(底)　　冠状韧带　　肝静脉
　　　　　　　　　　　　下腔静脉
　　　　　　　　　　　　裸区
肝纤维附件　　　　　　　肾上腺压迹
左三角韧带　　　　　　　冠状韧带肝肾部
胃压迹　　　　　　　　　右三角韧带
食管压迹　　　　　　　　胆总管
静脉韧带裂　　　　　　　肝总管
尾状叶　　　　　　　　　胆囊管
乳头突　　　　　　　　　肾压迹
尾状突　　　　　　　　　十二指肠压迹
肝固有动脉　　　　　　　方叶
肝门静脉　　　　　　　　胆囊
肝圆韧带裂　　　　　　　镰状韧带
肝门　　　　　　　　　　肝圆韧带
　　　　脏面　　　　　　结肠压迹
镰状韧带　冠状韧带　　　左三角韧带
　　　　　裸区
　　　　　下腔静脉
　　　　　肾上腺
　　　　　右肾
左三角韧带　右三角韧带
　　　　　　上隐窝
　　　　　　网膜囊
静脉韧带裂　十二指肠
腔静脉沟　　横结肠
　　后面观　　　　　　　胃
　　　　　　　　　　　　肝床

图 2-3-8　肝脏解剖 [1]

---

[1]　来源：《奈特人体解剖彩色图谱（第三版）》图 279。

肝左右管、肝固有动脉左右支、肝门静脉左右支和肝淋巴管及神经进出肝的门户。

【安全问题解析】

在肝门血流阻断时，为方便手术操作，减少术中出血，该怎么办？

①切记控制液量在500 mL以内。

②控制中心静脉压低于4 mmHg（一般要求麻醉师降到3 mmHg）。

③给予扩血管药物，利尿。

④条件允许的情况下，尽可能头低脚高位。

（编者：李卓　李莉　田艳妮）

第四节　腹腔镜下直肠全系膜切除术

【病历摘要】

患者秦某某，女，78岁。患者1月前出现便血，便血量较多。未予重视和治疗，后症状不缓解，出现大便减少，就诊于应县人民医院，行便常规检查示：直肠隆起性质待定、直肠息肉。活检示：直肠中分化腺癌。患者为求进一步诊治，就诊于我院门诊，门诊以"直肠占位性病变"收住我科。自发病以来，精神食欲尚可，大便次数减少，小便正常，体重减轻约5 kg。入院诊断为"直肠占位性病变"。

体格检查：T 36.7℃，P 92次/min，R 18次/min，BP 150/98 mmHg，H 160 cm，W 45 kg，BMI 17.57 kg/m²（营养不良）。

专科检查：大便潜血（因其经济性可作为直肠癌的初筛手段，阳性者再做进一步检查）。行直肠镜检（如图2-4-1）或活检，活检组织行病理检查是诊断直肠癌的金标准。直肠指检：可触及质硬，凹凸不平肿块，指套见含粪的污浊脓血。

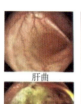

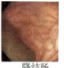

【检查所见】
直肠肠壁不均匀增厚，管腔狭窄，厚度约1.4 cm，平扫CT值约39HU，增强扫描可见强化不均匀，CT值分别约53HU、93HU、87HU，周围脂肪间隙模糊，病变周围及盆腔间隙内可见多发肿大淋巴结，较大者短径约1.5 cm 肝形态、大小正常，肝裂不宽，边缘光整。静脉期肝镰状韧带旁及肝左内叶（胆囊窝旁）可见斑片状低密度影，动脉期及延迟期未见显示；静脉期及延迟期肝右前叶上段可见斑片状低密度影，直径约0.6 cm，肝内外胆管大小、形态正常，胰腺尾部可见类圆形低密度影，大小约1.4×0.6 cm，CT值约16HU，增强扫描未见明显强化，胰周间隙脂肪影显示清晰。两侧肾脏形态、大小未见明显异常，双肾可见多发类圆形低密度影，密度均匀，边界清楚，较大者位于右肾下极，直径约0.8 cm，增强扫描未见明显强化，双侧肾盂及输尿管上段扩张积液；肾周间隙显示清晰。腹膜后未见明显肿大淋巴结影，腹腔内未见明显积液征象。
膀胱充盈良好，膀胱壁光整不厚，膀胱腔未见明显异常，子宫形态、大小正常，实质密度均匀，边缘光整，双侧附件区未见明显异常密度影。

【检查结果】
直肠占位伴淋巴结增大，考虑恶性伴转移，建议进一步穿刺活检
肝镰状韧带旁病变可能
肝左内叶及右前叶上段低密度灶，请结合MRI检查
胰尾部囊性结节，考虑囊肿
双肾囊肿
双侧肾盂及输尿管上段扩张积液

图 2-4-1　肠镜检查　　　　　　　图 2-4-2　腹部增强 CT

辅助检查：

①直肠腔内超声：直肠腔内超声检查可为直肠癌的诊断提供参考。直肠癌表现为直肠黏膜有破坏的实质性包块，并且可显示肿瘤浸润的深度、范围和方向，以及邻近组织和器官是否受侵犯等，为手术治疗提供依据。

②盆腔增强 MRI：不但能评估肿瘤浸润肠壁深度，淋巴结是否转移，更重要的是能准确分辨肠系膜是否受累。

③盆腹腔增强 CT：主要用于评估多发于肝肺的远处转移。大于 1 cm 的病变可通过 CT 准确判断是否转移（如图 2-4-2）。

④全身 PET-CT：帮助查看已有淋巴结转移的直肠癌，以及术后检查怀疑复发转移。

实验室检查：

①尿素测定，肌酐测定，血清碳酸氢盐异常值：

人血白蛋白 54.40　　　　　　（参考值 65.00 ~ 85.00 g/L）

血清碱性磷酸激酶 49.19　　　（参考值 50.00 ~ 135.00 IU/L）

血清胆碱酯酶 4.13　　　　　　（参考值 5.30 ~ 11.30 kIU/L）

降钙素原 38.67　　　　　　　（参考值 0.00 ~ 0.51 ng/L）

②活化部分凝血酶原异常值：

D- 二聚体 2117.00　　　　　　（参考值 0.00 ~ 243.00 μg/L）

③血清肌红蛋白测定异常值：

肌红蛋白 142.00　　　　　　　（参考值 0.00 ~ 60.00 ng/mL）

④血细胞分析，超敏 C 反应蛋白异常值：

血红蛋白 111.0　　　　　　　（参考值 115.0 ~ 150.0 g/L）

红细胞比容 0.340　　　　　　（参考值 0.350 ~ 0.450 g/L）

血小板压积 0.16%　　　　　　（参考值 0.19% ~ 0.39%）

平均血小板体积 9.00　　　　　（参考值 9.20 ~ 12.00 fL）

大血小板比率 18.00%　　　　　（参考值 19.70% ~ 42.40%）

中性粒细胞绝对值 7.72　　　　（参考值 1.80×10^9 ~ 6.30×10^9/L）

淋巴细胞绝对值 0.16　　　　　（参考值 1.10×10^9 ~ 3.20×10^9/L）

中性粒细胞百分比 95.8%　　　（参考值 40.00% ~ 75.00%）

超敏 C 反应蛋白 58.77　　　　（参考值 0.00 ~ 4.00 mg/L）

⑤血管内皮生长因子测定异常值：

血管内皮生长因子 373.37　　　（参考值 6.25 ~ 142.20 pg）

⑥癌胚抗原测定，糖类抗原测定异常值：

癌胚抗原 5.290　　　　　　　（参考值 0.000 ~ 5.093 ng/L）

糖类抗原（CA5）32.6　　　　（参考值 0.00 ~ 25.00 IU/mL）

⑦肝素结合蛋白异常值：

肝素结合蛋白 107.85　　　　　（参考值 0.00 ~ 11.40 ng/mL）

实施手术：腹腔镜下直肠全系膜切除术。

麻醉方式：全身麻醉。

【手术配合】

1. 巡回护士配合

（1）用物准备

手术间：洁净系统处于开启状态，调至适宜温湿度。

手术床：手术床上铺置凝胶垫，床单位铺置平整，预防压力性损伤（如图 2-4-3）。

体位垫/设备：截石位腿架及肩托安置于手术床上，处于备用状态。

仪器设备：高频电刀，双极脚踏，超声刀，腔镜设备，液体加温仪，加温毯等提前调试，处于备用状态。

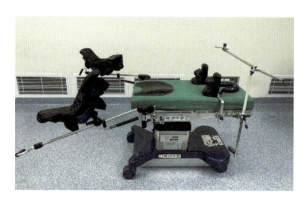

图 2-4-3　用物准备

（2）患者准备

待术间：按照《手术患者交接表》内容逐项进行查对并签字，确认外周液路通畅，转运患者入室。

进入手术间：妥善安置患者于手术床上，提前丈量骶尾部与床沿的距离，盖好棉被，保护隐私；做好心理护理，减轻患者紧张情绪。

皮肤保护：根据手术室《术中获得性压力性损伤风险评估量表》对患者进行评估，评分为 12 分，属于中风险，采取相应预防措施。

护理操作：遵医嘱留置导尿，预防性输注抗生素（术前 0.5～1 h 内），连接液体加温管，使用颈肩被做好对患者的保暖。

（3）与洗手护士配合

根据《手术物品清点制度》与洗手护士共同清点手术用物；配制化疗药。

（4）麻醉前三方核查

麻醉实施前，按照《手术安全核查表》，与麻醉医生、手术医生共同对患者进行信息确认。

（5）实施麻醉时

站于患者一侧，观察患者生命体征，保障患者安全，如有情况及时协助麻醉医生进行处理。患者吸入麻醉药时及时压胃，避免气体进入胃肠道，造成胃肠道胀气，影响手术操作。

（6）安置手术体位

头低足高截石位：患者骶尾部垫硅胶垫且置于床沿超出 5 cm，保证肛门部操作范围和空间。双下肢安放于截石位腿架上，外展不超过 90°，左下肢调高腿架 30°，右下肢调高 15°，同时为了避免尿管对肛门部操作的影响，尿袋下行挂于床沿上。双上肢内收，上肢动脉三通与皮肤间填塞棉垫保护，上肢外周静脉连接加温管并加以胶带固定，避免加温管对外周留置针的拖拽。肩部安置肩托，中间垫马蹄形足跟垫，以容纳一指为宜。眼贴保护双眼，撤去头板，头架放置于头侧远端，且处于最低位（如图 2-4-4）。

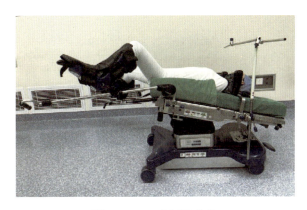

图 2-4-4　头低足高位

（7）调整显示器位置

显示器主屏放置于患者左下角，与左下肢腿架及主刀在水平线上，显示器高低与主刀视线一致。显示器副屏放置于手术床尾侧，供一助及扶镜手共同观看。

（8）协助开台

协助消毒铺单，检查消毒方法及效果。连接电刀、吸引器、超声刀、电子镜、气腹管。单极脚踏放置于术者右足侧。

（9）手术开始前三方核查

切皮前，按照《手术安全核查表》，与麻醉医生、手术医生共同对患者再次进行信息确认。

（10）超声刀准备

连接电源，打开总开关，连接超声刀连线，超声刀自检，如需脚踏，应将脚踏安放于术者右足。

（11）电子镜及气腹机准备

为了保护电子镜线缆，电子镜需装保护套，将电子镜线缆旋转拉直连接于主机上。连接气腹管，自上而下打开电源开关，根据预计手术时长及患者年龄调整气腹机压力值（常规调至 12～14 mmHg）。

（12）术中观察及护理

术中观察患者生命体征（尤其是二氧化碳分压），静脉通路，尿量及颜色（防止术中对输尿管的损伤），关注手术进展；保持吸引器的通畅，做好术中出血量的统计；准确及时填写手术护理记录单，粘贴相应的植入物合格证。镜下操作一旦结束，体位即刻逐步恢复至平卧位，减轻术中对患者的压力性损伤。手术结束后检查二氧化碳是否体内残留（如阴囊气肿及颈部和腋下皮下气肿等）。

（13）做好仪器设备的管理和物品的及时供应

根据手术要求调节电外科设备功率；及时供应台上所需的各种物品及耗材。

（14）手术间的管理

加强巡视，保持手术间的安静整洁，控制手术间的参观人数。

（15）标本的管理

标本一旦离体，及时与主刀沟通标本名称，核对标本数量。如为常规病理，应离体后及时固定标本，如为冰冻病理，应交予家属查看后及时送检（禁止分段切除和对标本的切割解剖）。

（16）清点用物

在关闭体腔前、关闭体腔后，以及缝合皮肤后，与洗手护士共同逐项清点手术台上所有用物，并及时记录。

（17）出室前三方核查

切口包扎完毕，与麻醉医生及手术医生先将患者安全转运至手术推车上，拉起床挡，防止坠床；患者离室时，巡回护士需与麻醉医生、手术医生再次核查患者信息。

（18）护送患者出室

出室前检查患者液路，引流管及尿管、胃管有无异常（如折弯、脱出、堵塞、未固定等）。再次检查患者的病历及相关影像资料，将患者转入下一单元，做好相关交接，签字确认。

（19）整理手术间

按照《医疗废物管理条例》结扎捆绑垃圾袋，张贴医疗废物标签。通知保洁员打扫清洁手术间，所有仪器设备做好清洁消毒后归位。

2. 洗手护士配合

（1）环境表面清洁

按照手术间擦拭流程进行环境表面清洁。

（2）用物准备

手术敷料：截石包、中单包、衣服包、无菌持物钳。

手术器械：大开腹器械、普外腔镜器械、电子镜、施夹钳、方盘、胃肠小包、荷包钳、鸭嘴钳、肠钳、超声刀。

无菌物品：消融电极 A5、吸引器管、吸引器头、3-0 慕丝线、2-0 慕丝线、0 号慕丝线、11 号刀片、22 号刀片、输血器、腔镜保护套 2 个、20 mL 注射器、50 mL 注射器、腔镜可吸收缝合线、关腹薇乔、腔镜纱布条、10×28 圆针、10×28 角针、6×14 小圆针、18Fr 橡胶引流管、3-0 可吸收缝合线、荷包线、腔镜穿刺套装。

特殊耗材：腔镜切割闭合器及钉舱、29 管状吻合器。

（3）术前准备

提前 15～30 min 洗手上台，按照规范整理无菌器械台；与巡回护士清点器械台上所有物品。设置隔离区和非隔离区，做好隔离技术。

（4）协助消毒铺单

消毒范围：上至双乳连线，下至大腿上三分之一，两侧消毒至腋前线，最后消毒肛门会阴部。

消毒：既要显露手术切口，又要减少切口周围皮肤的暴露。切口周围 4～6 层。协助医生穿手术衣，戴无菌手套，铺置大单。

（5）隔离前操作，连接设备及管路

连接电刀、超声刀、吸引器、电子镜、气腹管，提前检查，避免故障（如图 2-4-5），右下肢固定器械兜。

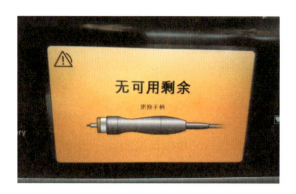

图 2-4-5 超声刀故障

（6）手术开始前三方核查

切皮前，按照《手术安全核查表》，与麻醉医生、手术医生对患者各项信息再次进行确认。

（7）建立气腹，探查腹腔

脐孔做第一切口，递气腹针穿刺建立气腹，维持腹腔内压力保持在 12 ~ 14 mmHg。递 10 mm 穿刺器放置电子镜镜头，探查腹腔及肝脏有无癌灶转移（如图 2-4-6）。脐周两次各放置 5 mm 穿刺器。左髂前上棘放置一个 5 mm 穿刺器，右髂前上棘放置一个 12 mm 穿刺器。

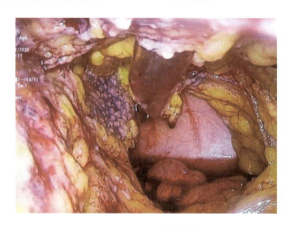

图 2-4-6 盆腔转移

（8）悬吊子宫

递荷包线穿刺腹壁进入腹腔，横穿子宫，悬吊于腹壁下。避免子宫影响直肠肿瘤段的暴露。

（9）游离肠管

递肠钳、鸭嘴钳寻找直肠肿瘤段，递电钩、超声刀逐层游离周围肠管。显露周边血管，结扎夹结扎，超声刀或电钩离断。

（10）结扎止血

游离好乙状结肠和直肠后，游离肠系膜下血管。用结扎夹夹闭肠系膜下血管根部，切断。

（11）直肠癌段处理

分离乙状结肠系膜，腔镜保护套绑带栓系直肠，镜下持针器提拉以充分显露直肠后间隙和前间隙以及直肠两侧，完全暴露直肠。递5 cm慕丝线丈量游离直肠的距离。

（12）切割闭合

液状石蜡润滑镜下切割闭合器前端，术者根据直肠的宽度及深度选择钉仓，核实切割闭合器与钉仓的型号（避免型号不匹配，无法击发），帮助术者将切割闭合器插入12 mm穿刺器，在肿瘤下方5 cm处，提拉直肠靠近切割闭合器一侧，查看直肠下方及对侧是否夹闭完全（如图2-4-7），激发钉仓，如肠管管腔较粗，需补打第二个钉仓。

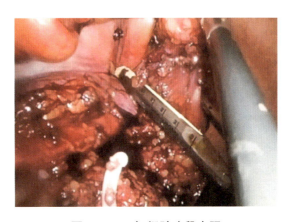

图 2-4-7　切闭肿瘤段直肠

（13）肿瘤的隔离

递腔镜保护套，保留一侧15 cm，7号慕丝线捆扎剪切一侧，折叠成条带状塞入腹腔。将直肠癌段塞入腔镜保护套内，捆扎另一侧腔镜保护套带子。

（14）标本离体

关闭气腹及电子镜光源，于左髂前上棘穿刺口大刀切开，延长手术切口，卵圆钳提拉直肠肿瘤段至腹腔外。递湿纱布垫于切口周围（如图 2-4-8），避免切口被肿瘤组织浸润。电刀游离裸化肿瘤近端肠管，扣扣钳夹闭标本一侧，大刀切断，标本放置于方盘内（图 2-4-9），与巡回护士，手术医生核实标本名称，即刻用 10% 甲醛组织固定液固定。

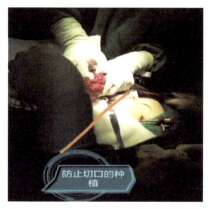 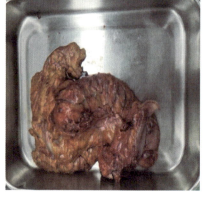

图 2-4-8　保护切口　　　　图 2-4-9　放置标本

（15）吻合口近端的处理

递三把艾利丝提拉乙状结肠断端，长条状碘伏棉球消毒润滑肠管，直钳夹持管状吻合器钉头塞入管腔内（图 2-4-10），荷包线荷包断端，尾侧保留 2～3 cm 荷包线，将乙状结肠断端还纳于腹腔内。

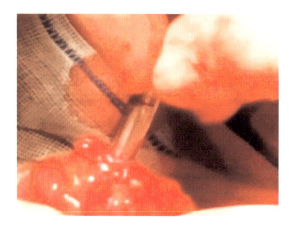

图 2-4-10　包埋钉头

（16）关闭切口

台上所有手术人员更换无菌手套。递关腹薇乔，10×28 圆针 0 号慕丝线，10×28 圆针 3-0 号慕丝线，10×28 角针 3-0 号慕丝线逐层关闭手术切口。

（17）腹腔冲洗

打开气腹机及电子镜光源，重新建立气腹。配置化疗药（如洛铂、顺铂、氟尿嘧啶等）及灭菌注射用水冲洗腹腔。

（18）消化道重建

一助于肛门处再次进行消毒并扩肛。管状吻合器主体碘伏润滑，并经肛门插入至直肠断端（如图 2-4-11），旋转管状吻合器钉针直至突破残留直肠断端。主刀调整乙状结肠角度及距离，夹持管状吻合器钉头直至插入吻合器钉针内，再次检查吻合口角度及距离，对合击发管状吻合器（如图 2-4-12），30 s 后激发完毕，检查残留荷包线，可吸收缝合线对吻合口加固缝合。再次进行腹腔冲洗，行直肠充气试验检查是否有吻合口瘘。

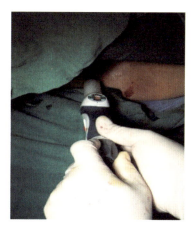 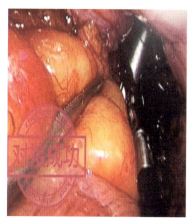

图 2-4-11　管状吻合器插入直肠断端　图 2-4-12　对合击发管状吻合器

（19）腹腔检查

检查腹腔内有无出血，有无腔镜纱布条，放置腹腔引流管。

（20）清点用物

关闭二氧化碳气源，将腹腔内残留二氧化碳气体排尽，拔出穿刺器。清点所有手术用物，接触过肿瘤的用物放置于隔离区，禁止再使用于正常组织。腔镜可吸收缝合线缝合穿刺切口，10×28 角针 0 号慕丝线固定引流管。

（21）清理用物，术后整理

协助手术医生清理患者身上的血渍；整理清洁手术间。

【护理风险要点】

1. 巡回护士

（1）皮肤的保护

①评估：患者从进入手术室起需保持约 6 h，根据手术室《术中获得性压力性损伤风险评估量表》术前、术中分别给予的评分，采取相应的预防措施。

②术前：术前评分为 12 分，为中风险患者，措施为：患者后背肩胛骨处粘贴预防性应用敷料，防止骨隆突处长期受压，皮肤及皮下组织发生压力性改变。肩部至骶尾部放置凝胶垫，骶尾部粘贴预防性应用敷料。双足后跟粘贴预防性应用敷料后安置在腿架上，缓解足后跟与腿架的摩擦力。检查监护导联线以及呼吸回路，管路与患者皮肤用盖单隔开，呼吸管路较硬，也可在管路与皮肤之间加垫棉垫，预防器械相关性压力性损伤；做好保暖，棉被盖于患者身上，并且将超出手术床沿的颈肩被反折于手术床上，防止因颈肩被的重力对患者身体造成的压力性损伤。

③术中：术中评分为 11 分，为中风险患者。措施为：在不影响术者操作的情况下每隔 2 h 进行下肢抬高减压。

④术后：查看患者皮肤情况，可采取侧卧位至出室，以缓解皮肤持续受压。

（2）液路的管理

①术前：确保液路通畅，将输液器连接加温管至床头，便于麻醉药物的连接，留置针固定牢固，加温管固定于上肢上，避免因加温管的重力导致留置针的脱落。固定时将留置针"Y"形部件下垫小纱块预防器械相关性压力损伤。

②术中：加强巡视，关注液体滴速，及时更换液体，防止液体原因导致麻醉药物无法进入患者体内，造成患者术中苏醒引发不良后果。

③术后：观察穿刺部位皮肤情况，去除加温管，妥善"U"形固定。

（3）体位的摆放

①术前逐步调节头低足高位，避免血压的急剧升高。

②术中患者头部可适度抬高，避免眼内压增高及球结膜水肿。一旦不需要镜下操作即可调整体位为平卧位，间歇性减压。

（4）VTE 的预防

①术前：在待术间指导患者做踝泵运动；护士应了解患者血栓相关病情，如高危因素、是否使用抗凝剂、放置血栓滤器、使用弹力袜等；避免同一部位、同一静脉反复穿刺，尽量不要选择在下肢静脉穿刺，尤其避免下肢静脉封管。

②术中：体位摆放时，在不影响手术的前提下将患者的腿部适当抬高，利于双下肢静脉血回流；预防患者低体温，避免静脉血液滞留，高凝状态，必要时使用加温仪防止热量散失，维持正常体温；遵医嘱适当补液，避免脱水造成血液黏稠度增加。术中禁止使用弹力袜，袜子应松紧适宜，应避免足部上卷，腿部下卷，造成止血带效应。

③术后：手术结束变换体位时动作要轻柔，并注意观察患者生命体征及反应；患者转运过程中搬动不宜过快，幅度不宜过大，建议使用转运工具。

（5）低体温的预防

①术前：给予患者心理护理，减少患者的焦虑和恐惧，以免影响回心血量和微循环。减少患者术前准备时的身体暴露，动态调节手术间温度，非手术部位加盖棉被。

②术中：使用液体加温装置和充气式体表加温装置，使用充气式体表加温装置时，软管末端不得直接接触患者皮肤，应配合专用加温毯使用，且应在仪器运行为热风后再作用于患者，以防预热时产生的凉风使患者体温下降；术中使用温生理盐水冲洗术腔，可减少颅腔温度的降低和脑血管收缩的现象，进而减少术后不良反应；可酌情选择鼻温、耳温等核心体温的监测，适时给予措施，预防低体温的发生。

③术后：棉被覆盖患者身体，注意肩部和足部保暖。

2. 洗手护士

（1）术中缝针的管理

①术前：洗手护士应规范器械台上物品摆放的位置，保持各类物品整洁有序。洗手护士应提前 15～30 min 洗手，保证有充足的时间进行物品的检查和清点。在整个手术过程中，应始终知晓各项物品的数目、位置及使用情况。

②术中：手术医生不应自行拿取台上缝针，暂时不用的缝针应及时交还洗手护士，不得乱丢或堆在手术区。同时，洗手护士应及时收回暂时不用或已经使用完的缝针，不得随意丢弃。台上缝针掉落应立即告知巡回护士妥善

处理。术中使用过的缝针应及时与巡回护士共同清点其数量及完整性，避免意外情况的发生。

③术后：缝针数目及完整性清点有误时，立即告知手术医生共同寻找缺失的部分，必要时根据物品的性质采取相应辅助手段查找，确保不遗留于患者体内。若找到缺失的部分，洗手护士与巡回护士应确认其完整性，放置于指定位置，妥善保存，以备清点时核查。如采取各种手段仍未找到，应立即报告主刀医生及护士长，X射线辅助确认物品不在患者体内，需主刀医生、巡回护士和洗手护士签字存档，按清点意外处理流程报告，填写清点意外报告表，并向上级领导汇报。

（2）隔离技术的应用

①开台前，在无菌区域设置隔离区，所有接触过肿瘤的器械和敷料等放置于该区，与未接触过肿瘤的物品不得混淆放置。切口至器械台加铺无菌巾或无纺布，以保护切口周围及器械台面，隔离结束后撤除。

②切除标本部位的断端应用纱布垫保护，避免污染切口及手术区周边。

③术中吸引应保持通畅，随时吸除外流内容物，根据需要随时更换吸引器头。

④洗手护士的手：不得直接接触隔离源（隔离器械、隔离区域、隔离组织），擦拭隔离器械的湿纱布勿作他用。切除病损后：接触过肿瘤的器械（腔镜器械、吸引器头等）、敷料等应放置在隔离区域，不得用于正常组织。

⑤标本：避免标本直接接触切口，使用自作取物袋及专用器械夹取离体标本放于标本盘内，并置于隔离区，器械不得用于其他操作。

⑥即撤：立即将接触过肿瘤的所有物品（器械、敷料、擦拭器械的湿纱布等）撤至隔离区域内，撤去隔离前铺置的无菌巾。

⑦冲洗：用未被污染的容器盛装冲洗液彻底清洗手术野。

⑧更换：更换无菌手套、器械、敷料。

⑨重置无菌区：切口周围重新加盖无菌巾。

【注意事项】

1. 切割闭合器，管状吻合器的使用

①术前应及时查看病例中有无切割闭合器及管状吻合器的使用申请单，与主刀核实术中需使用的器械类型及型号，如无备货，应及时与厂家人员联系。

②不可提前拆包装放置于手术台上，避免手术意外情况的发生。

③核实钉仓是否与切割闭合器同一款型，避免术中切割闭合器与钉仓不匹配，不能击发。

④使用过的钉仓应及时去除，并检查切割闭合器头端是否有钉子的残留。

⑤使用过的钉仓不可过早丢弃，应与巡回护士清点后方可丢弃。

⑥管状吻合器的主体与钉头使用前应碘伏充分润滑，防止生涩，使用中损伤管腔内黏膜。

2. 吻合口瘘

①提醒医生管状吻合器应经肛门进入居中后方可旋转钉头。

②乙状结肠残端应松解充分，且避免肠管扭曲下进行吻合，以免发生术后肠梗阻。

③如有必要应对吻合口进行加固缝合。

④吻合后应常规进行充气试验或冲洗试验，检查吻合口是否渗漏。

【解剖知识链接】

1. 生理学结构

直肠位于盆腔内，是大肠的末段。沿骶骨和尾骨前面下行，穿盆膈，终止于肛门。直肠在盆膈以上称盆部，以下部分叫肛门部和肛管。盆部的下端有时呈梭形膨大，称直肠壶腹。直肠在前后的方向上有两个弯曲。上方的弯曲称直肠骶曲，凸向后侧，下方的弯曲凸向前侧，称直肠会阴曲。当进行乙状结肠镜检查时，须顺应此二弯曲缓缓插入，以免损伤肠壁。男性直肠的前方是膀胱、精囊腺和前列腺，女性直肠的前方是子宫和阴道，故可经直肠触查这些器官。

2. 解剖结构

直肠（如图 2-4-13）为消化管的最末一段，位于盆腔内，其行程不是直线而有几个弯曲，它有三条横皱襞，其中两条在左，一条在右，高度不同，从下面看来三个皱襞互相掩叠，围直肠一周，支载粪块。

直肠近肛门的一段扩大成为直肠壶腹，里面有垂直皱襞 6～10 条为肛柱，肛柱上面有静脉丛。直肠终于肛门。肛门有肛门外括约肌及肛门内括约肌。肛门外括约肌是随意肌，属会阴肌。肛门内括约肌是肠内环肌加厚而成，属平滑肌，其作用是于大便临完结的时候彻底清除残存在肛门管里的废物。

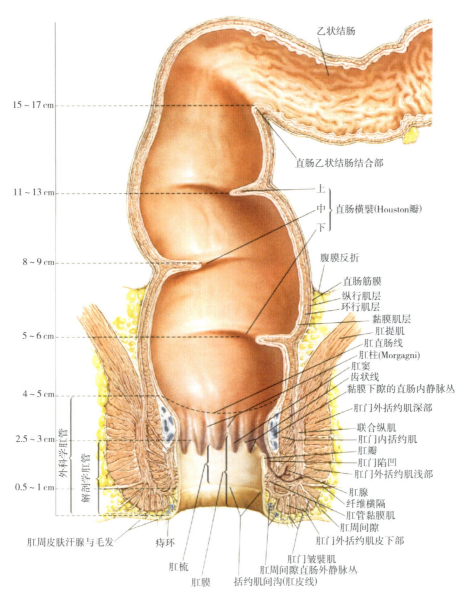

乙状结肠

直肠乙状结肠结合部

上
中 直肠横襞(Houston瓣)
下

15 ~ 17 cm

11 ~ 13 cm

8 ~ 9 cm

腹膜反折

直肠筋膜
纵行肌层
环行肌层
黏膜肌层
肛提肌
肛直肠线
肛柱(Morgagni)
肛窦
齿状线
黏膜下隙的直肠内静脉丛
肛门外括约肌深部
联合纵肌
肛门内括约肌
肛瓣
肛门陷凹
肛门外括约肌浅部
肛腺
纤维横隔
肛管黏膜肌
肛周间隙
肛门外括约肌皮下部

5 ~ 6 cm

4 ~ 5 cm

2.5 ~ 3 cm

0.5 ~ 1 cm

外科学肛管

解剖学肛管

肛周皮肤汗腺与毛发
痔环
肛梳
肛膜
肛门皱襞肌
肛周间隙直肠外静脉丛
括约肌间沟(肛皮线)

图 2-4-13　直肠解剖图 [①]

直肠指在第 3 骶椎前方起自乙状结肠，沿骶、尾骨前面下行，穿过盆膈移行于肛管的一段肠管为直肠。直肠是消化管位于盆腔下部的一段。直肠并

————————

① 来源：奈特人体解剖彩色图谱（第三版）图 374。

不直，在矢状面上形成两个明显的弯曲，即直肠骶曲和直肠会阴曲。在冠状面上也有 3 个突向侧方的弯曲，但不恒定，一般中间较大的一个凸向左侧，上下两个凸向右侧。当临床进行直肠镜、乙状结肠镜检查时，应注意这些弯曲部位，以免损伤肠壁。

【安全问题解析】

术中如何预防腔镜纱布条遗留？

①术前洗手护士与巡回护士认真清点腔镜纱布条的数量及完整性，术中加数应及时记录。

②裁剪纱布条时要保留显影条一侧，不带显影条的纱布条应及时与巡回护士沟通，弃用。

③关注其使用情况及填塞位置，防止丢失。

④及时收集整理使用过的纱布条，3 个为一组捆绑放置，便于清点；若发生掉落，应及时告知巡回护士并妥善放置。

⑤关闭体腔前，洗手护士与巡回护士认真清点纱布条的数量及完整性。

⑥如有缺失应立即寻找，注意查找清点台，手术铺单，标本盘内，纱布是否携带，有无粘于手术人员足下。手术台及器械台上、手术台周围未找到时，可借助 X 射线设备寻找，若最终仍未找到时，应立即上报护士长，并进行 X 射线照射留存资料，填写《手术室特殊事件记录表》。

（编者：郝俊有 李莉 田艳妮）

第五节 根治性胰十二指肠切除术

【病历摘要】

患者柏某某，女，49 岁，体检发现十二指肠占位，腹部彩超提示肝内胆管、右肝管、肝总管、胰管扩张。无腹泻腹痛，无恶心呕吐，否认发热，大小便正常，体重无明显减轻。既往史：患者平素身体健康状况良好，否认传染病史，有高血压史，否认糖尿病史，否认心脏病史、手术外伤史、输血史、过敏史。入院诊断为"十二指肠占位"。

体格检查：T 36.5℃，P 93 次 /min，R 18 次 /min，BP 132/85 mmHg，H 166 cm，W 65 kg，BMI 23.58 kg/m² （正常）。

专科检查：全身皮肤、巩膜未见黄染，腹部平坦，未见胃肠型及蠕动波，未见腹部异常隆起或凹陷，腹软，全腹无明显压痛、反跳痛及肌紧张，墨菲征（+），肝脾肋下未触及，腹部叩诊呈鼓音，移动性浊音（−），肠鸣音正常。

辅助检查：腹部 CT+ 三维重建：肝内胆管、右肝管、肝总管、胰管扩张。

实验室检查：

糖类抗原（CA242）：26.9 IU/mL（0～20 IU/mL）

糖链抗原（CA199）：372 IU/mL（0～28 IU/mL）

总胆红素：85.2 μmol/L（≤ 26 μmol/L）

直接胆红素：53.4 μmol/L（≤ 4 μmol/L）

间接胆红素：32.97 μmol/L（1.7～17 μmol/L）

谷氨酰基转移酶：1 343.50 IU/L（10～60 IU/L）

天门冬氨酸氨基转移酶：242.6 IU/L（15～40 IU/L）

血清碱性磷酸酶：673 IU/L（45～125 IU/L）

实施手术：根治性胰十二指肠切除术。

麻醉方式：全身麻醉。

【手术配合】

1. 巡回护士配合

（1）用物准备

手术间：洁净系统处于开启状态，调至适宜温湿度。

手术床：调整手术床于送风口下方，手术床上放置凝胶垫，床单位铺置平整，预防压力性损伤。

体位垫：臀部垫、足跟垫、约束带、膝枕置于手术床上，处于备用状态。

仪器设备：高频电刀、双极脚踏、负压吸引器、超声刀、无影灯、液体加温仪、充气式加温仪等提前调试，处于备用状态。

提前调至温箱 37℃，放置灭菌注射用水、生理氯化钠溶液。

（2）患者准备

待术间：按照《手术患者交接表》内容逐项进行查对并签字，确认；右前臂液路通畅，转运患者入室。

进入手术间：妥善安置患者于手术床上，盖好棉被，保护隐私，做好保暖；做好心理护理，减轻患者紧张情绪。

皮肤保护：根据手术室《术中获得性压力性损伤风险评估量表》对患者进行评估，评分为10分，属于中风险，采取相应预防措施。

护理操作：遵医嘱留置导尿，预防性输注抗生素（术前0.5～1 h内），连接静脉通路延长管。

（3）与洗手护士配合

根据《手术物品清点制度》与洗手护士共同清点用物。

（4）麻醉前三方核查

麻醉实施前，按照《手术安全核查表》，与麻醉医生、手术医生对患者进行信息确认。

（5）实施麻醉时

站于患者一侧，观察患者生命体征变化，保障患者安全，如有情况及时协助麻醉医生处理。面罩通气时，轻压患者胃部，防止气体进入胃内，以致反流误吸，同时避免胃膨胀，影响术中操作。

（6）安置手术体位

将臀部凝胶垫放于患者骶尾部，足跟垫将足跟悬空，膝下垫膝枕。距离膝关节上5 cm处用约束带固定，松紧适宜，以能容纳一指为宜，防止腓总神经损伤。患者躺在负极板回路垫上，检查身体与金属有无接触，身体用中单覆盖，双上肢收回，自然放置身体两侧，掌心向内，用腰单包裹固定。远端关节略高于近端关节，有利于上肢肌肉韧带的放松和静脉回流。床单拉至平整，棉被覆盖保暖，检查液路和尿管是否通畅，安置托盘于合适位置（如图2-5-1）。

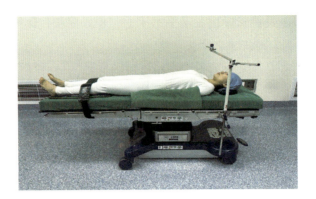

图 2-5-1　平卧位

（7）安置仪器设备

液体加温仪放置患者头部左或右前方，超声刀、电刀、吸引器放置患者右侧。充气式加温仪放置患者左下方，吹风管道放置患者两腿之间，拿中单包裹，防止引起压力性损伤。

（8）协助开台

协助消毒，观察消毒效果；连接电外科设备，调节无影灯。

（9）手术开始前三方核查

切皮前，按照《手术安全核查表》，与麻醉医生、手术医生对患者再次进行信息确认。

（10）术中观察和护理

动态观察患者生命体征、静脉通路、尿量，密切关注手术进程；保持吸引器通畅，做好出血量统计；准确及时填写手术护理记录单。

（11）做好仪器设备管理和物品供应

根据术者要求调节灯光、电外科等仪器设备；及时供应手术台上所需物品。

（12）手术间的管理

加强巡视，保持手术间的环境清洁，控制手术间参观人数。

（13）标本的管理

①即刻核对原则：标本产生后洗手护士应立即与主刀医生核对标本来源。

②即刻记录原则：标本取出并核对无误后，由巡回护士即刻记录标本的来源、名称、数量。

③及时处理原则：标本产生后，冰冻需要即可送检。术后送病检的，需用 10% 中性甲醛组织固定液固定，固定液的量不少于病理标本体积的 10 倍，并确保标本全部置于固定液之中。由医生填写病检单，放于标本柜中，并做好登记。

（14）清点用物

在关闭体腔前后及缝合皮肤后，与洗手护士逐项清点手术台上所有用物，并及时记录。

（15）出室前三方核查

切口包扎完毕，先将患者安全转运至推车上，拉起床挡，防止坠床；出室时，巡回护士与麻醉医生、手术医生再次对患者进行信息确认。

（16）护送患者出室

出室前检查患者身体各部位有无异常，如有异常，做好记录。完善病历资料，带齐患者所有物品转运至下一单元，并做好交接。

（17）整理手术间

通知保洁员清洁手术间，所有仪器设备和物品做好清洁和归位，准备接台手术。

2. 洗手护士配合

（1）环境表面清洁

按照手术间擦拭流程进行环境表面清洁。

（2）用物准备

手术敷料：开腹包、中单包、衣服包、无菌持物钳。

手术器械：大开腹器械、血管器械、悬吊拉钩、荷包钳、胃肠小包、隔离小包、结扎夹钳、方盘、无瘤小包、无菌灯罩、超声刀。

无菌物品：消融电极 A5、吸引器管、慕丝线（3-0、2-0、0 号）、11×34 圆针、11×34 角针、6×14 圆针、6×20 圆针、各型号手套、22 号刀片、15 号刀片、20 mL 注射器、50 mL 注射器、0 号 PDS、3-0 的 8 根可吸收缝合线、各种型号聚丙烯不可吸收缝合线、14Fr 和 8Fr 红尿管、各型结扎夹、28Fr 引流管、引流袋。

（3）术前准备

提前 15~30 min 洗手上台，按照规范整理无菌器械台（如图 2-5-2）；与巡回护士清点器械台上所有物品。设置隔离区和非隔离区，做好隔离技术（如图 2-5-3）。

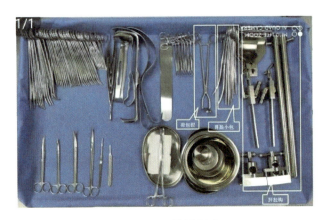

图 2-5-2　器械摆台

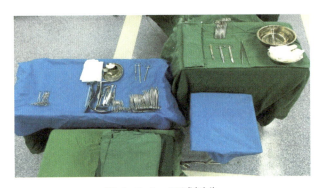

图 2-5-3　区域划分

（4）协助消毒铺单

消毒范围：上平乳头连线，下至大腿上 1/3 处，两侧到腋后线。铺单：既要显露手术切口，又要减少切口周围皮肤的暴露。先递四块小单，再递中单，切口周围 4~6 层。协助医生穿手术衣，戴无菌手套，铺置大单。

（5）隔离前操作，连接设备及管路

连接消融电极 A5、超声刀、吸引器管，检查并确保其功能。

（6）手术开始前三方核查

切皮前，按照《手术安全核查表》，与麻醉医生、手术医生对患者各项信息再次进行确认。

（7）切开皮肤、皮下组织

取右上腹经腹直肌切口，长约 15 cm，15 号刀片切皮，更换 22 号刀片，依次切开皮下组织、肌层、前鞘、腹膜，3-0 慕丝线结扎出血点或电刀止血，递湿肠垫保护切口。

（8）开腹探查，安装悬吊拉钩

安装悬吊拉钩时，先将床上关节交予巡回护士固定（与患者肩部同齐）再固定长杆，术者固定好叶状拉钩后固定各个关节（不抖开的湿纱垫于腹壁与拉钩之间），充分暴露术野。主刀医生及第一助手用生理盐水吸收后（洗手后的生理盐水弃用），探查腹腔，依次是肝脏、胆囊、胃、十二指肠、盆腔和肝门部、肠系膜、门静脉及腹主动脉淋巴结无转移。

（9）游离胰头及十二指肠

Koche 切口（十二指肠外侧缘切开后腹膜，在一个无血管的间隙非常容易游离十二指肠，进一步可以游离胰头，将整个胰头和十二指肠向左翻起）游离胰头及十二指肠至腹主动脉前方，备各号结扎夹夹闭血管，并显露肠系膜上动脉、腹腔干、下腔静脉前壁及左肾静脉，取 16B1 组及胆总管下端右侧增大淋巴结送快速病检，回报均未见肿瘤细胞；切开胃结肠韧带，向肠系膜上静脉方向游离并切断 Henle 干，递中号或大号结扎夹，结扎切断胰腺钩突汇入与肠系膜上静脉之静脉，游离显露肠系膜上静脉主干前方至胰腺下缘，分离肠系膜上静脉与胰腺颈部间疏松组织（备 2-0 慕丝线钳带线及 6×14 圆针 3-0 慕丝线缝扎出血点），见肠系膜上静脉主干未受侵；继续沿横结肠向左游离大网膜至近结肠脾区处，并在胃网膜左右血管汇合处连线水平切断大网膜（先递两把弯钳夹闭，行消融电极电切分离，再递钳带线 2-0 慕丝线结扎），以此作为大弯侧胃切断点。

（10）切除胆囊

逆行切除胆囊（胆囊管未切断），距肝总管与胆囊管交汇处上方约 1cm 切断肝总管（递中号结扎夹），游离肝十二指肠韧带内肝固有动脉、门静脉周围淋巴结、神经及脂肪组织（即第 12a、p 组淋巴结），胆总管周围淋巴结（12b 组）随远端胆管一并留在切除侧；胃右动脉予结扎切断（递大号结扎夹），继续沿肝固有动脉向肝总动脉方向清扫肝总动脉前方神经丛及淋巴结（8a 组）及腹腔干右侧淋巴结（9 组）；显露胃十二指肠动脉其近端确切结扎

（递中号结扎夹）+ 缝扎（递 6×14 圆针 3-0 慕丝线）；显露胰腺上缘门静脉并分离门静脉与胰颈部疏松组织。于小弯胃角处游离切断小弯侧血管（递中号结扎夹），拟于此处向胃大弯已游离处切断胃（递切割闭合器），胃近断端加强缝合止血（递 6×14 圆针 3-0 慕丝线）。

（11）切断胰腺

距 Treitz 韧带约 10 cm 游离切断空肠（递切割闭合器），游离近端空肠系膜，将近残端空肠经肠系膜上血管后方送至右侧。游离胰腺颈部，于门静脉前方切断胰腺（递切割闭合器），于胰腺上下缘切断处两侧缝合预防出血，切断胰腺颈部，见主胰管稍扩张，胰腺断端缝扎止血（递 6×14 圆针、3-0 慕丝线），游离肠系膜上静脉及门静脉与胰腺之间疏松组织，汇入肠系膜上静脉右侧之静脉予妥善结扎及缝扎（递 6×14 圆针、3-0 慕丝线）。

（12）切除整块标本

分离切断胰腺钩突与肠系膜上动脉右侧的淋巴结及小血管，沿肠系膜上动脉神经鞘右侧壁完整切除胰腺系膜，整块移除标本（切除标本放于方盘内，方盘置于隔离区，碘伏棉球消毒断端）。

（13）消化道重建

术野确切止血，大量温热灭菌注射用水冲洗（提前温 37℃灭菌注射用水），于胃后壁浆肌层近胰腺残端处用 2-0 聚丙烯不可吸收缝合线缝荷包并切开胃壁（与胰腺断端直径相当），切开胃残端大弯处断端，将胰腺远断端套入胃腔后与胃后壁切口用 3-0 可吸收缝合线连续缝合，再收紧 2-0 聚丙烯不可吸收缝合线并打结，完成胰胃吻合；经横结肠中动脉右侧系膜裂孔将远端空肠上提至肝门处，行肝总管空肠端侧吻合（备 6×14 圆针 3-0 慕丝线、3-0 可吸收缝合线缝合肠壁与胆总管，间断缝合浆肌层及全层）；距胆肠吻合约 55 cm 处行结肠前输入端对胃小弯的胃空肠吻合（吻合口宽约 4 cm），并于输入袢置入胃管（多剪侧孔），输出袢置入空肠营养管（6×14 圆针 3-0 慕丝线间断缝合胃和空肠）。缝合关闭各系膜裂孔（6×14 圆针 3-0 慕丝线间断缝合）。

（14）确切止血，冲洗摆管

再次检查术野无活动性出血，大量温热灭菌注射用水冲洗腹腔。经门静脉后方于胰胃吻合口上方置 28Fr 引流管一根，胆肠吻合口前方置 28Fr 引流管一根，分别于右侧腹壁戳口引出体外并缝合固定（备 11×34 皮针及 0 号慕丝线固定）。清点器械敷料无误后，逐层关腹并敷料覆盖。

（15）清理用物，术后整理

协助手术医生清理患者身上的血渍；整理清洁手术间。

【护理风险要点】

1. 巡回护士

（1）皮肤的保护

①评估：由于患者从进入手术室到出室约 6 h，根据患者情况，依据手术室《术中获得性压力性损伤风险评估量表》，为患者对术前、术中分别给予的评分，采取相应的预防措施。

②术前：术前评分为 10 分，为中风险患者。措施：由于患者处于仰卧位，给患者后背肩胛骨处、骶尾部、双足跟粘贴预防性泡沫敷料防止骨隆突处长期受压，皮肤及皮下组织发生压力性改变。枕部放置海绵垫、肩部至骶尾部放置大面积凝胶垫，双下肢放置专用凝胶垫。检查监护导联线、延长管以及呼吸回路，管路与患者皮肤用盖单隔开，呼吸管路较硬，也可在管路与皮肤之间加盖中单，预防器械相关性压力性损伤。做好保暖，肩颈被盖于患者下身，用约束带为患者约束好，防止术中患者躁动发生坠床。

③术中：术中评分为 10 分，为中风险患者。措施为：在不影响术者操作的情况下，每隔 2 h 进行枕部及下肢抬高减压，同时检查患者约束情况，防止患者肢体出现过度约束现象。

④术后：查看患者皮肤情况，适当减压骶尾部及肩部皮肤以缓解皮肤持续受压。

（2）液路的管理

①术前：根据手术需要留置两路液体且确保液路通畅，使用液体加温装置将输液器连接加温管放至头侧，便于麻醉药物的连接，留置针固定牢固，加温管固定于上肢上，避免因加温管的重力导致留置针的脱落。固定时将留置针"Y"形部件下垫小纱块预防器械相关性压力损伤。

②术中：加强巡视，关注液体滴速，及时更换液体，防止液体原因导致麻醉药物无法进入患者体内，造成患者术中苏醒引发不良后果。

③术后：观察穿刺部位皮肤情况，去除加温管，妥善"U"形固定。

（3）VTE 的预防

①术前：根据患者情况，用《Caprini 量表》为患者评估血栓风险，在待术间指导患者做踝泵运动；护士应了解患者血栓相关病情，如高危因素、是否使用抗凝剂、放置血栓滤器、使用弹力袜等；避免同一部位、同一静脉反复穿刺，尽量不要选择在下肢静脉穿刺，尤其避免下肢静脉封管。

②术中：体位摆放时，在不影响手术的前提下将患者的腿部适当抬高，利于双下肢静脉血回流；预防患者低体温，避免静脉血液滞留，高凝状态，必要时使用加温仪防止热量散失，维持正常体温；遵医嘱适当补液，避免脱水造成血液黏稠度增加。

③术后：手术结束患者自行变换体位时要辅助患者保持动作轻柔，并注意观察患者生命体征及反应，有无咳嗽气喘、血氧下降的现象，同时观察双下肢有无肿胀和粗细不一致的情况。

（4）低体温的预防

①术前：术前预保温，提高手术室室温至 25℃，同时在为患者手术准备时减少患者术前身体暴露，非手术部位加盖棉被。

②术中：动态调节手术间温度，使用液体加温装置和充气式体表加温装置。使用充气式体表加温装置时应配合专用加温毯使用，软管末端不得直接接触患者皮肤，且应在仪器运行为热风后再作用于患者，以防预热时产生的凉风使患者体温下降；术中使用温生理盐水和灭菌注射用水冲洗术腔，可减少腹腔温度的降低和腹腔血管冷刺激，进而减少术后不良反应；使用鼻温探头实时监测患者术中体温，适时给予措施，预防低体温的发生。

③术后：棉被覆盖患者身体，注意肩部和足部保暖。

（5）输血的管理

由于术中切除胃以及胰腺时，会切断与组织相连的各类血管，术中有可能会大量出血，所以我们提前做好输血的准备。

术前：留置好尿管和静脉通路后防止管路打折，影响术中患者血流循环液量的观察。

术中：严密观察术中出血情况以及尿量补液情况，适当提醒术者及麻醉医生是否需要输血。输血前，严格执行三查八对制度，保证正确的患者输上正确的血液类型及剂量。同时在专用的血制品加温箱中恒温到 37℃再进行输注。输血过程中，先慢后快，根据患者情况调节好滴速，观察患者有无出现各种不良反应，并告知麻醉医生。输血结束后，观察患者有无不良反应，之后将患者血袋保留24 h，并登记至输血本上，防止患者出现迟发过敏反应时再进行核查。

2.洗手护士

（1）术中缝针的管理

①术前：对于缝针规范放置于磁吸针盒内，与巡回老师共同查看缝针的数目、完整性。

②术中：手术医生不应自行拿取台上缝针，暂时不用的缝针应及时交还洗手护士，不得乱丢或堆在手术区。同时，洗手护士应及时收回暂时不用或已经使用完的缝针，不得随意丢弃。术中使用的缝针下应加盖小单，防止针刺伤和刺破无菌单。台上缝针掉落后应立即告知巡回护士妥善处理。术中使用过的缝针应及时与巡回护士共同清点其数量及完整性，避免意外情况的发生。当缝针出现明显的弯曲时应告知术者停止使用，并换新。

③术后：缝针数目及完整性清点有误时，立即告知手术医生共同寻找缺失的部分，必要时根据物品的性质采取相应辅助手段查找，确保不遗留于患者体内。若找到缺失的部分，洗手护士与巡回护士应确认其完整性，放置于指定位置，妥善保存，以备清点时核查。如采取各种手段仍未找到，应立即报告主刀医生及护士长，X射线辅助确认物品不在患者体内，需主刀医生、巡回护士和洗手护士签字存档，按清点意外处理流程报告，填写清点意外报告表，并向上级领导汇报。

（2）敷料的管理

①术前：洗手护士应提前15～30 min洗手，规范器械台上物品摆放的位置，保持各类物品整洁有序。保证有充足的时间进行物品的检查和清点，同时要把纱布肠垫完全抖开清点，检查敷料的完整性和显影标记，并且防止棉球等杂物夹杂在纱布中而在术中遗留在体腔之内。在整个手术过程中，应始终知晓各项物品的数目、位置及使用情况。

②术中：手术中所用的敷料应确保其完整性，不得随意裁剪，不可带出手术室，也不可用敷料包裹标本带出手术间，对于术中需要牵拉肠管时应使用腔镜纱条，防止纱布上的纱线脱落掉入体腔。

③术后：严格清点敷料的完整性及显影条，同时纱布不可堆积清点，应用专用的清点盆来清点，防止遗漏以及夹杂其他物品。

（3）隔离技术的应用

①开台前，在无菌区域单独设置隔离台子，所有接触过肿瘤的器械和敷料等放置于该区，不得与未接触过肿瘤的物品混淆放置。切口至器械台加铺无菌巾或无纺布，以保护切口周围及器械台面。隔离结束后撤除。

②切除标本部位的断端应用纱布垫保护，避免污染切口及手术区周边。

③术中吸引应保持通畅，随时吸出外流内容物，根据需要随时更换吸引器头。

④洗手护士：手不得直接接触隔离源（隔离器械、隔离区域、隔离组织），擦拭隔离器械的湿纱布勿作他用。切除病损后，接触过肿瘤的器械（开腹器械、吸引器头等）、敷料等应放置在隔离区域，不得用于正常组织。

⑤标本：避免标本直接接触切口，使用取物袋及专用器械夹取离体标本放于标本盘内，并置于隔离区，器械不得用于其他操作。

⑥即撤：立即将接触过肿瘤的所有物品（器械、敷料、擦拭器械的湿纱布等）撤至隔离区域内，撤去隔离前铺置的无菌巾。

⑦冲洗：用未被污染的容器盛装冲洗液，彻底清洗手术野。

⑧更换：更换无菌手套、器械、敷料。

⑨重置无菌区：切口周围重新加盖无菌巾。

【注意事项】

切割闭合器的使用：

①术前应及时查看病历中有无切割闭合器及管状吻合器的使用申请单，与主刀核实术中需使用的器械类型及型号，如无备货，应及时与厂家人员联系。

②不可提前拆包装放置于手术台上，避免手术意外情况的发生。

③核实钉仓是否与切割闭合器属同一款型，避免术中切割闭合器与钉仓不匹配，不能击发。

④使用过的钉仓应及时去除，冲洗闭合器钳端，并检查切割闭合器头端是否有钉子的残留。

⑤使用过的钉仓不可过早丢弃，应与巡回护士清点无误后方可丢弃。

【解剖知识链接】

胰腺在上腹位置较深，横卧于腹膜后，相当于 $1\sim2$ 腰椎平面。分头、颈、体、尾四部分，十二指肠曲包绕胰头，颈部为头与体的移行部分，胰尾接近脾门。胰液从胰管流入十二指肠，胰管分主胰管和副胰管，绝大多数主胰管与胆总管汇合形成一个共同通道，开口于十二指肠乳头部，乳头内有 Oddi 括约肌，少数的主胰管与胆总管共同开口于乳头部，二者之间分割，少数人分别开口于十二指肠。二者共同通道或共同开口，正是胆胰疾病相关联的解剖基础（如图 2-5-4）。

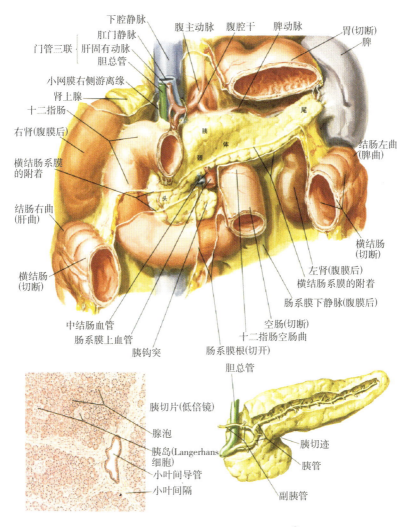

图 2-5-4　胰腺解剖及周围毗邻[①]

---

① 来源：《奈特人体解剖彩色图谱（第三版）》图 288。

【 安全问题解析 】

如何避免引流管出现意外？

①在剪切引流管时应当侧身去剪切，防止橡皮管的残骸掉落台上而误入体腔。

②剪切引流管应当在开台前剪切好，放置到非隔离区，待到手术关腹前递给医生，以免在术中剪切导致引流管沾染肿瘤细胞。

③引流管放置后要及时递给术者皮针慕丝线进行固定，防止引流管移位和脱落，从而导致引流管未放置到相关位置导致引流不畅或者误导术者对引流液的判断。

④引流管固定妥当后及时连上抗反流袋，起到及时引流的作用，以及防止空气中的粒子、细菌、肿瘤细胞气溶胶进入到体腔内。

⑤在手术结束后，妥善固定引流管并粘贴管路标识后，将胶贴贴于管路根部进行标记，防止术后管路脱出。

在患者送往苏醒间后，离开手术室之前，观察患者的引流液的量和性质之后，汇报给术者，术者确定后再离开手术室，并和转运人员、病房护士进行好交接事宜。

（编者：李卓　李莉　田艳妮）

第六节　腹腔镜下脾切除术

【 病历摘要 】

患者杨某某，女，58 岁。3 年前无明显诱因出现左上腹胀痛，无腹泻黑便，就诊于我院门诊，腹部增强 CT 示：脾占位，考虑血管瘤；彩超示：脾内多发高回声，脾大。入院诊断为"脾区占位性病变"。

体格检查：T 36.7℃，P 92 次 /min，R 18 次 /min，BP 150/98 mmHg，H 160 cm，W 72 kg，BMI 28 kg/m² （肥胖）。发育正常，营养中等，正常面容，自主体位，言语流利。全身皮肤及黏膜无黄染，无出血点，全身浅表淋巴结无肿大。

专科检查：深吸气时，脾缘不超过肋下 2 cm，为轻度肿大。

辅助检查：腹部超声：脾大；脾静脉及门静脉内径增宽，门静脉血流速增快；脾内多发高回声结节（血管瘤可能）。腹部（上腹＋下腹）增强CT：脾大，脾内稍高密度占位，考虑血管瘤，结合临床；门静脉及脾静脉增宽。

实验室检查：

白细胞计数 3.03×10^9	（参考值 $3.50 \times 10^9 \sim 9.50 \times 10^9$/L）
红细胞计数 3.40×10^{12}	（参考值 $3.80 \times 10^{12} \sim 5.10 \times 10^{12}$/L）
血红蛋白 99.0	（参考值 115.0～150.0 g/L）
红细胞比容 0.314	（参考值 0.350～0.450 g/L）
红细胞平均体积 92.4	（参考值 82～100 fL）
红细胞平均血红蛋白浓度 35	（参考值 316～354 g/L）
红细胞平均血红蛋白含量 29.1	（参考值 27.0～34.0 pg）
红细胞体积分布宽度 SD56.50	（参考值 41.20～53.60 fL）
红细胞体积分布宽度 CV16.8%	（参考值 12.20%～14.80%）
血小板压积 0.12%	（参考值 0.19%～0.39%）
血小板 116	（参考值 $125 \times 10^9 \sim 350 \times 10^9$/L）
平均血小板体积 32.80	（参考值 9.20～12.00 fL）
大血小板比率 18.00%	（参考值 19.70%～42.40%）
中性粒细胞绝对值 1.86×10^9	（参考值 $1.80 \times 10^9 \sim 6.30 \times 10^9$/L）
淋巴细胞绝对值 0.89×10^9	（参考值 $1.10 \times 10^9 \sim 3.20 \times 10^9$/L）
中性粒细胞百分比 64.60%	（参考值 40.00%～75.00%）

实施手术：腹腔镜下脾切除术。

麻醉方式：全身麻醉。

【手术配合】

1. 巡回护士配合

（1）用物准备

手术间：洁净系统处于开启状态，调至适宜温湿度。

手术床：手术床上铺置骶尾部凝胶垫，床单位铺置平整，预防压力性损伤。

体位垫：铺置人字分腿位凝胶垫于手术床上，处于备用状态（如图2-6-1）。

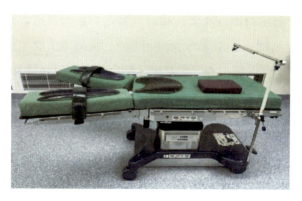

图 2-6-1　物品准备

仪器设备：高频电刀、双极脚踏、超声刀、腔镜设备、液体加温仪、加温毯等提前调试，处于备用状态。

（2）患者准备

待术间：按照《手术患者交接表》内容逐项进行查对并签字，确认外周液路通畅，转运患者入室。

进入手术间：妥善安置患者于手术床上，骶尾部置于床沿，盖好棉被，保护隐私；做好心理护理，减轻患者紧张情绪。

皮肤保护：根据《术中获得性压力性损伤风险评估量表》对患者进行评估，术前评分为 12 分，属于中风险，采取相应预防措施，双侧肩胛处，骶尾部及足跟处粘贴泡沫敷料。

护理操作：遵医嘱留置导尿，预防性使用抗生素（术前 0.5 ~ 1 h 内），连接液体加温管，使用颈肩被为患者做好保暖，暖风机对患者提前进行加温。

（3）与洗手护士配合

根据《手术物品清点制度》与洗手护士共同清点手术用物。

（4）麻醉前三方核查

麻醉实施前，按照《手术安全核查表》，与麻醉医生、手术医生共同对患者进行信息确认。

（5）实施麻醉时

站于患者一侧，观察患者生命体征，保障患者安全，如有情况及时协助麻醉医生进行处理。患者吸入麻醉药时及时压胃，避免气体进入胃肠道，造成胃肠道胀气，影响脾区的手术操作。

（6）安置手术体位

头高足低人字分腿位：患者骶尾部垫硅胶垫且置于床沿，保证术中的操作范围。双下肢人字分腿位，且外展不超过90°，衬垫硅胶保护垫，防止足下垂。然后以中单包裹，约束带固定于手术床腿板上，防止术中肢体掉落。尿袋下行挂于右侧床沿上，方便术中及术后观察尿量与尿色。双上肢内收，上肢动脉三通与皮肤间填塞棉垫保护。眼贴保护患者双眼，撤去头板。手术床调整为头高足低15°，左高右低15°，脾区背部垫薄红垫（如图2-6-2）。

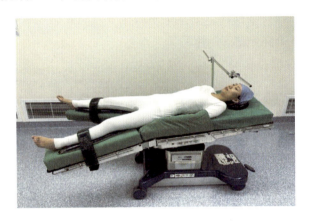

图2-6-2　头高足低脾区垫高

（7）调整显示器位置

显示器主屏放置于患者头侧正中，显示器高低与主刀视线一致。

（8）协助开台

协助消毒铺单，检查消毒方法及效果。连接电刀、吸引器、超声刀、电子镜、气腹管。单极脚踏放置于术者右足侧。

（9）手术开始前三方核查

切皮前，按照《手术安全核查表》，与麻醉医生、手术医生共同对患者再次进行信息确认。

（10）超声刀准备

连接电源，打开总开关，连接超声刀连线，超声刀自检，如需脚踏，应将脚踏安放于术者右足。

（11）电子镜及气腹机准备

为了保护电子镜线缆，电子镜需装保护套，将电子镜线缆旋转拉直连接于主机上。连接气腹管，自上而下打开电源开关，根据预计手术时长及患者年龄调整气腹机压力值（常规调至 $12 \sim 14\,mmHg$）。

（12）术中观察及护理

术中观察患者生命体征（尤其是二氧化碳分压）、静脉通路、尿量，关注手术进展；保持吸引器的通畅，做好术中出血量的统计；准确及时填写手术护理记录单，粘贴相应的植入物合格证。镜下操作一旦结束，体位即刻逐步恢复至平卧位，减轻术中对患者的压力性损伤，同时即刻撤去电子镜，以尽量避免电子镜的外力性损伤。手术结束后检查二氧化碳是否有体内残留（如阴囊气肿、颈部和腋下皮下气肿等）。

（13）做好仪器设备的管理和物品的及时供应

根据手术要求调节电外科设备功率；及时供应台上所需的各种物品及耗材。

（14）手术间的管理

加强巡视，保持手术间的安静整洁，控制手术间的参观人数，降低患者术中的感染概率。

（15）标本的管理

标本一旦离体，及时与主刀沟通标本名称，核对标本数量。如为常规病理应离体后及时固定标本，如为冰冻病理应交予家属查看后及时送检。禁止分段切除和对标本的切割解剖。

（16）清点用物

在关闭体腔前、关闭体腔后，以及缝合皮肤后，与洗手护士共同逐项清点手术台上所有用物，并及时记录。

（17）出室前三方核查

切口包扎完毕，与麻醉医生及手术医生先将患者安全转运至手术推车上，拉起床挡，防止坠床；患者离室时，巡回护士需与麻醉医生、手术医生再次核查患者信息。

（18）护送患者出室

出室前检查患者液路、引流管及尿管、胃管有无异常（如折弯、脱出、堵塞、未固定等）；再次检查患者的病历及相关影像资料。将患者转入下一单元，做好相关交接，签字确认。

（19）整理手术间

按照医疗废物管理条例结扎捆绑垃圾袋，张贴医疗废物标签。通知保洁员打扫清洁手术间，所有仪器设备做好清洁消毒后归位。

2. 洗手护士配合

（1）环境表面清洁

按照手术间擦拭流程进行环境表面清洁。

（2）用物准备

手术敷料：截石包、中单包、衣服包、无菌持物钳。

手术器械：大开腹器械、普外腔镜器械、电子镜、施夹钳、方盘、脾切小包、鸭嘴钳、肠钳、小直角钳、大直角钳、超声刀。

无菌物品：消融电极 A5、吸引器管、吸引器头、3-0 号慕丝线、2-0 号慕丝线、0 号慕丝线、11 号刀片、22 号刀片、输血器、腔镜保护套 2 个、20 mL 注射器、腔镜可吸收缝合线、腔镜纱布条、10×28 圆针、10×28 角针、6×14 小圆针、28Fr 橡胶引流管、3-0 号可吸收缝合线、0 号 PDS 缝合线、腔镜穿刺套装。

特殊耗材：腔镜切割闭合器及钉舱。

（3）术前准备

提前 15~30 min 洗手上台，按照规范整理无菌器械台；与巡回护士清点器械台上所有物品。设置隔离区和非隔离区，做好隔离。

（4）协助消毒铺单

消毒范围：上至双乳连线，下至大腿上三分之一，两侧消毒至腋中线。

消毒：既要显露手术切口，又要减少切口周围皮肤的暴露。切口周围4~6 层。协助医生穿手术衣，戴无菌手套，铺置大单。

（5）隔离前操作，连接设备及管路

连接电刀、超声刀、吸引器、电子镜、气腹管，提前检查，避免故障，右下肢固定器械兜。

（6）手术开始前三方核查

切皮前，按照《手术安全核查表》，与麻醉医生、手术医生对患者各项信息再次进行确认。

（7）建立气腹，探查腹腔

脐孔做第一切口，检查气腹针针芯弹性，递气腹针穿刺建立气腹，腹腔内压力保持在 12～14 mmHg。递 10 mm 穿刺器，放置电子镜镜头，探查腹腔及脾区的占位性病变所在位置；腹腔内未见明显腹水，肝胃肠等脏器均未见明显异常；脾大小约 30.0 cm×16.0 cm，质地软，压迫胃向前向右，压迫左肾向下；紧贴胰腺尾部及胃底五孔法置入剩余腹腔穿刺器。

（8）离断脾脏周围各韧带及血管

腹腔镜下于胃网膜左右血管交界处沿胃大弯向胃底方向离断胃网膜左血管，其间递超声刀打开离断胃结肠韧带，于胰腺体尾部后上方找到脾动脉，分离钳游离其主干，递血管结扎夹及 7 号慕丝线结扎脾动脉，随后可见脾脏颜色变黑，且逐渐变小。递超声刀离断脾结肠韧带，脾膈韧带，相应血管用血管结扎夹确切夹闭。递超声刀游离显露脾胃韧带，血管结扎夹夹闭离断胃短血管，显露并游离脾蒂，脾静脉用血管结扎夹确切夹闭，离断，脾静脉可见宽约 1.5 cm，至此脾脏已完全游离。

（9）标本离体

递腔镜保护套，保留一侧 15 cm，0 号慕丝线捆扎裁剪一侧，将取物袋折为长条状置入腹腔内，递分离钳和肠钳，打开取物袋，将脾脏拉入取物袋内，扎紧取物袋口。连接电刀，取脐上正中切口，长约 8 cm，逐层进入腹腔取出病理标本。标本放置于方盘内，与巡回护士、手术医生核实标本名称，即刻福尔马林固定。

（10）冲洗腹腔，放置引流管

台上所有手术人员更换无菌手套。探查术区有无出血点，充分止血。3 000 mL 温灭菌注射用水连接冲洗管冲洗腹腔。准备引流管，于脾窝放置 28Fr 引流管 2 根，道格拉斯窝放置 28Fr 引流管 1 根，切口于左下方分别经穿刺口引出体外并用 10×28 角针、0 号慕丝线固定。

（11）清点手术用物

关闭二氧化碳气源，将腹腔内残留二氧化碳气体排尽，拔出穿刺器。清点所有手术用物，接触过肿瘤的用物放置于隔离区，禁止再使用于正常组织。

（12）关闭切口

台上所有手术人员再次更换无菌手套。腔镜可吸收缝合线缝合穿刺切口，递 0 号 PDS 缝合线、10×28 圆针 0 号慕丝线、10×28 圆针 3–0 号慕丝线、10×28 角针 3–0 号慕丝线，逐层关闭手术切口。

（13）清理用物，术后整理

协助手术医生清理患者身上的血渍；整理清洁手术间。

【护理风险要点】

1. 巡回护士

（1）术中出血的防治

①术前配合：术前随访时针对出现凝血功能障碍或是血小板低的患者，应协同医生提前做好输血预约准备工作；同时，建立两路静脉通路，及时做好输血准备。

②术中配合：及时关注患者术中出血情况和静脉通道状况，若术中需输血，则应及时联系护士助理安全取血，双人核对、签字确认后，从血库取回的血制品于 30 min 内输注，加压输血过程中应缓慢加压，压力不能超过 300 mmHg，以防止加压球囊破裂，输血后巡回护士应密切观察患者有无发热、皮疹等不良反应，若发生输血反应及时与麻醉师沟通做好相应处理。术中血制品不可经液体加温仪加热后使用，以防止溶血反应的发生。如术中出血量较大且超过血液配置量，必要时启用自体血液回收仪。

（2）皮肤的保护

①评估：患者从进入手术室起需保持约 3～4 h，根据手术室《术中获得性压力性损伤风险评估量表》术前、术中分别给予的评分，采取相应的预防措施。

②术前：术前评分为 12 分，为中风险患者，措施为：患者后背肩胛骨隆突处粘贴预防性应用敷料，防止骨隆突处长期受压，皮肤及皮下组织发生压力性改变。肩部至骶尾部放置凝胶垫，骶尾部粘贴预防性应用敷料。双足后跟粘贴预防性应用敷料后安置在凝胶垫上，防止足下垂。检查监护导联线以及呼吸回路，管路与患者皮肤用盖单或颈肩被隔开，呼吸管路较硬，也可在管路与皮肤之间加垫棉垫，中转开腹及时放置托盘，预防器械相关性压力性损伤；做好保暖，棉被盖于患者身上，并且将遮盖手术视野的颈肩被反折于胸前区。

③术中：术中评分为 11 分，为中风险患者。措施为：在不影响术者操作的情况下，每隔 2 h 进行下肢抬高减压。

④术后：查看患者皮肤情况，可采取侧卧位至出室，以缓解皮肤持续受压。

（3）液路的管理

①术前：确保液路通畅，将输液器连接加温管至床头，便于麻醉药物的连接，留置针固定牢固，加温管固定于上肢上，避免因加温管的重力导致留置针的脱出。固定时将留置针"Y"形部件下垫小纱块预防器械相关性压力损伤。

②术中：加强巡视，关注液体滴速，及时更换液体，防止液体原因导致麻醉药物无法进入患者体内，造成患者术中苏醒引发不良后果。必要时须及时开放另一液体通路以补充足够的血容量，避免失血性休克的发生。术中持续输血超过 2 h 应更换输血装置。输注的液体分类统计整理，以方便评估出入量的平衡。

③术后：观察穿刺部位皮肤情况，去除加温管，妥善"U"形固定。

（4）体位的摆放

①术前逐步调节头高足低位，避免血压的急剧降低。双下肢不可过度外展，不超过 90°。

②术中不需要镜下操作时即刻调整体位为平卧位，间歇性减压。

（5）VTE 的预防

①术前：在待术间指导患者做踝泵运动；护士应了解患者血栓相关病情，如高危因素、是否使用抗凝剂、放置血栓滤器、使用弹力袜等；避免同一部位、同一静脉反复穿刺，尽量不要选择在下肢静脉穿刺，尤其需避免下肢静脉封管。

②术中：体位摆放时，在不影响手术的前提下将患者的腿部适当抬高，利于双下肢静脉血回流；预防患者低体温，避免静脉血液滞留、高凝状态，必要时使用加温仪防止热量散失，维持正常体温；遵医嘱适当补液，避免脱水造成血液黏稠度增加。

③术后：手术结束变换体位时动作要轻柔，并注意观察患者生命体征及反应；患者转运过程中搬动不宜过快，幅度不宜过大，建议使用转运工具。

（6）低体温的预防

①术前：给予患者心理护理，减少患者的焦虑和恐惧，以免影响回心血

量和微循环。减少患者术前准备时的身体暴露，动态调节手术间温度，非手术部位加盖棉被。

②术中：使用液体加温装置和充气式体表加温装置，使用充气式体表加温装置时，软管末端不得直接接触患者皮肤，应配合专用加温毯使用，且应在仪器运行为热风后再作用于患者，以防预热时产生的凉风使患者体温下降；术中使用温生理盐水冲洗术腔，可减少腹腔温度的降低和腹腔血管收缩的现象，进而减少术后不良反应；可酌情选择鼻温、耳温等核心体温的监测，适时给予措施，预防低体温的发生。

③术后：棉被覆盖患者身体，注意肩部和足部保暖。

（7）皮下气肿的预防

①术前：最初连接气腹时，压力通常不超过7~8 mmHg；手术过程中气腹压力不可高过14 mmHg。术前器械护士提前查看气腹针的功能状态是否完好，针尖是否可弹性回缩。针对体形较肥胖，腹壁厚的患者，要跟医生确定气腹针针头完全进入腹腔再注气，必要时使用加长气腹针；怀疑气腹针位于腹膜外时，需提醒医生立即停止充气，重新穿刺气腹针。

②术中与麻醉医生共同密切检查颈部、腋窝处等皮肤是否形成气肿。关闭气腹前提前按压阴囊排气。

2. 洗手护士

（1）术中出血的防治

①术前配合：准备一套开腹器械，备齐生物夹钳、钛夹钳、施夹钳等止血器械。

②术中配合：高度重视术中出血情况，判断医师的意图，及时准确地传递相关的手术物品，术中备好如生物夹钳或是钛夹钳及钛夹等止血器械，若出现大出血情况，应启用开腹器械。

（2）术中缝针的管理

①术前：洗手护士应规范器械台上物品摆放的位置，保持各类物品整洁有序。洗手护士应提前15~30 min洗手，保证有充足的时间进行物品的检查和清点。在整个手术过程中，应始终知晓各项物品的数目、位置及使用情况。

②术中：手术医生不应自行拿取台上缝针，暂时不用的缝针应及时交还洗手护士，不得乱丢或堆在手术区。同时，洗手护士应及时收回暂时不用或

已经使用完的缝针，不得随意丢弃。台上缝针掉落应立即告知巡回护士妥善处理。术中使用过的缝针应及时与巡回护士共同清点其数量及完整性，避免意外情况的发生。

③术后：缝针数目及完整性清点有误时，立即告知手术医生共同寻找缺失的部分，必要时根据物品的性质采取相应辅助手段查找，确保不遗留于患者体内。若找到缺失的部分，洗手护士与巡回护士应确认其完整性，放置于指定位置，妥善保存，以备清点时核查。如采取各种手段仍未找到，应立即报告主刀医生及护士长，X 射线辅助确认物品不在患者体内，需主刀医生、巡回护士和洗手护士签字存档，按清点意外处理流程报告，填写清点意外报告表，并向上级领导汇报。

（3）隔离技术的应用

①开台前，在无菌区域设置隔离区，所有接触过肿瘤的器械和敷料等放置于该区，不得与未接触过肿瘤的物品混淆放置。切口至器械台加铺无菌巾或无纺布，以保护切口周围及器械台面。隔离结束后撤除。

②切除标本部位的断端应用纱布垫保护，避免污染切口及手术区周边。

③术中吸引应保持通畅，随时吸除外流内容物，根据需要随时更换吸引器头，保证手术视野的清晰。

④洗手护士：手不得直接接触隔离源（隔离器械、隔离区域、隔离组织），擦拭隔离器械的湿纱布勿作他用。切除病损后，接触过肿瘤的器械（腔镜器械、吸引器头等）、敷料等应放置在隔离区域，不得用于正常组织。

⑤标本：避免标本直接接触切口，使用自作取物袋及专用器械夹取离体标本放于标本盘内，并置于隔离区，器械不得用于其他操作。

⑥即撤：立即将接触过肿瘤的所有物品（器械、敷料、擦拭器械的湿纱布等）撤至隔离区域内，撤去隔离前铺置的无菌巾。

⑦冲洗：用未被污染的容器盛装冲洗液，彻底清洗手术野。

⑧更换：更换无菌手套、器械、敷料。

⑨重置无菌区：切口周围重新加盖无菌巾。

（4）皮下气肿的预防

①术前：与医生沟通使用大小合适的一次性穿刺器，气腹针在进入腹腔后，固定穿刺针，防止外移，并应观察气腹机流量变化；医生缝合固定套管

时，应提醒其同时缝合肌层和筋膜。

②术中：提醒医生不要反复拔出穿刺器、更换器械，有时候戳孔处切皮不慎较大，或者该戳孔暂时不使用，应该用纱布全层紧密填塞腹部戳孔，避免气体进入皮下间隙。

③术后：与医生共同检查套管周围皮肤是否肿胀，是否有捻发感或握雪感。轻度者，可自行康复（无须特别处理，24~48 h 自行吸收）。严重者，可以引起血液中的碳酸浓度升高。高碳酸血症可使血浆中儿茶酚胺含量上升2~3倍，引起交感神经兴奋，导致平均动脉压上升，心率加快，应通知麻醉师和医生做进一步处理。

【注意事项】

超声刀安装及使用方法：

①连接连线：连接电源线；连接脚踏，脚踏连线与主机的连接注意"红点对红点"；连接手柄，手柄与主机的连接注意"箭头对箭头"。

②连接刀头：左手垂直握银色手柄，右手持刀头杆身，将刀头下方接口套入手柄，保持银色手柄不动，旋转刀头杆身拧紧；闭合刀头钳口，穿过扭力扳手，顺时针旋转，听到三声"咔嗒"声后，取下扭力扳手（如图2-6-3）。

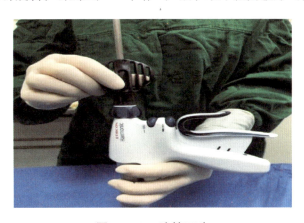

图 2-6-3 连接刀头

③开启电源：打开电源开关，进入主机自检程序，三声"嘟"提示音后，屏幕显示"3"和"5"，主机面板左侧"STANDBY"键显示橙色。

④刀头检测：轻按"STANDBY"键，"READY"灯亮；保持刀头钳口张开，踩下脚踏"MIN"或"MAX"档位不松开（如使用手控功能，需按下刀

头上"MIN"或"MAX"键不松开），直至出现正常工作的声音为止（注意：正常工作时，5 档为急促的连续嘀嘀声，3 档为缓慢的嘟嘟声）。

⑤刀头拆卸：闭合刀头钳口，穿过扭力扳手，逆时针旋转，松动后旋转刀头杆身直至刀头与手柄分离，取下扭力扳手。

超声刀注意事项：

①安装超声刀刀头时，不能使用暴力，必须用专用扭力扳手将其卡紧。听到三声"咔"声为宜。

②拿取和使用时，应避免重压或掉落。轻拿轻放。

③测试时，钳口必须张开，并将刀头暴露在空气中或水中。确保刀芯周围无障碍。

④测试和使用过程中，不允许触摸刀头；不允许触碰金属、骨骼等硬性物质；不允许钳口在没有钳夹组织时激发输出；工作时不允许旋转刀头。

⑤钳口咬住组织后，不可以向上挑或向下压，应将在钳夹组织后顺着往后方拉紧，保持一定的张力。组织夹持在钳口的 2/3 部位为宜，组织游离好后再夹持，不要夹持太大块组织。

⑥使用持续工作时间不应超过 10 s，一般 7 s 就要断开，再二次工作；每隔 10～15 min 应把刀头浸在水中，并轻轻抖动，把刀头里的组织和血块冲出，以免堵塞。

【解剖知识链接】

脾是人体最大的淋巴器官，位于腹腔的左上方，呈扁椭圆形，暗红色、质软而脆（如图 2-6-4）。脾位于左季肋区胃底与膈之间，恰与第 9～11 肋相对。正常情况下，左肋弓下缘不能触及。脾分为内、外两面，上、下两缘，前、后两端。内面凹陷与胃底、左肾、左肾上腺、胰尾和结肠左曲为邻，称为脏面。脏面近中央处有一条沟，是神经、血管出入之处，称脾门。外面平滑而隆凸与膈相对，称为膈面。上缘前部有 2～3 个切迹，称脾切迹。脾肿大时，脾切迹仍存在可作为触诊的标志。在脾附近，胃脾韧带及大网膜中，常可见到暗红色、大小不等、数目不一的副脾。因脾功能亢进做脾切除时，应将副脾一并切除。

副脾是指除正常位置的脾脏外，还有一个或多个与脾脏结构相似，功能相同的内皮组织存在，副脾发生率 10%～30%。副脾的发生位置的频度依次为脾门、脾血管、胰尾部腹膜后、沿胃大弯的大网膜、小肠、大肠系膜、女性的左侧阔韧带、Douglas 窝和左睾丸附近。副脾的数量不等，多为单发。脾周围副脾的血供多数来自脾动脉。副脾无特殊临床表现，偶可发生自发性破裂、栓塞和蒂扭转等。

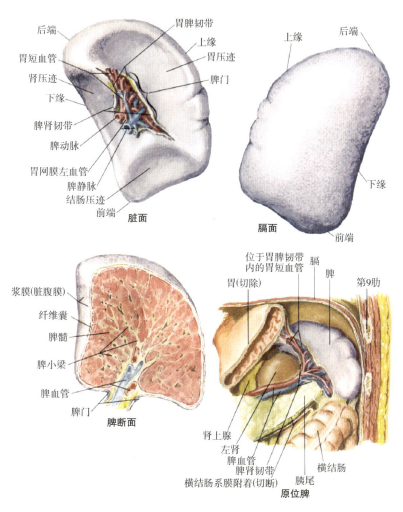

图 2-6-4　脾 [①]

【安全问题解析】

术中发生锐器伤怎么办?

---

① 来源:《奈特人体解剖彩色图谱（第三版）》图289。

①使用后的针头应单手操作及时回套针帽，或使用器械辅助拆除。

②禁止用手直接接触使用后的针头、缝针、刀片等锐器，应使用适宜器械（如持针器或镊子及弯钳）接取。

③手术台上的锐器应定位放置，规范传递，用后立即归位。采用无接触式传递方法传递器械，术毕将锐器及时放入符合标准的锐器回收器收集存放。

④建议使用安全的防锐器伤的医疗用品，如安全型留置针，钝头缝合针。

⑤局部伤口紧急处理原则：a. 戴手套者应迅速脱去手套，立即在伤口旁由近心端向远心端轻轻挤压，避免挤压伤口局部，尽可能挤出伤口处的血液。b. 再用大量的流动水及皂液清洗伤口，最后用 0.5% 碘伏或 75% 酒精消毒，必要时包扎伤口。c. 发生锐器伤后及时向相关部门报告，并按照医院锐器伤应急处置流程处理。d. 收集职业暴露相关信息，包括暴露源免疫状况，综合评定是否需要定期检测、随访以及预防用药。

（编者：郝俊有　李莉　田艳妮）

第七节　腹腔镜下垂直（袖状胃）切除术

【病历摘要】

患者王某，女性，23 岁，患者近 3 个月余出现体重进行性增加，现体重由 70 kg 已增至 100 kg，自发病以来，体重进行性增加，未规律监测体重。既往体健，于 2018 年、2020 年行剖宫产手术。入院诊断为"代谢综合征、肥胖"。

体格检查：T 36.2℃，P 92 次 /min，R 18 次 /min，BP 114/76 mmHg，H 160 cm，W 89 kg，BMI 34.76 kg/m^2（肥胖）。

专科检查：腹围增大，伴活动后气喘，运动耐力减低，有疲乏无力、嗜睡、皮肤色素沉着，无发热、声音嘶哑、双下肢浮肿，无头晕、头痛、面色苍白、大汗淋漓、视物模糊，无腹痛、身材缩短、肌无力，曾多次尝试"多运动"减肥，体重均难以下降。

辅助检查：胃底黏膜充血水肿，胃体黏膜充血水肿，胃角黏膜光滑，胃窦黏膜光滑，蠕动好。

实验室检查：

葡萄糖测定：空腹 6.44 mmol/L（3.90～6.10），

30 min 10.99 mmol/L（＜9.50），60 min 14.12 mmol/L（＜10.50），

120 min 12.96 mmol/L（＜7.80），180 min 8.23 mmol/L（＜7.00）。

血清甘油三酯：2.05 mmol/L（＜1.7）

血清载脂蛋白 E：57.83 mg/L（27.00～49.00）

胃蛋白酶原Ⅱ：18.80 ng/mL

胃泌素 17：11.70 pmol/L

肌酐：75 μmol（41.00～73.00）

尿酸：428 mmol/L（155～357）

实施手术：腹腔镜下袖状胃切除术。

麻醉方式：全身麻醉。

【手术配合】

1. 巡回护士配合

（1）用物准备

手术间：洁净系统处于开启状态，调至适宜温湿度。

手术床：手术床上铺置凝胶垫，床单位铺置平整，预防压力性损伤。

体位垫：人字分腿位凝胶垫安置于手术床上，处于备用状态。

仪器设备：高频电刀、脚踏、超声刀、腔镜设备、负压吸引器、充气式加温仪和液体加温仪提前调试，处于备用状态。

（2）患者准备

待术间：按照《手术患者交接表》内容逐项进行查对并签字，确认外周液路通畅，转运患者入室。

进入手术间：妥善安置患者于手术床上，盖好棉被，保护隐私；做好心理护理，减轻患者紧张情绪。

皮肤保护：根据《术中获得性压力性损伤风险评估量表》对患者进行评估，术前评分为 11 分，属于中风险，采取相应预防措施。

护理操作：遵医嘱留置导尿，预防性使用抗生素（术前 0.5～1 h 内），使用颈肩被为患者做好保暖。

（3）与洗手护士配合

根据《手术物品清点制度》与洗手护士共同清点手术用物。

（4）麻醉前三方核查

麻醉实施前，按照《手术安全核查表》，与麻醉医生、手术医生共同对患者进行信息确认。

（5）实施麻醉时

站于患者一侧，观察患者生命体征，保障患者安全，压迫胃部以减少胃胀气，如有情况及时协助麻醉医生进行处理。

（6）安置手术体位

头高足低人字分腿位：患者头高 30°，右倾 20°，身下垫长方形凝胶垫、负极板回路垫及充气式加温毯，双上肢内收，用腰单包裹固定，床单保持平整，上肢动脉装置与皮肤间填塞棉垫保护，外周留置针连接延长管至头侧，方便患者术中用药，肩胛部、骶尾部粘贴泡沫敷料，骶尾部垫凝胶垫且置于床沿，保证术中的操作范围。双下肢取人字分腿位，且外展不超过 90°，衬垫"小腿型"凝胶保护垫，然后以中单包裹，约束带固定于手术床腿板上，尿袋下行挂于右侧床沿上，方便术中及术后尿量与尿色的观察。眼睛覆盖湿纱布或粘贴固定，撤去头板，头架置于患者右侧，给予颈肩被保暖（见图 2-1-4）。

（7）调整相关设备位置

腹腔镜显示器置于患者头侧居中，显示器高低与主刀视线一致，高频电刀、超声刀、负压吸引器置于患者右侧，脚踏置于患者左侧。

（8）协助开台

协助消毒铺单，检查消毒方法及效果。连接电刀、吸引器、超声刀、电子镜、气腹管。

（9）手术开始前三方核查

切皮前，按照《手术安全核查表》，与麻醉医生、手术医生共同对患者再次进行信息确认。

（10）超声刀准备

连接电源，打开总开关，连接超声刀连线，超声刀自检，如需脚踏，应将脚踏安放于术者习惯侧。

（11）电子镜及气腹机准备

为保护电子镜线缆，连接摄像主机插头之前，请确保摄像系统主机已关闭，连接时勿使用过大的力量。将电子镜缆线旋转拉直连接于主机插口，使"UP"标记朝上。固定于患者右侧。连接气腹管，自上而下打开电源开关，根据预计手术时长及患者年龄调整气腹机压力值（常规调至 12 ~ 14 mmHg）。

（12）术中观察和护理

术中观察患者的生命体征，静脉通路及尿管等其他管路保持通畅，保持吸引器通畅，关注患者出入量，准确及时填写护理记录单，术中使用的高值耗材及植入物按要求粘贴合格证，在不影响术中操作的情况下适当调节体位，按时做好受压皮肤的减压，以防止压力性损伤的发生，同时在术中及术后观察患者是否发生皮下气肿，必要时可多点穿刺排气，过度通气，术毕向切口挤压排气。

（13）做好仪器设备管理及术中物品供应

根据手术及术者要求调节电外科设备参数，及时提供术中所需物品及耗材，并及时准确记录。

（14）手术间管理

加强巡视，保持手术间环境安静整洁，严格控制手术间人数。

（15）标本管理

术中产生的标本应与主刀医生及器械护士核对名称及数量，检查离体残胃充气后体积，并在离体半小时内用 10% 中性甲醛缓冲液固定。

（16）清点用物

在关闭体腔前、关闭体腔后、缝合皮肤后与洗手护士共同逐项清点台上所有用物，并做好记录。

（17）出室前三方核查

切口包扎完毕，与麻醉医生及手术医生先将患者安全转运至手术推车上，拉起床挡，防止坠床，患者离室前，巡回护士需与麻醉医生、手术医生再次核查患者信息。

（18）护送患者出室

出室前检查患者所有管路是否固定妥当，检查皮肤，如有异常，做好记录。再次检查患者的病历及相关影像资料。将患者转入下一单元，做好相关交接，签字确认。

（19）整理手术间

洗手护士和巡回护士共同整理手术间，通知保洁员打扫，所有仪器设备做好清洁消毒后归位。

2.洗手护士配合

（1）环境表面清洁

按照手术间擦拭流程进行环境表面清洁。

（2）用物准备

手术敷料：LC 包、中单包、衣服包、无菌持物钳。

手术器械：大开腹器械、普外腔镜器械、电子镜、鸭嘴钳、肠钳、施夹钳（紫色、金色），备加长型腔镜器械。无菌物品：吸引器管、消融电极 A5、22 号刀片、11 号刀片、腔镜保护套、0 号慕丝线、腔镜可吸收缝线、3-0 号 15 cm 可吸收缝合线、20 mL 注射器、穿刺器套装、结扎夹（紫色、金色）。

（3）术前准备

提前 15～30 min 洗手上台，按照规范整理无菌器械台，与巡回护士清点器械台上所有物品。

（4）协助消毒铺单

消毒范围：上至双乳连线，下至大腿上 1/3，两侧消毒至腋中线。

铺单：显露手术切口，切口周围 4～6 层。协助医生穿手术衣，戴无菌手套，铺置大单。

（5）连接设备及管路

连接电外科设备（电刀、超声刀）、吸引器、腔镜设备，因电子镜属于精密光学设备，为保护电子镜线缆，电子镜需使用腔镜保护套。术中应随时关注，避免锐器损伤电子镜设备。

（6）手术前三方核查

切皮前，按照《手术安全核查表》，与麻醉医生、手术医生对患者各项信息再次进行确认。

（7）建立气腹，探查腹腔

沿脐上缘约 1 cm 处切开皮肤约 1 cm 作为观察孔，递气腹针建立气腹，维持腹腔内压力在 12～14 mmHg，递 10 mm 穿刺器，置入电子镜，探查胃呈狭长形钩状，大网膜、结肠、肝、脾未存在明显异常，左侧腋前线肋缘下置入

10 mm 穿刺器，右锁骨中线肋下 5 cm 置入 12 mm 穿刺器。

（8）悬吊肝脏

使用荷包线悬吊，用结扎夹将荷包线固定于肝下缘，橡胶管穿过荷包线，避免勒伤肝脏，于腹壁打结固定，纱布放于结下方，保护皮肤。

（9）游离胃

辨别清解剖结构后，递鸭嘴钳、肠钳，于胃结肠韧带中间无血管区打开一个窗口，胃网膜血管弓内沿胃壁向两侧分离胃结肠韧带；右侧至距幽门 2 cm 处，注意保护胃网膜右动脉，左侧至脾胃韧带，递超声刀凝断胃短血管；向上游离胃膈韧带；自幽门侧从右向左分离胃后壁与胰腺间的膜性结构，如有出血，安装并传递结扎夹钳结扎。

（10）袖状胃切除

术前留置 18F 胃管，术中根据此胃管作为引导，经口置入 36F 胃管（如图 2-7-1），递肠钳辅助引导紧贴胃小弯侧至远端胃窦成功后，拔除 16F 胃管，将 36F 胃管固定，禁止滑动，确定切割起始点，距幽门约 5.0 cm（标志为幽门第一静脉处）（如图 2-7-2），递一次性腔镜切割闭合器从 12 mm 穿刺器置入，从切割起始点开始，沿胃管逐步旋转切割至胃底距 His 角约 1 cm 处，使胃沿小弯侧呈管道状，形成容积呈 100 mL 的"新胃"（如图 2-7-3），注意在每次切割前，调整胃管位置，验证切除范围合适，避免将胃管损伤或钉入切割线内，递 3-0 可吸收缝合线连续缝合浆肌层包埋加固。

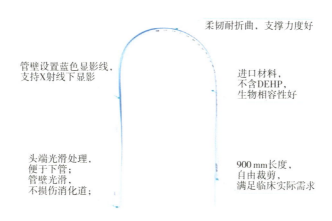

柔韧耐折曲，支撑力度好

管壁设置蓝色显影线，
支持X射线下显影

进口材料，
不含DEHP，
生物相容性好

头端光滑处理，
便于下管；
管壁光滑，
不损伤消化道；

900 mm长度，
自由裁剪，
满足临床实际需求

图 2-7-1　36F 胃管

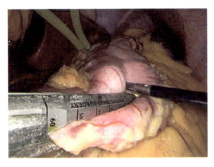
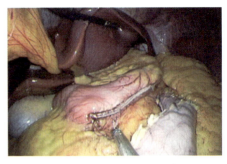

图 2-7-2　切割起始点　　　　　　　图 2-7-3　"新胃"

（11）取出标本及处理

扩大右侧腹壁戳孔，取出标本，递碘伏棉球消毒戳孔，切除胃大弯标本呈月牙状（如图 2-7-4），大小约 30.0 cm×10.0 cm，通过气腹针注气检查，无漏气，与主刀医生、巡回护士共同核对标本名称，及时固定。

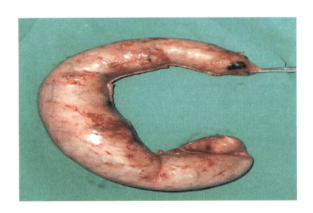

图 2-7-4　标本

（12）腹腔检查及处理

（13）清点用物及关闭切口

清点所有用物，关闭二氧化碳气源，用吸引器吸尽体腔内二氧化碳，拔出穿刺器，消毒皮肤，用腔镜线缝合穿刺切口，粘贴敷贴。

（14）撤除电子镜设备

依照装载盒和器械托盘上的标签，将电子镜放入器械托盘内。送至手术室消毒供应中心，面对面交接清点所有腔镜设备与器械，无误后方可离开。

（15）术后处理

协助医生清理患者身上血渍，整理清洁手术间。

【护理风险要点】

1.巡回护士

（1）皮肤保护

①评估：患者从进入手术室时，根据手术室《术中获得性压力性损伤风险评估量表》术前、术中分别给予的评分，采取相应的预防措施。

②术前：术前评分为11分，为中风险患者，措施：患者后背肩胛骨处粘贴预防性应用敷料，防止骨隆突处长期受压，皮肤及皮下组织发生压力性损伤。肩部至骶尾部放置凝胶垫，骶尾部粘贴预防性应用敷料。双足后跟粘贴预防性应用敷料并安置于"小腿型"凝胶垫上，缓解足后跟和床面之间的摩擦，检查监护导联线及呼吸管路，避免与患者皮肤接触，用盖单隔开，必要时用棉垫保护，静脉液路及其他管路用纱布包裹，避免与皮肤直接接触，造成器械性压力性损伤。在颈肩部盖被，双下肢用中单包裹，注意保暖。

③术中：术中评分为11分，为中风险患者，措施：在不影响手术的情况下，每2小时对枕后、双足跟进行减压，在不影响手术的情况下适当改变体位。

④术后：查看患者皮肤情况，可采取侧卧位至出室，以缓解皮肤持续受压。

（2）液路的管理

①术前：检查外周静脉通路是否通畅，连接延长管至床头，以方便麻醉给药，并做好固定。

②术中：加强巡视，关注液体滴速，并根据手术要求进行调节，及时更换液体。

③术后：观察穿刺部位皮肤情况，撤去延长管，妥善固定。

（3）体位摆放

术前逐步调节头高足低位，避免血压大幅度波动。镜下操作结束后应尽快调整为平卧位，间歇性解压。

（4）VTE预防

①术前：在待术间指导患者做踝泵运动；护士应了解患者血栓相关病情，

如高危因素、是否使用抗凝剂、放置血栓滤器、使用弹力袜等；避免同一部位、同一静脉反复穿刺，尽量不要选择在下肢静脉穿刺，尤其避免下肢静脉封管。

②术中：体位摆放时，在不影响手术的前提下将患者的腿部适当抬高，利于双下肢静脉血回流；预防患者低体温，避免静脉血液滞留，高凝状态，必要时使用加温仪防止热量散失，维持正常体温；遵医嘱适当补液，避免脱水造成血液黏稠度增加。术中禁止使用弹力袜。

③术后：手术结束改变体位时动作要缓慢，转运过程中幅度不宜过大，不宜太快，同时要观察患者的生命体征。可使用专用的转运工具。

（5）低体温的预防

①术前：调节适宜的环境温度，维持在21~25℃，根据手术时段动态调节，减少患者准备过程中的皮肤暴露，加盖棉被，注意覆盖，给予心理护理，减少患者的焦虑和恐惧。

②术中：使用液体加温装置和充气式体表加温装置，使用充气式体表加温装置时，软管末端不得直接接触患者皮肤，应配合专用加温毯使用，且应在仪器运行为热风后再作用于患者，加强观察，术中使用温生理盐水冲洗腹腔，可减少腹腔温度的降低和腹腔血管收缩的现象。

③术后：手术结束及时覆盖棉被，注意肩部的保暖。

2.洗手护士

（1）术中物品的管理

①术前：洗手护士应规范器械台上物品摆放的位置，保持各类物品整洁有序。洗手护士应提前15~30 min洗手，保证有充足的时间进行物品的检查和清点。在整个手术过程中，应始终知晓各项物品的数目、位置及使用情况。

②术中：

A.不得使用器械或敷料作为他用，不能用纱布包裹标本送检，手术医生不应自行拿取台上缝针等用物，暂时不用的缝针应及时交还洗手护士，不得乱丢或堆在手术区。同时洗手护士应及时收回暂时不用或已经使用完的器械及其他物品，不得随意丢弃。台上缝针掉落应立即告知巡回护士妥善处理。术中使用过的缝针应及时与巡回护士共同清点其数量及完整性，避免意外情况的发生。

B. 避免将大量器械放置于患者身上，及时整理术区管路及电子线路，避免影响手术及设备损坏。

C. 术中变换体位时，应关注患者及器械设备，防止患者受压及器械损坏。

D. 术中使用的高值耗材及设备应确认批条，核对型号后再使用。如一次性腔镜切割闭合器，完成一次切割后撤去使用过的钉仓，要将槽内清理干净，避免将残留钉针掉入腹腔。新的钉仓以 15°～30° 向斜下方插入钉仓座，向下轻按钉仓，听见明显的咔嚓声即表示新钉仓安装到位。

③术后：物品数目及完整性清点有误时，立即告知手术医生共同寻找缺失的部分，必要时根据物品的性质采取相应辅助手段查找，确保不遗留于患者体内。若找到缺失的部分，洗手护士与巡回护士应确认其完整性，放置于指定位置，妥善保存，以备清点时核查。如采取各种手段仍未找到，应立即报告主刀医生及护士长，X 射线辅助确认物品不在患者体内，需主刀医生、巡回护士和洗手护士签字存档，按清点意外处理流程报告，填写清点意外报告表，并向上级领导汇报。

（2）隔离技术的应用

①开台前，在无菌区域设置隔离区，切口至器械台加铺无菌巾或无纺布，以保护切口周围及器械台面，隔离结束后撤除。

②切除标本部位的断端应用纱布垫保护，避免污染切口及手术区周边。使用取物袋等工具，避免标本与切口接触，放于专用容器。

③术中吸引应保持通畅，随时吸除外流内容物，根据需要随时更换吸引器头。

④洗手护士的手不得直接接触隔离源（隔离器械、隔离区域、隔离组织）。

⑤被污染的器械和敷料应放置在隔离区域，不能再用于正常组织。

⑥隔离结束，立即撤去隔离区内物品，用未被污染的容器盛冲洗液冲洗术野，更换手套、器械及敷料，重置无菌区。

【注意事项】

1. 肥胖患者的术中管理

袖状胃切除术的适应证患者大多是肥胖患者，围手术期管理要注意：

（1）术前应评估患者皮肤情况，在肩胛部、肘部、骶尾部、双足跟应用泡沫敷料保护，双上肢内收，体型肥胖者可使用托手架加宽放置。

（2）肥胖、血糖高、手术、CO_2 气腹，全身麻醉是 DVT 发生的危险因素，因此，术前应让患者做踝泵运动，术中在不影响手术的情况下抬高下肢，促进血液回流，也可以预防 DVT。

2. 切割闭合器的使用

（1）术前应查看有无腔镜下切割闭合器使用申请单，与主刀核实术中需使用的器械类型及型号，如无备货，应及时与厂家人员联系。

（2）不可提前拆包装放置于手术台上，避免手术意外情况的发生。

（3）核实钉仓是否与切割闭合器同一型号，避免术中切割闭合器与钉仓不匹配，不能击发。

（4）插入钉仓时将其抵住钉匣钳口的底部滑入，直至钉匣排列标止于钉仓排列槽，将钉仓牢固地按入到位。

（5）使用过的钉仓应及时去除，注意用纱布包裹，检查切割闭合器头端是否有吻合针的残留并处理。

（6）使用过的钉仓不可过早丢弃，应与巡回护士清点后方可丢弃。

【 解剖知识链接 】

1. 胃（如图 2-7-5）

胃是消化管的最膨大部分，由食管送来的食团暂时贮存在胃内，进行部分消化，到一定时间后再送入十二指肠，此外，胃还有内分泌的功能。胃大部分位于腹上部的左季肋区。上端与食管相续的入口叫贲门，下端连接十二指肠的出口叫幽门。上缘凹向右上方叫胃小弯，下缘凸向左下方叫胃大弯，贲门平面以上向左上方膨出的部分叫胃底，靠近幽门的部分叫幽门部；胃底和幽门部之间的部分叫胃体。胃壁由黏膜、黏膜下膜、肌膜和浆膜四层构成。

2. 胃的韧带

①胃结肠韧带：连接胃和横结肠，向下延伸为大网膜，为四层腹膜结构，大网膜后层与横结肠系膜的上层相连，在横结肠肝区与脾区处，二者之间相连较松，容易解剖分离，而在中间，两者相连较紧，解剖胃结肠韧带时，注意避免伤及横结肠系膜中的结肠中动脉。

②胃脾韧带：连接脾门与胃大弯左侧，内有胃短血管。

③胃膈韧带：由胃大弯上部胃底连接膈肌。

④胃胰韧带：胃窦部后壁连接胰头颈部的腹膜皱襞，胃小弯贲门处至胰

腺的腹膜皱襞,其内有胃左静脉。

⑤肝胃韧带:连接肝左叶下横沟和胃小弯。

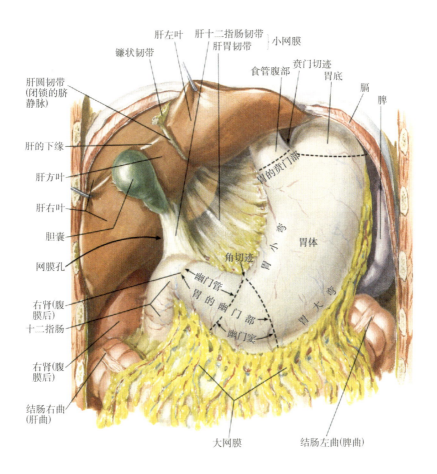

图 2-7-5 胃的解剖结构[①]

【安全问题解析】

1. 术中器械如何安全管理?

①洗手护士应提前 15 ~ 30 min 上台,与巡回护士共同清点物品,检查腔镜器械的完好性及性能,紧固器械轴节的螺帽,各关节有无松动漏气,穿刺器各衔接部位有无裂隙漏气,气腹针通气是否良好,保证所有器械的完整性

---

① 来源:《奈特人体解剖彩色图谱(第三版)》图 267。

及功能状态。

②术中洗手护士应密切观察术中情况，及时收回不用的器械并检查各部件是否完整，如果发现器械部件缺失或断裂，应立即告知医生进行寻找，必要时根据物品的性质采取相应辅助手段查找，确保不留于患者体内。

③如采取各种手段仍未找到，应立即报告主刀医生及护士长，X 射线辅助确认器械部件不在患者体内，需主刀医生、巡回护士和洗手护士签字存档，按清点意外处理流程报告，填写清点意外报告表，并向上级领导报告。

（编者：李卓　李莉　田艳妮）

第八节　腹腔镜胃癌根治术

【病历摘要】

患者王某某，男，69 岁。上腹部饱胀不适 1 个月，出现进食后上腹部饱胀不适感，偶伴有上腹部隐痛，不伴有恶心、呕吐、腹泻、黄疸、发热等不适，于当地卫生所治疗，考虑为胃病，给予口服药物，效果欠佳，为求诊治，行胃镜检查，考虑为胃部恶性肿瘤，为求进一步诊治，就诊于我院。自发病以来，精神睡眠好，食欲稍差，大小便正常，体重下降约 4 kg。有高血压病史，口服降压药，血压控制于 120 ~ 140/85 ~ 95 mmHg。入院诊断为"胃占位性病变"。

体格检查：T 36.5℃，P 72 次 /min，R 18 次 /min，BP 138/74 mmHg，H 167 cm，W 68 kg，BMI 24.38 kg/m^2（超重）。

专科检查：腹部平坦，腹部未见瘢痕及色素沉积，腹软，上腹部轻压痛，无反跳痛，脾肋下未触及肿物，叩鼓音、肠鸣音正常。

辅助检查：电子胃镜：可见环周溃疡隆起型肿物；CT 示：胃幽门部规则增厚。

实验室检查：

甲胎蛋白 >1 000.00 ng/mL

癌胚抗原：3.76 ng/mL

总胆红素：156 µmol/L（3.4～20.5 µmol/L）

直接胆红素：147 µmol/L（0～6.84 µmol/L）

间接胆红素：44.27 µmol/L（0～17 µmol/L）

谷氨酸氨基转移酶：570.00 IU/L（7～40 IU/L）

天门冬氨酸氨转移酶：137 IU/L（13～35 IU/L）

实施手术：腹腔镜胃癌根治。

麻醉方式：全身麻醉。

【 手术配合 】

1. 巡回护士配合

（1）用物准备

手术间：洁净系统处于开启状态，调至适宜温湿度。

手术床：调整手术床头于送风口下方，手术床上铺置凝胶垫，床单位铺置平整，预防压力性损伤。

体位垫：臀部垫、足跟垫、约束带、头枕置于手术床上，处于备用状态。

仪器设备：高频电刀、双极脚踏、负压吸引器、超声刀、无影灯、液体加温仪、充气式加温仪等提前调试，处于备用状态。

提前调至温箱37℃，放置灭菌注射用水、生理氯化钠溶液。

（2）患者准备

待术间：按照《手术患者交接表》内容逐项进行查对并签字，确认右前臂液路通畅，转运患者入室。

进入手术间：妥善安置患者于手术床上，盖好棉被，保护隐私，做好保暖；做好心理护理，减轻患者紧张情绪。

皮肤保护：根据手术室《术中获得性压力性损伤风险评估量表》对患者进行评估，评分为10分，属于中风险，采取相应预防措施。

护理操作：遵医嘱留置导尿，预防性输注抗生素（术前0.5～1 h内），连接静脉通路延长管。配合麻醉医师进行右中心静脉置管，右桡动脉穿刺置管。

（3）与洗手护士配合

根据《手术物品清点制度》与洗手护士共同清点用物。

（4）麻醉前三方核查

麻醉实施前，按照《手术安全核查表》，与麻醉医生、手术医生对患者进行信息确认。

（5）实施麻醉时

站于患者一侧，观察患者生命体征变化，保障患者安全，如有情况及时协助麻醉医生处理。面罩通气时，轻压患者胃部，防止气体进入胃内，同时避免胃膨胀，影响术中操作。

（6）安置手术体位

将臀部凝胶垫放于患者骶尾部，足跟垫将足跟悬空。距离膝关节下 5cm 处用约束带固定，松紧适宜，以能容纳一指为宜，防止腓总神经损伤。头部垫头枕。患者躺在负极板回路垫上，检查身体与金属有无接触，身体用中单，双覆盖上肢收回，自然放置身体两侧，掌心向内，用腰单包裹固定。远端关节略高于近端关节，有利于上肢肌肉韧带的放松和静脉回流。调节腿板，使双下肢分开。防止腿板折叠处夹伤患者。双腿分开不宜超过 90°，以站一人为宜，避免会阴部组织过度牵拉。床单拉至平整，检查液路和尿管是否通畅。头高足低 10°～15°（如图 2-8-1）。

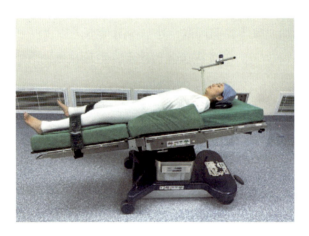

图 2-8-1 头高足低人字分腿位

（7）安置仪器设备

液体加温仪放置患者头部左或右前方，超声刀、电刀、吸引器放置患者右侧。充气式加温仪放置患者头部下方，吹风管道放置患者肩部，拿中单包裹，设置温度 38℃，防止引起压力性损伤、烫伤。

（8）协助开台

协助消毒，观察消毒效果；连接电外科设备，吸引器、单极脚踏置于术者右足侧，调节无影灯。连接超声刀，协助器械护士调试好超声刀备用。连接电源，连接中心 CO_2；调节气腹压力 $\leqslant 14$ mmHg，流量 < 5 L/min；连接成像系统及监视器，先连接成像系统和监视器，再打开电源开关。

（9）手术开始前三方核查

切皮前，按照《手术安全核查表》，与麻醉医生、手术医生对患者再次进行信息确认。

（10）术中观察和护理

动态观察患者生命体征、静脉通路、尿量、体温、皮肤情况，特别注意二氧化碳分压，防止患者发生皮下气肿。密切关注手术进程；准确及时填写手术护理记录单，粘贴相应的高值耗材合格证。

（11）做好仪器设备管理和物品供应

根据手术要求调节电外科设备功率；及时供应台上所需的各种物品及耗材。

（12）手术间的管理

加强巡视，保持手术间的环境清洁，控制手术间参观人数。

（13）标本的管理

①即刻核对原则：标本产生后洗手护士应立即与主刀医生核对标本来源。

②即刻记录原则：标本取出并核对无误后，由巡回护士即刻记录标本的来源、名称、数量。

③及时处理原则：标本产生后，冰冻需要即刻送检。术后送病检的，需用 10% 中性甲醛缓冲液固定，固定液的量不少于病理标本体积的 10 倍，并确保标本全部置于固定液之中。由医生填写病检单，放于标本柜中，并做好登记。

（14）清点用物

在关闭体腔前后及缝合皮肤后，与洗手护士逐项清点手术台上所有用物，并及时记录。

（15）出室前三方核查

切口包扎完毕，先将患者安全转运至推车上，拉起床挡，防止坠床；出室时，巡回护士与麻醉医生、手术医生再次对患者进行信息确认。

（16）护送患者出室

出室前检查患者身体各部位有无异常，如有异常，做好记录。完善病历资料，带齐患者所有物品转运至下一单元，并做好交接。

（17）整理手术间

通知保洁员清洁手术间，所有仪器设备和物品做好清洁和归位，准备接台手术。

2. 洗手护士配合

（1）环境表面清洁

按照手术间擦拭流程进行环境表面清洁。

（2）用物准备

手术敷料：开腹包、中单包、衣服包、无菌持物钳。

手术器械：大开腹器械、普外腔镜器械、超高清电子镜、施夹钳、方盘、胃肠小包、荷包钳、鸭嘴钳、肠钳、超声刀。

无菌物品：消融电极 A5、吸引器管、吸引器头、3-0 号慕丝线、2-0 号慕丝线、0 号慕丝线、11 号刀片、22 号刀片、输血器、腔镜保护套、20 mL 注射器、50 mL 注射器、腔镜可吸收缝合线、0 号 PDS 缝线、腔镜纱布条、10×28 圆针、10×28 角针、6×14 小圆针、可吸收缝合线、荷包线、腔镜穿刺套装。

特殊耗材：腔镜切割闭合器及钉舱。

（3）术前准备

提前 15～30 min 洗手上台，按照规范整理无菌器械台；与巡回护士清点器械台上所有物品。设置隔离区和非隔离区，做好隔离技术。

（4）协助消毒铺单

消毒范围：上至双乳连线，下至大腿上 1/3，两侧消毒至腋前线。

消毒：即要显露手术切口，又要减少切口周围皮肤的暴露。切口周围 4～6 层。协助医生穿手术衣，戴无菌手套，铺置大单。

（5）隔离前操作，连接设备及管路

连接电刀、超声刀、吸引器、电子镜、气腹管，提前检查，避免故障，固定器械兜。

（6）手术开始前三方核查

切皮前，按照《手术安全核查表》，与麻醉医生、手术医生对患者各项信息再次进行确认。

（7）建立气腹，探查腹腔

取脐下缘弧形切口 1.5 cm，切开皮肤及皮下，气腹针造 CO_2 气腹，维持腹内气压 14 mmHg，放置 10 mm 穿刺器作为观察孔，置入腹腔镜，探查腹腔未见粘连，腹壁、盆壁未见转移结节存在，肝表面光滑未见异常，腹腔内未见腹水存在。继续于左侧腋前线肋缘下 2 cm 切开皮肤及皮下，12 mm 穿刺器成功建立主操作孔，左锁骨中线平脐处置 5 mm 穿刺器建立辅助操作孔。分别在以上操作套管右侧对称位置偏下方建立 5 mm，下方建立 10 mm 辅助操作孔。置入操作器械（如图 2-8-2）。

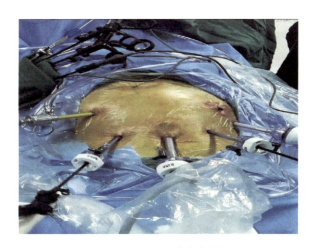

图 2-8-2　五孔法穿刺

（8）腹腔探查

递肠钳、无损伤钳，探查腹腔内情况，肿瘤大小及浸润范围。

（9）分离胃结肠韧带

递超声刀、无损伤钳分离胃结肠韧带。将大网膜向头侧卷起，沿横结肠上缘，用超声刀向两侧切开胃结肠韧带并进入小网膜囊，显露胰腺被膜，探查胰腺未见异常（如图 2-8-3）。

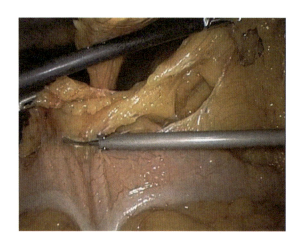

图 2-8-3　分离胃结肠韧带

（10）离断胃右血管

向右侧游离切开胃结肠融合筋膜直至幽门下，显露胃十二指肠动脉主干，在胰头附近沿 GDA 分离显露胃网膜右动静脉，递结扎夹钳分别夹闭胃网膜右动静脉，递超声刀切断之，同时清扫幽门下淋巴结群（第 6 组）（如图 2-8-4）。

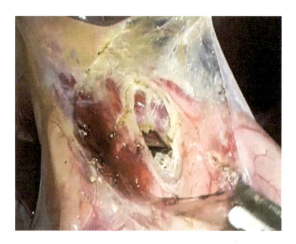

图 2-8-4　显露胃网膜右动静脉

（11）离断胃网膜左血管

向左侧游离至脾门处，结扎夹钳分别夹闭胃网膜左动静脉，递超声刀切断之。递超声刀、无损伤钳同时清扫淋巴结，继续游离至贲门左侧膈肌。再沿 GDA 继续游离至肝总动脉。显露胃右动静脉并于根部结扎夹来切断之，清除幽门上淋巴结群（第5组），游离胃小弯，沿肝总动脉切开动脉梢，清除肝总动脉及胰腺上缘淋巴结（第7组、第8组）（如图2-8-5）。

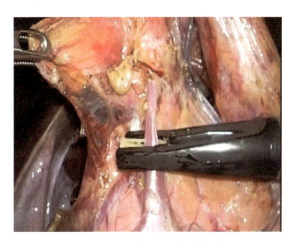

图2-8-5 离断胃右动静脉

（12）离断十二指肠

递超声刀、无损伤钳裸化幽门下约3 cm处十二指肠，递切割闭合器在幽门下约3 cm处闭合十二指肠并切断。递无损伤钳将幽门及十二指肠向上向右牵拉，超声刀沿肝下缘游离切断小网膜并向左上游离至贲门，切断位置裸化胃大弯及小弯，递切割闭合器切割闭合。递两把无损伤钳将标本装入腔镜袋，暂置腹腔，检查创面及各结扎血管，彻底止血，递注射器抽吸灭菌注射用水冲洗腹腔（如图2-8-6）。

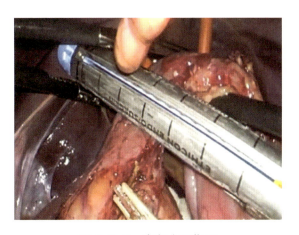

图2-8-6 离断十二指肠

（13）重建消化道

行腔镜下胃空肠吻合，递无损伤钳选取距屈氏韧带约 30 cm 处小肠，将其牵拉至残胃处，递针持夹 3-0 号薇乔线长 10 cm 将残胃大弯处与所选取小肠对系膜缘间断缝合一针，超声刀背切一小口，递切割闭合器行残胃、小肠侧侧吻合，递针持夹取倒刺线共同开口连续缝合关闭，再用倒刺线连续缝合浆肌层加固，检查吻合口无误后，选取吻合口下方适当位置将输入袢肠管及输出袢肠管浆肌层缝合一针，备行空肠侧侧吻合。

（14）开腹

递消毒棉球、大刀，取上腹部正中切口长约 8 cm，逐层切开各层组织入腹，拔除穿刺器及操作器械。递卵圆钳移除大网膜、胃及周围组织，递 6×14 圆针、3-0 号慕丝线将十二指肠残端浆肌层包埋。消化道重建，将镜下缝合肠管提出，行输入袢空肠与输出袢空肠行侧侧吻合，"三角" 缝合关闭切口，浆肌层加固，完成肠道重建。将胃管留置于残胃，营养管留置于输出袢空肠远端。

（15）重新建立气腹

递封帽，将封帽安装于保护套上方，重新建立气腹。

（16）腹腔检查

检查腹腔内有无出血，有无吻合口瘘，有无腔镜纱布条。

（17）腹腔冲洗

灭菌注射用水，化疗药物。

（18）放置腹腔引流管

2 根 28F 腹腔引流管放置于吻合口周围。

（19）清点用物

关闭二氧化碳气源，将腹腔内残留二氧化碳气体排尽，拔出穿刺器。清点所有手术用物，接触过肿瘤的用物放置于隔离区，禁止再使用于正常组织。腔镜线缝合穿刺切口，10×28 角针 0 号慕丝线固定引流管。

（20）清理用物，术后整理

协助手术医生清理患者身上的血渍；整理清洁手术间。

【护理风险要点】

1.巡回护士

（1）皮肤的保护

①评估：患者从进入手术室起需保持仰卧位约6h，根据手术室《术中获得性压力性损伤风险评估量表》术前、术中分别给予的评分，采取相应的预防措施。

②术前：术前评分为10分，为中风险患者，措施为：肩部至骶尾部放置凝胶垫，骶尾部粘贴预防性应用敷料，脚踝处放置足跟凝胶垫，使足跟悬空，膝下垫膝枕，保持功能位；检查监护导联线以及呼吸回路，管路与患者皮肤用中单隔开，呼吸管路较硬，也可在管路与皮肤之间加垫棉垫，预防器械相关性压力性损伤；做好保暖，棉被盖于患者身上，并且将超出手术床沿的棉被反折于手术床上，防止因棉被的重力对患者身体和双足造成压力性损伤。

③术中：术中评分为10分，为中风险患者。措施为：在不影响术者操作的情况下每隔2h进行下肢抬高减压。

④术后：查看患者皮肤情况，尽可能轻微变换体位，以缓解皮肤持续受压。

（2）液路的管理

①术前：确保液路通畅，将输液器连接延长管至患者头侧，便于麻醉药物的连接，留置针固定牢固，以防脱出，固定时将留置针"Y"形部件下垫小纱块预防器械相关性压力损伤，双上肢放于患者身体两侧，掌心向内，用中单固定。

②术中：加强巡视，关注液体滴速，及时更换液体，防止液体原因导致麻醉药物无法进入患者体内，造成患者术中苏醒引发不良后果。

③术后：观察穿刺部位皮肤情况，去除延长管，妥善"U"形固定。

（3）VTE的预防

①术前：在待术间指导患者做踝泵运动；护士应了解患者血栓相关病情，如高危因素、是否使用抗凝剂、放置血栓滤器、使用弹力袜等；避免同一部位、同一静脉反复穿刺，尽量不要选择在下肢静脉穿刺，尤其应避免下肢静脉封管。

②术中：体位摆放时，在不影响手术的前提下将患者的腿部适当抬高，

利于双下肢静脉血回流；预防患者低体温，避免静脉血液滞留，高凝状态，使用加温仪防止热量散失，维持正常体温；遵医嘱适当补液，避免脱水造成血液黏稠度增加。术中禁止使用弹力袜，袜子应松紧适宜，应避免足部上卷和腿部下卷，造成止血带效应。

③术后：手术结束后尽可能给患者变换体位，动作要轻柔，并注意观察患者生命体征及反应；患者转运过程中搬动不宜过快，幅度不宜过大，建议使用转运工具。

（4）低体温的预防

①术前：给予患者心理护理，减少患者的焦虑和恐惧，以免影响回心血量和微循环。减少患者术前准备时的身体暴露，动态调节手术间温度，非手术部位加盖棉被。

②术中：使用液体加温装置和充气式体表加温装置。使用充气式体表加温装置时，应根据使用环境温度、手术类型、患者的实时体核温度及身体状况，选择合适的温度和风速；软管末端不得直接接触患者皮肤，应配合专用加温毯使用，且应在仪器运行为热风后再作用于患者，以防预热时产生的凉风使患者体温下降；术中使用 37℃灭菌注射用水冲洗腹腔，减少术中低体温的发生；可选择鼻温进行核心体温的监测，适时给予措施，预防低体温的发生。

③术后：棉被覆盖患者身体，注意肩部和足部保暖。

2. 洗手护士

腔镜器械隔离技术的应用，明确进行胃肿瘤组织切开时，即为隔离开始。

①要严格执行三区划分原则。在无菌区域设置隔离区，所有接触过肿瘤的器械和敷料等仍需使用放置于相对隔离区，接触过肿瘤不再使用的器械放置于绝对隔离区，与未接触过肿瘤的物品不得混淆放置。切口至器械台加铺无菌巾，以保护切口周围及器械台面，隔离结束后撤除。

②保护皮肤、皮下组织：切口皮肤粘贴手术贴膜要平整；使用切口保护套，确保切口安全（如图 2-8-7）。

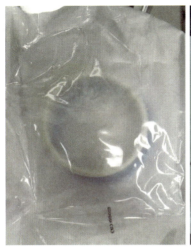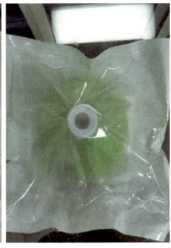

图 2-8-7 切口保护套

③洗手护士的手不得直接接触隔离源（隔离器械、隔离区域、隔离组织），擦拭隔离器械的湿纱布勿作他用。切除病损后，接触过肿瘤的器械、敷料等应放置在隔离区域，不得用于正常组织。

④术中吸引：保持通畅、随时吸除外流内容物、吸引器头不可污染其他部位。根据需要及时更换吸引器头。

⑤尽量缩短 CO_2 气腹时间，建议使用有气体加温功能的气腹机，降低肿瘤细胞的雾化状态，减少肿瘤种植。

⑥标本：避免标本直接接触切口，使用专用器械夹取离体标本放于专用容器中，并置于隔离区，夹取标本的器械不得用于其他操作。

⑦即撤：立即将接触过肿瘤的所有物品（器械、敷料、擦拭器械的湿纱布等）撤至隔离区域内，撤去隔离前铺置的无菌巾或无纺布。

⑧冲洗：用未被污染的容器盛装冲洗液彻底清洗手术野。

⑨更换：更换无菌手套、器械、敷料，接触过肿瘤的器械和敷料不得用于关闭腹腔。

重置无菌区：切口周围至托盘重新加盖无菌巾或无纺布。切割闭合器的使用：传递前注意钉舱安装是否正确；在夹闭组织时，要确保器械钳口中没有钉夹等阻塞物；传递时提前涂抹润滑液以方便进入穿刺器（图 2-8-8）。

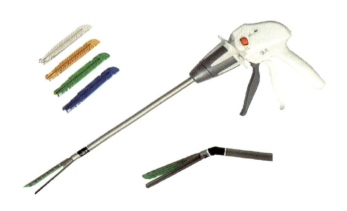

图 2-8-8　切割闭合器及钉舱

【注意事项】

手术时间长时，腹腔内的二氧化碳会大量进入到血液，引起高碳酸血症。患者出现代谢性酸中毒的表现，术后会出现昏迷、呼吸急促、面色潮红等症状。此时可给予碳酸氢钠 100 mL 静脉滴注，加强吸氧、心电监测，症状较轻的患者可逐渐恢复正常。

转运患者时，防止意外伤害的发生，如坠床、非计划性拔管、肢体挤压等。转运前确保输注液体的剩余量可维持至目的地。

【解剖知识链接】

胃是消化道最膨大的部分，出生时 30 mL，成年可达 1 500 mL。胃可分为出入两口，前后两壁，上下两缘。胃的入口与食管相接，称贲门，出口与十二指肠相续，称幽门。胃的上缘称胃小弯，其最低点称角切迹，是胃溃疡和胃癌的好发部位。下缘称胃大弯（如图 2-8-9）。胃的动脉有胃左右动脉，胃网膜左右动脉，胃短动脉和胃后动脉（图 2-8-10），静脉与各同名动脉伴行，均汇入门静脉系统（图 2-8-11）。

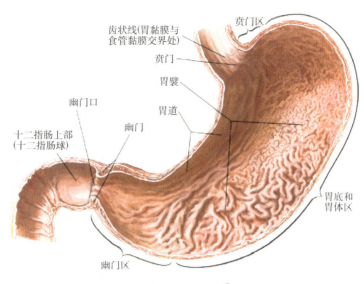

齿状线(胃黏膜与食管黏膜交界处)

贲门区

贲门

胃襞

胃道

幽门口

幽门

十二指肠上部(十二指肠球)

幽门区

胃底和胃体区

图 2-8-9　胃[1]

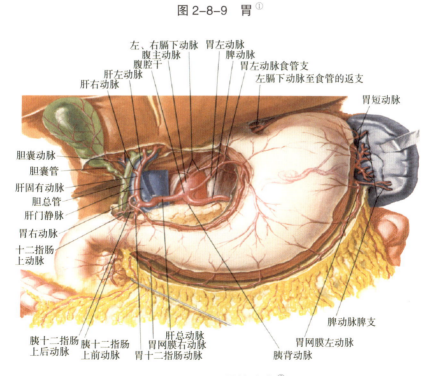

左、右膈下动脉　胃左动脉

腹主动脉　脾动脉

腹腔干　胃左动脉食管支

肝左动脉　左膈下动脉至食管的返支

肝右动脉

胃短动脉

胆囊动脉

胆囊管

肝固有动脉

胆总管

肝门静脉

胃右动脉

十二指肠上动脉

胰十二指肠上后动脉　胰十二指肠上前动脉　肝总动脉　胃网膜右动脉　胃十二指肠动脉

脾动脉脾支

胃网膜左动脉

胰背动脉

图 2-8-10　胃的动脉[2]

---

① 来源：《奈特人体解剖彩色图谱（第三版）》图 268。

② 来源：《奈特人体解剖彩色图谱（第三版）》图 290。

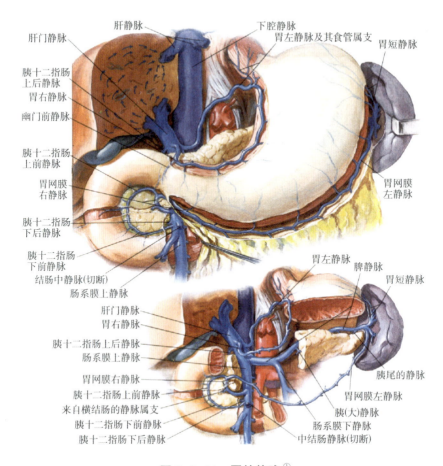

图 2-8-11　胃的静脉 [1]

【安全问题解析】

切割吻合器激发时误将胃管、营养管夹闭，该如何预防？

①激发前，巡回护士时刻注意手术进度，及时沟通何时撤出胃管、营养管。

②激发时，与手术医师再次确认是否退出胃管、营养管。

③激发后，检查胃管营养管完整性。

（编者：李卓　李莉　田艳妮）

---

① 来源：《奈特人体解剖彩色图谱（第三版）》图 299。

第三章　妇产科手术经典案例配合

第一节　腹腔镜下筋膜外全子宫双侧附件切除术、
盆腔淋巴结及腹主动脉旁淋巴结切除术

【病历摘要】

患者盖某某，女，74岁，子宫内膜高级别浆液性腺癌病史，近日出现阴道流血较前增多，量似月经量，无发热，无头晕、乏力，无腹痛、腹胀，无排尿及排便困难，入院诊断为"子宫内膜浆液性腺癌（G3）、左侧附件区卵巢囊肿性质待查"。

体格检查：T 36.5℃，P 98次/min，R 20次/min，BP 148/94 mmHg，H 165 cm，W 66 kg。发育正常，营养良好，正常面容，神志清楚，精神可，言语流利，对答切题，查体合作。

妇科检查：宫颈：可见活检痕迹，无活动性出血；宫体：前位，萎缩，活动可，压痛（－）；附件：双附件区未及异常。

辅助检查：超声提示：子宫小结节、宫腔内回声不均质肿物、左附件囊性肿物、宫颈部回声不均。

盆腔MRI平扫＋增强：①子宫内膜明显增厚，考虑子宫内膜癌（Ⅰb期）；②左侧附件区囊性占位，考虑卵巢囊肿。

实施手术：腹腔镜下筋膜外子宫切除术＋双侧附件切除术＋盆腔淋巴结清扫术＋腹主动脉旁淋巴结切除术。

麻醉方式：全身麻醉。

【手术配合】

1.巡回护士配合

（1）用物准备

手术间：洁净系统处于开启状态，调至适宜温湿度。

手术床／体位垫：调整手术床手术区域于送风口下方，手术床上铺置凝胶垫，将床单铺置平整，预防压力性损伤，马镫型腿架安置于手术床上，处于备用状态（如图 3-1-1）。

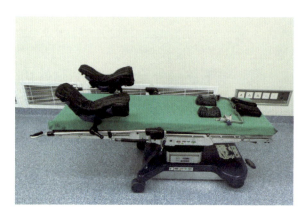

图 3-1-1　用物准备

仪器设备：能量平台、超声刀、负压吸引器、腹腔镜系统等提前调试，处于备用状态（如图 3-1-2）。

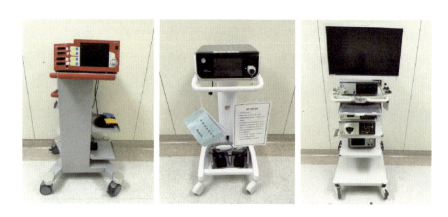

图 3-1-2　能量平台、超声刀和腹腔镜系统

（2）患者准备

待术间：按照《手术患者交接表》内容逐项进行查对并签字，确认右上肢液路通畅，转运患者入室。

手术间：将截石位保温毯平铺于手术床，妥善安置患者于手术床上，盖好棉被，保护隐私；做好心理护理，减轻患者紧张情绪。

皮肤保护：根据手术室《术中获得性压力性损伤风险评估量表》对患者进行评估，评分为 12 分，属于中风险，臀部受压部位贴泡沫敷料，同时，臀部放置凝胶垫预防压疮。

护理操作：预防性输注抗生素（术前 0.5～1 h 内），连接静脉通路延长管。

（3）与洗手护士配合

根据《手术物品清点制度》与洗手护士共同清点用物。

（4）麻醉前三方核查

麻醉实施前，按照《手术安全核查表》，与麻醉医生、手术医生对患者进行信息确认。

（5）实施麻醉时

站于患者一侧，观察患者生命体征变化，保障患者安全，如有情况及时协助麻醉医生处理。

（6）安置手术体位

与手术医生、麻醉医生共同摆放截石位（如图 1–1–3）。

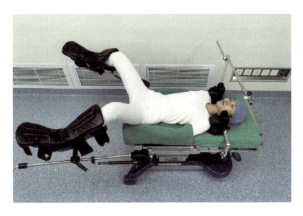

图 3-1-3　截石位

（7）协助开台

协助消毒，监督消毒效果；连接电外科设备，吸引器、腹腔镜；KLS 脚踏置于术者左足侧，调节无影灯。

（8）手术开始前三方核查

切皮前，按照《手术安全核查表》，与麻醉医生、手术医生对患者再次进行信息确认。

（9）术中观察和护理

动态观察患者生命体征、静脉通路、尿量，关注手术进程；保持吸引器通畅，做好出血量统计；准确及时填写手术护理记录单。

（10）做好仪器设备管理和物品供应

主动调节灯光、电外科设备等；及时供应手术台上所需物品。

（11）手术间的管理

加强巡视，保持手术间的环境清洁，控制手术间参观人数。

（12）标本的管理

离体的标本，与手术医生共同确认放置于标本柜，并做好登记。

（13）清点用物

在手术开始前、关闭腹腔前后及缝合皮肤后，与洗手护士逐项清点手术台上所有用物，并及时记录。

（14）出室前三方核查

切口包扎完毕，先将患者安全转运至推车上，拉起床挡，防止坠床；离室时，巡回护士与麻醉医生、手术医生再次对患者进行信息确认。

（15）护送患者出室

出室前检查患者身体各部位有无异常，如有异常，做好记录。完善病历资料，带齐患者所有物品转运至下一单元，并做好交接。

（16）整理手术间

通知保洁员清洁手术间，所有仪器设备和物品做好清洁和归位，准备接台手术。

2. 洗手护士配合

（1）环境表面清洁

按照手术间擦拭流程进行环境表面清洁。

（2）用物准备

手术敷料：截石位大单包、中单包、衣服包、单包中单、无菌持物钳。

手术器械：妇科 LC 器械、玛莱普钳、超声刀、妇科腔镜器械、腹腔电子镜、平齿钳、伞钳、必要时备肠钳（用于夹持肠管，对肠管损伤小）。

无菌物品：吸引器管 1 套、颅脑手术薄膜、11 号刀片、冲洗管路、腔镜保护套 1 个、20 mL 注射器 1 个、延长管、22 号腹腔引流管、3-0 号可吸收缝

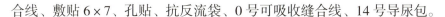

合线、敷贴 6×7、孔贴、抗反流袋、0 号可吸收缝合线、14 号导尿包。

（3）术前准备

①整理器械台，检查器械的功能是否良好，有无缺损，敷料包灭菌是否合格，同巡回护士共同清点手术台上所有用物。

②会阴区：窥器、探针、宫颈钳、妇科刮匙、阴式拉钩、纱布、举宫杯、导尿包、卵圆钳。

③腹腔镜区：弯盘内放入布巾钳 2 把、11 号刀、艾利斯钳 2 把、纱布两块、消毒棉球、气腹针。

（4）协助消毒铺单

消毒范围：腹部自乳头至耻骨联合平面，两侧至腋后线；会阴区耻骨联合、肛门周围及臀部、大腿上 1/3 内侧。

铺单：既要显露手术切口，又要减少切口周围皮肤的暴露。切口周围 4~6 层。协助医生穿手术衣，戴无菌手套，铺置截石位大单，会阴处缝合双层纱布遮盖肛门，贴颅脑手术薄膜。

（5）手术开始前三方核查

切皮前，按照《手术安全核查表》，与麻醉医生、手术医生对患者各项信息再次进行确认。

（6）留置导尿管

递无菌导尿管于手术医生，或器械护士戴导尿包内的手套，置入导尿管。

（7）建立气腹

用碘伏棉球消毒脐孔，在脐孔左、右约 2 cm 处，2 把布巾钳提起腹壁；用 11 号刀在脐缘下约 1 cm 处切一小口，气腹针刺入腹腔，充入 CO_2 气体 3 L 形成气腹，拔出气腹针建立气腹至腹内压达 12 mmHg。用 10 mm 穿刺器（Trocar）穿刺置入腹腔镜，于左侧下腹部各置入第 2、第 3 Trocar，分别为 5 mm 及 10 mm，第 3 个穿刺器的入路较脐水平线高约 2 cm，于右侧下腹部麦氏点置入第 4 个 5 mm 套管针，平第 3 个穿刺器于左侧置入第 5 个穿刺器（如图 3–1–4）。

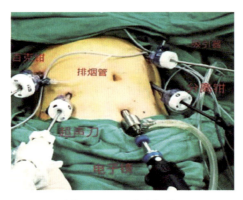

图 3-1-4 建立气腹

（8）会阴区操作

消毒棉球消毒外阴部及肛门。使用干纱布 1 块双折遮盖肛门，并将纱布用不可吸收缝合线临时固定在肛周两侧会阴区；打开窥器，消毒棉球消毒阴道及宫颈。置入举宫器，举起子宫，动作轻柔，避免穿透宫体。

2. 腹腔镜下操作

①探查腹腔

置入腹腔镜，对腹腔内情况全面评估，即肝膈腹膜、侧腹膜、大网膜、胃肠道表面的检查，盆腔情况探查，确定是否有腹腔内转移病灶。然后检查子宫及双侧附件形态、大小、活动度、直肠陷窝有无转移病灶、积液等，留取盆腔液或冲洗液做细胞学分析，排除腹腔液的转移和种植。

②切除全子宫双侧附件

举宫器向一侧推举子宫，先在腰大肌表面打开侧腹膜，暴露和游离卵巢动静脉，辨认清楚输尿管的走行，用双极电凝处理卵巢血管，再用超声刀切断卵巢血管及韧带。靠近子宫角处牵张展开圆韧带，于距子宫角 2 cm 处或中段，用双极电凝超声刀切断圆韧带。自圆韧带断端向子宫颈方向切割阔韧带至膀胱子宫腹膜交界处，用平齿钳夹膀胱子宫腹膜返折并向前腹壁提拉，同时运用举宫器向头端牵拉子宫、宫颈与阴道上段连接处，下推膀胱再分离子宫体颈交界处，暴露子宫动脉，使用双极电凝及超声刀切断，同时阴式台助手推举子宫使子宫血管远离输尿管。处理骶韧带、主韧带。推举子宫器使上缘紧贴阴道穹隆，使用电极切开穹隆（如图 3-1-5），阴式台辅助人员将子宫从阴道穹隆取出，消毒阴道残端并用纱布封堵。

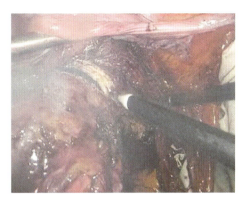

图 3-1-5　电极切开穹隆

③切除腹主动脉旁淋巴结

将小肠及大网膜用伞钳推开，于骶前开始纵向打开后腹膜，暴露双侧髂总动脉及腹主动脉分叉，继续向上沿腹主动脉走行直达十二指肠横部下缘，再打开动静脉鞘并游离腹主动脉和腹腔静脉，用超声刀凝固后再切断其淋巴结组织。将淋巴结装入自制取物袋，3-0 号可吸收缝合线缝合后腹膜。

④盆腔淋巴结切除

向下延长腹主动脉淋巴结的切口达骶骨岬水平，游离切除髂总动静脉表面脂肪和淋巴结组织。用分离钳提起髂外血管表面的血管鞘，用超声刀沿髂外动脉切开血管鞘，直达腹股沟深淋巴结处，再从该处起向下撕脱髂外动静脉鞘组织及周围的淋巴组织，游离至近髂总动脉分叉处，推开脐动脉根部及髂内动脉，暴露闭孔，在腹股沟韧带后方髂外静脉内侧髂耻韧带的表面有肿大的淋巴结，游离后切除，将左、右侧淋巴结放入两个有标识的自制取物袋中（如图 3-1-6）。

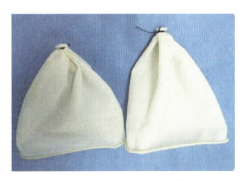

图 3-1-6　自制取物袋

（10）关闭腹腔

术者将三个装有淋巴结的自制取物袋放于阴道残端处，阴式台助手使用卵圆钳将取物袋从腹腔经阴道取出并注意勿损伤直肠。消毒残端并置入纱布堵住残端膨起阴道穹隆，用0号可吸入缝合线缝合残端（如图3-1-7）。阴式台助手检查阴道、直肠是否损伤。冲洗腹腔，检查腹腔是否有出血，直肠、膀胱、输尿管是否有损伤。使用温灭菌注射用水4 000 mL冲洗腹腔，留置引流管1根于子宫直肠窝。用物清点无误，关闭腹腔。

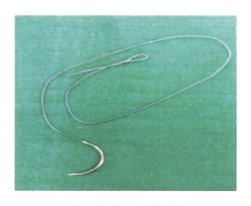

图 3-1-7 缝线准备

【护理风险要点】

1. 巡回护士

（1）有深静脉血栓形成的危险

①与术中头低脚高截石位导致的血液循环缓慢有关。

②与术中麻醉药物扩张血管及CO_2气体压力阻止下腔静脉血液回流导致的血流淤滞和血流缓慢有关。

③与CO_2气腹使膈肌抬高影响心脏泵血功能有关。

④与手术引起的血液凝血状态的改变有关。

⑤与手术导致静脉血管壁损伤及CO_2气腹压力使静脉内压力增高发生微撕裂诱发凝血过程有关。

⑥可通过以下措施预防：正确调节气腹压力，一般成人调节气腹压力为12~14 mmHg，消瘦者（体重指数<18.5）调节气腹压力为12 mmHg，肥胖者（体重指数>30）调节气腹压力为14 mmHg，小儿调节气腹压力为

10～12 mmHg，成人术中气腹建立完成后，调节并维持气腹压力 13 mmHg 即可；术前安置静脉滤器，有研究表明，约 51%～71% 肺栓塞栓子来自下肢深静脉，故下肢 DVT 是肺栓塞发生的主要原因，根据术前相关检查结果，必要时置入下腔静脉滤器。

（2）术中可能低体温

与麻醉药物的使用、手术区长时间暴露体温流失有关可通过以下措施预防：使用截石位保温毯，手术结束后及时盖被保暖，术中冲洗溶液加温，输液使用液体加温仪，做好术中保暖措施。

（3）有发生眼结膜干燥、眼睑充血和水肿的危险

与头低脚高截石位和眼睑闭合不严有关，头低脚高位后，血液由于重力作用积聚于身体的低垂部位，循环不畅，眼睑部的皮肤比较薄且皮下组织疏松，加之手术时间较长，致使眼结膜充血、水肿，俗称"鱼泡眼"。

可通过以下措施预防：

①麻醉后，眼睑闭合的患者，在眼部遮盖盐水纱布；眼睑闭合不严或眼球外凸的患者，先使眼睑闭合后再用施乐辉薄型敷料遮盖眼睛，可防止眼结膜干燥。

②在气管插管完成后，抬高头板或在头颈部垫软布垫于肩厚度平齐。

③术中调节头低脚高＜30°，并且在不影响手术操作的情况下，尽量减小头低脚高的倾斜度，可防止眼睑充血和水肿。

【解剖知识链接】

女性内生殖器官淋巴：主要分为外生殖器淋巴与内生殖器淋巴两大组。内、外生殖器官癌瘤，往往沿各部回流的淋巴管播散，导致相应淋巴结的肿大。内生殖器淋巴主要分为 3 组：①髂淋巴组，分为髂总、髂外和髂内；②腰淋巴组（腹主动脉旁淋巴结）；③骶前淋巴组：子宫体及底部淋巴与输卵管、卵巢淋巴均输入腰淋巴结，子宫体两侧淋巴可沿圆韧带进入腹股沟浅淋巴结。阴道上段淋巴引流基本与宫颈引流相同，大部汇入闭孔淋巴结与髂内淋巴结；小部入髂外淋巴结，并经宫骶韧带入骶前淋巴结。阴道下段的淋巴引流，主要入腹股沟淋巴结（如图 3-1-8）。

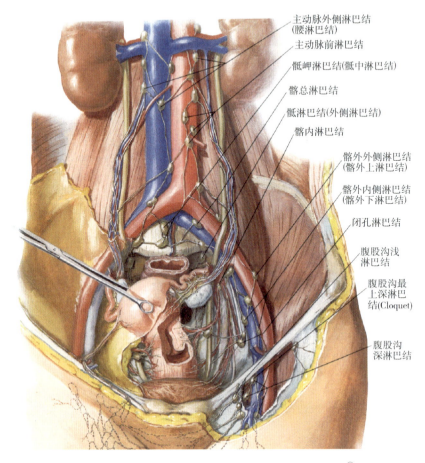

主动脉外侧淋巴结
(腰淋巴结)

主动脉前淋巴结

骶岬淋巴结(骶中淋巴结)

髂总淋巴结

骶淋巴结(外侧淋巴结)

髂内淋巴结

髂外外侧淋巴结
(髂外上淋巴结)

髂外内侧淋巴结
(髂外下淋巴结)

闭孔淋巴结

腹股沟浅
淋巴结

腹股沟最
上深淋巴
结(Cloquet)

腹股沟
深淋巴结

图 3-1-8　骨盆和生殖器的淋巴管、淋巴结：女性[①]

【安全问题解析】

1. 如何避免肿瘤细胞腹壁种植？

严格执行隔离技术操作。执行无菌操作规范的基础上，设置隔离区、及时更换手套、添铺无菌单、规范使用冲洗液，将肿瘤完整地进行切除和取出，禁止分段切除；对肿瘤实施锐性分离，用剪刀将肿瘤完整切除。

①缝线固定穿刺通道，减少穿刺器反复穿刺。

②检查密封性：如有气腹压力持续偏低、切口或套管密封圈处有漏气声，应立即更换封圈或一次性穿刺器。

---

① 来源：《奈特人体解剖彩色图谱（第三版）》图386。

③安全隔离和预防切口种植的措施：可选用小切口保护装置，使切口与瘤体隔离，再于套内牵引出病变组织。

④先放气再拔穿刺套管：防止"烟囱"效应。

⑤ CO_2 气腹的管理。尽量缩短 CO_2 气腹持续时间；控制术中气腹压力，调节气腹压力 $\leqslant 14\,mmHg$，流量 $< 5\,L/min$，防止腹压过大造成瘤体脱落，引起瘤细胞局部种植；术中使用排烟装置将含有肿瘤细胞成分的颗粒随烟雾排出体外。

⑥肿瘤标本取出必须采用标本取物袋，并避免使用有牙镊子夹取标本，防止瘤体与切口接触。

⑦关闭腹膜：关闭和放气前吸净腹腔内液体。缝合前应对穿刺口进行冲洗、消毒。

（编者：刘磊　白瑞　李建红）

第二节　腹腔镜下阴道骶骨固定术

【病历摘要】

患者张某某，女，64 岁，主因"子宫脱垂、阴道前后壁膨出、子宫肌瘤"，于 2021 年 11 月 4 日入院治疗。入院诊断"子宫脱垂、阴道前后壁膨出（如图 3-2-1）、子宫肌瘤"。

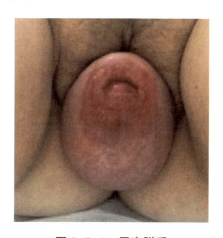

图 3-2-1　子宫脱垂

体格检查：T 36.5℃，P 78 次 /min，R 20 次 /min，BP 99/66 mmHg，H 163 cm，W 65 kg。双肺呼吸音清，未闻及干湿啰音，心律齐，各瓣膜听诊区未闻及病理性杂音，腹软，无压痛、反跳痛，肠鸣音正常。妇科检查：前、后壁完全膨出阴道口外，呈半圆形，质软；宫颈：肥大，脱出阴道口外；宫体：前位增大如孕 2 个月大小，完全脱垂至阴道外口，压痛（－）；附件：双附件区未见异常。

辅助检查：妇科彩超示：子宫前位，子宫大小：79.9 mm×41.9 mm×34.1 mm，宫体大小 45.1 mm×41.9 mm，形态不规则，切面回声均匀；直肠窝（－）、双髂窝（－）；肌瘤结节可见；尿动力检测：膀胱出口梗阻。

实施手术：腹腔镜下子宫切除术 + 双侧附件切除术 + 阴道骶骨固定术。

麻醉方式：全身麻醉。

【手术配合】

1.巡回护士配合

（1）用物准备

手术间：洁净系统处于开启状态，调至适宜温湿度。

手术床：调整手术床手术区域于送风口下方，手术床上铺置凝胶垫，将床单铺置平整，预防压力性损伤。

体位垫 / 设备：马镫型腿架安置于手术床上，处于备用状态。

仪器设备：KLS 能量平台、超声刀、负压吸引器、腹腔镜系统等提前调试，处于备用状态。

（2）患者准备

待术间：按照《手术患者交接表》内容逐项进行查对并签字，确认右上肢液路通畅，转运患者入室。

进入手术间：妥善安置患者于手术床上，盖好棉被，保护隐私，做好保暖；做好心理护理，减轻患者紧张情绪。

皮肤保护：根据手术室《术中获得性压力性损伤风险评估量表》对患者进行评估，评分为 8 分，属于低风险，采取相应预防措施。

护理操作：预防性输注抗生素，连接静脉通路延长管。

（3）与洗手护士配合

根据《手术物品清点制度》与洗手护士共同清点用物。

（4）麻醉前三方核查

麻醉实施前，按照《手术安全核查表》，与麻醉医生、手术医生对患者进行信息确认。

（5）实施麻醉时

站于患者一侧，观察患者生命体征变化，保障患者安全，如有情况及时协助麻醉医生处理。

（6）安置手术体位

截石位：先取平卧位，清醒状态下协助患者移至床尾，臀部超出手术床背板下缘5～10 cm；将双上肢平行放置于身体两侧，肘关节微屈避免损伤臂丛神经，注意肘部及指端勿受压，腰下中单平整固定，注意血压计袖带、液体管路通畅，有动脉监测应加衬垫；必要时臀下垫臀部凝胶垫，使臀部抬高15°～30°。在近髋关节平面（如图3-2-2）放置截石位腿架。患者两腿屈膝屈髋放置于马镫型腿架上，双腿间生理跨度不超过90°，腹壁与大腿之间的角度呈90°～100°，膝关节中立位，大腿与小腿夹角大约90°，足部稍抬高，足跟脚掌置于腿靴内固定，松紧度以能平行伸入一手掌为宜，T-K-O连线（足尖、膝部、对侧肩）应成一直线（如图3-2-3），放下手术床腿板，使用肩托，以防止患者向头端滑动。凝胶垫纵向置于患者肩峰最高处，松紧度以能放置一侧掌为宜，安置肩托组件，由上向下固定旋钮，保证双侧受力均匀。耳侧与肩托距离一掌为宜，中间加衬垫，防止金属接触误伤。患者右侧紧挨肩托上缘安装头架，头架两侧延长杆展开。从上向下依次检查：头面部有无与金属接触，眼睑是否闭合，肩托松紧度，双上肢有无受压，腿架外展角度，有无医源性皮肤损伤风险。

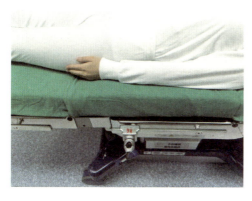

图3-2-2　近髋关节处

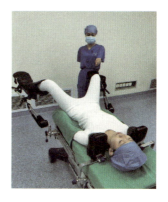

图3-2-3　T-K-O连线

（7）协助开台

协助消毒，观察消毒效果；连接电外科设备，吸引器、腹腔镜；KLS 脚踏置于术者左足侧，调节无影灯。

（8）手术开始前三方核查

切皮前，按照《手术安全核查表》，与麻醉医生、手术医生对患者再次进行信息确认。

（9）术中观察和护理

动态观察患者生命体征、静脉通路、尿量，关注手术进程；保持吸引器通畅，做好出血量统计；准确及时填写手术护理记录单。

（10）做好仪器设备管理和物品供应

根据术者要求调节灯光、电外科设备等；及时供应手术台上所需物品。

（11）手术间的管理

加强巡视，保持手术间的环境清洁，控制手术间参观人数。

（12）标本的管理

离体的标本，与手术医生共同确认放置于标本柜，并做好登记。

（13）清点用物

在关闭腹腔前后及缝合皮肤后，与洗手护士逐项清点手术台上所有用物，并及时记录。

（14）出室前三方核查

切口包扎完毕，先将患者安全转运至推车上，拉起床挡，防止坠床；离室时，巡回护士与麻醉医生、手术医生再次对患者进行信息确认。

（15）护送患者出室

出室前检查患者身体各部位有无异常，如有异常，做好记录。完善病历资料，带齐患者所有物品转运至下一单元，并做好交接。

（16）整理手术间

通知保洁员清洁手术间，所有仪器设备和物品做好清洁和归位，准备接台手术。

2.洗手护士配合

（1）环境表面清洁

按照手术间擦拭流程进行环境表面清洁。

（2）用物准备

手术敷料：截石位大单包、中单包、衣服包、单包中单、无菌持物钳。

手术器械：妇科 LC 器械、玛莱普钳、超声刀、妇科腔镜器械、腹腔电子镜、无菌钢尺、压肠板或 S 拉钩。

无菌物品：吸引器管 2 个、颅脑手术薄膜、11 号刀片、一次性冲洗管、腔镜保护套 1 个、20 mL 注射器 2 个、5 mL 注射器 1 个、F22 腹腔引流管、3-0 可吸收缝合线、敷贴 6×7、孔贴、抗反流袋、聚酯不可吸收缝合线、0 号可吸收缝合线、14Fr 导尿包。

（3）术前准备

①整理器械台，检查器械的功能是否良好，有无缺损，敷料包灭菌是否合格，同巡回护士共同清点手术台上所有用物。

②会阴区：窥器、探针、宫颈钳、妇科刮勺、阴式拉钩、纱布、举宫杯、无菌钢尺、压肠板或 S 拉钩、导尿包。

③腹腔镜区：弯盘内放入布巾钳 2 把、11 号刀、艾利斯钳 2 把、纱布 2 块、消毒棉球、气腹针。

（4）协助消毒铺单

消毒范围：腹部自乳头至耻骨联合平面，两侧至腋后线；会阴区耻骨联合、肛门周围及臀部、大腿上 1/3 内侧。

铺单：既要显露手术切口，又要减少切口周围皮肤的暴露。切口周围 4~6 层。协助医生穿手术衣，戴无菌手套，铺置截石位大单，会阴处缝合双层纱布遮盖肛门。

（5）手术开始前三方核查

切皮前，按照《手术安全核查表》，与麻醉医生、手术医生对患者各项信息再次进行确认。

（6）留置导尿管

铺好会阴部大单后，由手术医生或器械护士置入导尿管。

（7）建立气腹

碘伏棉球消毒脐孔，在脐孔左、右约 2 cm 处，2 把布巾钳提起腹壁；用 11 号刀在脐缘下约 1 cm 处切一小口，气腹针刺入腹腔，充入 CO_2 气体 3 L 形成气腹，拔出气腹针。第 1 穿刺点：脐孔，为首选的观察孔穿刺点组织结构最为薄弱，血管稀少，消毒棉球消毒穿刺部位。第 2、3 穿刺点：脐与双侧髂前上棘连线中外 1/3 处，第 4 穿刺点：前正中线偏左耻骨联合上。

（8）会阴区操作

消毒棉球消毒外阴部及肛门。使用干纱布 1 块双折遮盖肛门，并将纱布用不可吸收缝合线临时固定在肛周两侧会阴区；消毒阴道及宫颈，置入举宫器，举起子宫，动作轻柔避免穿透宫体。

（9）腹腔镜下操作

递镜下平齿钳给第一助手进行辅助，递双极钳、超声刀给主刀医生。充分避开输尿管，使用双极钳对盆漏韧带进行充分电凝后超声刀切断盆漏韧带。依次处理阔韧带、子宫动静脉。使用超声刀打开膀胱子宫反折腹膜，依次处理主韧带、骶韧带，下推膀胱至宫颈口处。使用超声刀分离膀胱阴道间隙至平阴道横沟水平；沿右侧骶韧带内侧打开盆腹膜，分离直肠阴道隔上 2/3 段。使用电凝钩沿宫颈口处切除子宫，双极钳止血。消毒棉球消毒阴道残端，并将一块纱布自阴道残端处下推至阴道穹隆处。使用 0 号可吸收缝合线缝合阴道残端。根据钢尺测量的阴道长度和患者前后壁脱垂长度修剪"Y"形补片前片和后片。使用压肠板或中 S 拉钩将阴道前后壁顶起协助缝合固定网片。将网片前片平铺于阴道前壁，网片远端达阴道横沟水平，使用 2-0 号聚酯不可吸收缝合线将前片网叶固定于阴道前壁上，不穿透黏膜，共缝合 9 针（分三排，每排三针）。将网片上方平铺于阴道后壁，用 2-0 号聚酯不可吸收线缝合固定于阴道后壁，不穿透黏膜，共缝 6 针（分二排，每排三针），腹腔镜下缝合后叶网片及骶前固定：平骶岬水平用超声刀打开骶前腹膜，分离骶前间隙，识别骶正中血管的类型，设定骶前区相对安全区域。游离区域左至直肠外侧，右至骶韧带内侧，上至骶岬前，下至子宫直肠窝。在骶前安全区域用 2-0 号聚酯不可吸收线缝合骶前纵韧带 2~3 针固定骶骨端网片，注意网片处于无张力状态。使用 0 号可吸收缝合线关闭盆腹腔包埋网片使其腹膜化（如图 3-2-4）。

冲洗腹腔，检查腹腔是否有出血，直肠、膀胱、输尿管是否有损伤。留置引流管 1 根于子宫直肠窝。用物清点无误，关闭腹腔。

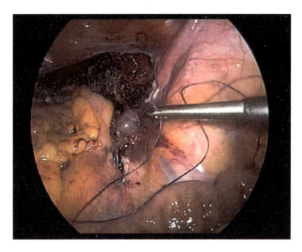

3-2-4　包埋网片

【护理风险要点】

1.巡回护士

（1）患者可能有紧张、焦虑

与担心手术效果和术后性生活质量有关。该患者对疾病知识缺乏了解，对手术治疗缺乏足够的认识和信心，害怕术后影响性生活，由此心理负担较重，处于高度紧张状态。表现为焦虑、自卑、沮丧的心理状态，因此，我们要给予患者心理安慰和精神上的支持，简单讲解有关子宫脱垂的一般常识和手术治疗的必要性及手术预后"利大于弊"的道理，恰当地回答患者提出的疑问。注意尊重患者，保护患者的隐私，不可对其病情妄加评论。鼓励其以积极、平静的心态去面对手术。

（2）有导致补片相关并发症发生的危险

与手术无菌操作不严有关。围手术期最常见的补片相关并发症为"感染"。术中避免感染的措施有以下几种。

①严格执行《术前抗生素使用原则》，如因特殊情况延迟了抗生素输入体内的时间，立即与主刀医生和麻醉师沟通，推迟手术开台时间。当手术进行超过2h，预估手术时间，通知病房送入手术室第二剂抗生素备用。

②严格执行无菌导尿技术操作。待手术铺单完成后再置入导尿管，

③缝双层肛帘，防止肠道细菌污染手术部位。

④严格按要求对手术器械台进行三区划分，即无菌区、隔离区和污染区，避免在手术台上清洗污染的器械。

⑤巡回护士和器械护士共同监督手术人员的无菌技术操作。

（3）有潜在性皮肤完整性受损的危险

与电刀负极板与皮肤接触面积不足有关。阴道骶骨固定术使用碘伏消毒皮肤，碘伏消毒液中含有的"甘油"成分，负极板粘贴于消毒区域（包括大腿上 1/3 的范围和肛周），影响负极板与皮肤有效接触面积，导致有效导电面积减小，接触电阻增大，而发生负极板灼伤。因此，选择正确的负极板粘贴部位，可选择小腿腓肠肌处、背阔肌或三角肌处，既不影响手术部位的消毒，又能防止负极板粘贴不紧而发生电灼伤；在粘贴电极板之前，先清洁粘贴部位皮肤，以减少阻抗；粘贴时电极板的长边应与高频电流流向垂直，与皮肤粘贴紧密；术中加强巡视，发现电刀异常声响应立即查看，寻找原因；若发现功率太小，首先应检查电极板粘贴情况是否松脱；其次，避免盲目加大功率。

此类手术常用"普理灵网片"在骶骨和阴道之间，网片置入组织后，在补片周围经炎性细胞反应和纤维囊性形成后补片缩短，与周围结缔组织相容，紧密粘贴，形成厚厚一层结缔组织，弥补了盆底组织的缺陷，恢复了盆底组织的正常支持结构。

【解剖知识链接】

子宫的主要韧带（如图 3-2-5）及作用：

①子宫阔韧带：位于子宫两侧的双层腹膜皱襞（前后叶），向两侧延伸达盆壁，其上缘游离，内 2/3 包裹输卵管，外 1/3 移行为骨盆漏斗韧带（卵巢悬韧带），限制子宫向两侧倾倒。

②子宫圆韧带：起于子宫外侧缘，输卵管子宫口的前下方，经腹股沟管，终止于阴阜及大阴唇上部之中，是维持子宫前倾位的重要结构。

③子宫主韧带：由子宫阔韧带下部两层腹膜之间的纤维结缔组织束和平滑肌纤维组成，较强韧，将子宫颈和阴道上部连于骨盆侧壁，是维持子宫颈正常位置，防止其向下脱垂的主要结构。

④子宫骶韧带：起自子宫颈阴道上部后面，向后绕过直肠的两侧，止于骶骨前面，表面盖以腹膜，形成弧形皱襞，即子宫直肠反折腹膜，向后上牵

拉子宫颈，并与子宫阔韧带协同，维持子宫的前屈位。

　　除上述韧带外，盆底肌、阴道的托持和周围的结缔组织对子宫位置的固定也起重要作用。

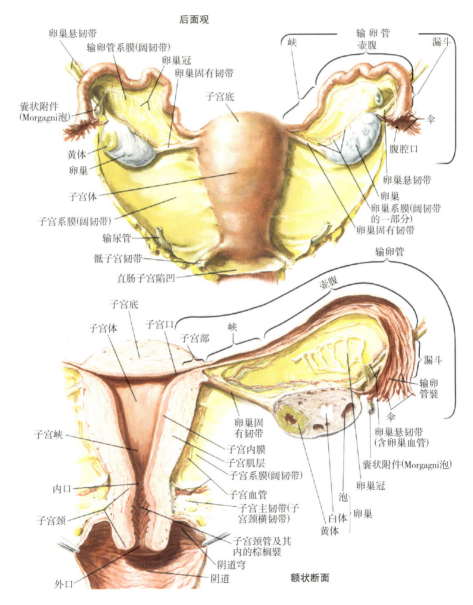

图 3-2-5　子宫及其附件[①]

---

① 来源：《奈特人体解剖彩色图谱（第三版）》图356。

骶前纵韧带的解剖位置和特性：前纵韧带是位于所有椎体和椎间盘前面的纵长韧带，是一条长而宽又坚韧的纤维带。骶前纵韧带在 S_1 椎体盆面无血管区域最大，厚度最厚，强度及刚度（抗变形能力，即硬度）最大部位，是阴道骶骨固定术最佳的缝合部位。

【安全问题解析】

1. 子宫脱垂患者尿管置入困难时，怎么避免尿道损伤？

子宫脱垂一般都伴有阴道前后壁膨出，结构松弛的组织器官向下牵拉膀胱及尿道，导致正常尿道的走向方向发生改变，即向盆腔后下方走行。因此，子宫脱垂患者置入导尿管时应向盆腔后下方向轻轻用力插入导尿管。切记见尿后插入 2~3 cm 再打起尿管球囊。

2. 术中"Y"形补片如何管理？

①主刀医生下达"打开网片"的口头医嘱后，巡回护士大声重复口头医嘱一遍，并请主管医生确认"Y 形网片"（下面简称补片）的生产厂家、型号、生产日期、包装准确无误后再打开。

②器械护士传递补片的方法：先用盐水纱布擦净自己手套上的血迹，再接取补片并放于无菌小单中，置于器械台中间的安全位置，防止掉落；其次，先给予主刀医生未用过的盐水纱布擦净其手套上的血迹或更换手套后，再递予补片，以减少污染。

③制备网片：在未被污染的干纱布或小单上，将补片展开，剪成预定形状（如靴形）和所需的长度。

（编者：刘磊　李建红　高未印）

第三节　单孔腹腔镜下卵巢囊肿剥除术

【病历摘要】

患者张某，女，31 岁，行妇科彩超发现"左卵巢内囊性回声区（巧克力囊肿？）"，无腹痛、腹胀、无阴道异常流血、排液，收住我院治疗，入院诊断为"左侧卵巢子宫内膜异位囊肿"。

体格检查：T 36.3℃，P 68 次 /min，R 19 次 /min，BP 125/86 mmHg，H 160 cm，W 53 kg，BMI 20.70 kg/m^2（正常），腹部触诊：压痛（－），未触及包块及全身表浅淋巴结肿大。

专科检查：左附件区可触及约 8 cm×6 cm 大小包块，质软，边界清，无压痛。

辅助检查：妇科彩超示：左附件区可见 85.0 mm×59.4 mm 囊性回声区，内伴密集光点及分隔。周边未见明显血流信号；直肠窝（－），双髂窝（－）；CDFI（TVS）：子宫肌层可见散在血流信号；提示：左附件区囊性回声区（巧囊？）。

实验室检查：癌胚抗原（CEA）：0.53 IU/mL；

血红蛋白：144 g/L（正常）；

白细胞计数：6.61×10^9/L（正常）；

黄体酮：0.32 nmol/L（卵泡期正常值为 0.6～1.9 nmol/L；排卵期正常值为 2.40～9.40 nmol/L；排卵后正常值为 20.7～102.4 nmol/L）。

实施手术：单孔腹腔镜下卵巢囊肿剥除术。

麻醉方式：全身麻醉。

【手术配合】

1. 巡回护士配合

（1）用物准备

手术间：洁净系统处于开启状态，调至适宜温湿度。

手术床：调整手术床体中部于送风口下方，床单位铺置平整，预防压力性损伤。

凝胶垫：马镫形腿架 1 对、骶尾部凝胶垫 1 个、肩托 1 对、凝胶垫 1 对。

仪器设备：能量平台、负压吸引器提前调试，处于备用状态。

冲洗液：37℃的 0.9%氯化钠溶液 1 000 mL。

（2）患者准备

待术间：按照《手术患者交接表》内容逐项进行查对并签字，确认右上肢液路通畅，检查脐周备皮情况以及清洁度，询问患者有无不适症状，及禁饮食情况，查看病历资料准备齐全，转运患者入手术间。

手术间：·安全转运患者于手术床上，注意保暖，保护隐私部位，做好环境介绍和手术体位的配合工作，减轻患者的紧张情绪。

皮肤保护：根据手术室《术中获得性压力性损伤风险评估量表》对患者进行评估，评分为 7 分，属于低风险，受压部位给予凝胶垫预防保护；负极板粘贴于小腿腓肠肌肌肉丰厚和血管丰富处。

护理操作：预防性输注抗生素，连接静脉通路延长管及三通。

（3）与洗手护士配合

根据《手术物品清点制度》与洗手护士共同清点手术台上所有用物，执行点唱原则，及时记录。

纱布、腔镜纱布条全部展开清点（检查完整性），所有止血钳均要打开牙口检查其完整性，所有腔镜器械均要检查完整性与功能性。

（4）麻醉前三方核查

麻醉实施前，按照《手术安全核查表》，与麻醉医生、手术医生共同确认患者身份信息及术前准备工作完成情况。

（5）实施麻醉时

站于患者一侧，观察患者生命体征变化，保障患者安全，如有突发情况及时协助麻醉医生处理。

（6）安置手术体位（截石位）

患者取仰卧位，清醒状态下下移至臀部超出手术床背板下缘 5 ~ 10 cm；骶尾部垫凝胶垫，使臀部相应抬高，便于手术操作；双上肢用布单包裹至身体两侧，注意留置针关卡处对患者造成压力性损伤。在近髋关节处放置马镫型腿架，双下肢放于马镫型腿架上，外展＜ 90°，注意保护腘窝血管、神经；双侧肩膀安置肩托，防止头低足高位时身体向头端滑动。检查患者身体与金属有无接触，床单拉至平整，检查液路是否通畅，眼睑是否闭合。

（7）协助开台

①协助消毒，监督消毒是否规范。

②连接电凝线于能量平台，连接吸引器、冲洗管路，调节无影灯，并进行检测，确认正常。

③连接电子镜并检测功能状态，设置白平衡。

④留置尿管悬挂位置低于耻骨联合处。

（8）手术开始前三方核查

切皮前，按照《手术安全核查表》，与麻醉医生、手术医生对患者再次进行信息确认，确认无误，手术开始。

（9）术中观察和护理

密切观察患者生命体征、静脉通路及尿管通畅性，观察有无皮下气肿等并发症的发生。关注手术进程，准确及时填写术中添加的无菌物品。

（10）手术间的管理

加强巡视，保持手术间的环境清洁，减少手术间开门次数，控制手术间参观人数，减少人员流动。

（11）标本的管理

术中正确留取腹腔冲洗液，与手术医生共同确认标本正确后送快速病检。

（12）协助盆腔冲洗

37 ℃ 的 0.9 % 氯化钠注射液 500 mL、37 ℃ 的 0.9 % 氯化钠注射液 500 mL+20 mL、碘伏冲洗盆腹腔。

（13）清点用物

在关闭腹腔前后，及缝合皮肤后，与洗手护士逐项清点手术台上所有用物，并及时记录。

（14）安全转运患者于推车上

切口包扎完毕，先将患者安全转运到推车上，拉起床挡，防止坠床，之后再进行气道拔管。

（15）出室前三方核查

患者准备离开手术间时，巡回护士、麻醉医生和手术医生再次对患者手术信息进行确认。

（16）患者出手术间的准备工作

出手术间前检查患者身体各部位有无异常，如有异常，做好记录；完善病历资料，带齐患者所有物品转运至下一单元。

（17）整理手术间

通知保洁员清洁手术间，所有仪器设备和物品做好清洁和归位，准备接台手术。

2. 洗手护士配合

（1）环境表面清洁

按照手术间擦拭流程进行环境表面清洁。

（2）用物准备

手术敷料：LC大单包/截石包、中单包、衣服包、单包中单、无菌持物钳。

手术器械：妇科基本器械、腔镜器械。

无菌物品：无菌手套、吸引器连接管及头、冲洗管、颅脑手术薄膜、11号刀片、0号腔镜可吸收缝合线、4-0号可吸收缝合线、3-0号倒刺线、0号不可吸收编织缝线、12×20圆针、6×7伤口敷贴2个、单孔穿刺器1套。

（3）术前准备

提前15～30 min洗手上台，按照规范整理无菌手术器械台，检查器械的性能和完整性，与巡回护士共同清点器械台上所有用物，设置隔离区和非隔离区。术中要密切关注手术进程，传递物品及时、准确，动作轻柔，稳拿稳放，避免碰撞，勿将光导纤维折成锐角、扭曲，以免折断光纤。及时清理电子镜头，保证电子镜头视野清晰。所有操作均需遵守无菌原则。可提前准备：12×20圆针+0号不可吸收编织缝线2针，吊腹膜；可裁剪适当长度的手套或腔镜保护套自制取标本袋（如图3-3-1）。

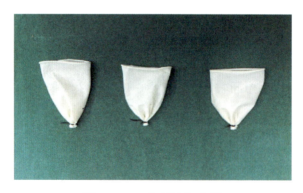

图 3-3-1 自制取标本袋

（4）协助消毒铺单

消毒范围：自乳房下至大腿上1/3（会阴部，阴道及肛门处），两侧至腋中线。

铺单：既要充分暴露手术切口，又要减少切口周围皮肤的暴露。协助医生穿手术衣和戴无菌手套。

（5）连接设备及管路

连接电凝线、吸引器管、冲洗管，并检查其功能，固定于术者对侧。

（6）切开皮肤及皮下组织

碘伏棉球彻底消毒肚脐眼及周围皮肤，11号刀切开皮肤，小甲勾，艾利斯钳暴露术野，依次切开皮下组织→肌层→前鞘→腹膜（如图3-3-2）。

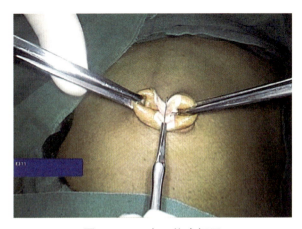

图3-3-2 尖刀依次切开

（7）悬吊腹膜

12×20圆针穿0号不可吸收缝合线编织缝线，共2针，悬吊腹膜（如图3-3-3）。

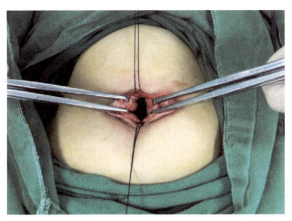

图3-3-3 悬吊腹膜

（8）建立人工气腹

递单孔穿刺器，连接气腹管，充入 CO_2 气体，置入冷光源镜头（如图 3-3-4）。

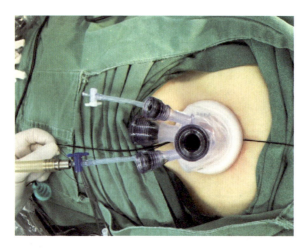

图 3-3-4　安装单孔穿刺器

（9）探查盆腹腔、剥除卵巢囊肿

腔镜钳夹囊壁，腔镜剪刀在囊壁打开一个小缺口，视囊肿大小、饱满程度决定剥离方式：先用腔镜尖头吸引器刺破囊壁抽吸囊液进行减压，腔镜钳剥离囊肿，必要时递抓钳（如图 3-3-5）；然后将囊肿装入取物袋，避免污染盆腹腔。

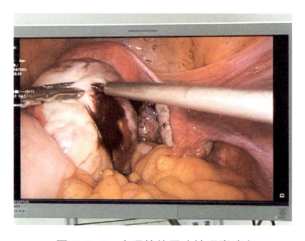

图 3-3-5　尖吸的使用（抽吸囊液）

（10）缝合卵巢

3-0 号倒刺线 + 腔镜针持，缝合卵巢创面。

（11）取出囊肿

将取物袋从单孔穿刺器处取出，避免与切口直接接触。

（12）冲洗盆腔，止血

0.9% 氯化钠注射液 500 mL+20 mL，碘伏水冲洗盆腔。

（13）切口缝合

0 号可吸收缝合线、甲钩、艾利斯钳，依次关闭腹膜、筋膜、皮下组织，碘伏棉球消毒切口皮肤，4-0 号可吸收缝合线缝合皮肤；敷贴粘贴切口。

（14）手术结束

器械护士按要求处理手术器械，并送至供应室，同巡回护士共同擦拭手术间。

【护理风险要点】

1.巡回护士

（1）眼睛的保护

①术前：评估患者发生眼部损伤的风险；实施全身麻醉后应对眼睛实施保护措施，将患者的双眼睑闭合，用敷贴覆盖（如图 3-3-6），避免术中眼角膜干燥及损伤。

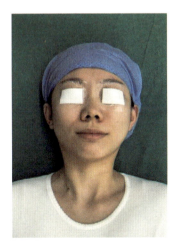

图 3-3-6　眼睛的保护

②术中：手术过程对眼部区域进行评估，密切观察手术进程，变换体位

时，需再次观察眼睑受压情况；检查患者眼睛及颜面部有无麻醉管路受压；如手术时间较长，以及头低足高位时间较长时，轻抬患者头部，防止眼球水肿；术中观察在患者头侧举镜子站立的术者有无压迫到患者的头面部；术中患者头端下垂的无菌布单有无压迫到患者眼球；在不影响手术的情况下，调整手术体位以降低眼压。

③术后：动作轻柔，去除患者眼部敷料，防止发生医用粘胶相关性皮肤损伤；手术结束，及时关闭无影灯，避免强光刺激眼部；待患者清醒，询问有无眼部不适。

（2）神经损伤的预防

①术前：询问患者有无神经损伤病史，有无髋关节、膝关节等关节部位病变；使用多关节肩挡板，调整好挡板位置，固定时从挡板远端向近端逐一固定；肩托与患者颈部留有适当距离，避免颈部血管、神经受压；由于截石位手术无菌区域较短，术者挤靠上肢，易造成臂丛神经和桡神经损伤，故双上肢均用布单包裹于身体两侧，同时保证右上肢液路通畅；按照"TKO"连线方法摆放双下肢。

②术中：变换体位时，检查患者身体有无移位，适当调节肩托位置；变换体位后，观察双上肢固定是否牢固，观察臀部下方布单有无褶皱，逐一检查；防止重力压迫膝部。

③术后：询问患者有无四肢不适，嘱患者缓慢轻抬四肢，检查其活动度。

（3）VTE 的预防

①术前：在待术间指导患者做踝泵运动；护士应了解患者有无血栓相关性疾病，如高危因素、是否使用抗凝剂、放置血栓滤器，避免同一部位、同一静脉反复穿刺。

②术中：规范摆放体位，在不影响手术的情况下，调节马镫型腿架的角度，利于双下肢静脉血回流；预防患者低体温，必要时使用加温仪防止热量散失；遵医嘱适当补液，降低血液黏稠度；术中禁止使用弹力袜；气腹也会影响静脉血液回流，所以在保证气腹空间的同时尽量用最小的气腹压力。

③术后：关闭气腹时，放气速度不宜过快；变换体位时动作要轻柔，双下肢应单独、缓慢放下，并注意观察患者生命体征及反应；患者转运过程中搬动不宜过快，幅度不宜过大，建议使用转运工具。

2.洗手护士

（1）标本取物袋的管理

①术前：与巡回护士共同确认无菌标本取物袋完整性及数量，若有破损，不得使用。

②术中：使用时，提醒医生通过正确方法使用；如需要多个标本袋要做好标记并与巡回护士共同确认；如术中发生破损，及时告知巡回护士，并采取相应的措施；取出标本，及时更换手套。

③术后：与巡回护士确认其完整性，及时丢弃。

（3）隔离技术的应用

在冰冻结果未回报之前，均按照恶性肿瘤手术来准备；合理使用尖头吸引器，及时吸出囊液，减少污染的机会；囊肿需用取物袋取出，如多个囊肿分次取出时，禁止用同一个取物袋；遵循先放气再拔穿刺器的原则，避免"烟囱"效应造成的穿刺道种植。

【注意事项】

1.手术标本的管理

①严格执行手术标本管理制度。

②腹腔冲洗液留置完成后，及时更换吸引器瓶，待病理结果报回后再决定处置。若需送检，由巡回护士及时将标本放入标本瓶中，防止标本丢失。

③标本产生后洗手护士应立即与主刀医生核对标本来源；核对无误后。巡回护士即刻记录标本的来源、名称及数量；经家属过目后即刻送至病理科做快速病检。

④术中冰冻标本病理诊断报告必须采用书面形式，以免误听或误传，严禁采用口头或电话报告的方式。

【解剖知识链接】

卵巢的解剖（见图3-2-3）：卵巢呈扁卵圆形，可分内外两面、前后两缘和上下两端。外侧端靠近输卵管伞，内侧端依靠卵巢固有韧带与子宫角相连。下缘隆凸、游离，上缘较直，由卵巢系膜将其连于阔韧带后叶，此处称为卵巢门，血管与神经由此进入卵巢。临床上将输卵管和卵巢称为子宫附件。

【安全问题解析】

如何预防截石位体位并发症？

①保持患者头部处于中立位，检查眼睑是否闭合，眼球是否受压。

②麻醉前可询问患者舒适度，并根据要求进行调整。

③腿架托住小腿及膝部，必要时腘窝处垫体位垫，防止损伤腘窝血管、神经及腓肠肌。

④检查固定是否牢固、患者身体皮肤有无挤压，裸露的皮肤有无和金属直接接触，约束带的松紧是否适宜。

⑤术中防止重力压迫膝部。

⑥手术结束复位时，双下肢应单独、缓慢放下，并通知麻醉师，防止因回心血量减少，引起低血压。

⑦术后询问患者有无肢体感觉不适，并查看活动度、皮肤有无异常。

（编者：高芳芳　李建红　白瑞）

第四节　宫腹腔镜联合剖宫产切口憩室切除术

【病历摘要】

患者任某，女，31 岁，主因"剖宫产术后 3 年，经期延长 3 年"入院，入院诊断为"剖宫产切口憩室"。

入院体查：T 36.3℃，P 86 次 /min，R 18 次 /min，BP 99/66 mmHg，H 163 cm，W 65 kg，BMI 28.8 kg/m^2（肥胖）。发育正常，面容正常，言语流利。

专科检查：外阴：婚型；阴道：畅，内可见少量褐色分泌物；宫颈：光；宫体：前位，正常大小，活动好，压痛（–）；附件：双附件区未见异常。

辅助检查：妇科彩超示：子宫后位，大小：6.4 cm×4.0 cm×3.9 cm 宫壁回声均匀，形态规则，轮廓清晰。子宫内膜厚度 0.4 cm，宫颈前后径 2.5 cm，宫腔下段切口下方见 1.0 cm×1.5 cm 无回声区，其外缘距子宫浆膜层外缘 0.2 cm。左侧卵巢：2.3 cm×1.5 cm×2.2 cm；右侧卵巢：2.4 cm×1.6 cm×2.3 cm；超声提示：剖宫产切口憩室，双侧附件区未见明显异常。

实验室检查：血常规：白细胞计数 8.25×10^9/L，中性粒细胞绝对值 4.67×10^9/L，中性粒细胞百分比 56.50%，血红蛋白 96 g/L，血小板 232×10^9/L。

实施手术：宫腹腔镜联合剖宫产切口憩室切除术。

麻醉方式：全身麻醉。

【手术配合】

1. 巡回护士配合

（1）用物准备

手术间：洁净系统处于开启状态，调至适宜温湿度。

手术床：调整操作区于送风口下方，床单位铺置平整，预防压力性损伤。

体位垫/设备：肩托、马蹄形凝胶垫、骶尾凝胶垫，回路负极板（如图3-4-1）、马镫型腿架处于备用状态。

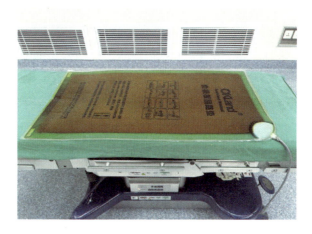

图3-4-1 回路负极板

仪器设备：宫腔镜、腹腔镜系统各一套，能量平台、超声刀、膨宫机、负压吸引器等提前调试，处于备用状态。

（2）患者准备

待术间：按照《手术患者交接表》内容逐项进行查对并签字，确认右上肢液路通畅，转运患者入室。

进入手术间：妥善安置患者于手术床上，盖好棉被，保护隐私，做好保暖。

皮肤保护：根据手术室《术中获得性压力性损伤风险评估量表》对患者进行评估，评分为8分，属于低风险，受压部位给予凝胶垫预防保护。

护理操作：遵医嘱术前0.5~1 h内预防性使用抗生素及其他术前用药。

（3）与洗手护士配合

根据《手术物品清点制度》与洗手护士共同清点用物。

（4）麻醉前三方核查

麻醉实施前，按照《手术安全核查表》，与麻醉医生、手术医生对患者进行信息确认。

（5）实施麻醉时

站于患者一侧，观察患者生命体征变化，保障患者安全，如有突发情况及时协助麻醉医生处理。

（6）安置手术体位

取截石位：麻醉医生站于患者头侧，手术医生站于患者两侧，巡回护士站于患者尾侧，患者平躺于铺好回路负极板的手术床上，取仰卧位（如图3-4-2），骶尾部垫凝胶垫，清醒状态下移至床尾，臀部超出手术床背板下缘5~10 cm。在近髋关节平面放置马镫型腿架，摆放截石位（要求 T-K-O 成直线），左上肢内收，肘部及指端勿受压，右上肢外展，检查各管路通畅，腰下中单平整固定，安置双肩托，以防止头低脚高位时患者向头端滑动。患者右侧紧挨肩托上缘安置头架，两侧延长杆展开。从上向下依次检查：眼睑是否闭合，头面部有无与金属接触，肩托松紧度，双上肢有无受压，腿架外展角度，各管路是否通畅，有无医源性皮肤损伤风险，整理床单位，遮盖保暖。

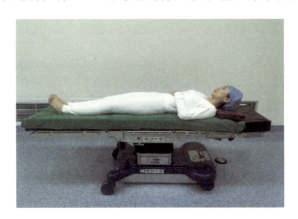

图 3-4-2　仰卧位

（7）协助开台

协助消毒，观察消毒效果；连接电外科设备、吸引器、膨宫机、宫腔镜、腹腔镜，安放脚踏于术者侧，调节无影灯。

（8）手术开始前三方核查

切皮前，按照《手术安全核查表》，与麻醉医生、手术医生对患者再次进行信息确认。

（9）刻录机准备

打开刻录机电源开关，选择新建文件夹对话框，根据提示输入患者的姓名、住院号，点击"OK"键使刻录机处于备用状态。点击"REC"键，橘黄色灯光闪烁开始录制，画面与腔镜显示屏同步。录制结束，点击"STOP"键并保存。

（10）连接腹腔镜系统、宫腔镜系统

主机关闭状态下，连接摄像线和光源线，由上至下依次开机。

（11）膨宫机的连接（如图3-4-3）

安装膨宫管前：膨宫管内确保无液体，感压膜安装妥当。

安装流程：

①安装膨宫灌流管在泵头处，确保感压膜完好地卡在传感器处。

②打开电源开关，指示灯确认为绿色；将管鞘、灌流管与液体袋连接好。

③打开灌流管上的开关，按开始灌注，将灌流管内的空气排出，再进行灌注。

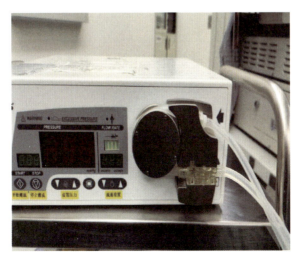

图 3-4-3　连接膨宫机

（12）连接电外科设备

能量平台：开机，连接单极和双极，检查功能。宫腔镜电切电极亦可安装于能量平台：开机状态下能量平台选择宫腔镜电切模式并连接相应电切电凝线。

超声刀：开机连接超声刀主机，打开钳口激发超声刀，检查超声刀的功能。

奥林巴斯电刀主机：开机连接宫腔镜电切电极于等离子接口处，并调节主机功能为等离子模式（图3-4-4）。

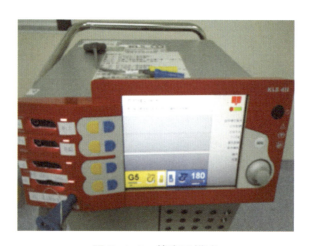

图 3-4-4 等离子模式

（13）术中观察和护理

动态观察患者生命体征、静脉通路、尿量、有无皮下气肿及水中毒征兆，关注手术进程，准确记录宫腔镜进入宫腔操作的时间；保持吸引器通畅，做好膨宫液出入量的统计；准确及时填写手术护理记录单。

（14）做好仪器设备管理和物品供应

根据术者要求调节电外科设备、膨宫机压力、光源等；及时供应手术台上所需物品。

（15）手术间的管理

加强巡视，保持手术间的环境清洁，控制手术间参观人数。

（16）标本的管理

如有标本，与手术医生共同确认放置于标本柜，并做好登记。

（17）清点用物

在宫腔镜操作结束前、关闭腹腔前后及缝合皮肤后，与洗手护士逐项清点手术台上所有用物（注意隔离技术），并及时记录。

（18）出室前三方核查

切口包扎完毕，安好床尾，麻醉医师监护下将患者由截石位恢复仰卧位（图3-4-5），注意单腿慢放，预防体位性低血压的发生。将患者安全转运至推车上，拉起床挡，防止坠床；离室时，巡回护士与麻醉医生、手术医生再次对患者进行信息确认。

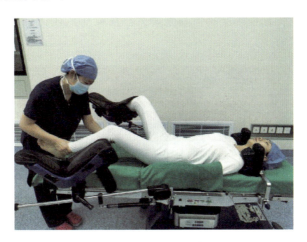

图3-4-5　恢复仰卧位

（15）护送患者出室

出室前检查患者身体各部位有无异常，如有异常，做好记录。完善病历资料，带齐患者所有物品转运至下一单元，并做好交接。

（16）整理手术间

通知保洁员清洁手术间，所有仪器设备和物品做好清洁和归位，准备接台手术。

2.洗手护士配合

（1）环境表面清洁

按照手术间擦拭流程进行环境表面清洁。

（2）用物准备

手术敷料：截石位大单包、中单包、衣服包、单包中单、无菌持物钳。

手术器械：妇科腔镜基础器械包、双极钳、超声刀、妇科腔镜器械包、腹腔电子镜、宫腔镜器械、宫腔检查镜（宫腔电切镜备用）。

无菌物品：吸引器管 3 个、脑科手术粘贴巾、11 号刀片、输血器、腔镜保护套 2 个、20 mL 注射器、F22 腹腔引流管、3-0 号可吸收缝合线、敷贴 6×7、孔贴、抗反流袋、0 号倒刺线、导尿包。

（3）术前准备

提前 15～30 min 上台，分别整理腹腔镜及宫腔镜器械台（图 3-4-6、图 3-4-7），并检查器械的性能，同巡回护士共同清点台上所有用物。宫腔镜台按序号从小到大摆好扩宫棒；检查灌流瓣膜完整并安装好，组装宫腔检查镜，备腔镜保护套 1 个。

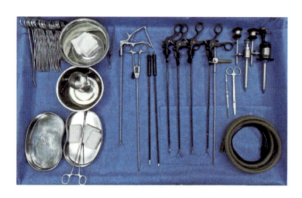

图 3-4-6　妇科腔镜手术器械摆台

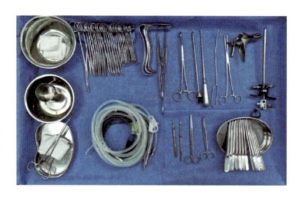

图 3-4-7　宫腔镜器械摆台

（4）协助消毒铺单

消毒范围：腹部自乳头至耻骨联合平面，两侧至腋后线；会阴区耻骨联合、肛门周围及臀部、大腿上 1/3 内侧。

铺单：既要显露手术切口，又要减少切口周围皮肤的暴露；切口周围 4~6 层。协助医生穿手术衣，戴无菌手套，铺置截石位大单，会阴处贴带尾的贴膜。

（5）手术开始前三方核查

切皮前，按照《手术安全核查表》，与麻醉医生、手术医生对患者各项信息再次进行确认。

（6）消毒尿道口，留置尿管并固定，粘贴颅脑手术薄膜。

（7）腹部区建立气腹，打开膀胱反折腹膜

碘伏棉球消毒脐孔；布巾钳 2 把，在脐孔左、右约 2 cm 处提起腹壁；11 号刀在脐缘下约 1 cm 处切一小口，气腹针刺入腹腔，充入 CO_2 气体形成气腹；拔出气腹针；碘伏棉球再次消毒脐孔，11 号刀扩大脐孔切口，10 mm 穿刺器刺入腹腔，置入冷光源镜头，11 号刀、10 mm 穿刺器和 5 mm 穿刺器，在腹腔镜监视下，在左、右下腹进行第二、三穿刺孔。腔镜器械探查腹腔情况，超声刀打开膀胱反折腹膜。

（8）宫腹腔镜联合"透光实验"寻找剖宫产切口憩室

经阴宫腔镜手术：窥器、纱布、宫颈钳，扩开阴道；碘伏棉球 5 个消毒宫颈及阴道；探针探宫腔，扩宫棒从细到粗扩张宫颈口至 10 号；宫腔镜排气后置入宫腔，检查宫腔并寻找剖宫产切口憩室。找到憩室所在部位，关闭腹腔镜光源及手术间光源，进行"透光实验"，定位憩室所在具体位置。打开腹腔镜光源和手术间光源，撤出宫腔镜。

（9）行腹腔镜下剖宫产切口憩室切除术

使用超刀小心分开子宫膀胱处的粘连，对所定位憩室部位进行切除，双极电极止血。0 号倒刺线缝合子宫，注意使用后的缝针放置于隔离区域，不得与其他无菌物品混放。3-0 号可吸收缝合线缝合膀胱反折腹膜。

（10）冲洗盆腔

检查盆腔完毕，0.9% 氯化钠注射液 1 000 mL 冲洗盆腔。

（11）需要时放置引流管

备腔镜钳及剪好的引流管，放置引流管于子宫直肠窝，中弯止血钳夹腹壁外露的引流管（防止 CO_2 气体溢出腹腔）；先排出 CO_2 气体，再松开钳夹引流管的中弯止血钳，连接抗反流袋。

（12）缝合切口

分别清点腹腔镜台及宫腔镜台上所有用物，撤出腹腔镜及穿刺器，碘伏棉球消毒切口，3-0 号可吸收缝合线缝合切口，碘伏棉球再次消毒切口。消毒会阴部，留置宫腔压迫的水囊。

（13）粘贴切口

递伤口垫纱及伤口敷贴并协助粘贴，整理器械放于指定位置，同巡回护士共同整理并擦拭手术间。

【 护理风险要点 】

1. 巡回护士

（1）静脉气体栓塞（VAE）的预防

栓塞的气体来源为室内空气和组织气化。一旦空气进入静脉循环，右心泡沫血阻碍血流，使肺动脉压上升。早期表现为呼气末 CO_2 压力下降，最后循环衰竭，心搏骤停。

预防措施：

①在宫腔镜进入宫腔前排尽膨宫管路中的气体。

②按照膨宫机使用说明调节其压力大小。

③组织气化气泡形成适当提醒术者。

④保持灌流液不要走空，需要追加灌流液时，再次排尽并检查管路中有无气泡。

（2）血容量过多与水中毒的预防

手术时间过长，膨宫压力过高和血窦开放、切断小动脉是 TURP 综合征的危险因素。降低宫腔内压力，将导致视野不良或不全。宫腔内压力过大，会导致过多液体的渗入血管。

预防措施：计算灌流液的进、出量，既能充分暴露手术视野又能使身体吸收的液体量最少，有助于预防 TURP 综合征。具体措施是在宫腔镜手术开始前，术者、麻醉师和其他成员采用公式最大的液体吸收量（MAFAlimit）= $17.6 \, mL/kg \times$ 体重（kg）测算出术中允许的 MAFAlimit，一般为 1 000 ~ 1 500 mL。

【 注意事项 】

1. 膨宫机的使用

①压力设置调整范围 80 ~ 100 mmHg，流速设置 350 mL/min。

②确保灌流液流出后，器械再进入体腔。

③将膨宫机摆放高度和手术台等高。

④手术操作结束后，将软管内液体排尽后方可取下灌流管，否则会损伤感压膜。

2. 漏水、报警的处理

①膨宫机报警应暂停使用，检查感压膜与膨宫机水管管路安装是否妥帖，正确的安装方法：巡回双手平推安装感压膜，与传感器完全贴服，再连接灌流液。

②感压膜破损导致漏水，更换新的感压膜。

3. 宫腔镜成像模糊或无图像

①检查摄像线、光缆与主机连接状况。

②检查摄像线对焦情况。

③检查宫腔镜进水口和出水口是否安反。

【解剖知识链接】

子宫（如图3-4-8）呈梨状，分底、体、颈三部分，底位于上部与体相

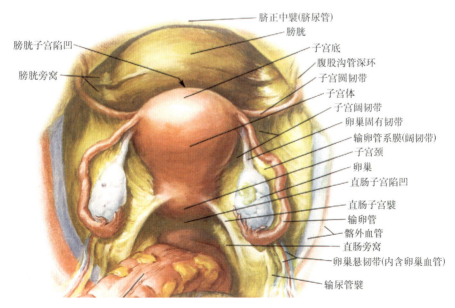

图 3-4-8　子宫[①]

---

① 来源：《奈特人体解剖彩色图谱（第三版）》图354。

连接。子宫体呈倒三角形，愈向下愈狭窄。子宫体两上角与输卵管相通，下方经内口与颈部管道连接。子宫颈较固定，凸入阴道方。

子宫憩室（如图 3-4-9）是指各种子宫手术后，由于子宫内膜及肌层愈合不良，在子宫手术部位出现一个向宫腔外的凸起，可与宫腔相通的憩室状病变。

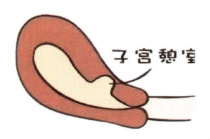

图 3-4-9　子宫憩室

【 安全问题解析 】

膨宫管的针头容易污染，该如何保护呢？

膨宫管的针头是钢制复用的，日常手术台上转交台下护士连接膨宫管路时，由于两个钢针裸露在外面，巡回护士既要一只手保护两个钢针，还要用双手去安装感压膜及管鞘，既增加了安装感压膜的难度，钢针也易被污染。

支招：器械护士在无菌台上剪两节吸引器管的接头，套到膨宫管针头上予以保护，既保护针头也不会误伤术者，也保护针头在台下安装时不会被污染，膨宫液用量小的宫腔镜手术也不用为了保护针头连接两袋液体（图 3-4-10、图 3-4-11）。

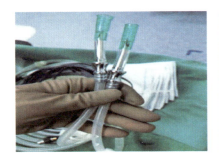
图 3-4-10　未使用状态

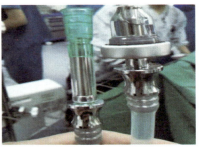
图 3-4-11　需 1 袋液体时

（编者：刘磊　白瑞　高未印）

第五节　腹式广泛全子宫及双附件切除＋盆腔淋巴结清扫术

【病历摘要】

患者杨某，女，61 岁，绝经后不规则阴道流血、异常排液 1 年余，自感下腹针刺样疼痛，憋尿后疼痛加重，妇科彩超提示"宫颈不均质低回声区"，收住我院治疗。既往高血压史，口服硝苯地平缓释片，每次 20 mg，每天 2 次；2 型糖尿病，注射胰岛素（6 U～6 U～6 U），入院诊断为"宫颈恶性肿瘤ⅠB2 期、高血压Ⅰ级、2 型糖尿病"。

体格检查：T 36.4℃，P 68 次 /min，R 20 次 /min，BP 136/90 mmHg，H 149 cm，W 53 kg，BMI 22.52 kg/m² （正常）；慢性病容，腹部触诊：压痛（＋），未触及包块及全身表浅淋巴结肿大。

专科检查：阴道可见暗红色陈旧性血迹，宫颈菜花样改变，范围约 1.5 cm×2.5 cm 大小，触血（＋）。

辅助检查：妇科彩超示：宫颈前唇可见 2.8 cm×1.5 cm 不均质区，血流丰富，直肠窝积液（－），左、右髂窝积液（－），疑宫颈癌可能。

实验室检查：鳞状上皮抗原检测：5.9 ng/mL，血红蛋白 118 g/L（正常），白细胞计数升高（$11.17×10^9$/L），血小板升高（$377×10^9$/L），糖化血红蛋白升高（8.80%）。

实施手术：经腹广泛全子宫及双附件切除术、盆腔淋巴结清扫术。

麻醉方式：全身麻醉。

【手术配合】

1.巡回护士配合

（1）用物准备

手术间：洁净系统处于开启状态，调至适宜温湿度。

手术床：调整手术床体中部于送风口下方。

凝胶垫：长方体凝胶垫 1、小腿型凝胶垫 1 对、足跟垫 1 对、骶尾部凝胶垫 1 个（如图 3-5-1）。

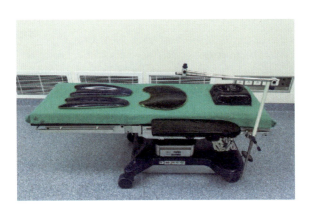

图 3-5-1　各类凝胶垫

仪器设备：超声手术刀系统、能量平台、负压吸引器。

冲洗液：37℃的灭菌注射用水 3 000 mL，37℃的 0.9％氯化钠溶液 2 000 mL。

（2）患者准备

待术间：按照《手术患者交接表》内容逐项进行查对并签字，确认左上肢液路通畅，询问患者是否有心慌、出汗等低血糖症状，确认患者今日降高血压药物是否已服用，查看病历无血栓病史，转运患者入手术间。

手术间：安全转运患者于手术床上，取平卧位（如图 3-5-2），注意保暖，保护隐私部位，做好环境介绍和手术体位，取得患者配合，减轻患者的紧张情绪。

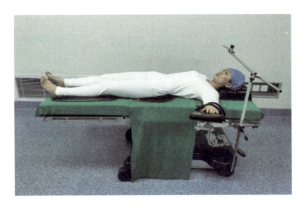

图 3-5-2　平卧位

皮肤保护：根据手术室《术中获得性压力性损伤风险评估量表》对患者进行评估，评分为 9 分，属于中风险，采取相应预防措施。

①背部垫长方体凝胶垫，骶尾部粘贴预防性应用敷料并垫骶尾凝胶垫，双小腿垫小腿型凝胶垫，双踝关节处垫足跟凝胶垫，注意足跟悬空。

②负极板粘贴于小腿腓肠肌肌肉丰厚和血管丰富处。

护理操作：

①遵医嘱留置导尿。

②预防性输注抗生素。

③头架放置于患者的额头上方处，高度超过第二助手的肩高，防止第二助手将上肢压在头架上，给患者造成意外伤害。

④器械托盘近切口边缘处放置在患者大腿下 1/3 处的上方（给第三助手足够的站立空间）。

⑤头顶和足部上方各放置一盏无影灯。

⑥检查患者身体与床体金属处无接触。

⑦检查尿管位置是否妥当，而且不受压。

（3）与洗手护士配合

根据《手术物品清点制度》与洗手护士共同清点手术台上所有用物，执行点唱原则，及时记录。注意三叶拉钩要检查其关节处的螺帽完整性，并拧紧螺帽。

（4）麻醉前三方核查

麻醉实施前，按照《手术安全核查表》，与麻醉医生、手术医生共同确认患者身份信息及术前准备工作完成情况，确定手术是否可以开始。

（5）实施麻醉时

站于患者一侧，观察患者生命体征变化，保障患者安全，如有突发情况及时协助麻醉医生处理。

（6）协助开台

①将分体被覆盖于双大腿下 1/3 及小腿处，肩颈被覆盖于肩颈处。

②协助消毒，监督消毒是否规范。

③连接 K 钳及消融电刀 A5 于能量平台，连接超声刀，并进行检测，确认其处于功能状态，连接吸引器，调节无影灯。

（7）手术开始前三方核查

切皮前，按照《手术安全核查表》，与麻醉医生、手术医生对患者再次进

行信息确认，确认无误，手术开始。

（8）术中观察和护理

①切开腹膜后，调节床体头低脚高 10°~15°，使盆腔脏器向膈肌靠拢，便于手术操作。

②观察手术操作进程，及时调节无影灯位置，满足操作部位的需求。

③观察液路是否通畅。

④观察吸引器是否通畅，当冲洗盆腹腔和前鞘时，吸引瓶溢满，冲洗液未进入缓冲瓶时，应及时更换，否则会导致冲洗液吸入总管道造成堵塞。

⑤观察尿量，及时倾倒并记录。当尿量持续不增时，首先要观察引流管路是否打折、扭曲，如无应及时告知麻醉医生。

⑥通过麻醉机自带鼻温监测仪观察患者体温，必要时使用保温毯、液体加温仪，防止发生低体温。

⑦使用后的血纱布弃置于专用清点托盘上（如图 3-5-3），方便巡回护士与洗手护士共同清点。

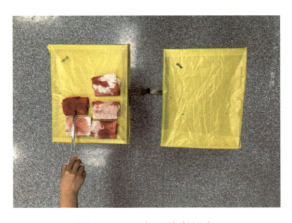

图 3-5-3 专用清点托盘

⑧阴道塞纱使用半块纱布时，每半块都必须有显影条，并记录。

⑨在不影响手术操作的情况下，每隔 0.5~1 h 轻轻抬高患者外展的输液肢体和双下肢。

（9）手术间的管理

加强巡视，保持手术间的环境清洁，减少手术间开门次数，控制手术间参观人数，减少人员流动。

（10）标本的管理

术中切除的器官和淋巴结组织，准确记录其部位、数量和离体的时间，与手术医生共同确认无误后，装入标本袋内，在标本离体 30 min 内固定，并妥善保管。

（11）协助盆腹腔、前鞘和肌层冲洗

倾倒 37℃的灭菌注射用水 3 000 mL 冲洗盆腹腔；倾倒 37℃的 0.9％氯化钠溶液 2 000 mL 冲洗前鞘和肌层。

（12）清点用物

在关闭腹腔前后及缝合皮肤后，与洗手护士共同清点手术台上所有用物，并及时记录；与洗手护士共同确认阴道塞纱的完整性。

（13）安全转运患者于推车上的时机

切口包扎完毕，先将患者安全转运到推车上，拉起床挡，防止坠床，之后再进行气道拔管。

（14）出手术间时三方核查

患者准备离开手术间时，巡回护士、麻醉医生和手术医生再次对患者手术信息进行确认。

（15）患者出手术间的准备工作

出手术间前检查患者身体各部位有无异常，如有异常，做好记录；完善病历资料，带齐患者所有物品转运至下一单元。

（16）整理手术间

通知保洁员清洁手术间地面，所有仪器设备和物品做好清洁和归位，准备接台手术。

2.洗手护士配合

（1）环境表面清洁

按照手术间擦拭流程进行环境表面清洁。

（2）用物准备

手术敷料：开腹大单包、中单包、衣服包、单包中单、无菌持物钳。

手术器械：妇科基本器械、宫颈器械小包（包括三叶钳拉钩、中号 S 拉钩、取瘤镊子、输卵管拉钩、子宫剪刀、大直角钳）、隔离器械小包（包括持针器、中弯止血钳、剪刀）、K 钳、超声刀。

无菌物品：无菌手套、吸引器连接管和连接头、22 号刀片 2 个、11 号刀片、消融电极 A5、医用手术薄膜、0 号（大针）薇乔 1 根、0 号 PDS、不可吸收编织缝线（3-0 号、2-0 号、0 号、1 号）、引流袋 2 个、6×14 圆针、12×20 圆针、10×28 圆针、10×28 角针、粗和细橡胶引流管各 1 根（区别左、右侧后腹膜）、明胶海绵 3 包、止血纱布 2 包。

（3）术前准备

提前 15~30 min 洗手上台，按照规范整理无菌手术器械台（如图 3-5-4），检查器械的性能和完整性，与巡回护士共同清点器械台上所有用物，设置隔离区和非隔离区（如图 3-5-5）。

提前准备：湿纱布 20 块、湿纱垫 6 块；不展开的湿纱布 2 块，置于三叶钳式多头拉钩的两个叶下；11×34 角针穿 0 号不可吸收编织缝线 2 针（共需 6 针），作用：将腹膜缝于腹壁上。

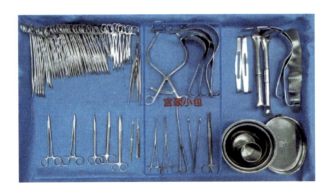

图 3-5-4　妇科开腹手术器械摆台

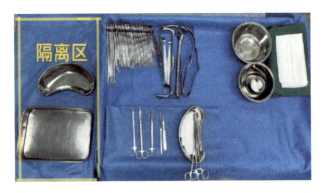

图 3-5-5　设置隔离区

（4）协助消毒铺单

消毒范围：自乳房下至大腿上 1/3，两侧至腋中线。

铺单：既要充分暴露手术切口，又要减少切口周围皮肤的暴露。切口周围 4～6 层。协助医生穿手术衣和戴无菌手套。

（5）连接设备及管路

连接消融电极 A5、K 钳、超声刀、吸引器管，并检查其功能，固定于术者对侧，医用手术薄膜保护切口周围皮肤。

（6）切开皮肤及皮下组织

取下腹左旁正中切口，22 号刀切开皮肤，换 22 号刀片，依次切开皮下组织→肌层→前鞘→腹膜，3-0 号不可吸收编织缝线结扎出血点或电刀止血。

（7）悬吊腹膜

11×34 角针穿 0 号不可吸收编织缝线，共 6 针，将腹膜缝于切口周围的腹壁及保护巾上。

（8）探查盆腔，暴露术野

主刀医生及第一助手用生理盐水洗手后（洗手后的生理盐水弃用），探查子宫和双附件及与盆腔周围组织的情况，用三叶拉钩撑开腹壁两侧及切口上方，不抖开的湿纱布 2 块垫于拉钩左右两叶与腹壁之间，用长镊子夹持湿纱垫阻隔肠管，暴露术野。

（9）高位结扎盆漏韧带

中弯止血钳牵提子宫，钳夹盆漏韧带，22 号刀或电刀切断，12×20 圆针穿 0 号不可吸收编织线缝扎，钳带 2-0 号不可吸收编织线加固。

（10）切断圆韧带

弯止血钳距盆壁中外 1/3 处钳夹双侧圆韧带，电刀切断，12×20 圆针穿 0 号不可吸收编织线缝扎，缝线保留。

（11）切除双附件

弯止血钳钳夹输卵管及卵巢固有韧带，22 号刀或超声刀切断，12×20 圆针穿 0 号不可吸收编织线缝扎，2-0 号不可吸收编织缝线钳带加固。

（12）切断子宫动脉

中弯止血钳钳夹并打开阔韧带前、后叶，在子宫动脉自髂内动脉起始处钳夹并切断子宫动脉，12×20 圆针穿 0 号不可吸收编织缝线缝扎，钳带 2-0

号不可吸收编织缝线加固。

（13）打开直肠子宫反折腹膜

中弯止血钳钳夹并打开直肠子宫反折腹膜，暴露子宫直肠间隙，打开双侧直肠侧窝，推开输尿管。

（14）切断骶韧带

中弯止血钳距宫颈旁约 3～4 cm 处钳夹并切断骶韧带，12×20 圆针穿 1 号不可吸收编织缝线缝扎。

（15）开子宫膀胱反折腹膜

中弯止血钳钳夹打开子宫膀胱反折腹膜，下推膀胱至宫颈外口 3～4 cm 处。

（16）打开隧道

中弯止血钳沿输卵管走向打开双侧输卵管隧道，12×20 圆针穿 2-0 不可吸收编织缝线缝扎。

（17）处理阴道残端

干纱布 1/2 块或 1 块（根据主刀医生的喜好决定）环绕阴道，22 号刀在阴道壁切一小口，中弯止血钳钳夹碘伏纱布 1/2 块或 1 块塞入阴道，大弯剪刀距宫颈外口约 4 cm 处剪断阴道壁，碘伏棉球 5 个消毒阴道残端，0 号可吸收缝线（大针）连续缝合阴道残端，此时先不包埋阴道残端。

（18）清扫盆腔及腹主动脉旁淋巴结

暴露髂窝区，深部止血钳或取瘤镊子和尖组织剪刀（扁桃剪刀），依次夹取髂总→髂外→腹股沟→闭孔→髂内→腹主动脉旁淋巴结，用钳带 2-0 号不可吸收编织缝线结扎血管断端，切除的淋巴结及时收回。

先清扫一侧淋巴结，再清扫另一侧淋巴结，遵循隔离原则：①将干纱布 1 块和直止血钳 1 把放于器械托盘近切口侧边缘，专用于接收切下的淋巴结标本（建议巡回护士用弯盘接收洗手护士给予的离体标本，不要用标本袋接收，防止影响洗手护士的配合工作）。②清扫另一侧淋巴结时，备好 37℃ 灭菌注射用水准备冲洗盆腹腔（此时，可提醒巡回护士将手术台下污染盆内的纱布摆放在清点盘上，并进行共同清点）。

（19）灭菌注射用水冲洗盆腹腔

盆腹腔淋巴结清扫完毕，撤去手术区域所有使用过的纱布、纱垫，包括洗手护士擦拭器械用的纱布；撤去所有用过的器械，更换隔离器械小包；手术台上所有人员更换无菌手套；手术区域及器械托盘上加盖无菌敷料，形成新的无菌区域。

（20）放置盆腹腔引流管

用艾利斯钳 2 把夹持引流管，放置于双侧髂窝内，自阴道内引出。切记：如果艾利斯钳已全部钳夹过阴道残端，用碘伏棉球消毒三遍，灭菌注射用水冲洗 2 遍即可，但必须提前消毒好待用。

（21）放置明胶海绵

长镊子夹持止血纱包裹的明胶海绵，分别放入左、右闭孔窝内及阴道残端缝合处。

（22）包埋阴道残端，缝合后腹膜

8×20 圆针穿 2-0 号不可吸收编织线，关闭阔韧带处较软的后腹膜及阔韧带的腹壁残端；12×20 圆针穿 2-0 号不可吸收编织缝线包埋阴道残端、间断缝合阴道残端上下后腹膜。

（23）清点用物，准备关闭腹腔

与巡回护士共同清点手术台上所有用物。要求：清点用物时不能影响手术操作的进行，即边清点边配合手术操作。

（24）关闭腹腔

0 号 PDS 缝线关闭腹膜；11×34 圆针穿 0 号不可吸收编织缝线缝合前鞘肌层；37℃生理盐水 1 000 mL 冲洗切口；11×34 圆针穿 3-0 号不可吸收编织缝线，缝合皮下组织；揭去手术粘贴保护巾，用碘伏棉球消毒皮肤；11×34 角针穿 2-0 号不可吸收编织缝线或用皮肤吻合器缝合皮肤；同时与巡回护士共同清点手术台上所有用物。协助医生粘贴切口。

（25）取出阴道塞纱

碘伏纱布消毒阴道，取出阴道内塞纱，与洗手护士确认其完整性，协助医生连接引流袋。

（26）术后整理

整理器械放于指定位置，同巡回护士共同整理并擦拭手术间。

【护理风险要点】

1.巡回护士

（1）皮肤的保护

①评估：患者从进入手术室起需保持仰卧位约 4 h，根据手术室《术中获

得性压力性损伤风险评估量表》术前、术中分别给予的评分，采取相应的预防措施。

②术前：术前评分为 9 分，为中风险患者，措施为：肩部至骶尾部放置凝胶垫，骶尾部粘贴预防性应用敷料，小腿后侧放置"小腿型"凝胶垫，使足跟悬空；检查监护导联线以及呼吸回路，管路与患者皮肤用盖单隔开，呼吸管路较硬，也可在管路与皮肤之间加垫棉垫，预防器械相关性压力性损伤；做好保暖，棉被覆盖于患者双下肢的下 1/3 部分，并且将超出手术床沿的棉被反折于手术床体两侧，防止因棉被的重力对患者双足造成的压力性损伤。

③术中：术中评分为 9 分，为中风险患者。措施为：在不影响术者操作的情况下每隔 2 h 对双下肢及枕后轻轻地抬高减压。

④术后：查看患者皮肤情况，如有异常应及时处理并记录。

（2）液路的管理

①术前：确保液路通畅，留置针固定牢固，以防脱出，固定时将留置针"Y"形部件下垫小纱块预防器械相关性压力损伤。

②术中：加强巡视，关注液体滴速，及时更换液体，防止液体原因导致麻醉药物无法进入患者体内，造成患者术中苏醒，引发不良后果。

③术后：观察穿刺部位皮肤情况，妥善"U"形固定。

（3）VTE 的预防

①术前：在待术间指导患者做踝泵运动；护士应了解患者有无血栓相关性疾病，如高危因素、是否使用抗凝剂、放置血栓滤器、使用弹力袜等；避免同一部位、同一静脉反复穿刺，尽量不要选择在下肢静脉穿刺，尤其避免下肢静脉封管。

②术中：体位摆放时，在不影响手术的前提下将患者的腿部适当抬高，利于双下肢静脉血液回流；预防患者低体温，必要时使用加温仪防止热量散失；术中禁止使用弹力袜。

③术后：手术结束变换体位时动作要轻柔，并注意观察患者生命体征及反应；患者转运过程中搬动不宜过快，幅度不宜过大，建议使用转运工具。

（4）低体温的预防

①术前：给予患者心理护理，减少患者的焦虑和恐惧，以免影响回心血量和微循环。减少患者术前准备时的身体暴露，非手术部位加盖棉被；动态

调节手术间温度。

②术中使用液体加温装置和充气式体表加温装置：使用充气式体表加温装置时，软管末端不得直接接触患者皮肤，仪器运行预热后再作用于患者，以防预热时产生的冷风使患者体温下降；将灭菌注射用水加热至37℃后再冲洗腹腔，预防冷冲洗致腹腔温度降低而发生的低体温（腹腔冲洗液加温至37℃）；一般选择鼻温、耳温等核心体温的监测（与麻醉师配合共同监测）。

③术后：注意保暖。

2.洗手护士

（1）敷料的管理

①开台前清点纱布、纱条、纱垫时应展开，并检查完整性及显影标记。

②手术中所使用的敷料应保留其原始规格，不得切割或做其他任何改型。特殊情况（阴道塞纱）必须剪开时，应及时告知巡回护士准确记录。

③告知手术医生未经洗手护士同意不得随意拿取台上所有用物。

（2）缝针的管理

①术前：将缝针按位置于磁吸针盒内，与巡回护士清点缝针的数目及完整性，若有破损，不得用于手术。

②术中：传递缝针时要使用正确方法传递，缝合完毕后及时收回，避免出现缝针丢失飞离现象，收回缝针后及时查看缝针完整性，若发生缝针断裂缺损，飞离等现象，及时告知巡回护士并采取相应的措施。

③术后：与巡回护士清点数目及完整性。用完的缝针全部丢弃于锐器盒内。

【注意事项】

1.隔离技术的应用

①开台前，设置隔离区和非隔离区，术中所有接触过肿瘤的器械和敷料等放置于隔离区，未接触过肿瘤的物品放置于非隔离区。切口至器械台加铺无菌巾或无纺布，以保护切口周围及器械台面，隔离结束后撤除。

②切口保护：切口处使用切口保护巾及纱垫进行保护，避免癌细胞种植到切口。

③冲洗液管理：关闭腹腔及缝合腹壁后要用温盐水冲洗腹腔和腹膜前鞘，切口周围加铺无菌单。

④敷料管理：术中接触淋巴结及阴道残端所用敷料必须一次性使用丢弃，不得用于其他部位，特别强调不能用于擦拭器械。

⑤器械管理：接触过阴道的器械及缝针应放于隔离区固定位置，避免污染其他器械及用物。

【解剖知识链接】

子宫及其主要韧带的解剖：子宫呈前后略扁倒置梨形，可分为底、体、颈三部。位于盆腔中部，膀胱与直肠之间。子宫前面隔膀胱子宫陷凹与膀胱上面相邻，子宫颈阴道上部的前方借膀胱阴道隔与膀胱底部相邻，子宫颈阴道部借尿道阴道隔与尿道相邻；子宫后面借直肠子宫陷凹及直肠阴道隔与直肠相邻。在膀胱和直肠的中央，呈前倾前屈位。前倾是指子宫与阴道相比向前倾斜，其长轴与阴道的长轴形成向前的钝角；前屈是指子宫体相对于子宫颈向前弯曲的钝角。

女性内生殖器官的淋巴引流：内生殖器淋巴主要分为3组，即髂淋巴组（分为髂总、髂外和髂内）、腰淋巴组和骶前淋巴组。子宫体两侧淋巴可沿圆韧带汇入腹股沟浅淋巴结；阴道上段淋巴引流基本与宫颈引流相同，大部汇入闭孔淋巴结与髂内淋巴结，小部汇入髂外淋巴结；子宫体及底部淋巴与输卵管、卵巢淋巴均汇入腰淋巴结；阴道下段的淋巴引流，主要汇入腹股沟淋巴结。外生殖器淋巴分为深浅两部分，均汇入髂淋巴组。腹股沟深淋巴结收容阴蒂、股静脉区淋巴及腹股沟浅淋巴，腹股沟深淋巴结所汇集的淋巴又注入髂外、闭孔、闭孔窝、髂内等淋巴结，再转至髂总淋巴结。

【安全问题解析】

如何预防术中外展上肢造成臂丛神经损伤？

（1）如果上肢需外展

①术前将患者左上肢放于托手板上，外展不超过90°，并且托手板末端略高于近端，询问患者自己感觉最舒服的位置和姿势，巡回护士要记住患者此时左上肢的位置和姿势，便于术中调节（麻醉师推药和动脉穿刺时都要改变左上肢的位置和姿势）。

②打开腹膜，调节床体至头低脚高10°～15°的体位后，同时也要调整患者外展的左上肢位置、姿势及托手板的角度，使左上肢重新处于舒适位置。术中随时观察左上肢位置和姿势，及时调整。

③术中随时观察左上肢受压情况，及时提醒手术医师不能将身体压在左上肢。

④术中每隔 0.5～1 h，抬高外展的左上肢进行肢体放松。

（2）如果上肢不需外展

可以输液器连接延长管后将输液肢体并拢于身体侧，用腰单固定，松紧适宜，防止肢体压力性损伤。

（编者：高芳芳　李建红　高未印）

第四章　胸外科手术经典案例配合

第一节　腔镜下食管癌根治术

【病历摘要】

患者史某，女，68岁，患者1个月前无明显诱因下出现进食哽噎感，吃硬食时明显，无恶心呕吐，无气喘胸闷，无咳嗽、咳痰，无呕血、咯血，无声音嘶哑。患者当时未予重视，后自觉哽噎感加重。遂至外院就诊。行胃镜示：距门齿25 cm处见不规则新生物，质软，易出血，考虑食管癌可能，取活检病理报告示食管腺癌。现患者为求进一步治疗入我院。入院诊断为"食管癌"。

体格检查：T 37℃，P 84次/min，R 18次/min，BP 165/98 mmHg，H 160 cm，W 45 kg，BMI 17.6 kg/m²。起病以来，患者精神萎靡，胃纳差，二便正常，夜眠不佳，体重明显下降。有高血压病史，有糖尿病病史，口服药物治疗。无冠心病、甲亢、慢性肾病等病史，否认肝炎、结核、伤寒等病史，否认重大外伤史，否认输血史、中毒史，否认食物、药物过敏史。

专科检查：查体合作，神志清楚，精神正常。未见胃肠型及蠕动波，肝脾肋下未触及，肠鸣音4次/min。

辅助检查：

（1）影像学检查：食管造影：食管中段充盈缺损。CT：食管中段隆起形肿块。

（2）电子胃镜检查：可见食道中段狭窄充盈缺损，黏膜皱襞中断。狭窄食管上方扩出。

实施手术：全腔镜食管癌根治术。

麻醉方式：全身麻醉。

【手术配合】

1. 巡回护士配合

（1）用物准备

手术间：洁净系统处于开启状态，调至适宜温湿度。

手术床：手术床上铺置凝胶垫，床单位铺置平整，预防压力性损伤。

体位及防护用品：头枕，胸垫，长方形薄凝胶垫，可调节托手架，固定圆枕，上下肢约束带，下肢支撑垫处于备用状态（如图4-1-1）。

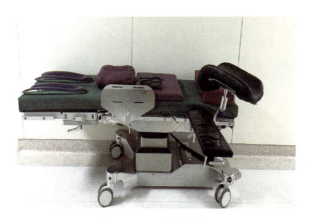

图4-1-1 用物准备

仪器设备：高频电刀、超声刀、负压吸引器、腹腔镜设备，提前调试，处于备用状态。

（2）患者准备

待术间：按照《手术患者交接表》内容逐项进行查对并签字，确认液路通畅，必要时开放两路静脉通路，转运患者入室。

进入手术间：妥善安置患者于手术床上，盖好棉被，保护隐私，做好保暖；做好心理护理，减轻患者紧张情绪。

皮肤保护：根据手术室《术中获得性压力性损伤风险评估量表》对患者进行评估，术前评分为15分，属于高风险，采取相应预防措施。

护理操作：遵医嘱留置导尿，连接尿液引流装置，预防性输注抗生素（术前0.5~1 h内）。

（3）与洗手护士配合

根据《手术物品清点制度》与洗手护士共同清点用物，并逐项记录。

（4）麻醉前三方核查

麻醉实施前，按照《手术安全核查表》，与麻醉医生、手术医生对患者进行信息确认。

（5）实施麻醉时

站于患者一侧，观察患者生命体征变化，保障患者安全，如有情况及时协助麻醉医生处理。

（6）安置手术体位（如图4-1-2）

左侧卧位：患者平卧于手术床上，手术医生站于患者两侧，麻醉医生站于头侧，巡回护士站于尾侧，四人同时用轴线翻身法取患者左侧卧位于手术床上。头下置头枕，高度平左侧肩高，使颈椎处于水平位置。左腋下距肩峰10 cm 处垫胸垫。右侧上肢屈曲呈抱球位置于可调节托手架上，远端关节稍低于近端关节，左侧上肢外展于托手板上，远端关节高于近端关节，共同维持胸廓自然舒展。肩关节外展过上举不超过90°，腹侧与背侧分别用圆枕固定维持患者左侧卧位。双下肢约45° 自然屈曲，前后分开放置，保持两腿呈跑步姿态屈曲。两腿间用支撑垫承托上侧肢体，髋部及双上肢用约束带固定。

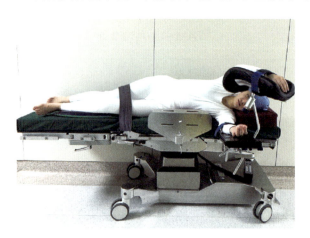

图 4-1-2　左侧卧位

（7）协助开台

协助消毒，观察消毒效果；协助穿无菌手术衣，手术人员就位；连接电外科设备，负极板回路垫，将高频电刀功率调至60 W，连接超声刀、连接腔镜镜头、人工气腹机、连接吸引器及调节无影灯。

（8）手术开始前三方核查

切皮前，按照《手术安全核查表》，与麻醉医生、手术医生对患者再次进行信息确认。

（9）术中观察和护理

严格执行清点查对制度，观察患者生命体征、出入量、皮肤情况及体温变化，关注手术进程。

（10）做好仪器设备管理和物品供应

根据术者要求调节灯光、高频电刀功率；及时供应手术台上所需物品，准确及时填写手术护理记录单。

（11）手术间的管理

加强巡视，保持手术间的环境清洁，控制手术间参观人数。

（12）标本的管理

洗手护士、巡回护士及手术医生共同确认标本的来源、数量、类型，标本固定液固定后放置于标本柜内，并做好登记。

（13）清点用物

在关闭胸腔前后及缝合皮肤后，与洗手护士逐项清点手术台上所有用物，并及时记录。

（14）更换手术体位，再次安置手术体位（如图 4-1-3）

人字分腿仰卧位：变更患者体位为仰卧位，骶尾部超出手术床背板与腿板折叠处约 5 cm。调节腿板，使双下肢分开，不超过 90°，小腿下放置凝胶垫。

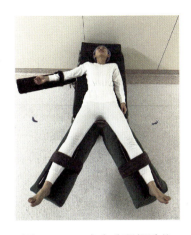

图 4-1-3　人字分腿仰卧位

（15）协助开台

协助消毒，观察消毒效果；协助穿无菌手术衣，手术人员就位；连接电外科设备，负极板回路垫，将高频电刀功率调至 60 W，连接超声刀、连接腔镜镜头、人工气腹机、连接吸引器及调节无影灯。

剩余过程同上（9）-（11）。

（16）清点用物

在关闭腹腔前后及缝合皮肤后、关闭颈部切口前后及缝合皮肤后，与洗手护士逐项清点手术台上所有用物，并及时记录。

（17）出室前三方核查

切口包扎完毕，先将患者转运至 ICU 床上，拉起床挡，防止坠床；整理管路，保持通畅，固定稳妥。离室前，巡回护士与麻醉医生、手术医生共同再次确认患者信息。

（18）护送患者出室

出室前检查患者身体各部位有无异常，如有异常，做好记录。完善病历资料，带齐患者所有物品转运至 ICU，并做好交接。

（19）整理手术间

通知保洁员清洁手术间，所有仪器设备和物品做好清洁和归位。

2. 洗手护士配合

（1）环境表面清洁

按照手术间擦拭流程进行环境表面清洁。

（2）用物准备

手术敷料：腔镜敷料包。

手术器械：开腹器械、普外腔镜器械、超声刀、肠钳、无损伤钳、鸭嘴钳、平齿钳；备开胸器械、胃肠小包、荷包钳。

无菌物品：消融电极 A5、吸引器连接管、手术贴膜、3-0 号慕丝线、2-0 号慕丝线、0 号慕丝线、1 号慕丝线、11×34 圆针、11×34 角针、8×20 圆针、6×14 圆针、止血纱布、手套、22 号刀片、11 号刀片、腔镜保护套、20 mL 注射器、50 mL 注射器、胸腔引流管、28 号橡胶引流管、0 号可吸收缝线、3-0 可吸收缝线、腔镜纱布、食管带、一次性穿刺器、Hemo-lock 夹。

内植入物：直线型切割吻合器及钉仓、吻合器。

（3）术前准备

提前30 min洗手上台，按照规范整理无菌器械台；与巡回护士清点器械台上所有物品。

（4）协助消毒铺单

消毒范围：上肩及上臂上1/3，下过肋缘，前后过正中线。

铺单：既要显露手术切口，又要减少切口周围皮肤的暴露。切口周围4~6层。协助医生穿手术衣，戴无菌手套，铺置大单，切口处贴无菌贴膜。

（5）手术开始前三方核查

切皮前，按照《手术安全核查表》，与麻醉医生、手术医生对患者各项信息再次进行确认。

（6）手术步骤

①胸腔镜下游离食管

A.穿刺器的摆放及固定。患者取左侧卧位，11号刀片切口置穿刺器，详见表4-1-1。

表4-1-1　穿刺位置及相应穿刺器型号

观察孔	右胸第7肋间腋后线	10 mm穿刺器
操作孔	右侧腋后线第3肋间	12 mm穿刺器
操作孔	右侧肩胛下角线第7肋间	5 mm穿刺器
操作孔	右侧肩胛下角线第9肋间	5 mm穿刺器

B.探查胸腔，游离食管。超声刀离断下肺韧带，切开纵隔胸膜至贲门，暴露食管，腔镜纱布叠方块支撑游离间隙，电钩、超声刀沿食管从下往上游离至右侧胸顶。

C.断奇静脉。用Hemo-lock夹夹闭奇静脉，离断（如图4-1-4）。

D.清扫淋巴结。清扫食管胸上、中、下旁，隆突下，右喉返神经旁淋巴结，手指套装清扫的淋巴结取出交于巡回护士（如图4-1-5）。

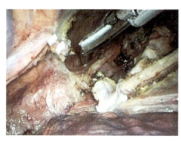 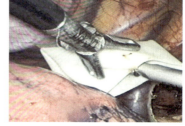

图 4-1-4　夹闭奇静脉　　　图 4-1-5　淋巴结取出

E. 清点无误后，充分止血，放置胸腔闭式引流管，关闭穿刺器孔。

②腹腔镜下游离贲门、胃

A. 人字分腿仰卧位，建立气腹，探查腹腔。将患者翻身，取人字分腿仰卧位，胸部、颈部垫高，暴露左侧颈部，常规消毒腹部、颈部手术切口后铺单。两把巾钳，11 号刀片建立气腹，置穿刺器，详见表 4-1-2。

表 4-1-2　穿刺位置及相应穿刺器型号

观察孔	脐孔	10 mm 穿刺器
操作孔	右锁骨中线平脐下 2 cm	12 mm 穿刺器
操作孔	右侧腋前线肋缘下 2 cm	5 mm 穿刺器
操作孔	左侧腋前线肋缘下 2 cm	5 mm 穿刺器

B. 分离胃小弯侧血管网，离断胃左动脉。超声刀游离胃，Hemo-lock 夹闭胃左动脉，沿胃大弯侧分离保留胃网膜右动脉血管弓，切断胃短动脉各分支，向上分离至贲门（如图 4-1-6）。

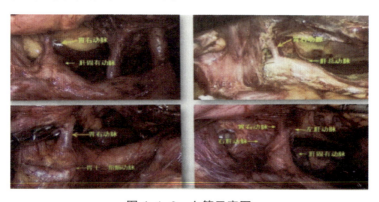

图 4-1-6　血管示意图

C.打开膈肌并切断部分左侧膈肌角，使腹腔与右胸腔相通，扩大食管裂孔。

③切除标本、胃代食管左颈吻合

A.处理食管端。经左侧颈部胸锁乳突肌前缘做 5 cm 切口，电刀切开颈阔肌及深筋膜，甲状腺拉钩向两侧牵开胸锁乳突肌将甲状腺向前内牵拉，暴露气管后方的颈段食管，探查上段食管，递直角钳夹食管牵引带穿过食管，弯钳夹住牵引带末端牵引食管，以便向下充分游离、显露食管。直角钳配合电刀游离，逐层切开，游离食管，并将食管牵出，弯钳离断颈段食管，碘伏长条腔镜纱布消毒后，近端食管 6×14 圆针 0 号慕丝线缝扎后双根 0 号慕丝线打结作牵引使用。远端食管置入吻合器底座 6×14 圆针 0 号慕丝线荷包缝合。

B.处理胃端。剑突下腹部正中做 5 cm 切口，将胃及食管从腹部切口拉出，使用切割缝合器离断贲门及胃小弯侧，使胃呈管状，3–0 号可吸收线包埋管状胃断端，液状石蜡润滑（如图 4–1–7）。

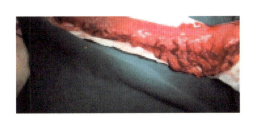

图 4-1-7　处理胃端

④管状胃从胸腔牵引至左颈部切口，食管胃吻合

A.将胃提至颈部，有牙组织钳夹胃（此时巡回护士协助将胃管和营养管退至拟吻合口的上方），胃底处开小切口，将吻合器主件经小切口插入胃腔，旋转尾端螺旋，将吻合器的中心杆由胃底后壁穿出，将中心杆与底座对合闭合食管和胃，3–0 号可吸收缝线包埋残端及吻合口，固定食管。

B.放置营养管胃管。巡回护士将胃管和营养管送入胃内，手术医生碘伏纱布消毒营养管胃管，分离胃管与营养管，并将营养管送入空肠内，巡回护士将胃管营养管分开妥善固定。

⑤清点无误后，放置腹腔、颈部引流管，关闭手术切口。

【护理风险要点】

1.巡回护士

（1）皮肤的保护

①评估：患者从进入手术室起需保持侧卧位约 2 h，人字分腿仰卧位约 2 h，根据手术室《术中获得性压力性损伤风险评估量表》术前、术中分别评分，采取相应的预防措施。

②术前：术前评分为 15 分，为高风险患者，措施为：肩部至髋部放置凝胶垫，右髋部粘贴预防性敷料，检查监护导联线以及呼吸回路，管路与患者皮肤用盖单隔开，呼吸管路较硬，也可在管路与皮肤之间加垫棉垫，预防器械相关性压力性损伤；做好保暖，棉被盖于患者腿上，并且将超出手术床沿的棉被反折于手术床上，防止因棉被的重量增加对患者下肢和双足的压力性损伤风险。

③术中：术中采用动态评估的方法，当体温丢失因素、出血量、体位调节角度发生变化时，随时调整护理措施。观察生命体征和出血量，发生低灌注时，遵医嘱补液，维持循环稳定；监测核心体温，采取体表加温、输血和液体加温及调节室温的综合保温的方法预防术中低体温；体位变为仰卧位时受压部位发生变化，应对受压部位实施防护措施；手术时长超过 2 h 后，在不影响术者操作的情况下定时进行头部和下肢体位微调整。

④术后：查看患者皮肤情况，如有异常应做好记录，采取必要护理措施，并告知下一护理单元，及时按规范上报。

（2）液路的管理

①术前：确保液路通畅，留置针固定牢固，以防脱出，固定时将留置针"Y"形部件下垫小纱块预防器械相关性压力损伤。

②术中：加强巡视，定时观察穿刺部位情况，防止管路脱出；关注液体滴速，及时更换液体，防止液体原因导致药物无法进入患者体内，造成患者不良后果。

③术后：观察穿刺部位皮肤情况，妥善"U"形固定。

2.洗手护士

（1）敷料的管理

①开台清点时，纱布、纱垫应展开，并检查完整性及显影标记。

②手术中所使用的敷料应保留其原始规格，不得切割或做其他任何改型。

（2）缝针的管理

①术前：将缝针放置于针盒内，摆放清点；与巡回护士清点缝针的数目及完整性，若有破损，不得用于手术。

②术中：传递缝针时要将缝针牢固夹持于持针器上，使用正确方法传递至手术医生手中，缝合完毕后及时收回夹持缝针的持针器，避免出现缝针丢失飞离，收回缝针后，及时查看缝针完整性，医生使用过程中洗手护士要随时观察，若发生缝针断裂缺损、飞离等现象，及时告知巡回护士。

③术后：将带线针剩余线头剪掉，再次与巡回护士清点数目及完整性。用完的缝针全部丢弃于锐器盒内，勿遗漏在手术间。

（3）杂物的管理

手术中食管带，各种管路的帽要放于固定位置，方便清点。

（4）隔离技术的应用

①开台前，在无菌区域设置隔离区（如图4-1-8），所有接触过肿瘤的器械和敷料等放置于该区，不得与未接触过肿瘤的物品混淆放置。切口至器械台加铺无菌巾或无纺布，以保护切口周围及器械台面。隔离结束后撤除。

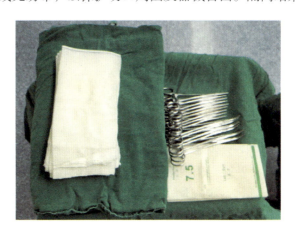

图4-1-8　器械敷料隔离区

②切除标本部位的断端应用纱布垫保护，避免污染切口及手术区周边。

③术中吸引应保持通畅，随时吸除外流内容物，根据需要随时更换吸引器头。

④洗手护士：手不得直接接触隔离源（隔离器械、隔离区域、隔离组织），擦拭隔离器械的湿纱布勿作他用。切除病损后，接触过肿瘤的器械（吸引器头等）、敷料等应放置在隔离区域，不得用于正常组织。

⑤标本：避免标本直接接触切口，使用自作取物袋及专用器械夹取离体标本放于标本盘内（如图 4-1-9），并置于隔离区，器械不得用于其他操作。

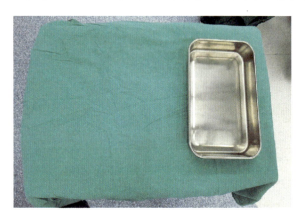

图 4-1-9　标本隔离区

⑥即撤：立即将接触过肿瘤的所有物品（器械、敷料、擦拭器械的湿纱布等）撤至隔离区域内，撤去隔离前铺置的无菌巾。

⑦冲洗：用未被污染的容器盛装冲洗液，彻底清洗手术野。

⑧更换：更换无菌手套、器械、敷料。

⑨重置无菌区：切口周围重新加盖无菌巾。

【解剖知识链接】

成人男性食管长约为 25 cm，女性食管长约为 23 cm。上端起自环咽肌，相当于第 6~7 颈椎交界处，于咽连续。下端在第 11 胸椎平面，止于胃的贲门与胃连续。有三处狭窄分别为食管的起始处，食管与左支气管交叉处，食管穿膈处。上述三处为食管损伤、炎症和肿瘤的好发部位。食管按其部位可分为颈、胸、腹（上、中、下）3 段，食管开口至主动脉弓上缘平面为上段，肺静脉平面以下为下段，其间为中段，食管壁由黏膜、黏膜下层及肌层构成，无浆膜层。食管的血液供应，颈段的血管由甲状腺下动脉供应，胸段上部的动脉由支气管动脉及降主动脉食管支供应，胸段下部由主动脉或肋间小动脉支供应，腹段由腹主动脉的膈动脉终支供应。食管上部的静脉回流至甲状腺下静脉，汇入上腔静脉，下部回流入胃冠状静脉再汇入门静脉（如图4-1-10）。

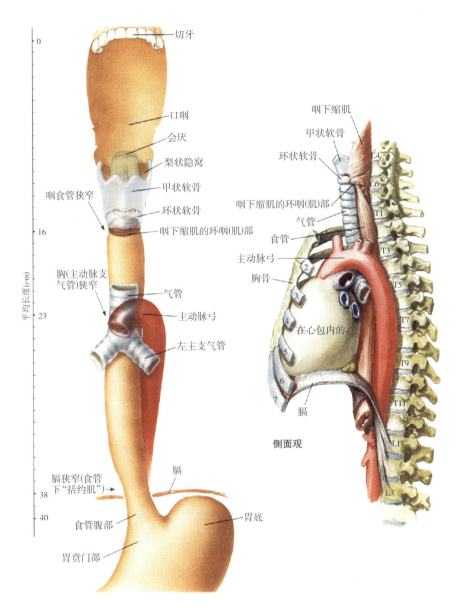

图 4-1-10 食管的局部解剖和狭窄部位[1]

① 来源：《奈特人体解剖彩色图谱（第三版）》图229。

【安全问题解析】

切割闭合器、管状吻合器如何正确使用？

术前应及时查看病历中有无切割闭合器及管状吻合器的使用申请单，与主刀核实术中需使用的器械类型及型号，如无备货，应及时与厂家人员联系。不可提前拆包装放置于手术台上，避免手术意外情况的发生。核实钉仓是否与切割闭合器属同一款型，避免术中切割闭合器与钉仓不匹配，不能击发。使用过的钉仓应及时去除，并检查切割闭合器头端是否有钉子的残留。使用过的钉仓不可过早丢弃，应与巡回护士清点后方可丢弃。管状吻合器的主体与钉头使用前应用碘伏充分润滑，防止因生涩，而在使用中损伤管腔内黏膜。

（编者：曾佑行　郭蕊）

第二节　胸腔镜左肺下叶切除术

【病历摘要】

患者王某，女，59 岁，间歇性胸闷、气短 2 月余。患者于 2022 年 8 月剧烈干咳，伴胸闷、气短不适等症状就诊于我院。入院诊断为"左肺恶性肿瘤"。

体格检查：T 36.6℃，P 60 次 /min，R 19 次 /min，BP 139/90 mmHg，H 160 cm，W 60 kg，BMI 23.4 kg/m^2。神志清楚，两肺呼吸音正常，无干湿性啰音，无胸膜摩擦音。窦性心律，心音低钝，未闻及杂音，腹平坦，肝脾未触及，全身浅表淋巴结未触及肿大。

专科检查：胸部对称，无畸形，无局部隆起，无压痛，呼吸频率 19 次 /min、节律规律、呼吸规则。

辅助检查：胸部 CT 示：左肺上叶、下叶陈旧性伴轻度支气管扩张，左肺下叶片样磨玻璃结节影。行支气管镜活检病理回示：低分化腺癌；免疫组化结果：肿瘤细胞 Syn（-），CD56（-），CK7（+），TTF-1（+），p40（-），CK5/6（-），Ki-67（约 70%+）。

实施手术：胸腔镜左肺下叶切除术。

麻醉方式：全身麻醉。

【手术配合】

1.巡回护士配合

（1）用物准备

手术间：洁净系统处于开启状态，调至适宜温湿度。

手术床：手术床上铺置凝胶垫，床单位铺置平整，预防压力性损伤。

体位及防护用品：头枕，胸垫，长方形薄凝胶垫，可调节托手架，固定圆枕，上下肢约束带，下肢支撑垫处于备用状态（如图4-2-1）。

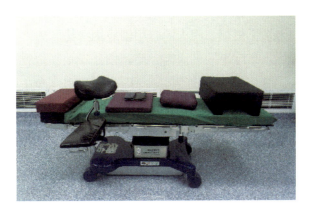

图 4-2-1　体位设备图

仪器设备：高频电刀（单、双极脚踏）、负压吸引器（2套）、超声刀、腹腔镜设备，检查功能及完整性，处于备用状态。

（2）患者准备

待术间：按照《手术患者交接表》内容逐项进行查对并签字，确认右前臂液路通畅，转运患者入室。

进入手术间：妥善安置患者于手术床上，盖好棉被，保护隐私，做好保暖；做好心理护理，减轻患者紧张情绪。

皮肤保护：根据手术室《术中获得性压力性损伤风险评估量表》对患者进行评估，术前评分为10分，属于中风险，采取相应预防措施。

护理操作：遵医嘱留置导尿，预防性输注抗生素（术前0.5~1 h内）。

（3）与洗手护士配合

根据《手术物品清点制度》与洗手护士共同清点用物，准备灭菌注射用水。

（4）麻醉前三方核查

麻醉实施前，按照《手术安全核查表》，与麻醉医生、手术医生共同核对患者相关信息，确保正确的患者、正确的手术部位、正确的手术方式。

（5）实施麻醉

站于患者一侧，观察患者生命体征变化，保障患者安全，如有异常情况及时协助麻醉医生处理。

（6）安置手术体位（如图 4-2-2）

右侧卧位：患者平卧于手术床上，手术医生站于患者两侧，麻醉医生站于头侧，巡回护士站于尾侧，四人同时用轴线翻身法取患者右侧卧位于手术床上。头下置头枕，高度平右侧肩高，使颈椎处于水平位置。右腋下距肩峰10 cm 处垫胸垫。左侧上肢屈曲呈抱球位置于可调节托手架上，远端关节稍低于近端关节，右侧上肢外展于托手板上，远端关节高于近端关节，共同维持胸廓自然舒展。肩关节外展过上举不超过 90°。腹侧与背侧分别用圆枕固定维持患者右侧卧位。双下肢约 45° 自然屈曲，前后分开放置，保持两腿呈跑步姿态屈曲。两腿间用支撑垫承托上侧肢体，髋部及双上肢用约束带固定。

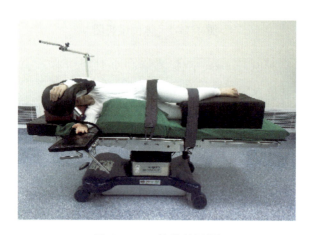

图 4-2-2　体位效果图

（9）协助开台

协助消毒，观察消毒效果；连接电外科设备、吸引器、超声刀及腔镜设备。

（10）手术开始前三方核查

切皮前，按照《手术安全核查表》，与麻醉医生、手术医生对患者再次进

行信息确认。

（11）术中观察和护理

动态观察患者生命体征、静脉通路、尿量，关注手术进程；保持吸引器通畅，做好出血量统计；准确及时填写手术护理记录单。

（13）做好仪器设备管理和物品供应

根据术者要求调节灯光、电外科设备；及时供应手术台上所需物品。

（14）手术间的管理

加强巡视，保持手术间的环境清洁，控制手术间参观人数。

（15）标本的管理

洗手护士、巡回护士及手术医生共同确认标本的来源、数量、类型，标本固定液固定后放置于标本柜内，并做好登记。

（16）清点用物

在关胸前后及缝合皮肤后，与洗手护士逐项清点手术台上所有用物，并及时记录。

（17）出室前三方核查

协助医生包扎伤口，保持患者皮肤清洁。转运患者至ICU床上，及时拉起床挡，防止坠床。离室前，巡回护士与麻醉医生、手术医生共同再次确认患者信息。

（18）护送患者出室

出室前检查、完善病历资料，整理管路，保持通畅，固定稳妥。检查患者皮肤，如有损伤等异常情况，须在护理记录单上记录，并与ICU护士交接。整理患者所带物品及护理文件，将患者安全送至ICU病房。

（18）整理手术间

整理手术间，物归原处，并补充所需物品。

2.洗手护士配合

（1）环境表面清洁

按照手术间擦拭流程进行环境表面清洁。

（2）用物准备

手术敷料：腔镜敷料包。

手术器械：开胸器械包、胸科腔镜器械包，腔镜下超声刀。

一次性无菌物品：A5 消融电极、吸引器连接管、手术贴膜、3-0 号慕丝线、2-0 号慕丝线、0 号慕丝线、1 号慕丝线、4-0 号慕丝线聚丙烯不可吸收缝合线、11×34 圆针、11×34 角针、6×14 圆针、止血纱布、手套、22 号刀片、11 号刀片、腔镜保护套、胸腔闭式引流管、内镜切割缝合器及钉仓、一次性切口保护套。

（3）术前准备

提前 15～30 min 洗手上台，按照规范整理无菌器械台；与巡回护士清点器械台上所有物品。

（4）协助消毒铺单

消毒范围：上至颈根部平面，下至脐部平面，前至对侧腋前线，后至对侧腋后线，上臂至肘关节上 5 cm，包括同侧腋窝。

铺单：协助医生铺单，穿手术衣，戴无菌手套；切口处贴手术贴膜。

（5）手术开始前三方核查

切皮前，按照《手术安全核查表》，与麻醉医生、手术医生对患者各项信息再次进行确认。

（6）建立操作孔

11 号刀片在左腋中线第 4 肋间开 2.5 cm 切口，置入一次性切口保护套，切皮前嘱麻醉行右肺单肺通气，置入镜头，探查胸腔。

（7）探查病变

备腔镜卵圆钳、吸引器、电凝钩、腔镜钳触及左肺下叶；或术者用手指直接探查病变。

①游离左下肺与胸壁粘连：直视下观察肺与胸壁有无粘连，用电凝钩直接切断细小的条索状粘连，粗大和条索状的粘连含有大血管，用超声刀切断或分离钳带 2-0 号慕丝线结扎。

②器械定位左下肺病变：递腔镜钳触及左肺下叶。

③手指探查病变：手术医生用手指直接探查病变，探查后立即更换手套。

④直视下定位病变：左肺叶停止通气后即可发现。

（8）切除左下肺

①游离及离断左下肺韧带：腔镜血管钳夹持左下肺向上牵引，电凝钩或超声刀游离附着胸膜及下肺韧带。

②游离及离断左下肺静脉：腔镜血管钳夹持左下肺将其向前上方牵拉，使用电凝钩切开纵隔胸膜，吸引器头辅助暴露肺门。电凝钩向肺门后方游离至主支气管，往上游离到上肺静脉，游离出下肺静脉 1.2～1.5 cm 的安全距离。

③离断肺静脉方法：用直角钳穿通下肺静脉背面组织；腔镜钳 1 号慕丝线，绕过下肺静脉，递弯蚊式止血钳牵引丝线；用内镜切割缝合器加白色钉仓穿过血管背面靠远端夹闭血管，检查是否完全夹闭血管，再切闭血管，退出内镜切割缝合器，剪线。

④离断肺裂上段：检查肺裂是否发育完全：肺裂发育完全用电凝钩切开肺裂处左肺动脉表面的胸膜，分离出左下叶肺动脉的分支；肺裂发育不全者用直角钳穿过肺裂组织，用内镜下切割闭合器夹闭肺裂上段，检查有无多余组织后切断肺裂上段。

⑤离断肺裂下段：电凝钩解剖出左肺上、下叶静脉之间的间隙，沿上段动脉，基底段的内侧面游离到下叶支气管止。方法同离断肺裂上段。

⑥游离及离断背段动脉：持续牵拉左肺下叶。递电凝钩沿肺裂上段游离出背段动脉 1.2～1.5 cm 的安全距离，处理方法同静脉。

⑦游离及离断基底段动脉：用吸引器、电凝钩沿上段动脉平面向下剥离，所见的所有动脉分支均为基底段动脉，同静脉处理方法切闭基底段动脉。

⑧游离及离断左肺下叶支气管：腔镜分离钳牵拉舌段，吸引管头推开叶间动脉残端，可见左肺下叶支气管。用电凝钩或超声刀沿下叶支气管起始部往远端支气管游离，将淋巴结往左肺下叶侧分离，支气管动脉用电凝钩切断。

（9）取出左肺下叶

将切除的左肺下叶放入取物袋取出。

（10）系统淋巴结清扫

①暴露肺门及纵隔肿大淋巴结和脂肪组织，分别有 5 组、7 组、10 组、12 组、13 组淋巴结。清扫以上淋巴结后与主刀医生确认标本来源、数量、类型，及时交给巡回护士进行固定。

②超声刀、吸引器，做下叶切除时，清扫 9 组淋巴结，与主刀医生确认标本来源、数量、类型，及时交给巡回护士进行固定。

（11）创面止血

备电凝钩。检查纵隔胸膜创面、肺血管残端、支气管残端、肺切缘、胸壁切口有无出血、漏气，用电凝钩电凝止血。

（12）膨肺

用温水冲洗胸腔，麻醉吸痰膨肺，检查剩余上叶肺及支气管残端有无漏气。

（13）关闭切口

安置引流管，腔镜直视下在观察口放置引流管。在关闭胸腔前后及缝合皮肤后，与洗手护士逐项清点手术台上所有用物，并及时记录。将引流管与胸腔闭式引流瓶连接排气，引流瓶标注液面及时间。

【护理风险要点】

1. 巡回护士

（1）皮肤的保护

①评估：患者从进入手术室至离开约 5 h，根据手术室《术中获得性压力性损伤风险评估量表》术前、术中分别给予的评分，采取相应的预防措施。

②术前：术前评分为 10 分，为中风险患者，措施为：摆放体位后再次平整手术床单，避免褶皱、潮湿；正确安置手术体位，检查脊柱处于一条水平线上，保持脊柱的生理弯曲，避免组织过度扭曲、牵拉。体位安置好后巡回护士可用手平整、复位患者受压部位的皮肤、组织，避免因摆放体位时造成患者组织的牵拉及扭曲；检查右侧耳郭，勿使耳郭折叠，检查眼睛闭合，右侧眼睛勿受压，右侧肩部、髋部处粘贴预防性敷料；右侧膝关节、外踝处垫凝胶垫，双下肢之间使用隧道垫，避免右侧下肢持续受压，检查各种导联线以及管路，勿直接接触患者皮肤，管路固定时可采取"高举平台法"，预防器械相关性压力性损伤。

③术中：术中评分为 13 分，为高风险患者。措施为：采取主动保温措施，遵医嘱补充血容量，维持循环稳定，手术时长超过 2 h，征得手术医生和麻醉医生的同意，可对患者头部及小腿实施抬起减压。

④术后：查看患者皮肤情况，如有异常应及时处理并记录。

（2）液路的管理

①术前：于右上前臂留置静脉通路。体位安置好后应观察右侧上肢静脉回流情况，确保液路通畅。留置针及输液管路采取高举平台法固定，预防器械相关压力性损伤。

②术中：加强巡视，关注液体滴速及穿刺部位皮肤情况，及时更换液体，

防止因液路不畅导致麻醉药物无法进入患者体内，造成患者术中苏醒，引发不良后果。

③术后：观察穿刺部位皮肤情况，妥善"U"形固定。

2. 洗手护士

（1）敷料的管理

①开台清点纱布、纱垫时，应检查完整性及显影标记。

②手术中所使用的敷料应保留其原始规格，不得切割或做其他任何改型。

（2）缝针的管理

①术前：将缝针放置于针盒内，摆放清点；与巡回护士清点缝针的数目及完整性，若有破损，不得用于手术。

②术中：传递缝针时要将缝针牢固夹持于持针器上，使用正确方法传递至手术医生手中，缝合完毕后及时收回夹持缝针的持针器，避免出现缝针丢失飞离，收回缝针后，及时查看缝针完整性，医生使用过程中洗手护士要随时观察，若发生缝针断裂缺损、飞离等现象，及时告知巡回护士。

③术后：将带线针剩余线头剪掉，再次与巡回护士清点数目及完整性。用完的缝针全部丢弃于锐器盒内，勿遗漏在手术间。

【注意事项】

术前：用物准备齐全，备好开放手术器械及各号血管缝线。

术中：预防低体温：冲洗时使用37℃生理氯化钠溶液冲洗，非手术区域使用棉被遮盖，必要时使用加温毯和液体加温仪。

术后：手术结束搬动患者动作要轻柔，并注意观察患者生命体征变化；患者转运过程中搬动不宜过快，幅度不宜过大，建议使用转运工具。

【解剖知识链接】

肺位于胸腔内，纵隔左右两侧各一个，左肺两叶，右肺三叶，肺含有空气，富有弹性，质软。婴幼儿肺为淡红色，随着年龄增长，因吸入大量尘埃及环境污染长期吸烟等因素，肺大多为暗灰色，其中布满小黑点。肺表面有光滑的脏层胸膜覆盖（如图4-2-3）。

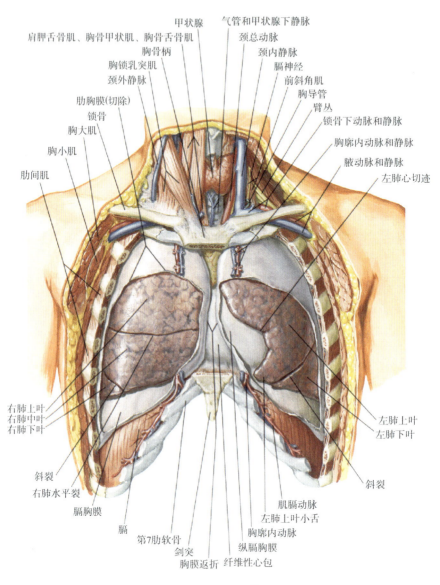

肩胛舌骨肌、胸骨甲状肌、胸骨舌骨肌
甲状腺
气管和甲状腺下静脉
颈总动脉
胸骨柄
颈内静脉
胸锁乳突肌
膈神经
颈外静脉
前斜角肌
胸导管
肋胸膜(切除)
臂丛
锁骨
锁骨下动脉和静脉
胸大肌
胸廓内动脉和静脉
胸小肌
腋动脉和静脉
左肺心切迹
肋间肌

右肺上叶
右肺中叶
右肺下叶
左肺上叶
左肺下叶

斜裂
斜裂
右肺水平裂
膈胸膜
肌膈动脉
膈
左肺上叶小舌
第7肋软骨
胸廓内动脉
剑突
纵膈胸膜
胸膜返折
纤维性心包

图 4-2-3　肺 [1]

　　肺动脉干起自右心室，在升主动脉前方向左后上行，至主动脉弓下方，分为左、右肺动脉，经肺门入肺。

　　肺静脉由肺泡周围毛细血管网汇集而成。分别为左上下肺静脉和右上下

---

① 来源：《奈特人体解剖彩色图谱（第三版）》图 333。

肺静脉经肺门向内行走，注入左心房（如图 4-2-4）。

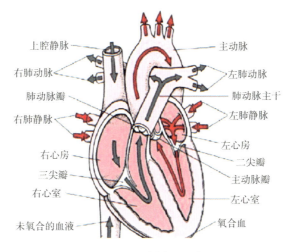

图 4-2-4　肺循环示意图

【安全问题解析】

术中发生血管破裂，大出血怎么办？

术前备好开胸器械、血管器械，以及缝合血管的 4-0 号聚丙烯不可吸收缝线、纱布、纱垫。术前于右上肢建立静脉通路，可选择 18G 或 20G 留置针，保持液路通畅，当术中发生大出血时能够及时补充血容量。术前查看备血情况，保证血源充足。术中时刻关注手术进程，一旦损伤血管，立即配合医生准备开胸。

（编者：石慧洁　刘晓冰　郭蕊）

第三节　胸腔镜下漏斗胸 NUSS 术

【病历摘要】

患儿武某，男，8 岁，因发现胸骨体处凹陷 7 年余来我院就诊。入院诊断为"漏斗胸"。

体格检查：T 36.6℃，P 90 次 /min，R 20 次 /min，BP 101/63 mmHg，H 145 cm，

W 30 kg，BMI 14.28 kg/m²。双肺呼吸音粗，未闻及明显干、湿啰音。心前区无隆起。心尖冲动位于第 5 肋间，左锁中线内 0.5 cm 处。未触及震颤及心包摩擦感。

专科检查：胸部畸形，无局部隆起，胸骨体处可见凹陷，范围大小约 4 cm×3 cm，无压痛，双乳对称，无红肿，无触痛。气管居中，双肺呼吸活动度较一致，呼吸节律异常。未触及胸膜摩擦感。

辅助检查：胸部 DR，心肺膈未见异常，漏斗胸。

实施手术：胸腔镜下漏斗胸 NUSS 术。

麻醉方式：全身麻醉。

【手术配合】

1.巡回护士配合

（1）用物准备

手术间：洁净系统处于开启状态，调至适宜温湿度。

手术床：手术床上铺置凝胶垫，床单位铺置平整，预防压力性损伤。

体位垫 / 设备：长方形薄凝胶垫、"小腿型"凝胶垫、头枕、颈垫，处于备用状态。

仪器设备：腔镜系统、高频电刀、负压吸引器等提前调试，处于备用状态。

（2）患儿准备

待术间：按照《手术患者交接表》内容逐项进行查对并签字，确认液路通畅，转运患儿入室。

进入手术间：安抚患儿，减轻患儿紧张情绪，暂不转运患儿于手术床上，待麻醉实施后再将患儿妥善安置于手术床上，防止因患儿紧张、躁动而发生坠床；盖好棉被，做好保暖。

皮肤保护：根据手术室《术中获得性压力性损伤风险评估量表》对患儿进行评估，评分为 8 分，属于低风险，采取相应预防措施。

护理操作：预防性输注抗生素（术前 0.5～1 h 内）。

（3）与洗手护士配合

根据《手术物品清点制度》与洗手护士共同清点用物，及时准确记录。

（4）麻醉前三方核查

麻醉实施前，按照《手术安全核查表》，与麻醉医生、手术医生对患儿进行信息确认。

（5）实施麻醉时

站于患儿一侧，观察患儿生命体征变化，保障患儿安全，如有情况及时协助麻醉医生处理。

（6）安置手术体位

患儿仰卧于手术床中间，头和颈椎处于水平中立位置。胸骨下垫软垫抬高胸骨，使患儿胸部抬高 5～10 cm，颈下垫颈垫、使头后仰，保持头颈中立位，充分显露手术部位。双上肢外展置于托手板上，掌面朝上（肩关节外展不超过 90°），肘部微屈，远端关节略高于近端关节，用约束带固定。整理床单平整无褶皱，棉被覆盖保暖，检查液路，保持通畅。骶尾部铺置骶尾垫。双小腿置于"小腿型"凝胶垫上，膝关节上至少 5 cm 处用约束带固定，负极板贴于小腿外后侧，检查患儿身体与金属有无接触，身体用中单覆盖，安置托盘于合适位置。头架固定于主刀医师对侧床头，略向患儿头侧倾斜，高度为 50 cm，下缘平眉弓。

（7）协助开台

协助消毒，观察消毒效果；协助手术医生穿手术衣；调节光源亮度，连接吸引器、高频电刀、腹腔镜系统，调节 CO_2 气腹压为 7～8 mmHg。

（8）手术开始前三方核查

切皮前，按照《手术安全核查表》，与麻醉医生、手术医生对患儿再次进行信息确认。

（9）术中观察和护理

包括出血量、输液、手术体位变化等。发生异常情况，积极配合抢救。

（10）做好仪器设备管理和物品供应

根据术者要求调节灯光、高频电刀；及时供应手术台上所需物品。准确及时填写手术护理记录单。

（11）手术间的管理

严格执行并监督手术间所有人员的无菌操作技术、消毒隔离技术、垃圾分类等各项规定的执行。加强巡视，保持手术间的环境清洁，控制手术间参观人数。

（12）清点用物

在关闭胸腔前后及缝合皮肤后，与洗手护士逐项清点手术台上所有用物，并及时记录。

（13）出室前三方核查

切口包扎完毕，先将患儿安全转运至推车上，拉起两侧床挡，防止坠床；检查各种管路的固定牢靠，离室时，巡回护士与麻醉医生、手术医生再次对患儿进行信息确认。

（14）护送患儿出室

出室前检查患儿身体各部位有无异常，如有异常，做好记录。完善病历资料，带齐患儿所有物品转运至下一护理单元，并做好交接。

（15）整理手术间

通知保洁员清洁手术间，所有仪器设备和物品做好清洁和归位，准备接台手术。

2. 洗手护士配合

（1）环境表面清洁

按照手术间擦拭流程进行环境表面清洁。

（2）用物准备

手术敷料：小儿开胸敷料。

手术器械：手科器械、克氏小包、18 cm 弯钳、10 mm 穿刺器、气腹管。

无菌物品：无菌手套、吸引器、11 号刀片、电刀头、慕丝线（3–0 号、2–0 号、1 号）、4–0 号可吸收缝线、骨蜡、胸骨钢丝、1 号钝针可吸收缝线、橡胶尿管。

（3）术前准备

提前 30 min 洗手上台，按照规范整理无菌器械台；与巡回护士清点器械台上所有物品。

（4）协助消毒铺单

递消毒钳、碘伏纱布常规消毒皮肤，递无菌单，协助铺单。

（5）手术开始前三方核查

切皮前，按照《手术安全核查表》，与麻醉医生、手术医生对患儿各项信息再次进行确认。

（6）做两侧切口

11 号尖刀在两侧胸壁腋前线、腋后线之间各做一 1.5 cm 切口，在右侧切口下做 0.5 cm 切口，刺入气腹针，注入 CO_2，低流量进入，二氧化碳压力是 7 mmHg，建立人工气胸，使肺塌陷。拔出气腹针，递 10 mm 戳卡，置入镜头。

（7）预置固定线

1 号钝针可吸收缝线在两侧切口肋骨处缝合预置线，以备钢板放置后固定用。

（8）钢板塑形

递 NUSS 钢板塑形器进行塑形，使钢板折弯后呈"月弧状"，弧度与预设抬举高度一致。

（9）上引导器，穿 NUSS 钢板

递生理盐水润滑过的引导器，将引导器在胸腔镜下通过右侧肋间隙刺入胸腔，向前缓慢通过胸骨下陷处，在胸腔内或外经由胸骨后穿通一隧道，于胸骨下越过纵隔，在对侧切口穿出。递棉线绳将月弧形钢板系在引导器上，将钢板凸面引导向下，并拖过胸骨后带到右侧。将翻转器递予术者，并使钢板翻转 180° 后钢板凸面向上，将患儿胸骨和前胸壁撑起。

（10）固定钢板

1 号钝针可吸收缝线将 NUSS 钢板固定后，递胸骨钢丝两侧固定 NUSS 钢板，递克氏钳拧紧钢丝，递钢丝剪剪去多余钢丝。

（11）腔镜探查

再次置入腔镜，确认纵隔和胸腔无损伤，递一次性橡胶尿管尖端置于胸腔内，末端置于水碗中，麻醉医生膨肺排气，压力为 15～20 kPa。

（12）缝合

清点用物，递圆针 0 号慕丝线缝合，递 4-0 号可吸收缝线皮内缝合。

【护理风险要点】

1. 巡回护士

（1）皮肤的保护

①评估：使用《术中获得性压力性损伤风险评估量表》进行风险评估，术前评估为低风险。

②针对低风险患儿的措施为：采用搬放的方式转运患儿。检查并保持受压部位皮肤清洁干燥，避免床单位潮湿和皱褶。使用记忆海绵床垫，并检查无触底现象。正确规范摆放体位，保持肢体、躯干处于功能位，避免组织过度牵拉，骶尾部放置凝胶垫，小腿下放置"小腿型"凝胶垫，使膝关节微弯曲，足跟悬空；检查监护导联线以及呼吸回路，管路勿直接接触患儿皮肤，必要时也可在管路与皮肤之间加垫棉垫，预防器械相关性压力性损伤；做好保暖，使用适合患儿体型的棉被，防止因棉被的较大重量增加患儿发生术中性损伤的风险；在不影响术者操作的情况下，手术时长大于 2 h 后，采取主动减压。

③术后观察患儿受压部位皮肤情况，如有异常应及时处理，记录并交接。

（2）液体管理

①妥善固定留置针，并将肢体按功能位固定于托手板上，随时观察穿刺点，敷料松脱等情况，应及时处理。

②围手术期输液和输血：术前评估禁食的时间，对于健康的患儿，缩短禁食时间，术前 2 h 使用清饮料，可以使患儿更舒适并改善机体容量。尿量是评估和治疗脱水的重要指标。补充生理需要量，手术期间根据患儿体重按小时计算。

【 解剖知识链接 】

胸骨自上而下分为胸骨柄、胸骨体和剑突三部。胸骨柄上方凹陷为颈静脉切迹，柄、体交界处形成略微向前隆凸的胸骨角。前部为肋软骨，后部为肋骨，末端有肋头，内面下缘处有肋沟（如图 4-3-1）。

漏斗胸是胸骨、肋软骨及一部分肋骨向脊柱凹陷形成漏斗状的一种畸形，绝大多数漏斗胸的胸骨从第二或第三肋软骨水平开始向后，到剑突稍上一点处为最低点，再返向前形成一船样畸形。两侧或外侧，向内凹陷变形，形成漏斗胸的两侧壁（如图 4-3-2）。

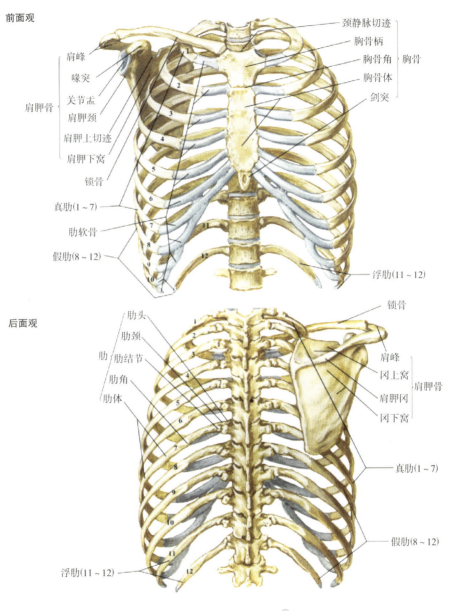

图 4-3-1　胸廓解剖图[①]

① 来源：《奈特人体解剖彩色图谱（第三版）》图 178。

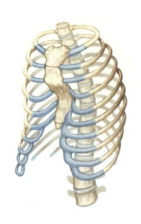

图 4-3-2 漏斗胸示意图

【安全问题解析】

1. 如何保证腔镜系统安全使用？

气腹机：使用合格气源；根据患儿情况以及所进行的手术选择合适的压力，采用满足手术需要的最小压力。

镜头：轻拿轻放，避免重压、不要碰撞硬物或落地；镜面用湿的脱脂棉球沿一个方向轻轻擦拭，禁止用力擦拭损坏镜面。

其他：导线使用时，不能用力拉伸外层，以免拉断内层的光束；使用后用湿布擦拭干净，不宜用水冲洗，并顺其弧度保持 15～20 cm 直径线圈盘绕，存放在专用的器械盒中。术后清洁整理腹腔镜设备并做好登记。

2. 术中分离隧道、穿 NUSS 钢板时应注意什么？

在胸腔镜监视下进行术中分离隧道，穿 NUSS 钢板。术前留置有创血压监测，便于术中观察患儿血压变化。术中密切观察患儿生命体征，尤其注意观察患儿的血压、心率，一旦出现异常情况应立即暂停操作，解除对心脏和大血管的压迫。

3. 如何安全建立人工气胸？

建立气胸进气腹针、穿刺器时，提示麻醉师停呼吸塌肺。术中 CO_2 压力管理：应维持在 7～8 mmHg。术中密切观察患儿气道压维持应在 15～20 cmH$_2$O，二氧化碳分压 35～45 mmHg，如有异常应积极配合手术医生及麻醉医生进行救治。

（编者：石慧洁　郭蕊　刘晓冰）

第五章　心脏外科手术经典案例配合

第一节　非体外循环下冠状动脉旁路移植术

【病历摘要】

患者吴某，男，72岁，主因反复胸骨后不适半年余，加重3 d入院。患者既往有高血压病史20余年，极高危，最高180/100 mmHg，平素口服苯磺酸氨氯地平片、酒石酸美托洛尔片控制血压，血压控制可；2型糖尿病5年，口服盐酸二甲双胍片控制血糖；患者入院后偶发心前区疼痛，遵医嘱服用速效救心丸可缓解。入院诊断为"冠心病、高血压病三级、极高危"。

体格检查：T 36.8℃，P 118次/min，R 20次/min，BP 169/98 mmHg，H 179 cm，W 86 kg，BMI 26.8 kg/m²。神志清楚，正常面容，双上肢基本等长等粗，未见皮肤苍白、发绀等，双上肢动脉搏动可扪及，未闻及血管杂音，双上肢肌力Ⅴ级。双下肢等长，皮肤颜色正常，未见皮肤苍白、破溃等，皮温及皮肤张力基本正常，股动脉、腘动脉、胫后动脉、胫前动脉、足背动脉均可扪及。双下肢肌力Ⅴ级。

专科检查：查体合作，神志清楚，精神正常。未见胃肠型及蠕动波，肝脾肋下未触及，肠鸣音4次/min。

辅助检查：冠脉造影示：左前降支近段90%～95%狭窄，回旋支弥漫性中断，85%～90%狭窄，右冠状动脉近段75%～80%狭窄。

实施手术：非体外循环下冠状动脉旁路移植术。

麻醉方式：全身麻醉。

【手术配合】

1.巡回护士配合

（1）用物准备

手术间：洁净系统处于开启状态，调至适宜温湿度。

手术床：手术床上铺置凝胶垫，床单位铺置平整，预防压力性损伤。

体位防护用品：凝胶头枕、凝胶垫、预防性敷料。

仪器设备：除颤仪、高频电刀、负压吸引器、胸骨锯等设备提前调试，处于备用状态。

（2）患者准备

待术间：按照《手术患者交接表》内容逐项进行查对并签字，确认液路通畅，必要时开放两路静脉通路，转运患者入室。

进入手术间：妥善安置患者于手术床上，盖好棉被，保护隐私，做好保暖；做好心理护理，减轻患者紧张情绪。

皮肤保护：根据手术室《术中获得性压力性损伤风险评估量表》对患者进行评估，术前风险为高风险，采取相应预防措施。

护理操作：遵医嘱留置导尿，连接尿液引流装置，预防性输注抗生素（术前 0.5～1 h 内）。

（3）药物准备

①肝素液配置

12 500 IU 肝素钠注射液 +0.9% 氯化钠注射液 8 mL，即每毫升含 10 mg 肝素，按照公斤体重 ×1 mg 肝素化，需配置 86 mg。

②罂粟碱注射液配置

乳内动脉：0.9% 氯化钠注射液 20 mL+ 罂粟碱注射液 30 mg。

大隐静脉：0.9% 氯化钠注射液 200 mL+ 肝素注射液 100 mg+ 罂粟碱注射液 30 mg。

（4）与洗手护士配合

根据《手术物品清点制度》与洗手护士共同清点用物，并逐项记录。

（5）麻醉前三方核查

麻醉实施前，按照《手术安全核查表》，与麻醉医生、手术医生对患者的信息进行确认。

（6）实施麻醉时

站于患者一侧，观察患者生命体征变化，保障患者安全，如有情况及时协助麻醉医生处理。

（7）安置手术体位

手术体位为仰卧位，胸部正中垫高。患者仰卧于手术床中间，肩胛部用方形薄凝胶垫垫高，使患者胸部抬高 5~10 cm。头下置凝胶头枕，托起头部和颈部，避免颈部悬空。双上肢掌心朝向身体两侧，肘部微屈曲用腰单包裹固定，床单拉至平整，棉被覆盖保暖，检查液路和尿管是否通畅。双肩胛部、双足跟、骶尾部粘贴预防性敷料保护。

（8）协助开台

协助消毒，观察消毒效果；连接高频电刀，将高频电刀功率调至 60 W，连接吸引器及调节无影灯。

（9）手术开始前三方核查

切皮前，按照《手术安全核查表》，与麻醉医生、手术医生对患者的信息再次进行确认。

（10）术中观察和护理

①动态调整高频电刀功率，游离乳内动脉时将高频电刀功率调至 30 W，关胸止血时调至 60 W。

②遵医嘱中心静脉推注肝素液 86 mg，ACT 值达到 280 s 以上方可进行血管有创操作，如未达标继续追加肝素直到 ACT 值符合标准。

③开启一次性使用心脏固定器、吹雾系统，开启分流栓时应与主刀医生及洗手护士做好型号的核对方可上台，并将对应合格证贴于手术室护理记录单附页内植物标识粘贴处。

④冠状动脉旁路移植结束后中心静脉通路缓慢静脉注射鱼精蛋白注射液。鱼精蛋白注射液的配置：静脉注射肝素液 86 mg×1，此患者用量为 86 mg，静脉注射时需密切观察患者的气道压及血压心率的变化。5~10 min 后检测 ACT，如 ACT 值高于术前基础值遵医嘱增加鱼精蛋白的用量。

⑤密切关注手术进展，患者如出现室颤、恶性心律失常或者血流动力学极其不稳定时，应立即进行体外循环，准备体外循环用药，协助灌注师和麻醉医生开始体外循环（同体外循环下二尖瓣置换术）。

（11）做好仪器设备管理和物品供应

根据术者要求调节灯光、高频电刀；及时供应手术台上所需物品。准确及时填写手术护理记录单。

（12）手术间的管理

协助两名洗手护士设置取大隐静脉无菌台和冠脉搭桥无菌台的位置；加强巡视，保持手术间的环境清洁，控制手术间参观人数。

（13）清点用物

每关闭一个手术切口应与洗手护士逐项清点手术台上所有用物，并及时记录。

（14）出室前三方核查

切口包扎完毕，先将患者转运至 ICU 病床上，拉起床挡；整理管路，保持通畅，固定稳妥。离室前，巡回护士与麻醉医生、手术医生共同再次确认患者信息。

（15）护送患者出室

出室前检查患者身体各部位有无异常，如有异常，做好记录。完善病历资料；带齐患者所有物品转运至 ICU，并做好交接。

（16）整理手术间

通知保洁员清洁手术间，所有仪器设备和物品做好清洁和归位。

2. 洗手护士配合

（1）环境表面清洁

按照手术间擦拭流程进行环境表面清洁。

（2）用物准备

手术敷料：搭桥手术敷料包、中单包、衣服包、无菌持物钳。

手术器械：体外循环手术器械、心脏血管搭桥器械、胸骨锯（如图 5-1-1，5-1-2）。

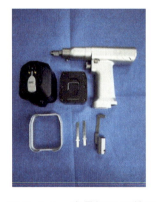 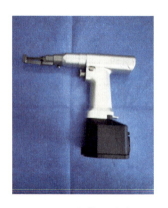

图 5-1-1　胸骨锯及配件图　　图 5-1-2　安装后的胸骨锯

无菌物品：消融电极 A5、吸引器管、手术贴膜、3-0 号慕丝线、2-0 号慕丝线、0 号慕丝线、1 号慕丝线、11×34 圆针、11×34 角针、8×20 圆针、止血纱布、骨蜡、手套、22 号刀片、15 号刀片、11 号刀片、腔镜保护套、20 mL 注射器、50 mL 注射器、胸骨钢丝、6-0 号聚丙烯不可吸收缝线、7-0 号聚丙烯不可吸收缝线、2-0 号可吸收缝线、14 号橡胶尿管、引流管 2 条。

特殊用物：一次性使用心脏表面固定器、冠脉刀、分流栓、吹雾系统、打孔器、一次性钛夹。

（3）术前准备

提前 30 min 洗手上台，按照规范整理无菌器械台；与巡回护士清点器械台上所有物品。

（4）手术步骤

①协助消毒铺单

消毒范围：上至下颌，两侧至腋中线，下至双下肢。

②正中开胸

22 号刀切皮，上缘距胸骨切迹下 2~3 cm，下缘至剑突下 1~2 cm 消融电极 A5 依次切开真皮、皮下组织、肌肉。用剪刀剪开剑突，分离胸骨后间隙。电锯自剑突向上锯开胸骨，骨蜡涂抹髓腔，电凝止血。胸腔牵开器撑开胸骨。

③游离左乳内动脉

A. 使用血管镊、电刀，从第 4、5 肋间开始游离左乳内动脉，动脉侧支血管用钛夹钳夹止血。弯钳钳夹乳内动脉远端，组织剪剪断，动脉近心端递"哈巴狗夹"夹闭，动脉远心端用 0 号慕丝线结扎。

B. 罂粟碱湿纱布包裹乳内动脉，置于胸腔备用（罂粟碱溶液配置方法：0.9% 氯化钠注射液 20 mL+ 罂粟碱注射液 30 mg）。

④切取自体大隐静脉

A.22 号刀切开，内踝部前方切开皮肤，显露静脉，剪刀沿静脉走向钝性分离大隐静脉前方组织，慕丝线结扎细小分支。

B. 内踝部切断大隐静脉，插入橄榄状针头，2-0 号慕丝线结扎固定，递含肝素液的注射器加压自远端注入肝素液（肝素液配制方法：0.9% 氯化钠注射液 200 mL+ 肝素注射液 100 mg+ 罂粟碱注射液 30 mg）。组织剪修整大隐静脉断端，取下的大隐静脉置于肝素盐水中备用，避免锐器损伤。

C. 与巡回护士清点用物后，2–0 号双头可吸收缝线连续缝合切口，棉垫绷带包扎。

⑤切开心包

活瓣式胸骨牵开器撑开胸骨，切开并悬吊心包（如图 5–1–3），安装心脏固定器和吹雾系统（如图 5–1–4）。

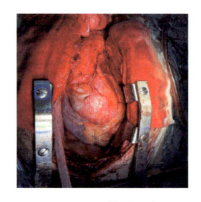
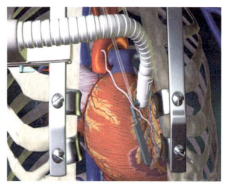

图 5–1–3　暴露心脏　　　图 5–1–4　安装心脏表面固定器及吹雾管

⑥冠状动脉旁路移植

A. 乳内动脉与冠状动脉前降支远端吻合（如图 5–1–5）。打开包住乳内动脉的纱布，检查乳内动脉，修剪血管断端成斜面后备用。游离前降支病变远端，切开冠状动脉前壁，冠状动脉刀切开动脉，剪开开口两端至所需吻合的切口长度，冠脉探子探查远端是否通畅，必要时置入分流栓。精细镊，7–0 号聚丙烯不可吸收缝线行端侧吻合，缝合完最后一针时，开放哈巴狗钳，打结检查是否出血并固定。

B. 血管桥与冠状动脉分支跨病变远端吻合（如图 5–1–6）。铺湿纱布，检查大隐静脉，修剪血管断端后备用。游离病变远端，切开冠状动脉前壁，冠状动脉刀切开动脉，剪开开口两端至所需吻合的切口长度，冠脉探子探查远端是否通畅，必要时置入分流栓。精细镊，7–0 号聚丙烯不可吸收缝线连续端侧吻合冠状动脉与大隐静脉。同法完成其他病变冠状动脉旁路移植的远端吻合。

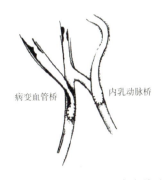

图 5-1-5　乳内与冠状动脉前降支
远端吻合

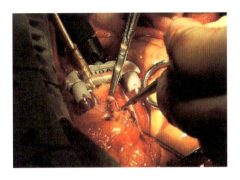

图 5-1-6　血管桥与冠状动脉分支
跨病变远端吻合

⑦血管桥近端与主动脉近端吻合

A. 侧壁钳部分阻断升主动脉，消融电极 A5 游离主动脉外膜，尖刀切开主动脉外膜，4.0 mm 打孔器打孔，及时擦净打孔器上的碎屑，防止碎屑脱落到血管内造成栓塞。

B. 将静脉长度量好，用静脉剪将近端角度修剪合适，用哈巴狗钳阻断静脉桥，蚊氏钳固定。6-0 号聚丙烯不可吸收缝线桥血管与主动脉根部端侧吻合（如图 5-1-7、图 5-1-8）。

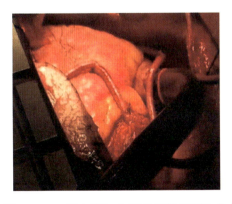

图 5-1-7　桥血管与主动脉根部端侧吻合

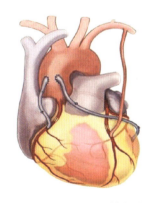

图 5-1-8　桥血管与主动脉
根部端侧吻合示意图

C. 桥血管近端吻合完毕后，开放主动脉侧壁钳，6-0 号聚丙烯不可吸收缝线的缝针轻扎血管桥排气，检查近端吻合有无渗血。

⑧止血，放置引流管，清点物品

心包及纵隔分别放置引流管共 2 根，消毒放置引流管部位的皮肤，11 号刀片切皮，放置引流管，11×34 角针 0 号慕丝线固定。清点台上所有用物无误后，放置止血材料，8×20 圆针 2-0 号慕丝线关闭心包。清点用物，胸骨钢丝关闭胸骨，11×34 圆针 1 号慕丝线缝合肌层，2-0 号慕丝线可吸收缝线连续缝合皮下组织及皮肤。

【护理风险要点】

1. 巡回护士

（1）皮肤的保护

评估：根据手术室《术中获得性压力性损伤风险评估量表》术前、术中分别给予的评分，采取相应的预防措施。

术前：术前评为高风险患者，措施为：受压部位粘贴预防性敷料保护；规范安置手术体位，保持躯干和肢体处于功能位，体位摆放后巡回护士用手轻抚平、放松摆放体位过程中牵拉的组织，避免过度牵拉造成的剪切力；检查监护导联线以及呼吸回路，管路与患者皮肤用棉垫隔开，预防器械相关性压力性损伤。

术中：术中评分为高风险患者。措施为：根据手术进程调节室温，观察体温变化，维持核心体温稳定，在手术时长大于 2 h 手术情况允许下，头枕部可左右侧抬变换受压部位；肩胛部、骶尾部术中可通过左右倾斜手术床角度调整受压部位。

术后：生命体征平稳，病情允许情况下查看患者皮肤情况，如有异常应及时处理并记录交接至下一护理单元。

（2）液路的管理

①评估患者心功能，心功能良好情况下遵医嘱适量补液。近端吻合时因侧壁钳夹升主动脉部分阻断，需降低血压；远端吻合时因心脏舒张受限，需升高血压。因此，应适量补液保证患者血流动力学稳定。

②术前：确保液路通畅，右上肢留置针固定牢固，以防脱出，固定时将留置针"Y"形部件下垫小纱块预防器械相关性压力损伤。

③术中：加强巡视，关注液体滴速，及时更换液体，防止因静脉通路受阻导致药物无法进入患者体内，造成患者不良后果。

④术后：观察穿刺部位皮肤情况，妥善"U"形固定。

2.洗手护士

（1）两个无菌台的管理

①应分别设置取大隐静脉无菌台与冠脉搭桥无菌台，并且由不同的洗手护士分别管理。

②两个无菌台在手术开始前，两名洗手护士应与巡回护士清点手术台上所有物品，并且分别记录于《手术护理清点记录单》。

③每个无菌台的物品只供应该手术部位使用，不得混用，关闭每一个手术切口前，均应按照规范清点手术台上所有物品。

（2）缝针的管理

①术前：将缝针放置于针盒内，摆放清点；与巡回护士清点缝针的数目及完整性，若有破损，不得用于手术。

②术中：传递缝针时要将缝针牢固夹持于持针器上，使用正确方法传递至手术医生手中，缝合完毕后及时收回夹持缝针的持针器，避免出现缝针丢失飞离，收回缝针后，及时查看缝针完整性，医生使用过程中洗手护士要随时观察，若发生缝针断裂缺损、飞离等现象，及时告知巡回护士。

远端吻合时，笔式针持夹 7-0 号聚丙烯不可吸收缝线第一针，术者第一针缝合结束后，递皮头蚊氏钳夹持缝针置于切口头侧，递 7-0 号聚丙烯不可吸收缝线线板由术者夹持第二针，吻合结束后，及时从术者手中收回缝针并妥善收纳于缝线线板上。

近端吻合时，笔式针持夹 6-0 号聚丙烯不可吸收缝线第一针，递术者缝合，皮头蚊氏钳夹持第二针缝针置于切口远端，吻合结束后，及时从术者手中收回缝针并妥善收纳于缝线线板上。

③术后：将带线针剩余线头剪掉，再次与巡回护士清点数目及完整性。用完的缝针全部丢弃于锐器盒内，勿遗漏在手术间。

【解剖知识链接】

冠状动脉的解剖：冠状动脉的形状如一倒置的、前后略扁的圆锥体，如将其视为头部，则位于头顶部、几乎环绕心脏一周的冠状动脉恰似一顶王冠，这就是其名称由来。冠状动脉是供给心脏血液的动脉，起于主动脉根部主动脉窦内，分左右两支，行于心脏表面（如图 5-1-9、图 5-1-10）。

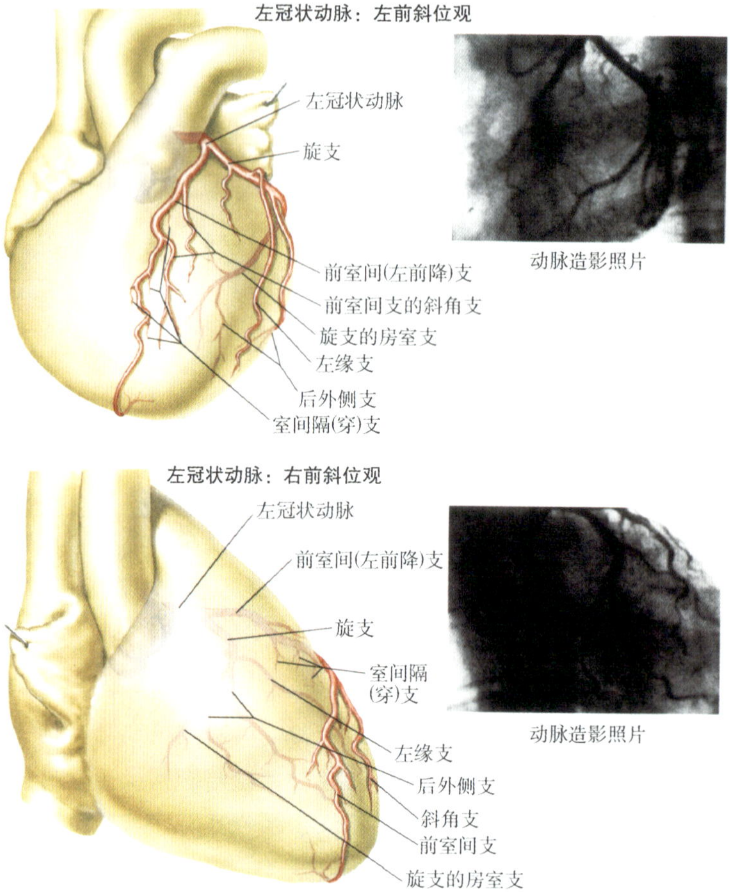

左冠状动脉：左前斜位观

左冠状动脉

旋支

前室间(左前降)支
前室间支的斜角支
旋支的房室支
左缘支
后外侧支
室间隔(穿)支

动脉造影照片

左冠状动脉：右前斜位观

左冠状动脉

前室间(左前降)支

旋支

室间隔
(穿)支

左缘支

后外侧支

斜角支

前室间支

旋支的房室支

动脉造影照片

图 5-1-9　左冠状动脉及其造影 [①]

　　左冠状动脉为一短干，发自左主动脉窦，经肺动脉起始部和左心耳之间，沿冠状沟向左前方行 3~5 mm 后，立即分为前室间支和旋支。前室间支沿前室间沟下行，绕过心尖切迹至心的膈面与右冠状动脉的后室间支相吻合。沿途发出：

　　①动脉圆锥支，分布至动脉圆锥；

　　②外侧支，分布于左室前壁大部及前室间沟附近的右室前壁；

　　③室间隔支，分布于室间隔前 2/3。旋支沿冠状沟左行，绕过心钝缘时发出粗大的左缘支分布于左室外侧缘；至心后面时发出较小的分支分布至左房与左室。

---

① 　来源：《奈特人体解剖彩色图谱（第三版）》图 215。

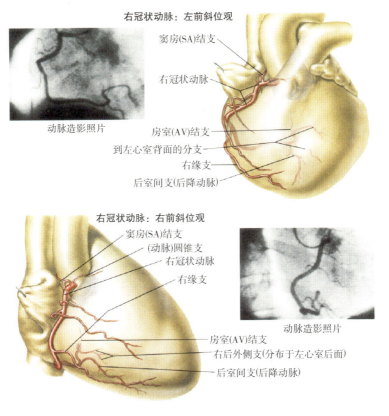

图 5-1-10　右冠状动脉及其造影[①]

　　右冠状动脉起自右主动脉窦，经肺动脉根部及右心耳之间，沿右冠状沟行走，绕过心右缘，继续在膈面的冠状沟内行走，在房室交点附近发出后降支，即后室间支。右冠状动脉沿途发出：

　　①动脉圆锥支，分布于动脉圆锥，与左冠状动脉的同名支吻合；

　　②右缘支，此支较粗大，沿心下缘左行趋向心尖；

　　③窦房结支，在起点附近由主干分出（占 60.9%，其余 39.1% 起自左冠状动脉）；

　　④房室结支，起自右冠状动脉，行向深面至房室结；

　　⑤后室间支，为右冠状动脉的终支，与左冠状动脉的前室间支相吻合，沿途分支至左、右心室后壁，及分室间隔支至室间隔后 1/3。

———————
① 　来源：《奈特人体解剖彩色图谱（第三版）》图 214。

【安全问题解析】

手术台上液体、药品如何安全管理？

手术台上不同的液体、药品应使用不同容器盛放，并使用标记笔标记，防止混淆。药品抽取、配置时，洗手护士与巡回护士应共同核对，确保用药正确。

①20 mL 注射器：0.9% 氯化钠注射液 20 mL+ 罂粟碱注射液 30 mg 乳内动脉使用，无菌标记笔标注。

②50 mL 注射器：0.9% 氯化钠注射液，冲洗用，无菌标记笔标注。

③无菌碗：0.9% 氯化钠注射液 200 mL+ 肝素注射液 100 mg+ 罂粟碱注射液 30 mg，大隐静脉取用，无菌标记笔标注。

④无菌罐：0.9% 氯化钠注射液 500 mL，冲洗用，无菌标记笔标注。

⑤无菌盆：生理氯化钠溶液 3 000 mL，清洗器械使用，无菌标记笔标注。

（编者：石慧洁　曾佑行　刘晓冰）

第二节　体外循环下二尖瓣置换术

【病历摘要】

患者王某，女，54 岁，主因活动后气短，呼吸困难 3 年，来我院门诊救治。入院诊断为"风湿性心脏病、二尖瓣狭窄并关闭不全、肺动脉高压、心房纤颤、心功能三级"。

体格检查：T 36.6℃，P 60 次 /min，R 19 次 /min，BP 139/90 mmHg，H 158 cm，W 80 kg，BMI 32.1 kg/m^2（肥胖）。神志清楚，两肺呼吸音粗，未闻及湿性啰音，房颤律，心音低钝，未闻及杂音，腹平坦，肝脾未触及，双下肢无水肿，足背动脉搏动可。

专科检查：查体合作，神志清楚，精神正常，脑膜刺激征（－）。

辅助检查：超声心电图示风湿性心脏病、二尖瓣狭窄并关闭不全、肺动脉高压。

实施手术：体外循环下二尖瓣置换术。

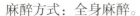

麻醉方式：全身麻醉。

【手术配合】

1.巡回护士配合

（1）用物准备

手术间：洁净系统处于开启状态，调至适宜温湿度。

手术床：手术床上铺置凝胶垫，床单位铺置平整，预防压力性损伤。

体位垫/设备：长方形薄凝胶垫，"小腿型"凝胶垫，处于备用状态。

仪器设备：高频电刀、负压吸引器、胸骨锯机器等提前调试，处于备用状态。

（2）患者准备

待术间：按照《手术患者交接表》内容逐项进行查对并签字，确认右前臂液路通畅，转运患者入室。

进入手术间：妥善安置患者于手术床上，盖好棉被，保护隐私，做好保暖；做好心理护理，减轻患者紧张情绪。

皮肤保护：根据手术室《术中获得性压力性损伤风险评估量表》对患者进行评估，评分为15分，属于高风险，采取相应预防措施。

护理操作：遵医嘱留置导尿，连接尿液引流装置，预防性输注抗生素（术前 0.5 ~ 1 h 内）。

（3）药物准备

①肝素液配置

12 500 IU 肝素钠注射液 1 支 +0.9% 氯化钠注射液 8 mL，即每毫升含 10 mg 肝素，按照每公斤体重 1 : 3 的全身肝素化用量，需配置 240 mg。

②心脏停搏液配置。4℃ 0.9% 氯化钠注射液 500 mL 内加入 10% 氯化钾注射液 7.5 mL，5% 碳酸氢钠注射液 15 mL，25% 硫酸镁注射液 4 mL，肝素液 10 mg，按照每公斤体重 15 ~ 20 mL 的灌注量，需配置 3 袋。注意：手术前一天需提前将 0.9% 氯化钠注射液 500 mL 数袋放入 4℃ 医用冰箱内，灌注液配置好后需再次放入冰箱内进行保存。

③体外循环预充液准备。血浆 400 mL、去白细胞悬浮红细胞 2 IU、乳酸钠林格注射液 500 mL、羟乙基淀粉 130/0.4 氯化钠注射液 500 mL，20% 甘露醇注射液 250 mL。

④ 5% 碳酸氢钠注射液 240 mL，体外循环转机之前输注完毕。

（5）与洗手护士配合

根据《手术物品清点制度》与洗手护士共同清点用物，准备冰盐水。

（6）麻醉前三方核查

麻醉实施前，按照《手术安全核查表》，与麻醉医生、手术医生对患者进行信息确认。

（7）实施麻醉时

站于患者一侧，观察患者生命体征变化，保障患者安全，如有情况及时协助麻醉医生处理。

（8）安置手术体位

患者仰卧于手术台中间，肩胛部用长方形薄凝胶垫垫高，使患者胸部抬高 5～10 cm。双上肢平放于身体两侧，用腰单包裹固定，床单拉至平整，棉被覆盖保暖，检查液路和尿管是否通畅。骶尾部贴预防性敷料保护。双小腿置于"小腿型"凝胶垫上，负极板贴于小腿外后侧，检查患者身体与金属有无接触，身体用中单覆盖，安置托盘于合适位置。头架固定于主刀医师对侧床头，略向患者头侧倾斜，高度为 50 cm，下缘平眉弓。

（9）协助开台

协助消毒，观察消毒效果；连接电外科设备，将功率调至 60 W，连接吸引器及调节无影灯。

（10）手术开始前三方核查

切皮前，按照《手术安全核查表》，与麻醉医生、手术医生对患者再次进行信息确认。

（11）连接胸骨锯

胸骨锯装置连接电源，洗手护士将胸骨锯套上保护套，并连接胸骨锯装置；打开开关，胸骨锯避开人员，轻踩脚踏测试工作状态良好，术者使用时将脚踏放于术者左足侧。胸骨锯使用完毕后及时撤离手术台。

（12）术中观察和护理

①游离心包时将电刀功率调至 30 W，关胸止血时再次调至 60 W。

②遵医嘱中心静脉推注肝素液 240 mg，ACT 值达到 480 s 以上方可转机，如未达标继续追加肝素直到符合转机标准。

③术中尿量的观察：转机前、转机中、停机后的尿量应分别计量，除此之外，还应注意观察转机中尿量的颜色变化。

④遵医嘱输注血液制品，一般中心静脉输注血小板及血浆，外周静脉输注去白细胞悬浮红细胞液，输注过程中密切观察有无输血反应。

⑤整个转机过程中外周及中心静脉液体应处于关闭状态，所有的液体及药物均从体外循环机给予，术中巡回护士应密切配合体外循环师抽取药品。

⑥开启人工瓣膜时应与主刀医生及洗手护士做好型号的核对方可上台，并将对应合格证贴于内植物标识粘贴处。

⑦停机前中心静脉推注鱼精蛋白注射液：鱼精蛋白注射液的配置：（静脉注射肝素液 240 mg+体外循环机入肝素液量 80 mg）×1.5，此患者用量为360 mg，静脉注射时需密切观察患者的气道压及血压的变化，如 ACT 值不满意，遵医嘱随时增加鱼精蛋白的用量。

（13）做好仪器设备管理和物品供应

根据术者要求调节灯光、电外科设备；及时供应手术台上所需物品。准确及时填写手术护理记录单。

（14）手术间的管理

加强巡视，保持手术间的环境清洁，控制手术间参观人数。

（15）标本的管理

离体的标本，与洗手护士、手术医生共同确认标本的来源、数量、类型，标本固定液固定后放置于标本柜，并做好登记。

（16）清点用物

在关闭心包前后、关胸前后及缝合皮肤后，与洗手护士逐项清点手术台上所有用物，并及时记录。

（17）出室前三方核查

切口包扎完毕，先将患者安全转运至 ICU 病床上，拉起床挡；做好各种管路的固定，离室时，巡回护士与麻醉医生、手术医生再次对患者进行信息确认。

（18）护送患者出室

出室前检查患者身体各部位有无异常，如有异常，做好记录。完善病历资料，带齐患者所有物品转运至 ICU，并做好交接。

（19）整理手术间

通知保洁员清洁手术间，所有仪器设备和物品做好清洁和归位，准备接台手术。

2.洗手护士配合

（1）环境表面清洁

按照手术间擦拭流程进行环境表面清洁。

（2）用物准备

手术敷料：体外包、中单包、衣服包、单包中单、无菌持物钳。

手术器械：体外器械、换瓣器械（如图 5-2-1）、胸骨锯、测瓣器（如图 5-2-2）。

无菌物品：消融电极 A5、吸引器连接管、手术贴膜、3-0 号慕丝线、2-0 号慕丝线、0 号慕丝线、1 号慕丝线、11×34 圆针、11×34 角针、8×20 圆针、止血纱布、骨蜡、手套、22 号刀片、11 号刀片、腔镜保护套、20 mL 注射器、50 mL 注射器、5 号胸骨钢丝、2-0 号聚丙烯不可吸收缝线、3-0 号聚丙烯不可吸收缝线、4-0 号聚丙烯不可吸收缝线、2-0 号双头可吸收缝线、3-0 号聚酯不可吸收缝线、14 号红尿管、引流管 2 条、内植入物：各号机械瓣瓣膜，临时心脏起搏导线。

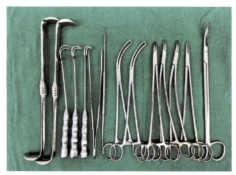

图 5-2-1　换瓣器械

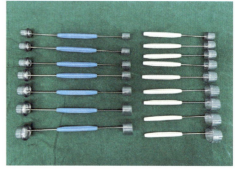

图 5-2-2　测瓣器

（3）术前准备

提前 30 min 洗手上台，按照规范整理无菌器械台；与巡回护士清点器械台上所有物品。

（4）协助消毒铺单

消毒范围：上至下颌、颈、肩、上臂的 1/2，左右至腋前线，下过肚脐平行线。

铺单：既要显露手术切口，又要减少切口周围皮肤的暴露。切口周围 4～6 层。协助医生穿手术衣，戴无菌手套，铺置大单，切口处贴手术贴膜。

（5）手术开始前三方核查

切皮前，按照《手术安全核查表》，与麻醉医生、手术医生对患者各项信息再次进行确认。

（6）切开皮肤、止血

两块干纱布置于切口两侧，消融电极 A5 切开皮肤、皮下及骨膜。

（7）切开胸骨

有牙止血钳夹住剑突，直剪刀剪开剑突，胸骨推板钝性分离胸骨与心包壁层间隙，胸骨锯从胸骨正中锯开胸骨，骨蜡止血。

（8）切开心包，暴露心脏

电刀切开心包，用 8×20 圆针 2-0 号慕丝线悬吊心包，胸骨撑开器撑开胸骨。

（9）建立体外循环

①缝合主动脉荷包：3-0 号聚酯不可吸收缝线或 3-0 号聚丙烯不可吸收缝线在主动脉插管位置做 2 个相对的荷包缝合（正、反各一针），并将缝线通过一段导尿管供收紧用（长、短以收紧后拖出胸壁为宜）。

②缝合灌注针荷包：3-0 号聚酯不可吸收缝线或 3-0 号聚丙烯不可吸收缝线在主动脉根部荷包缝合，递套管供收紧用，1 号慕丝线预置备用。

③游离上腔静脉：用长镊、组织剪剪开心包膜，直角钳游离上腔静脉并绕过上腔静脉后壁，上阻断带，待固定。

④游离下腔静脉：术者用长镊、组织剪剪开心包膜，助手用湿纱布轻压心脏，用肾蒂钳游离下腔静脉并绕过下腔静脉后壁，上阻断带及阻断管，待固定。

⑤缝上腔静脉荷包：3-0 号聚酯不可吸收缝线在右心耳处做荷包缝合，套入套管。

⑥缝下腔静脉荷包：3-0 号聚酯不可吸收缝线（反针）在右房前壁近下

腔静脉开口处做荷包缝合，套入套管。

⑦缝左心减压荷包：3-0 号聚酯不可吸收缝线（反针）在右肺上静脉入左房处做荷包缝合，套入套管。

⑧连接固定体外循环管道：将所有管道妥善固定。

⑨插主动脉管：用长镊、组织剪剪去荷包内的主动脉外膜，11 号刀在血管壁上切一小口，大弯止血钳扩大切口后快速插入主动脉管，收紧两侧荷包线阻断管，用 1 号慕丝线将其与主动脉供血管一起绑扎，连接主动脉管后用布巾钳固定在布单上。

⑩插上腔静脉管：11 号刀在右心耳荷包口内切一小口，大弯止血钳扩大切口，随即插入上腔静脉管，收紧荷包线阻断管，用 1 号慕丝线将其和上腔静脉管一起绑扎。

⑪插下腔静脉管：11 号刀在下腔荷包口内切一小口，大弯止血钳扩大切口，随即插入下腔静脉管，收紧荷包线的阻断管，用 1 号慕丝线将其和下腔静脉管一起绑扎。

⑫插左心减压管，11 号刀在左心荷包口内切一小口，大弯止血钳扩大切口，随即插入左心减压管，收紧荷包线的阻断管，用 1 号慕丝线将其和左心减压管一起绑扎。

⑬插灌注针：灌注针卡子关闭，组织剪剪开灌注针荷包内主动脉外膜，将灌注针插入主动脉内，收紧缝线并固定，连接冷灌管道。

开机转流，降温，主动脉阻断钳阻断升主动脉，收紧上下腔阻断带并用套管加固，冷灌开始，心脏停搏满意。

（10）二尖瓣置换

①用 11 号刀在右心房做一切口，组织剪剪开右心房，3-0 号聚酯不可吸收缝线半针在右房切口处共 3 针做牵引，随后切开房间隔，3-0 号聚酯不可吸收缝线半针在房间隔切口处共 3 针做牵引，暴露病变二尖瓣（如图 5-2-3）。

②切除病变二尖瓣：持瓣钳夹持瓣膜，11 号刀在瓣膜口做一切口，瓣膜剪沿瓣环剪除瓣膜后用测瓣器测量瓣环大小，确定机械瓣型号，告知巡回护士打瓣膜并做好查对。

③缝合人工二尖瓣：2-0 号聚丙烯不可吸收缝线连续缝合人工瓣膜（如图 5-2-4），递试瓣器测试瓣叶活动情况。

④缝合房间隔：两根 2-0 号聚丙烯不可吸收缝线垫片"U"形缝合房间隔。

⑤缝合右心房：4-0 号聚丙烯不可吸收缝线连续缝合右心房。

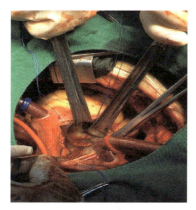
图 5-2-3　暴露病变二尖瓣

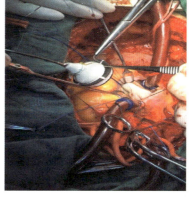
图 5-2-4　缝合人工二尖瓣

（11）复温，心脏复跳

复温，开放主动脉，松主动脉阻断钳，撤除上下腔静脉阻断管，心脏自动复跳，如复跳不满意，遵医嘱行心内除颤。

（12）停止循环，关胸

①拔管顺序依次为下腔静脉管、左心减压管、冷灌针、上腔静脉管，拔除的管道放于手术台上备用，巡回护士遵医嘱静脉注射鱼精蛋白注射液后，拔除主动脉插管。

②心包及纵隔分别放置引流管 2 根，消毒放置引流管部位的皮肤，22 号刀片切皮，放置引流管，11×34 角针 0 号丝线固定。

③与巡回护士清点台上所有用物无误后，8×20 圆针 2-0 号慕丝线关闭心包。

④清点用物，用 5 号胸骨钢丝关闭胸骨，11×34 圆针 1 号慕丝线缝合肌层，2-0 号可吸收缝线连续缝合皮下组织及皮肤，再次清点用物。

【护理风险要点】

1.巡回护士

（1）皮肤的保护

①评估：患者从进入手术室起需保持仰卧位约 7 h，根据手术室《术中获得性压力性损伤风险评估量表》术前、术中分别给予的评分，采取相应的预

防措施。

②术前：术前评分为 15 分，为高风险患者，措施为：肩部至骶尾部放置凝胶垫，骶尾部粘贴预防性敷料保护，小腿后侧放置"小腿型"凝胶垫，使足跟悬空；检查监护导联线以及呼吸回路，管路与患者皮肤用盖单隔开，呼吸管路较硬，可在管路与皮肤之间加垫棉垫，预防器械相关性压力性损伤；做好保暖，棉被盖于患者腿上，并且将超出手术床沿的棉被反折于手术床上，防止因棉被的重力增加患者身体和双足的压力。

③术中：术中评分为 13 分，为高风险患者。措施为：密切观察病情变化，维持有效循环稳定；手术时长大于 2 h 在手术允许的情况下头枕部可采用左右侧体位变换受压部位，骶尾 / 身体背侧可通过调节手术床角度变换受压部位；观察患者体温变化，体外循环撤除后采用主动升温方法维持患者核心体温稳定。

④术后：查看患者皮肤情况，如有异常应及时处理并记录。

（2）液路的管理

①术前：确保液路通畅，留置针固定牢固，以防脱出，固定时将留置针"Y"形部件下垫小纱块预防器械相关性压力损伤。

②术中：加强巡视，关注液体滴速，及时更换液体，防止液体原因导致药物无法进入患者体内，造成不良后果。

③术后：观察穿刺部位皮肤情况，妥善"U"形固定。

2. 洗手护士

（1）敷料的管理

①开台前清点纱布、纱垫时应全部展开，并检查完整性及显影标记。

②手术中所使用的敷料应保留其原始规格，不得切割或做其他任何改型。

（3）缝针的管理

①术前：将缝针放置于针盒内，摆放清点；与巡回护士清点缝针的数目及完整性，若有破损，不得用于手术。

②术中：传递缝针时要将缝针牢固夹持于持针器上，使用正确方法传递至手术医生手中，缝合完毕后及时收回夹持缝针的持针器，避免出现缝针丢失飞离，收回缝针后，及时查看缝针完整性，医生使用过程中洗手护士要随时观察，若发生缝针断裂缺损、飞离等现象，及时告知巡回护士。

③术后：将带线针剩余线头剪掉，再次与巡回护士清点数目及完整性。用完的缝针全部丢弃于锐器盒内，勿遗漏在手术间。

（4）杂物的管理

手术中棉线绳、红尿管、各种管路的帽要放于固定位置，方便清点。

【注意事项】

①特殊缝线、抢救药品、心内除颤仪、临时心脏起搏导线、各种型号的人工瓣膜用物准备齐全。

②胸骨锯的使用。连接时应注意无菌操作，固定胸骨锯的器械勿将保护套夹至破损；不可提早将脚踏置于术者足侧，以防误踩，造成人员受伤。

③术中使用缝线过多，注意缝针清点。

④术中器械及时擦拭清洗，避免将剪下的瓣膜组织再次带入心脏。

⑤术中用药较多，注意和麻醉师、体外循环师做好三查七对，按规范执行口头医嘱。

⑥手术结束搬动患者动作要轻柔，并注意观察患者生命体征及反应；患者转运过程中搬动不宜过快，幅度不宜过大，建议使用转运工具。

【解剖知识链接】

二尖瓣是左心室的附属结构，连接左心房与左心室并保证血液的单向流动，包括前瓣和后瓣，通过腱索与前乳头肌、后乳头肌相连。在心室舒张期二尖瓣开放，血液从左心房进入左心室：心室收缩期二尖瓣关闭，主动脉瓣开放，血液被泵入主动脉。任何原因导致的二尖瓣不能充分打开或闭合，即为二尖瓣狭窄或关闭不全（图5-2-5）。

二尖瓣病变在心脏瓣膜疾病中最为常见，其病因可能为风湿性、退行性、缺血性、先天性和感染性等。

二尖瓣置换术是二尖瓣疾病的重要治疗手段之一，在风湿性病变中应用尤为广泛。置换的二尖瓣有人工机械（双叶碟瓣/单叶倾斜碟瓣）、人工生物瓣（猪主动脉瓣/牛心包瓣）及同种瓣，分别应用于不同的病因和年龄段人群中。

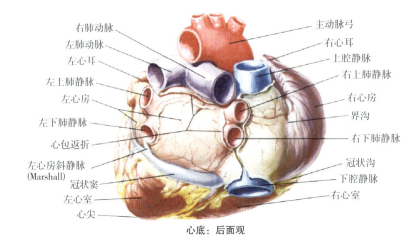

右肺动脉　左肺动脉　左心耳　左上肺静脉　左心房　左下肺静脉　心包返折　左心房斜静脉(Marshall)　冠状窦　左心室　心尖

主动脉弓　右心耳　上腔静脉　右上肺静脉　右心房　界沟　右下肺静脉　冠状沟　下腔静脉　右心室

心底：后面观

左锁骨下动脉　左颈总动脉　左肺动脉　左上肺静脉　左心耳　左下肺静脉　左心房斜静脉　左心房　心包返折　冠状窦　左心室

头臂干　上腔静脉　主动脉弓　右肺动脉　右上肺静脉　右下肺静脉　界沟　右心房　下腔静脉　冠状沟和右冠状动脉　后室间沟和右冠状动脉的后室间支(后降动脉)　右心室

心底和膈面：后下面观

图 5-2-5　心脏解剖图 [①]

【安全问题解析】

手术过程中如何管理缝针？

①术前洗手护士与巡回护士清点数量及完整性并记录。

②保留缝线包装，便于核对。

③使用后的缝针放回缝线原包装内。

---

① 来源：《奈特人体解剖彩色图谱（第三版）》图210。

④用器械对使用后缝针进行分类收纳

⑤使用磁铁针盒收纳使用后缝针。

⑥掌握清点时机，使用后及时收回，随用随点。

⑦缝针数目及完整性清点有误时，应立即告知手术医生共同寻找，手术台及器械台上、手术台周围未找到时，可借助 X 射线设备寻找。若最终仍未找到时，应立即上报护士长，并进行 X 射线照射辅助确认物品不在患者体内，留存资料，填写《手术室特殊事件记录表》，并需主刀医生、巡回护士和洗手护士签字存档。

（编者：曾佑行　石慧洁　郭蕊）

第三节　体外循环下右腋下小切口房间隔缺损修补术

【病历摘要】

患儿李某，女，4 岁，体检发现心脏卵圆孔未闭来我院门诊救治。入院诊断为"先天性心脏病、房间隔缺损"。

体格检查：T 36.5℃，P 110 次 /min，R 20 次 /min，BP 106/68 mmHg，H 102 cm，W 20 kg。神志清楚，皮肤弹性良好，两肺呼吸音正常，无干湿性啰音，语颤，无胸膜摩擦音。

专科检查：查体合作，神志清楚，精神正常，心尖冲动位置正常，无震颤，无心包摩擦音，无大血管枪击音和毛细血管搏动征。

辅助检查：心脏彩超示先天性心脏病，房间隔缺损（卵圆孔未闭合）。

实施手术：体外循环下右腋下小切口房间隔缺损修补术。

麻醉方式：全身麻醉。

【手术配合】

1.巡回护士配合

（1）用物准备

手术间：洁净系统处于开启状态，调至适宜温湿度。

手术床：手术床上铺置凝胶垫，床单位铺置平整，预防压力性损伤。

体位垫／设备：长方形薄垫 1 个，圆枕 2 个，凝胶头圈 1 个，衬垫 1 个，约束带 2 个，软枕 1 个。

仪器设备：高频电刀提前调试，处于备用状态。除颤仪及无菌小儿电极除颤板处于备用状态。

（2）患儿准备

待术间：按照《手术患儿交接表》内容逐项进行查对并签字，确认液路通畅，转运患儿入室。

进入手术间：妥善安置患儿于手术床上，盖好棉被，保护隐私，做好保暖；专人看护，防止坠床；做好儿童心理护理，减轻患儿紧张情绪。

皮肤保护：使用《术中获得压力性损伤风险评估量表》对患儿进行评估，术前评分为 14 分，属于中风险，采取相应预防措施。

护理操作：遵医嘱留置导尿，连接尿液引流装置，预防性输注抗生素（术前 0.5~1 h 内）。

（3）药物准备

①肝素液配置：12 500 IU 肝素钠注射液 1 支 +0.9% 氯化钠注射液 8 mL，即每毫升含 10 mg 肝素，按照每公斤体重 1∶3 的全身肝素化用量，需配置 60 mg 肝素液准备.

②心脏停搏液配置：4℃ 0.9% 氯化钠注射液 500 mL 内加入 10% 氯化钾注射液 7.5 mL，5% 碳酸氢钠注射液 15 mL，25% 硫酸镁注射液 4 mL，肝素液 10 mg，按照每公斤体重 15~20 mL 的灌注量，需配置 1 袋。注意：手术前一天需提前将 0.9% 氯化钠注射液 500 mL 数袋放入 4℃医用冰箱内，灌注液配置好后需再次放入冰箱内进行保存。

③体外循环预充液准备：血浆 200 mL、去白细胞悬浮红细胞 2 IU、乳酸钠林格注射液 500 mL、羟乙基淀粉 130/0.4 氯化钠注射液 500 mL，20% 甘露醇注射液 250 mL。

④5% 碳酸氢钠注射液 60 mL，体外循环开始之前输注完毕。

（4）与洗手护士配合

根据《手术物品清点制度》与洗手护士共同清点用物。

（5）麻醉前三方核查

麻醉实施前，按照《手术安全核查表》，与麻醉医生、手术医生对患儿进行信息确认。

（6）实施麻醉时

站于患儿一侧，观察患儿生命体征变化，保障患儿安全，如有情况及时协助麻醉医生处理。

（7）安置手术体位

手术体位为左侧卧位。左肩部外侧、左髋部、左膝关节外侧、左外踝粘贴预防性敷料保护。手术医生站患儿身体两侧，麻醉医生站于头侧，巡回护士站于尾侧，轴线翻身取 90° 侧卧位。头下垫凝胶头圈，高度平左侧肩高，使颈椎处于水平位置。腋下距肩峰 10 cm 垫长方形薄垫，腹侧和背侧用圆枕固定，共同维持患儿 90° 侧卧位，髋关节处用约束带固定。右侧上肢衬垫包裹，使用约束带固定于可调节头架上，固定妥当，手指外露以观察血运；右侧肩关节外展不超过 90°，左侧上肢外展，共同维持胸廓自然舒展。患儿双下肢约 45° 自然屈曲，前后分别放置，保持两腿呈跑步时姿态屈曲位。双膝间放置软枕，双足垫软垫，约束带固定。覆盖保暖，检查液路和尿管是否通畅。

（8）协助开台

协助消毒，观察消毒效果；连接高频电刀，将功率调至 40 W，连接吸引器及调节无影灯。

（9）手术开始前三方核查

切皮前，按照《手术安全核查表》，与麻醉医生、手术医生对患儿再次进行信息确认。

（10）术中观察和护理

①动态调整高频电刀，游离心包时将电刀功率调至 20 W，关胸止血时再次调至 40 W。

②遵医嘱中心静脉推注肝素液 60 mg，ACT 值达到 480 s 以上方可转机，如未达标继续追加肝素直到符合转机标准。

③术中尿量的观察：转机前、转机中、停机后的尿量应分别计量，除此之外，还应注意观察转机中尿量的颜色变化。

④遵医嘱输入血液制品，一般中心静脉输注血小板及血浆，外周静脉输注去白细胞悬浮红细胞液，输注过程中密切观察有无输血反应。

⑤整个转机过程中外周及中心静脉液体应处于关闭状态，所有的液体及

药物均从体外循环机给予，术中巡回护士配合体外循环师抽取药品。

⑥停机后巡回护士静脉推注鱼精蛋白注射液：鱼精蛋白注射液的配置：（静脉注射肝素液 60 mg+ 体外循环机入肝素液量 20 mg）×1.5，此患儿用量为 120 mg，静脉注射时需密切观察患儿的气道压及血压的变化，如 ACT 值高于术前基础值遵医嘱随时增加鱼精蛋白注射液的用量。

（11）做好仪器设备管理和物品供应

根据术者要求调节灯光、高频电刀功率大小；及时供应手术台上所需物品。准确及时填写手术护理记录单。

（12）手术间的管理

加强巡视，保持手术间的环境清洁，控制手术间参观人数。

（13）清点用物

在关闭心包前后、关胸前后及缝合皮肤后，与洗手护士逐项清点手术台上所有用物，并及时记录。

（14）出室前三方核查

切口包扎完毕，先将患儿安全转运至 ICU 病床上，拉起床挡；做好各种管路的固定，离室时，巡回护士与麻醉医生、手术医生再次对患儿进行信息确认。

（15）护送患儿出室

出室前检查患儿身体各部位有无异常，如有异常，做好记录。完善病历资料，带齐患儿所有物品转运至 ICU，并做好交接。

（16）整理手术间

通知保洁员清洁手术间，所有仪器设备和物品做好清洁和归位，准备接台手术。

2. 洗手护士配合

（1）环境表面清洁

按照手术间擦拭流程进行环境表面清洁。

（2）用物准备

手术敷料：体外手术敷料包。

手术器械：体外手术器械、小切口器械。

无菌物品：消融电极 A5、吸引器连接管、手术贴膜、无菌手套、22 号刀片、11 号刀片、20 mL 注射器、50 mL 注射器、14 号橡胶尿管、2-0 号慕丝线、0号慕丝线、1号慕丝线、9×24圆针、9×24角针、6×14圆针、止血纱布、3-0号聚丙烯不可吸收缝线、4-0号聚丙烯不可吸收缝线、2-0号双头可吸收缝线、4-0号可吸收缝线1根、胸腔闭式引流管1条。

内植入物：临时心脏起搏导线。

（3）术前准备

提前30 min洗手上台，按照规范整理无菌器械台；与巡回护士清点器械台上所有物品。

（4）协助消毒铺单

消毒范围：上至下颌、颈、肩、上臂肘关节部，两侧至正中线，下至脐平行线。

铺单：治疗单既要显露手术切口，又要减少切口周围皮肤的暴露。切口周围4~6层。协助医生穿手术衣，戴无菌手套，铺置大单，切口处贴手术贴膜。

（5）手术开始前三方核查

切皮前，按照《手术安全核查表》，与麻醉医生、手术医生对患儿各项信息再次进行确认。

（6）手术切口、暴露心脏

经右胸第四肋间后外侧切口（如图5-3-1），切开皮肤、皮下、肋间肌及胸膜，小号肋骨牵开器撑开肋骨。切开心包，6×14圆针2-0号慕丝线悬吊心包暴露心脏（如图5-3-2）。

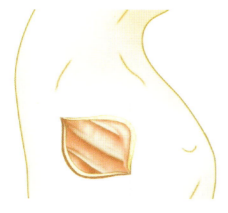

图5-3-1 手术切口示意图

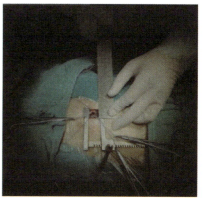

图5-3-2 肋骨牵开器撑开胸骨

（7）建立体外循环

①主动脉荷包缝合：4-0 号聚丙烯不可吸收缝线在主动脉插管位置做 2 个相对的荷包缝合（正、反各一针），并将缝线通过橡胶尿管供收紧用。

②灌注针荷包缝合：4-0 号聚丙烯不可吸收缝线在主动脉根部荷包缝合，递橡胶尿管供收紧用，1 号慕丝线预置备用。

③游离上腔静脉：长镊、组织剪剪开心包膜，直角钳游离上腔静脉并绕过上腔静脉后壁，上血管阻断带，弯钳固定。

④游离下腔静脉：长镊、组织剪剪开心包膜，助手用湿纱布轻压心脏，用肾蒂钳游离下腔静脉并绕过下腔静脉后壁，上血管阻断带及阻断管，弯钳固定。

⑤上腔静脉荷包缝合：4-0 号聚丙烯不可吸收缝线在右心耳处荷包缝合，套入橡胶尿管。

⑥下腔静脉荷包缝合：4-0 号聚丙烯不可吸收缝线在右房前壁近下腔静脉开口处荷包缝合，套入橡胶尿管。

⑦连接固定体外循环管道：将所有管道妥善固定。

⑧主动脉插管：长镊、组织剪剪去荷包内的主动脉外膜，11 号刀在血管壁上切一小口，大弯止血钳扩大切口后快速插入主动脉管，收紧两侧荷包线阻断管，用 1 号慕丝线将其与主动脉插管一起绑扎，连接主动脉管后用布巾钳固定在布单上。

⑨上腔静脉插管：11 号刀在右心耳荷包口内切一小口，大弯止血钳扩大切口，随即插入上腔静脉管，收紧荷包线阻断管，用 1 号慕丝线将其和上腔静脉插管一起绑扎。

⑩下腔静脉插管：11 号刀在下腔荷包口内切一小口，大弯止血钳扩大切口，随即插入下腔静脉管，收紧荷包线的阻断管，用 1 号慕丝线将其和下腔静脉插管一起绑扎。

⑪插灌注针：灌注针卡子关闭，组织剪剪开灌注针荷包内主动脉外膜，将灌注针插入主动脉内，收紧缝线并固定，连接冷灌管道。

⑫开机转流，降温，主动脉阻断钳阻断升主动脉，收紧上下腔阻断带并用套管加固，灌注心脏停搏液，心脏停搏满意（如图 5-3-3）。

（10）探查房间隔缺损

①用11号刀在右心房做一切口，组织剪剪开右房，3–0号聚酯不可吸收缝线半针在右房切口处共3针做牵引（1正2反），探查房间隔缺损部位及缺损的大小、位置及合并的畸形，以确定手术方式（如图5–3–4）。

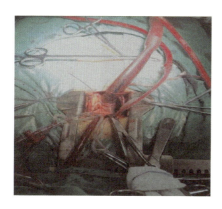 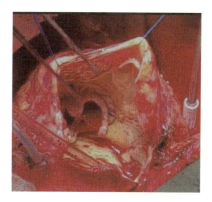

图 5–3–3　心脏停搏满意　　**图 5–3–4　探查房间隔缺损部位及大小**

②房间隔缺损修补：房间隔缺损用相应大小心包补片，4–0号聚丙烯不可吸收缝线连续缝合修补房间隔缺损。

③缝合右心房：4–0号聚丙烯不可吸收缝线连续缝合右心房。

（11）复温，心脏复跳

复温，开放主动脉，松主动脉阻断钳，撤除上下腔静脉阻断管，心脏自动复跳，如复跳不满意，遵医嘱行心内除颤。

（12）停止循环，关胸

①拔管顺序依次为下腔静脉管、冷灌针、上腔静脉管，拔除的管道放于手术台上备用，巡回护士遵医嘱配置好鱼精蛋白注射液缓慢静推，无过敏反应后拔除主动脉插管。

②消毒放置引流管部位的皮肤，22号刀片切皮，放置右侧胸腔引流管1条，9×24角针0号慕丝线固定。

③与巡回护士清点台上所有用物无误后，6×14圆针2–0号慕丝线关闭心包。

④清点用物，9×24圆针1号慕丝线缝合肌层，2–0号可吸收缝线连续缝合皮下组织，4–0号可吸收缝线缝合皮肤，再次清点用物（如图5–3–5）。

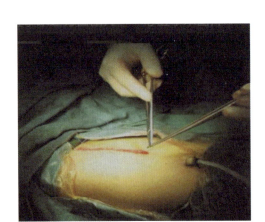

图 5-3-5 缝合皮肤

【护理风险要点】

1.巡回护士

（1）患儿身份识别

严格执行查对制度，注意患儿身份的识别，应核查患儿腕带，同时由患儿家属或者陪同人参与身份确认。

（2）小儿侧卧位体位安全管理

术前：肩关节外展时，右侧上肢上臂与右侧胸壁夹角小于90°，右侧上臂与前臂屈曲角度小于90°，防止臂丛神经及血管的损伤。

术中：加强巡视，关注肢体远端的血运，防止因体位移动造成肢体功能损伤。

术后：观察患儿肢体活动度及肢体远端的血运。

（3）术中获得性压力性损伤预防

评估：患儿术前压力性损伤评分为14分，为中风险患儿，采取相应的预防措施。措施为：肩部至髋部、外踝处放置凝胶垫，因体质指数小于18.5，故于受压部位粘贴预防性敷料保护；小腿后侧放置凝胶垫，使足跟悬空；检查监护导联线，勿压患儿皮肤下，预防器械相关性压力性损伤；做好保暖，肩颈被覆盖下肢。术中评分为13分，为高风险。术中密切观察病情变化，动态调整预防措施，手术时长大于2h，在手术允许情况下进行下肢及头部体位微调整变换受压部位。术后及时查看患儿皮肤情况，如有异常应及时处理并记录。

（4）液路的管理

①术前：确保液路通畅，控制好液体滴速，每分钟20滴。留置针固定牢固，以防脱出，固定时将留置针"Y"形部件下垫小纱块，预防器械相关性压力损伤。

②术中：加强巡视，关注液体滴速，及时更换液体，防止液体原因导致药物无法进入患儿体内，造成不良后果。液体输完后，液体空袋妥善保管，以便准确记录入量。

③术后：观察穿刺部位皮肤情况，妥善"U"形固定。患儿需要专人看护，防止液路脱出，造成不良后果。

（5）尿管的管理

术前：确保尿管通畅，按照规范将尿管固定，以防止脱、拉、拽。

术中：将尿液引流装置用持物钳固定于大单处，便于体外循环师术中评估出入量。

术后：准确记录尿量，及时倾倒。

（6）安全的管理

术前：患儿入室后继续安置于转运车上，专人看护；在实施麻醉后再将患儿由转运车转移至手术床上，躁动的患儿给予心理安慰，防止坠床。

术中：调节体位时加强巡视，以防止体位变化过度，使患儿坠床。

术后：将患儿转运至手术推车的中间，拉起两侧床挡。

2. 洗手护士

（1）敷料的管理

①开台清点时，纱布、纱垫应全部展开，并检查完整性及显影标记。

②手术中所使用的敷料应保留其原始规格，不得切割或做其他任何改型。

（2）缝针的管理

①术前：将缝针放置于针盒内，摆放清点；与巡回护士清点缝针的数目及完整性，若有破损，不得用于手术。

②术中：传递缝针时要将缝针牢固夹持于持针器上，使用正确方法传递至手术医生手中，缝合完毕后及时收回夹持缝针的持针器，避免出现缝针丢失飞离，收回缝针后，及时查看缝针完整性，医生使用过程中洗手护士要随时观察，若发生缝针断裂缺损、飞离等现象，及时告知巡回护士。

③术后：将带线针剩余线头剪掉，再次与巡回护士清点数目及完整性。用完的缝针全部丢弃于锐器盒内，勿遗漏在手术间。

【解剖知识链接】

房间隔缺损（如图 5-3-6）是胚胎发育过程中，第一房间隔过度消退或第二房间隔生长停滞，未与心内膜垫相连接，导致左心房、右心房之间异常沟通的先天性心脏畸形，分为原发孔房间隔缺损和继发孔房间隔缺损。原发孔房间隔缺损的实质是部分心内膜垫缺损；继发孔房间隔缺损按缺损的位置常分为中央型、静脉窦型、下腔型、卵圆孔型和混合型等，可单独存在，也常伴有其他心脏畸形。

卵圆孔通常是由原发间隔的一个瓣膜所覆盖。胎儿期由于血流是从右向左，使卵圆孔开放。生后建立了正常的肺循环，由于左心房内压力增加，迫使原房间隔的薄片压在卵圆孔的表面，而使卵圆孔闭合，此为功能性闭合，通常在一年内逐渐达到解剖覆合。小儿超过 3 岁卵圆孔仍未闭合，称为卵圆孔未闭，则需要手术治疗。

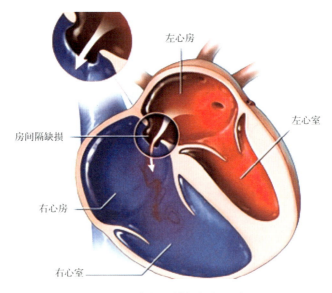

图 5-3-6　房间隔缺损解剖示意图

【安全问题解析】

手术过程中鱼精蛋白注射液过敏有哪些表现？如何处理？如何预防？

鱼精蛋白注射液过敏的临床表现：鱼精蛋白注射液过敏表现为心率减慢，

血压迅速下降，心脏收缩无力或骤停，气道阻力升高，可吸出粉红色血痰，有的皮肤会出现皮疹、荨麻疹。

处理：对鱼精蛋白注射液过敏，要迅速作出判断，采取抢救措施。心脏骤停即行心脏按压，迅速建立体外循环，调整血管活性药。

预防：对有过敏史的患者用鱼精蛋白注射液要慎重；缓慢推注鱼精蛋白可减轻不良反应，防止血压下降，因此，静脉注射鱼精蛋白注射液时应控制在 10 min 以上；用药时严密观察心电示波、血压及气道压的变化，术者要观察心脏复跳情况。

（编者：石慧洁　郭蕊　刘晓冰）

第六章 血管外科手术经典案例配合

第一节 DSA 及体外循环辅助下主动脉夹层人工血管替换支架置入术

【病历摘要】

患者崔某，男，36 岁，3 年前开始出现左侧腹部包块，进食后饱腹感明显，伴腹痛、腹胀，不伴有恶心、呕吐，偶感胸憋气紧。因腹膜后肿物，CT 提示胸腹主动脉夹层动脉瘤，为求进一步治疗收入我院。入院诊断为"胸腹主动脉夹层动脉瘤、马方综合征"。

体格检查：T 37℃，P 118 次 /min，R 20 次 /min，BP 107/68 mmHg，H 190 cm，W 66 kg，BMI 18.3 kg/m^2。神志清楚，正常面容，双上肢基本等长等粗，未见皮肤苍白、发绀等，右侧肱动脉、桡动脉、尺动脉搏动可扪及，未闻及血管杂音，左上肢动脉波动较弱，双上肢肌力 V 级。双下肢等长，皮肤颜色正常，未见皮肤苍白、破溃等，皮温及皮肤张力基本正常，股动脉、腘动脉、胫后动脉、胫前动脉、足背动脉均可扪及。双下肢肌力 V 级。

专科检查：查体合作，神志清楚，精神正常。左腹部隆起，可触及搏动性肿物，未见胃肠型及蠕动波，肝脾肋下未触及，肠鸣音 4 次 /min。

辅助检查：胸腹部 CT，胸腹部血管造影（如图 6-1-1）。

实施手术：带主动脉瓣人工血管主动脉根部替换术、左右冠状动脉移植术、主动脉弓人工血管头臂干左颈总动脉左锁骨下动脉吻合术、胸主动脉造影、胸主动脉支架置入术。

麻醉方式：全身麻醉。

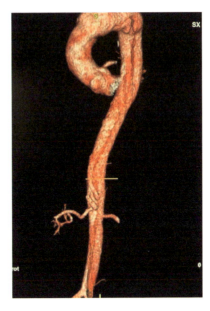

图 6-1-1 胸腹主动脉夹层动脉瘤造影图

【手术配合】

1.巡回护士配合

（1）用物准备

手术间：洁净系统处于开启状态，调至适宜温湿度。

手术床：手术床上铺置凝胶垫，床单位铺置平整，预防压力性损伤。

体位防护用品：凝胶头枕、凝胶垫，预防性敷料。

仪器设备：DSA 设备、高压注射装置、除颤仪、高频电刀、负压吸引器、胸骨锯等设备提前调试，处于备用状态。

（2）患者准备

待术间：按照《手术患者交接表》内容逐项进行查对并签字，确认液路通畅，必要时开放两路静脉通路，转运患者入室。

进入手术间：妥善安置患者于手术床上，盖好棉被，保护隐私，做好保暖；做好心理护理，减轻患者紧张情绪。

皮肤保护：根据手术室《术中获得性压力性损伤风险评估量表》对患者进行评估，术前风险为高风险，采取相应预防措施。

护理操作：遵医嘱留置导尿，连接尿液引流装置，预防性输注抗生素（术前 0.5~1 h 内）。

（3）药物准备

①肝素液配置：100 mg 肝素钠注射液 1 支 +0.9% 氯化钠注射液 8 mL，即每毫升含 10 mg 肝素，按照（公斤体重 ×3 mg）全身肝素化，需配置 198 mg。

②心脏停搏液准备：4℃ 0.9% 氯化钠注射液 500 mL 内加入 10% 氯化钾注射液 7.5 mL、5% 碳酸氢钠注射液 15 mL、25% 硫酸镁注射液 4 mL、肝素液 10 mg，按照每公斤体重 15~20 mL 的灌注量，配置 3 袋备用。注意：手术前一日需提前将 0.9% 氯化钠注射液 500 mL 数袋放入 4℃ 医用冰箱内，心脏停搏液配置完毕后需粘贴标签后再次放入冰箱内进行保存。

③体外循环预充液准备：血浆 400 mL、去白细胞悬浮红细胞 2 IU、乳酸钠林格注射液 500 mL、羟乙基淀粉 130/0.4 氯化钠注射液 500 mL、20% 甘露醇注射液 250 mL。

④ 5% 碳酸氢钠注射液（公斤体重 ×3 mL），需输注 198 mL，体外循环转机之前输注完毕。

⑤碘克沙醇造影剂提前一天放入 37℃ 温箱中备用。术前协助技师碘克沙醇造影剂 150 mL 高压注射器备用。

（4）与洗手护士配合

根据《手术物品清点制度》与洗手护士共同清点用物，并逐项记录。

（5）麻醉前三方核查

麻醉实施前，按照《手术安全核查表》，与麻醉医生、手术医生对患者的信息进行确认。

（6）实施麻醉时

站于患者一侧，观察患者生命体征变化，保障患者安全，如有情况及时协助麻醉医生处理。

（7）安置手术体位

患者仰卧于手术床中间，头下置凝胶头圈，肩胛部用方形薄凝胶垫垫高，使患者胸部抬高 5~10 cm。双上肢掌心朝向身体两侧，用腰单包裹固定，床单拉至平整，棉被覆盖保暖，检查液路和尿管是否通畅。双肩胛部、双足跟、骶尾部粘贴预防性敷料保护。双小腿下放置"小腿型"凝胶垫，使膝关节自然弯曲，足跟悬空；检查患者身体各方未接触金属物。

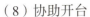

（8）协助开台

协助消毒，观察消毒效果；连接高频电刀，将高频电刀功率调至60 W，连接吸引器及调节无影灯。

（9）手术开始前三方核查

切皮前，按照《手术安全核查表》，与麻醉医生、手术医生对患者的信息再次进行确认。

（10）连接胸骨锯

胸骨锯装置连接电源，连接胸骨锯主机装置，打开开关，胸骨锯避开人员，轻踩脚踏测试工作状态良好，术者使用时将脚踏放于术者左足侧。胸骨锯使用完毕后及时关闭电源，撤离手术台。

（11）术中观察和护理

①动态调整高频电刀功率，游离心包时将高频电刀功率调至30 W，关胸止血时调至60 W。

②遵医嘱中心静脉推注肝素液198 mg，ACT值达到480 s以上方可转机，如未达标继续追加肝素直到ACT值符合转机标准。

③术中尿量的观察：转机前、转机中、停机后的尿量应分别计量。

④遵医嘱输入血液制品，一般中心静脉通路输注血小板及血浆，外周静脉通路输注去白细胞悬浮红细胞液，输注过程中密切观察有无输血反应。

⑤整个转机过程中外周及中心静脉通路液体应处于关闭状态，所有的液体输注、药物输注均从体外循环机给入，术中巡回护士应遵医嘱配置体外循环所需药品，配合体外循环师抽取药品。

⑥ DSA造影时设置电离辐射警告标志（如图6-1-2），关闭手术间门，协助手术医生、器械护士、麻醉医生提前穿好铅衣。

⑦开启带瓣人工血管、人工血管、血管内支架、导引导丝等物品时应与主刀医生及洗手护士做好型号的核对方可上台，并将对应合格证粘贴于手术护理记录单附页内植入物标识粘贴处。

⑧停机前中心静脉通路缓慢静推鱼精蛋白注射液。鱼精蛋白注射液的配置：（静脉注射肝素液198 mg+机器肝素液量70 mg）×（1.3～1.5），此患者用量为402 mg，静脉注射时需密切观察患者的气道压力及血压的变化，5～10min后检测ACT，如ACT值高于术前基础值，遵医嘱增加鱼精蛋白的用量。

（12）做好仪器设备管理和物品供应

根据术者要求调节灯光、高频电刀；及时供应手术台上所需物品。准确及时填写手术护理记录单。

（13）手术间的管理

加强巡视，保持手术间的环境清洁，控制手术间参观人数。

（14）标本的管理

离体的升主动脉及主动脉瓣标本，洗手护士、巡回护士及手术医生共同确认标本的来源、数量、类型，并放置于标本柜，并做好登记。

（15）清点用物

在关闭心包前后、关胸前后及缝合皮肤后，与洗手护士逐项清点手术台上所有用物，并及时记录，连接胸腔引流瓶（如图 6-1-3）。

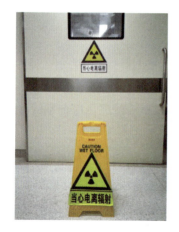
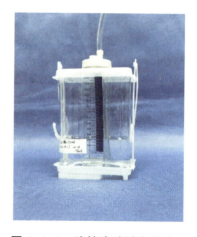

图 6-1-2　电离辐射警告标志图　　图 6-1-3　连接胸腔引流瓶图

（16）出室前三方核查

切口包扎完毕，先将患者转运至 ICU 病床上，拉起床挡；整理管路，保持通畅，固定稳妥。离室前，巡回护士与麻醉医生、手术医生共同再次确认患者信息。

（17）护送患者出室

出室前检查患者身体各部位有无异常，如有异常，做好记录。完善病历资料，带齐患者所有物品转运至 ICU，并做好交接。

（18）防护用品

手术结束后对铅防护用品进行整理清点登记，并进行清洁消毒，妥善存放。

（19）整理手术间

通知保洁员清洁手术间，所有仪器设备和物品做好清洁和归位。

2.洗手护士配合

（1）环境表面清洁

按照手术间擦拭流程进行环境表面清洁。

（2）用物准备

手术敷料：体外循环手术敷料包、中单包、衣服包、无菌持物钳。

手术器械：心脏手术器械、血管手术器械、瓣膜置换器械、胸骨锯。

无菌物品：消融电极 A5、吸引器连接管、手术贴膜、3-0 号慕丝线、2-0 号慕丝线、0 号慕丝线、1 号慕丝线、11×34 圆针、11×34 角针、8×20 圆针、止血纱布、骨蜡、手套、22 号刀片、11 号刀片、腔镜保护套、20 mL 注射器、50 mL 注射器、5 号胸骨钢丝、血管牵引带（棉线绳）、2-0 号聚丙烯不可吸收缝线、3-0 号聚丙烯不可吸收缝线、4-0 号聚丙烯不可吸收缝线、5-0 号聚丙烯不可吸收缝线、6-0 号聚丙烯不可吸收缝线、2-0 号双头可吸收缝线、14 号橡胶尿管、橡胶引流管 2 条。

内植入物：各号带瓣人工血管，毡型补片、四分支人工血管、胸主动脉支架系统、各号导引导丝、造影导管、导引导管、起搏导线。

（3）术前准备

提前 30 min 洗手上台，按照规范整理无菌器械台；与巡回护士清点器械台上所有物品。

（4）手术步骤

①协助消毒铺单

消毒范围：上至下颌、颈、肩、上臂的 1/2，左右至腋前线，下过膝上 1/3（根据手术方式可扩大消毒范围）。

②腋动脉股动脉插管前准备

A.游离并显露右腋动脉：用 22 号刀，取右腋动脉切口，逐层切开皮肤及皮下组织。甲状腺拉钩向下方拉开胸大肌，显露胸小肌。用另一皮肤拉钩向外侧拉开胸小肌，双关节型乳突牵开器撑开暴露。游离臂丛神经，血管牵引带向外上方牵引臂丛神经，显露右腋动脉。游离右腋动脉长约 5 cm，结扎阻断区域腋动脉分支，用直角钳探查确保股动脉后方无分支。血管牵引带套扎悬吊右腋动脉，蚊氏钳固定。

B. 游离并显露右股动脉：用 22 号刀，经右侧腹股沟韧带下股动脉搏动处切开皮肤、皮下组织及肌肉游离并显露股动脉，切开动脉表面包绕组织。完全游离股动脉，结扎阻断区域股动脉分支，用直角钳探查确保股动脉后方无分支，血管牵引带套扎悬吊右股动脉，蚊氏钳固定。

C. 右股动脉穿刺，置入导丝：右股动脉穿刺，置入 8F 动脉鞘，将 35 系统亲水涂层导丝置入股动脉内，撤去短导丝，置入 2.6 M 长加硬导丝或 Lundquest 导丝，撤去 8F 动脉鞘，置入 22F 亲水涂层导引鞘（根据术中支架大小确定），DSA 下多角度造影，确保导丝置入于胸主腹主动脉的真腔内。

③胸部正中开胸，建立体外循环

A. 正中开胸：用 22 号刀，电刀切开皮肤及皮下组织（如图 6-1-4），胸骨导板钝性分离胸骨下组织，静脉拉钩暴露切口上缘，准备胸骨锯，自剑突向上锯开胸骨，骨髓腔用骨蜡止血；骨膜使用电刀止血，胸骨两侧垫纱布，用活瓣式开胸器暴露胸腔。

B. 悬吊心包：圆针 2-0 号慕丝线悬吊心包，暴露心脏和主动脉（如图 6-1-5）。

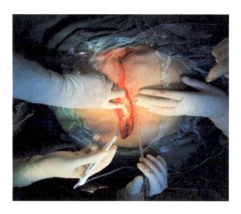
图 6-1-4　正中开胸

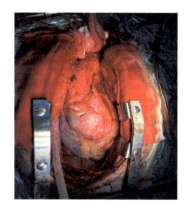
图 6-1-5　暴露心脏

C. 游离主动脉弓分支：调节高频电刀至 30 W，游离无名静脉，血管牵引带套扎悬吊。直角钳、组织剪游离主动脉弓分支左锁骨下动脉、左颈总动脉、头臂干，血管牵引带套扎悬吊，根据夹层累及范围确定游离血管的长度。

D. 游离上腔静脉、下腔静脉：用血管镊、组织剪剪开心包膜；直角钳游离上腔静脉并绕过上腔静脉后壁，置血管阻断带，弯血管钳固定；用长镊、组织剪剪开心包膜；助手用湿纱布轻压心脏，用肾蒂钳游离下腔静脉并绕过下腔静脉后壁，放置血管阻断带，弯血管钳固定。

E. 建立体外循环

a. 荷包缝合：用 4-0 号聚丙烯不可吸收缝线分别对腋动脉、右心耳处、右房前壁近下腔静脉开口处及右肺上静脉入左房处进行荷包缝合，14 号橡胶尿管过荷包线供收紧用，蚊氏钳固定（如图 6-1-6）。

b. 右腋动脉插管：精细剪刀游离右腋动脉外膜，11 号刀片切开腋动脉，置入腋动脉插管（18F），收紧荷包线，1 号丝线两道将阻断管和腋动脉插管结扎固定。

c. 股动脉插管：直接通过 22F 的导引鞘进行插管，用 11×34 角针 1 号丝线固定。

d. 腔静脉插管：11 号刀片切开腔静脉，大弯止血钳扩口，置入腔静脉插管（上腔 32F，下腔 34F）收紧荷包线，1 号丝线结扎固定阻断管和腔静脉插管。

e. 左心减压插管：11 号刀片、血管镊左心减压插管，1 号丝线固定（如图 6-1-7）。

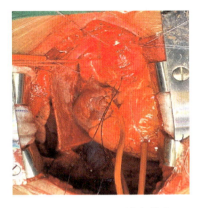
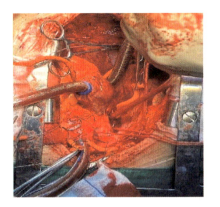

图 6-1-6 缝合荷包　　　图 6-1-7 建立体外循环

④体外循环、心肌保护

动脉阻断钳阻断右腋动脉，沿升主动脉根部做一纵向切口，下至主动脉瓣的右冠状动脉窦，上至升主动脉远端，牵开主动脉壁，用左、右冠状动脉灌注头分别行左、右冠状动脉灌注。心脏表面冰生理盐水降温。心脏停搏并保护心肌。待心脏室颤后吸净心包内冰水。

⑤主动脉瓣及人工血管置换，吻合左右冠状动脉

A.沿瓣环切除主动脉瓣膜及钙化组织，测量瓣环大小，以便选择合适的带瓣人工血管。2-0号聚丙烯不可吸收缝线连续缝合带瓣人工血管与升主动脉近端（如图6-1-8）。

B.用带瓣人工血管所附带的打孔器，于左、右冠状动脉开口的对应位置对人工血管打孔，5-0号聚丙烯不可吸收缝线将左、右冠状动脉连续缝合于对应的人工血管打孔处（如图6-1-9）。

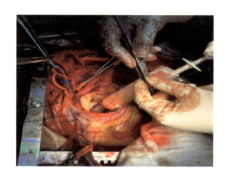
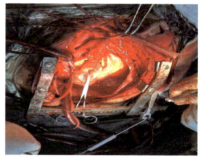

图6-1-8 缝合带瓣人工血管　　　　图6-1-9 缝合左、右冠状动脉
　　　　　　　　　　　　　　　　　　　　　　与人工血管

⑥主动脉弓置换、胸主动脉支架置入

A.体外循环暂停，管道钳夹闭股动脉插管后，仅保留腋动脉插管，继续体外循环，探查主动脉弓，横断主动脉，选择合适型号四分支人工血管进行裁剪。

B.股动脉插管取出，通过股动脉22F导引鞘释放胸主动脉支架，钢丝剪去除前端裸露部分，4-0号聚丙烯不可吸收缝线将胸主动脉支架、四分支人工血管远端及连续缝合。

C.股动脉插管置入四分支人工血管灌注支并接体外循环动脉管，阻断钳阻断四分支人工血管其他分支，开放管道钳恢复下身供血。裁剪四分支人工血管对应分支，4-0号聚丙烯不可吸收缝线将其与左颈总动脉端吻合，开放阻断钳，恢复双侧颈总动脉供血。

D. 裁剪四分支人工血管主干近端及带瓣人工血管，将两者用 4-0 号聚丙烯不可吸收缝线连续吻合并排气。开放主动脉阻断钳，开放主动脉血液循环，排气针插入主动脉根部排气。通过体外循环辅助，逐步恢复患者体温至正常。裁剪四分支人工血管对应分支，4-0 号聚丙烯不可吸收缝线将其与头臂干、左锁骨下动脉端吻合（如图 6-1-10、图 6-1-11）。

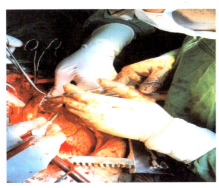

图 6-1-10　头臂干、左锁骨下
动脉端吻合

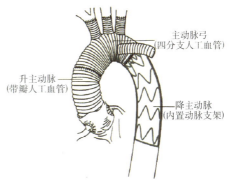

图 6-1-11　血管吻合示意图

⑦缝合主动脉

4-0 号聚丙烯不可吸收缝线用主动脉壁包裹人工血管，必要时行主动脉瘤壁 - 右心房分流术。

⑧体外循环结束

拔出腔静脉插管，同时收紧荷包线并结扎；拔出腋动脉插管收紧荷包线并结扎，必要时 5-0 号聚丙烯不可吸收缝线加固；拔出股动脉插管，撤去导丝，导引鞘，5-0 号聚丙烯不可吸收缝线缝合，推注鱼精蛋白。

⑨止血，放置引流管，清点物品

心包及纵隔分别放置引流管 2 根，消毒放置引流管部位的皮肤，11 号刀片切皮，放置引流管，11×34 角针 0 号慕丝线固定。清点台上所有用物无误后，放置止血材料，8×20 圆针 2-0 号慕丝线关闭心包。用 5 号胸骨钢丝关闭胸骨，11×34 圆针 1 号慕丝线缝合肌层，2-0 号可吸收缝线连续缝合皮下组织及皮肤，清点用物。腋动脉和股动脉切口处用 3-0 号可吸收缝线进行缝合。

【 **护理风险要点** 】

1. 巡回护士

（1）皮肤的保护

①评估：患者从进入手术室起需保持仰卧位大于 3 h，根据手术室《术中获得性压力性损伤风险评估量表》术前、术中分别给予的评分，采取相应的预防措施。

②术前：术前评为中风险患者，措施为：肩胛部、骶尾部、双足外踝处粘贴预防性敷料，小腿后侧放置"小腿型"凝胶垫，使足跟悬空；检查监护导联线以及呼吸回路放置位置，避免管路直接压迫于患者皮肤上，如无法避免接触时，可在管路下方使用预防性敷料。

③术中：术中评分为高风险患者。该手术需采用体外循环和低温结合应用，预防重要脏器缺血、缺氧，可在体外循环结束，复温后采取主动保温措施，避免患者发生低体温。

④术后：检查患者皮肤情况，如有异常应及时记录并与下一护理单元交接。

（2）液路的管理

①术前：确保液路通畅，留置针固定牢固，以防脱出，固定时应采用"高举平台法"固定，并定时查看管路处皮肤情况，预防器械相关性压力损伤。

②术中：加强巡视，术前液体滴速宜慢，以免短时间大量输液造成患者心脏负荷过重；术中体外循环开始后，关闭所有静脉通路，给药补液均通过体外循环机进行，以便于更准确地判断病情变化及进行用药调整。体外循环结束后，遵医嘱及时输注凝血酶原复合物、新鲜冰冻血浆、辐照去白单采血小板等改善凝血状况。

③术后：检查中心、外周静脉穿刺部位皮肤情况及管路固定情况，防止管路脱出。

2. 洗手护士

（1）敷料的管理

①手术开始前清点时，纱布、纱垫应展开，并检查完整性及显影标记。

②手术中所使用的敷料应保留其原始规格，不得切割或做其他任何改型。

（2）缝针的管理

①术前：将缝针放置于针盒内，摆放清点；洗手护士与巡回护士共同清点缝针的数目及完整性，若有破损，不得用于手术。

②术中：传递缝针时要将缝针牢固夹持于持针器上，使用正确方法传递至手术医生手中；缝合完毕后及时收回夹持缝针的持针器，避免出现缝针丢失飞离；收回缝针后，及时查看缝针完整性。医生使用过程中洗手护士要随时观察，若发生缝针断裂、缺损、飞离等现象，及时通知巡回护士和手术医生，立即寻找。

③术后：将带线针剩余线头剪掉，再次与巡回护士清点数目及完整性。使用完毕后的缝针应全部丢弃于锐器盒内，勿遗漏在手术间。

（3）杂物项的管理

手术中血管牵引带、橡胶尿管、各种管路的帽应放于固定的位置，方便清点。

【解剖知识链接】

1965年，DeBakey首次根据主动脉夹层（AD）原发破口的位置及夹层累及范围提出DeBakey分型，将AD分为Ⅰ、Ⅱ、Ⅲ型（如图6-1-12）。

Ⅰ型：原发破口位于升主动脉或主动脉弓，夹层累及大部或全部胸升主动脉、主动脉弓、胸降主动脉、腹主动脉。

Ⅱ型：原发破口位于升主动脉，夹层累及升主动脉，少数可累及主动脉弓。

Ⅲ型：原发破口位于左锁骨下动脉以远，夹层范围局限于胸降主动脉为Ⅲa型，向下同时累及腹主动脉为Ⅲb型。

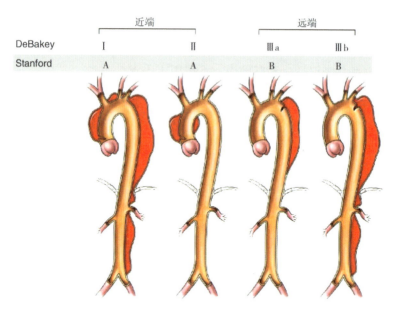

图 6-1-12　主动脉夹层分型

升主动脉：起自左心室，向右前上方斜行，至右侧第 2 胸肋关节高度移行为主动脉弓。

主动脉弓：是升主动脉的延续，呈弓形弯向左后方，跨左肺根，至第 4 胸椎体的下缘向下移行为降主动脉，从主动脉弓上发出的分支由右向左分别为头臂干，左颈总动脉和左锁骨下动脉。

头臂干：是主动脉弓的最大分支。斜行向上到右胸肋关节后方分为右颈总动脉和右锁骨下动脉。

左颈总动脉：在头臂干稍左后方起自主动脉弓，自胸锁关节后方，沿气管和喉外侧上升。

左锁骨下动脉：在左颈总动脉左后方径直上行，与左颈总动脉一起经左胸锁关节后面进入颈根部。

降主动脉：为主动脉弓的延续，自第 4 胸椎体的下缘至第 4 腰椎体的下缘。降主动脉在第 12 胸椎高度穿膈的主动脉裂孔处被分为上方的胸主动脉和下方的腹主动脉两部分。

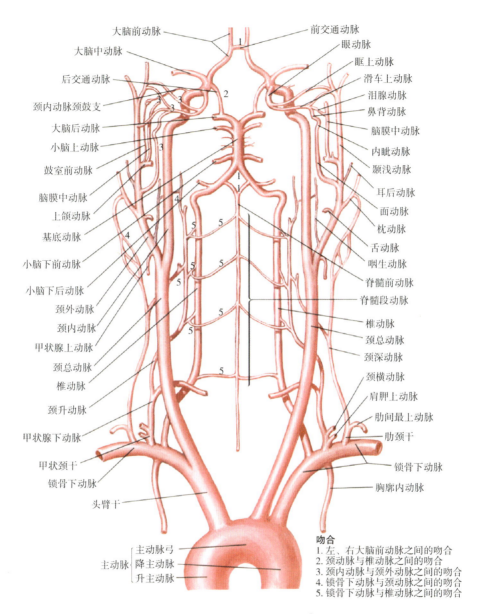

大脑前动脉
大脑中动脉
后交通动脉
颈内动脉颈鼓支
大脑后动脉
小脑上动脉
鼓室前动脉
脑膜中动脉
上颌动脉
基底动脉
小脑下前动脉
小脑下后动脉
颈外动脉
颈内动脉
甲状腺上动脉
颈总动脉
椎动脉
颈升动脉
甲状腺下动脉
甲状颈干
锁骨下动脉
头臂干

前交通动脉
眼动脉
眶上动脉
滑车上动脉
泪腺动脉
鼻背动脉
脑膜中动脉
内眦动脉
颞浅动脉
耳后动脉
面动脉
枕动脉
舌动脉
咽生动脉
脊髓前动脉
脊髓段动脉
椎动脉
颈总动脉
颈深动脉
颈横动脉
肩胛上动脉
肋间最上动脉
肋颈干
锁骨下动脉
胸廓内动脉

主动脉 { 主动脉弓 / 降主动脉 / 升主动脉 }

吻合
1. 左、右大脑前动脉之间的吻合
2. 颈动脉与椎动脉之间的吻合
3. 颈内动脉与颈外动脉之间的吻合
4. 锁骨下动脉与颈动脉之间的吻合
5. 锁骨下动脉与椎动脉之间的吻合

图 6-1-13 至脑的动脉[①]

---

① 来源:《奈特人体解剖彩色图谱(第三版)》图131。

【安全问题解析】

1. 复合手术如何进行辐射安全管理?

(1)患者安全

①术前做好影像学评估,选择最佳路径和透射角度、缩短 X 射线照射时间和曝光量,尽量选择低频率、短时间的采像程序和脉冲减影方式。

②对于存在植入的患者,请磁共振影像医师确定潜在风险,确认是否可接受磁共振扫描,必要时可将其风险添加到手术知情同意书的相关内容,让手术患者或家属签字确认。

③术中使用放射性防护用具时,在保证手术野无菌及不影响手术野的前提下,遮挡患者的非手术部位且对射线敏感的腺体如甲状腺、性腺等部位。

(2)医务人员安全

①加强放射防护的监督管理,设置电离辐射警告标志。

②辐射类手术操作人员必须穿铅衣、铅裙、铅帽、铅围脖、铅眼镜方可进行操作。使用时挑选尺码合适的铅防护用物,检查是否破损,检查衰减当量是否符合当前环境,检查无误方可使用。

③使用中的个人防护材料及用品每年应至少检查 1 次,防止因老化、断裂或损伤而降低防护质量,若发现上述情况应及时更换。

④选择便于穿脱的防护用品,防护用品在每日手术结束后进行整理清点登记,专人负责,并根据厂家提供的说明书进行清洁消毒。

⑤个人防护用品不使用时,应妥善存放,不应折叠放置。

⑥定期接受体格检查,按照要求接受个人剂量监测,规范佩戴计量笔。

2. 复合手术无菌器械台上介入用物和开胸用物如何区分管理?

术前准备器械车两个,分别放置介入用物和开胸用物。介入手术包中的非必要用物应在手术开始前弃去,其余用物清点记录。根据手术步骤动态调整器械车与手术台对接,介入操作后将介入用物统一置于介入用物器械车上,避免混淆开胸器械清点。

3. 手术过程中 DSA 设备射线系统故障如何处理?

术前查看设备间 DSA 主机 UPS 面板电路图是否通畅,查看手术间 DSA 机器射线灯是否亮起,避免带故障开始手术;查看患者信息是否正确,是否开启射线开关,DSA 射线模式是否正确;查看 DSA 移动过程中是否有障碍物阻挡；检查复合手术间设备间射线系统有无故障；射线故障不能解除，迅速联系工程师及时处理。

4. 手术过程中高压注射装置异常不出造影剂如何处理？

检查高压注射装置与 DSA 是否联动状态；检查高压注射器流量、流速、剂量，设置与当前手术部位一致；检查高压注射装置前端延长管，与介入导管连接牢固；检查是否为 DSA 模式，并开启射线开关。

（编者：曾佑行　邓奎　郭蕊）

第二节　DSA 辅助下颈动脉内膜剥脱伴补片成形术

【病历摘要】

患者贺某，男，57 岁，主因头晕就诊于我院，入院给予完善检查，行颈部血管超声示：左颈总动脉狭窄。行全脑血管造影可见左侧颈总动脉起始部动脉夹层形成并管腔狭窄（狭窄程度约 75%）。患者既往糖尿病病史 8 年，餐前血糖波动于 8 mmol/L，餐后血糖波动于 9～12 mmol/L，口服阿卡波糖治疗，未规律监测血糖。有高血压史，口服苯磺酸氨氯地平片控制血压。否认外伤史，输血史否认药物过敏史，否认食物过敏史。有吸烟史，每日约 20 支。入院诊断为"颈动脉狭窄、高血压病 2 级（极高危）、2 型糖尿病"。

体格检查：T 37℃，P 80 次/min，R 19 次/min，BP 167/101 mmHg（极高危），H 172 cm，W 60 kg，BMI 20.3 kg/m^2。

专科检查：查体合作，神志清楚，精神正常。颈软，腹软，双下肢肌力 V 级。

辅助检查：颈部血管超声：左颈总动脉狭窄；脑血管造影：左侧颈总动脉起始部动脉夹层形成并管腔狭窄（狭窄程度约 75%）。

手术：DSA 辅助下颈动脉内膜剥脱伴补片成形术。

麻醉方式：全身麻醉。

【**手术配合**】

1. 巡回护士配合

（1）用物准备

手术间：洁净系统处于开启状态，调至适宜温湿度。

手术床：手术床提前开启检测是否正常运行，手术床上铺置凝胶垫，床单位铺置平整，预防压力性损伤。

体位垫：长方形薄凝胶垫，"小腿型"凝胶垫，处于备用状态。

仪器设备：高频电刀、负压吸引器、DSA 以及 ACT 机器等提前调试，处于备用状态。

耗材：颈动脉转流管、血管补片、造影导管等提前准备就绪。

（2）患者准备

待术间：按照《手术患者交接表》内容逐项进行查对并签字，确认前臂液路通畅，转运患者入室。

进入手术间：妥善安置患者于手术床上，盖好棉被，保护隐私，做好保暖；做好心理护理，减轻患者紧张情绪。

皮肤保护：根据手术室《术中获得性压力性损伤风险评估量表》对患者进行压力性损伤风险评估，术前评分为 15 分，属于高风险，采取相应预防措施。

护理操作：遵医嘱留置导尿，连接尿液引流装置，预防性输注抗生素（术前 0.5~1 h 内）。

（3）药物准备

肝素液（全身肝素化）配置：12 500 IU 肝素钠注射液 1 支 +0.9 氯化钠注射液 10.5 mL，即每毫升含 1 000 IU。术中阻断颈动脉前按 60~80 IU/kg 给予全身肝素化。

肝素液（冲洗用）配置：0.9% 氯化钠注射液 500 mL+ 肝素注射液 12 500 IU 术中冲洗用。

1% 利多卡因注射液配置：2% 利多卡因注射液 0.5 mL+0.9% 氯化钠注射液 0.5 mL，抽入 1 mL 注射器中备用。

（4）与洗手护士配合

根据《手术物品清点制度》与洗手护士共同清点用物，并做好记录。

（5）麻醉前三方核查

麻醉实施前，按照《手术安全核查表》，与麻醉医生、手术医生对患者进行信息确认。

（6）实施麻醉时

站于患者一侧，观察患者生命体征变化，保障患者安全，如有情况及时协助麻醉医生处理。

（7）安置手术体位

患者仰卧于手术台中间，肩胛部用长方形薄凝胶垫垫高，使患者肩部抬高 5～10 cm。双上肢平放于身体两侧，用床单包裹固定，床单拉至平整，棉被覆盖保暖，检查液路和尿管是否通畅。骶尾部粘贴预防性敷料。双小腿置于"小腿型"凝胶垫上，负极板贴于小腿外后侧，检查患者身体与金属有无接触。身体用中单覆盖，安置托盘于合适位置。

（8）协助开台

协助消毒，观察消毒效果；连接高频电刀，将功率调至 30 W，连接吸引器并调节无影灯。

（9）手术开始前三方核查

切皮前，按照《手术安全核查表》，与麻醉医生、手术医生对患者再次进行信息确认。

（10）全身肝素化

根据手术步骤，阻断颈动脉前 15 min 遵医嘱静脉推注肝素 4 800 IU。

（11）测量 ACT 值

全身肝素化 5 min 后采集血标本 ACT 值，ACT 值＞ 280 s 可阻断颈动脉进行下一步手术，若 ACT 值不达标，遵医嘱追加肝素。

（12）阻断颈动脉计时

阻断颈动脉时立即计时，并且每 15 分钟提醒主刀医生一次。

（13）加强术中仪器管理

根据术者要求调节灯光、高频电刀；及时供应手术台上所需物品，准确及时填写手术护理记录单

（14）手术间的管理

加强巡视，保持手术间的环境清洁，控制手术间参观人数。

（15）标本的管理

离体的颈动脉内膜标本，与手术医生共同确认标本的来源、数量、类型，标本固定液固定后放置于标本柜，并做好登记。

（16）血管造影准备

颈动脉修补完成后行血管造影，提前调试好 DSA 设备，准备造影剂、穿刺鞘、造影导管等，准备铅衣等防护用品，必要时准备动脉球囊以及颈动脉支架。

（17）清点用物

在缝合颈动脉前后、关闭肌层前后及缝合皮肤后，与洗手护士逐项清点手术台上所有用物，并及时记录。

（18）出室前三方核查

切口包扎完毕，先将患者安全转运至推车上，拉起床挡，防止坠床；检查各种管路通畅，无脱出，固定牢靠。观察颈部引流管及颈部伤口，及时发现颈部血肿等异常情况。离室时，巡回护士与麻醉医生、手术医生再次对患者进行信息确认。

（19）护送患者出室

出室前检查患者身体各部位有无异常，如有异常，做好记录。完善病历资料，带齐患者所有物品转运至下一护理单元，并做好交接。

（20）整理手术间

通知保洁员清洁手术间，所有仪器设备和物品做好清洁和归位，准备接台手术。

2. 洗手护士配合

（1）环境表面清洁

按照手术间擦拭流程进行环境表面清洁。

（2）用物准备

手术敷料：颈部手术敷料包、一次性介入手术敷料包。

手术器械：小切器械，血管器械。

无菌物品：消融电极 A5、吸引器连接管、手术贴膜、3-0 号慕丝线、2-0 号慕丝线、0 号慕丝线、6×14 圆针、9×24 角针、止血纱布、手套、22 号刀片、11 号刀片、20 mL 注射器、5 mL 注射器、1 mL 注射器、100 mL 负压引流管、5–0 号聚丙烯不可吸收缝线、6–0 号聚丙烯不可吸收缝线、3–0 号可吸收缝线，4–0 号可吸收缝线、14 号橡胶尿管、颈动脉转流管、穿刺鞘、造影导管。

植入物：血管补片。

（3）术前准备

提前 30 min 洗手上台，按照规范整理无菌器械台；与巡回护士清点器械台上所有物品。

（4）协助消毒铺单

消毒范围：上至下颌角以及耳垂的位置，下至在双侧乳头的连线。

铺单：既要显露手术切口，又要减少切口周围皮肤的暴露。切口周围 4~6 层。协助医生穿手术衣。戴无菌手套，铺置大单，切口处贴手术贴膜。

（5）手术开始前三方核查

切皮前，按照《手术安全核查表》，与麻醉医生、手术医生对患者各项信息再次进行确认。

（6）显露颈总动脉及其分支

两块干纱布置于切口两侧，22 号刀切开皮肤、皮下及筋膜。沿胸锁乳突肌前缘作锐性分离。血管剪、血管镊剪开颈动脉鞘，游离颈动脉及分叉处（如图 6-2-1），用血管阻断带将甲状腺上动脉双重套绕，在颈总动脉、颈外动脉及颈内动脉各环绕一条血管阻断带，准备 1% 利多卡因注射液在颈动脉窦做浸润麻醉。操作时注意保护好喉上神经、喉返神经、舌下神经，撤走手术野周围纱布垫，用吸引器吸净术野的血液，避免损伤各神经。

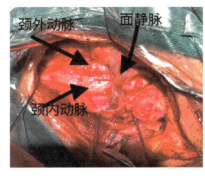
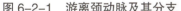
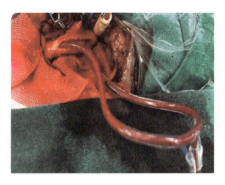

图 6-2-1　游离颈动脉及其分支　　图 6-2-2　阻断血管，放置颈动脉转流管

（7）阻断血管，放置颈动脉转流管（如图 6-2-2）

全身肝素化，ACT > 280 s 开始操作。收紧颈总动脉、颈外动脉和颈内动脉的血管阻断带，切开颈总及颈内动脉壁，切口超过斑块的两端。将转流管的远端先插入颈内动脉，松开血管阻断带，分流管迅速插入血管腔，收紧颈内动脉血管阻断带。近端同样方法插入颈总动脉，血流即经转流管从颈总动脉注入颈内动脉。

（8）剥离颈动脉斑块

动脉阻断钳和哈巴狗钳阻断颈总动脉和颈内动脉、颈外动脉、甲状腺上动脉的远端，11 号刀片、血管镊、血管剪切开颈总动脉及分叉的外侧壁，肝素盐水冲洗管腔，仔细检查管腔表面后，行颈动脉内膜剥除术（如图 6-2-3），将剥出的粥样斑块放置于弯盘内准备送病理检查（如图 6-2-4）。肝素水冲洗动脉切开处，清除周围碎片及残留物，如远端内膜有浮动，用 6-0 号聚丙烯不可吸收缝线缝合固定，防止内膜分离导致颈内动脉狭窄或闭塞。

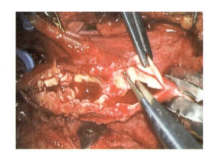
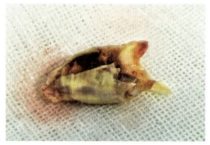

图 6-2-3　剥脱颈动脉内膜　　　图 6-2-4　剥出的颈动脉斑块

（9）缝合颈动脉切口

颈动脉管腔狭窄时应使用补片成形术。6-0 号聚丙烯不可吸收缝线连续缝合颈动脉切口与人工血管补片（如图 6-2-5）。缝合血管时，持续用肝素盐水冲洗血管腔及裸露的血管并蘸湿术者双手，以防血栓形成。依次开放颈外动脉、颈总动脉、颈内动脉，纱布压迫止血数分钟，注意观察动脉缝合处有无漏血。

（10）血管造影

血管缝合完毕后，5F 动脉穿刺鞘置入造影导管进行造影（如图 6-2-6）。

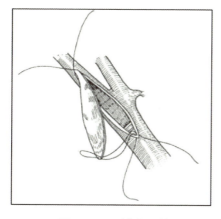

图 6-2-5　缝合血管

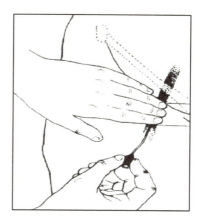

图 6-2-6　置入造影导管

（11）放置引流管，缝合伤口

切口放置 100 mL 负压引流管，3-0 号可吸收缝线缝合肌层及皮下，4-0 号可吸收缝线缝合皮肤。

【护理风险要点】

1.巡回护士

（1）皮肤的保护

①评估：患者从进入手术室起需保持仰卧位约大于 3 h，同时由于患者多并发各种基础病，同时由于动脉供血不足，根据手术室《术中获得性压力性损伤风险评估量表》术前、术中分别给予的评分，采取相应的预防措施。

②术前：术前评分为 15 分，为高风险患者，措施为：肩部至骶尾部放置凝胶垫，骶尾部粘贴预防性敷料，小腿后侧放置"小腿型"凝胶垫，使足跟悬空；检查监护导联线以及呼吸回路，管路与患者皮肤用盖单隔开，呼吸管路较硬，也可在管路与皮肤之间加垫棉垫，预防器械相关性压力性损伤；做好保暖，棉被盖于患者腿上，并且将超出手术床沿的棉被反折于手术床上，防止因棉被的重力对患者身体和双足造成的压力性损伤。

③术中：术中评分为 10 分，为中风险患者。措施为：监测患者体温，采用综合保温方法维持患者核心体温稳定；观察术中出血量及血压变化，遵医嘱输注液体和血制品，维持循环稳定。手术时间大于 2 h 后，在不影响术者操作的情况下对下肢进行体位微调整。

④术后：查看患者皮肤情况，如有异常应及时处理并记录。

（2）液路的管理

①术前：确保液路通畅，留置针固定牢固，以防脱出，固定时将留置针"Y"形部件下垫小纱块预防器械相关性压力损伤。

②术中：加强巡视，关注液体滴速，及时更换液体，防止液体原因导致药物无法进入患者体内，造成患者不良后果。

③术后：观察穿刺部位皮肤情况，妥善"U"形固定。

（2）药物的管理

①术前准备各种药物，并准确配置药物，做好标识。

②术中根据体重计算肝素化所需用量，给药后计时并测量 ACT。

③与洗手护士配置 1% 利多卡因注射液和肝素冲洗液。

2. 洗手护士

（1）敷料的管理

①开台前清点时，纱布、纱垫应展开，并检查完整性及显影标记。

②手术中所使用的敷料应保留其原始规格，不得切割或做其他任何改型。

（2）药物的管理

①使用固定容器盛装肝素冲洗液，并抽于 20 mL 注射器中，以免混淆。

②使用 1 mL 注射器抽取 1% 利多卡因注射液，20 mL 注射液抽取肝素冲洗液，螺纹接口 2 mL 注射器抽取肝素盐水以备转流管使用。

【解剖知识链接】

颈动脉（如图 6-2-7）分为颈内动脉和颈外动脉。颈内动脉进入颅内，分布到脑和眼眶内。颈外动脉分布在头顶部和颜面部。颈动脉在下颌角与锁骨中点连线的外上 1/3，在胸锁乳突肌前缘的深部，当用手去触摸时，可以明显感觉到此处有动脉搏动，而且搏动感比较强烈。

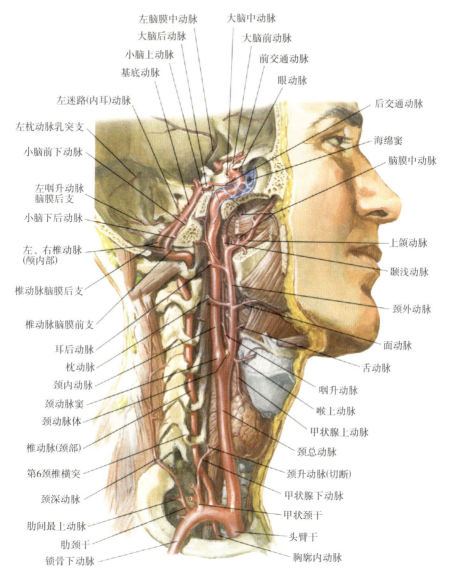

左脑膜中动脉　　　大脑中动脉
大脑后动脉　　　　大脑前动脉
小脑上动脉　　　　前交通动脉
基底动脉　　　　　眼动脉
左迷路(内耳)动脉　　　　　　后交通动脉
左枕动脉乳突支　　　　　　　海绵窦
小脑前下动脉　　　　　　　　脑膜中动脉
左咽升动脉
脑膜后支
小脑下后动脉
左、右椎动脉
(颅内部)　　　　　　　　　　上颌动脉
椎动脉脑膜后支　　　　　　　颞浅动脉
椎动脉脑膜前支　　　　　　　颈外动脉
耳后动脉　　　　　　　　　　面动脉
枕动脉　　　　　　　　　　　舌动脉
颈内动脉　　　　　　　　　　咽升动脉
颈动脉窦　　　　　　　　　　喉上动脉
颈动脉体　　　　　　　　　　甲状腺上动脉
椎动脉(颈部)　　　　　　　　颈总动脉
第6颈椎横突　　　　　　　　 颈升动脉(切断)
颈深动脉　　　　　　　　　　甲状腺下动脉
肋间最上动脉　　　　　　　　甲状颈干
肋颈干　　　　　　　　　　　头臂干
锁骨下动脉　　　　　　　　　胸廓内动脉

图 6-2-7　颈动脉 [①]

【安全问题解析】

1. 如何预防术中发生医源性脑梗死?

①根据病情选择是否使用转流管，减少阻断时间，保证颈总动脉血供。

---

① 来源:《奈特人体解剖彩色图谱（第三版）》图 130。

②术中脑氧监测，脑氧下降时尽快恢复颈总动脉血供。

③切开颈动脉后，及时清理手术切开周围杂物，持续肝素水冲洗，避免斑块及其他碎屑入血导致脑梗死。

④术中保持双手湿润无血痂形成，以免血痂脱落经切口入血。

⑤颈动脉缝合最后一针打结时，松开颈总动脉阻断钳，充分排气后打结。

⑥观察术中出血量及血压变化，遵医嘱输注液体和血制品，维持循环稳定。

⑦必要时使用冰帽进行脑保护。

（编者：曾佑行　郭蕊　刘晓冰）

第三节　DSA 引导下行胸主动脉覆膜支架腔内隔绝术＋无名动脉、左颈总动脉、左锁骨下动脉覆膜支架置入术

【病历摘要】

患者宋某，男，60 岁，患者无明显诱因突发胸背部疼痛，自上而下呈放射性，救护车内给予舌下含服药物（具体不详），疼痛自行好转后就诊于我院急诊，行胸、腹、盆腔增强 CT 诊断为主动脉夹层，给予尼卡地平注射液控制血压等相关药物治疗。现为进一步治疗收住我院血管外科，自发病以来，精神、食欲尚可，小便正常，未排大便，体重无明显变化。入院诊断为"主动脉夹层 B 型、高血压 3 级"。

专科检查：胸廓对称，胸壁未见曲张静脉，无皮下气肿，无肋间隙增宽，正常呼吸率，呼吸规整，双侧呼吸运动对称，两侧触觉语颤对称，无胸膜摩擦感，双肺呼吸音清，未闻及明显干湿啰音。无胸膜摩擦音。无心前区隆起，心尖冲动位置正常，肋间隙左锁骨中线内锁骨中线 0.4 cm，心尖冲动正常，心前区未触及震颤，无抬举性搏动，心脏相对浊音界正常，心律齐，各瓣膜未闻及病理性杂音，无心包摩擦音，无水冲脉、股动脉枪击音和毛细血管搏动征，无脉搏短绌。

辅助检查：胸主动脉 CTA 提示：主动脉夹层（Standford B 型），其中主

动脉弓至胸主动脉（T₇水平）周围低密度影，考虑假腔血栓化，腹主动脉及左侧髂内动脉粥样硬化病变。

实施手术：经皮胸主动脉覆膜支架腔内隔绝术＋无名动脉、左颈总动脉、左锁骨下动脉覆膜支架置入术。

麻醉方式：全身麻醉。

【手术配合】

1. 巡回护士配合

（1）用物准备

手术间：洁净系统处于开启状态，调至适宜温湿度。

手术床：手术床上铺置凝胶垫，床单位铺置平整，预防压力性损伤。

体位垫/设备：凝胶头枕，凝胶垫，预防性敷料，处于备用状态（如图6-3-1）。

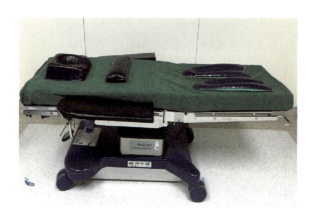

图 6-3-1　体位设备

仪器设备：DSA设备、高压注射装置（如图6-3-2）、除颤仪、高压注射器组件、ACT测试机器、脑氧监护仪（如图6-3-3）、高频电刀、负压吸引器，使用前检查功能良好，处于备用状态。

特殊用物准备：血管缝合系统×4、亲水涂层导丝×1、导管鞘及穿刺套件×6、造影导管×2、金标造影导管×1、导引导丝×3、6-0号聚丙烯不可吸收缝线×2、亲水涂层导引鞘×1、血管内异物圈套器×1、主动脉支架系统×4、PTA球囊×3。

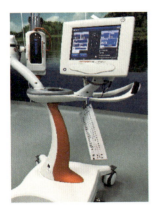

图 6-3-2　高压注射装置

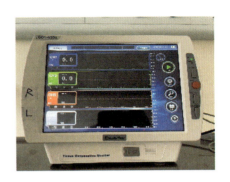

图 6-3-3　脑氧监护仪

（2）药物准备

碘克沙醇造影剂 150 mL 高压注射器备用。12 500 IU 肝素钠注射液 1 支 + 0.9% 氯化钠注射液 10.5 mL，即每毫升含 1 000 IU，备用。冲洗用肝素水 0.9% 氯化钠注射液 500 mL + 肝素钠注射液 5 000 IU，备用。

（3）患者准备

待术间：按照《手术患者交接表》内容逐项进行查对并签字，确认液路通畅，必要时于下肢开放两路静脉通路，转运患者入室。

进入手术间：妥善安置患者于手术床上，盖好棉被，保护隐私，做好保暖；做好心理护理，减轻患者紧张情绪。

皮肤保护：根据手术室《术中获得性压力性损伤风险评估量表》对患者进行评估，属于中风险，采取相应预防措施。

护理操作：遵医嘱留置导尿，连接尿液引流装置，预防性输注抗生素（术前 0.5～1 h 内）。

（4）与洗手护士配合

根据《手术物品清点制度》与洗手护士共同清点用物，并逐项记录。

（5）麻醉前三方核查

麻醉实施前，按照《手术安全核查表》，与麻醉医生、手术医生对患者进行信息确认。

（6）实施麻醉时

站于患者一侧，观察患者生命体征变化，保障患者安全，如有情况及时

协助麻醉医生处理。

（7）安置手术体位

患者仰卧于手术台中间，头下置凝胶枕，肩背部用方形薄凝胶垫垫高，头偏向右侧，使患者左侧颈动脉切口充分暴露，双上肢外旋，掌心朝上，略外展 15°～30°，暴露双侧肱动脉的穿刺部位（如图 6-3-4），床单拉至平整，棉被覆盖小腿保暖，检查液路、尿管通畅，妥善固定管路，预防医疗器械相关压力性损伤。双肩胛部、骶尾部粘贴预防性敷料。双小腿下放置"小腿型"凝胶垫上，使足跟悬空，检查患者身体未与金属接触。

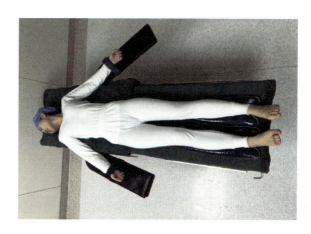

图 6-3-4　仰卧位

（8）协助开台

协助消毒，观察消毒效果；连接电外科设备，负极板回路垫，连接吸引器及调节无影灯，录入患者基本信息，准备进行血管造影。

（9）手术开始前三方核查

切皮前，按照《手术安全核查表》，与麻醉医生、手术医生对患者再次进行信息确认。

（10）术中观察和护理

①游离左侧颈动脉时调节电刀功率为 30 W。

②遵医嘱静脉推注肝素液 6 000 IU（公斤体重 ×80～100 IU），ACT 值达到 280 s 以上方可进行血管有创操作，如未达标继续追加肝素直到符合标准。此后遵医嘱每小时追加肝素液 1 000 IU。

③术中严密观察患者生命体征，脑氧情况及尿量，遵医嘱补液，维持循环稳定。

④开启一体式主动脉弓覆膜支架和各种血管耗材时应与主刀医生及洗手护士共同核对型号，无误后方可上台，并将相应合格证贴于手术护理记录单附页。

⑤监督洗手护士的无菌技术操作和各器械台的管理。

（12）做好仪器设备管理和物品供应

根据术者要求调节灯光、电外科设备；及时供应手术台上所需物品，准确及时填写手术护理记录单。

（13）手术间的管理

加强巡视，保持手术间的环境清洁，控制手术间参观人数。加强放射防护的监督管理，造影开启前手术间门外设置电离辐射警告标志，手术间自动门改为手动控制。待鞘组穿刺妥后开始造影，麻醉医生、技师、护士在操作间密切关注手术进程。

（14）清点用物

在关闭左侧颈动脉切口前后，及缝合皮肤后，与洗手护士逐项清点手术台上所有用物，并及时记录。

（15）出室前三方核查

切口包扎完毕，先将患者安全转运至推车上，拉起床挡，防止坠床；做好各种管路的固定，离室时，巡回护士与麻醉医生、手术医生再次对患者进行信息确认。

（16）护送患者出室

出室前检查患者身体各部位有无异常，如有异常，做好记录。完善病历资料，带齐患者所有物品转运至下一护理单元。

（17）防护用品

手术结束对铅防护用品进行整理清点登记，并进行清洁消毒，妥善存放。

（18）整理手术间

通知保洁员清洁手术间，所有仪器设备和物品做好清洁和归位。

2. 洗手护士配合

（1）环境表面清洁

按照手术间擦拭流程进行环境表面清洁。

（2）用物准备

手术敷料：颈部手术敷料包。

手术器械：小切器械、介入血管器械、各型号阻断钳。

无菌物品：消融电极 A5、吸引器连接管、手术贴膜、3-0 号慕丝线、2-0 号慕丝线、0 号慕丝线、止血纱布、手套、22 号刀片、11 号刀片、腔镜保护套、10 mL 注射器、20 mL 注射器、6-0 号聚丙烯不可吸收缝线、14 号红尿管、12F 负压引流装置 1 条，血管阻断带 2 条。

（3）术前准备

提前 30 min 洗手上台，按照规范整理无菌器械台；与巡回护士清点器械台上所有物品。

（4）手术配合

①协助消毒铺单。消毒范围：上至下颌、下至双乳连线，两侧至腋前线；双侧上肢、双侧股动脉以穿刺点为中心消毒范围大于 15 cm。

②组装穿刺鞘，并预冲穿刺鞘。遵医嘱组装所需型号穿刺鞘，并用冲洗用肝素水预冲穿刺鞘，在右侧肘关节上方肱动脉搏动上方穿刺肱动脉置入 6F 短鞘。

③暴露左侧颈动脉，置入血管短鞘。在左侧颈部颈动脉搏动最明显处左 6 cm 做纵向切口，切开皮肤，小甲钩、消融电极 A5 游离暴露颈动脉，小号乳突撑开器显露术野，颈动脉套血管阻断带，蚊氏钳牵引；6-0 号聚丙烯不可吸收线荷包缝合穿刺点并置入 6F 短鞘。

④双侧股动脉置入血管短鞘。穿刺双侧股动脉分别预置 2 把缝合器，并用 6.5 cm×5 cm 无菌贴膜粘贴缝合器预置线，后置入 8F 短鞘。

⑤经双侧股动脉穿刺处送入猪尾导管。双侧股动脉在超滑导丝的引导下送入普通猪尾导管至升主动脉，手术助手固定好导丝，避免污染。

⑥经右侧肱动脉穿刺处送入抓捕器。右侧肱动脉穿刺处交换 10F 鞘，交换鞘组时协助按压穿刺点减少出血，送入抓捕器至无名动脉开口部位（如图 6-3-5）。

⑦由右股动脉穿刺处送入一体式主动脉弓覆膜支架系统。由右股动脉穿刺处沿猪尾导管送入加硬加长导丝至升主动脉，沿导引导丝送入一体式主动脉弓覆膜支架系统（如图 6-3-6）。

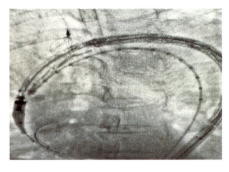
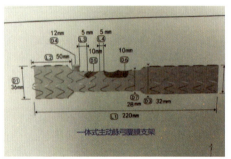

图 6-3-5　抓捕器至无名动脉开口　　图 6-3-6　一体式主动脉弓覆膜支架

⑧定位确认无名动脉，释放支架。覆膜支架送至弓部后，经左侧股动脉猪尾导管造影定位确认无名动脉，逆时针旋转释放杆，直到无名动脉分支打开；经右侧无名动脉抓捕器抓捕预置导丝并将预置导丝从右侧肱动脉鞘内牵出（如图 6-3-7），观察右侧肱动脉穿刺处有无渗血，固定穿刺鞘，避免脱出血管。

⑨定位确认颈动脉，释放支架。造影对位颈动脉位置，对位良好，释放支架（如图 6-3-8），观察支架释放情况，并向主刀医生汇报患者生命体征。

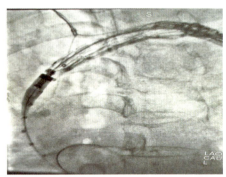
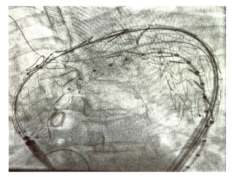

图 6-3-7　抓捕器牵出预置导丝　　图 6-3-8　释放主体支架

⑩置入左侧颈动脉支架。经左侧颈动脉置入 10F 短鞘，通过单弯导管选入左颈总动脉分支内，交换导引导丝，沿导丝送入分支支架，造影确认对位良好后释放支架，分支支架成功释放（如图 6-3-9），输送系统成功回撤，注意观察患者脑氧情况，并及时汇报主刀，检查颈部切口有无出血。

⑪球囊扩张无名动脉支架近心端。予以球囊扩张无名动脉支架近心端，

沿右肱动脉导丝送入分支支架，确认无名动脉对位良好后释放支架，分支支架成功释放（如图6-3-10），回撤输送系统。予以球囊扩张近心端，球囊扩张时观察患者血压变化，及时向主刀汇报。

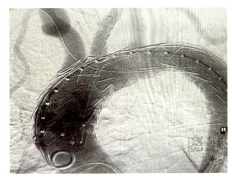 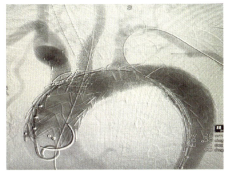

图6-3-9 释放左颈动脉覆膜支架　　　图6-3-10 释放无名动脉覆膜支架

⑫ 由左侧股动脉送入锁骨下动脉覆膜支架。左侧股动脉撤出主体支架输送系统，交换22F鞘，沿大鞘送入1.25 m造影导管配合超滑导丝选入主体内嵌左侧锁骨下动脉分支远端进入锁骨下动脉，交换导引导丝沿导丝送入锁骨下动脉覆膜支架，确认对位良好后释放支架，分支支架成功释放（如图6-3-11），观察支架释放情况。

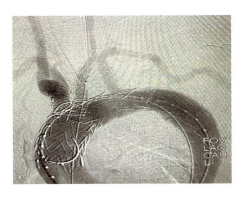

图6-3-11 释放左锁骨下动脉覆膜支架

⑬ 撤出输送系统。用球囊后扩分支血管，再行主动脉弓部造影，确认分支支架对位良好，主动脉显影良好，撤出输送系统，造影时观察患者生命体征。

⑭ 清点用物，缝合伤口。清点台上所有用物无误后，放置止血材料，消毒左颈部切口，放置 12F 负压引流装置，8 根 3-0 号可吸收缝线缝合切口。消毒双侧股动脉穿刺口，缝合器缝合，按压穿刺点并包扎。肱动脉用封堵器封堵后，按压穿刺点 10 min，观察局部无出血，再行弹力绷带包扎，包扎时不宜过紧，观察远端血运情况，以触摸到桡动脉搏动为宜。

【 护理风险要点 】

1. 巡回护士

维持脑灌注：

①物品准备齐全，尽量缩短手术时间。

②维持手术间室温：21 ~ 25℃。

③监测脑氧饱和度：由麻醉师术前连接脑氧监测装置，术中严密观察，脑氧饱和度正常值为 55% ~ 75%，当脑氧饱和度低于 55% 时提示脑灌注压不足，脑血流量减少。需与麻醉医生、手术医生沟通，预防脑梗死发生。

2. 洗手护士

介入血管耗材的管理：

①应在手术前一天确认所需血管耗材型号、数量，准备齐全。

②术中取出较长血管耗材时，应与主刀医生协作完成，妥善放置，避免污染。

③加强无菌台上各种介入血管耗材的管理，与主刀医生、巡回护士共同核对耗材品名、型号及有效期后方可打开。使用前、后均应检查血管耗材的完整性；穿刺针等锐器放置于弯盘中，避免发生针刺伤，术后及时放入锐器盒中。

【 注意事项 】

1. 介入医疗设备的管理

①建立使用管理责任制，指定专人管理，严格使用登记。认真检查保养，保持仪器设备处于运行状态，随时开机可用，并保证账、卡、物相符，做到一物一码。

②新进仪器设备在使用前要由设备科负责验收、调试、安装。组织科室专业人员进行操作管理、使用和培训，使之了解仪器的构造、性能、工作原理和使用维护方法后，方可独立使用。凡初次操作者，必须在熟悉该仪器的

人员指导下进行，在未熟悉该仪器的操作前，不得连接电源，以免接错电路，造成损坏。

③仪器使用人员严格按照仪器的技术标准、说明书和操作规程进行操作。使用完毕，应将所有开关、手柄放在规定位置。

④不得随意挪动仪器，操作过程中操作人员不得擅自离开，发现仪器运转异常时，应立即通知设备科技术人员，查找原因，及时排除故障，严禁带故障和超负荷使用和运转。

⑤仪器设备保持完整无缺，已破损的零部件，需经设备科专业人员检验后方可丢弃。

⑥部分设备仪器需科室间调配使用时，必须经科室主任批准，用毕及时归还，验收后放回原处。

⑦仪器用完后，应由管理人员检查，关机归位。若发现仪器损坏或发生意外故障，应立即查明原因，并立即上报护士长及设备科，及时维修。

2. 碘对比剂的管理

①碘对比剂的选择原则，建议根据药品使用说明书优先选择非离子型等渗对比剂或次高渗对比剂，以降低肾脏和心血管系统不良反应的发生率。

②因碘对比剂过敏样反应预测准确性极低，故不建议进行碘过敏实验，除非产品说明书特别要求。使用前应评估患者既往是否使用过碘对比剂，有无发生过敏反应；评估患者是否合并肾脏疾病、心血管系统疾病；近期是否使用肾毒性药物或其他影响肾小球滤过率的药物，此类患者应遵医嘱酌情使用。

③应严格按照产品说明书要求进行碘对比剂的储存，术前一日可将对比剂放入 37℃ 的温箱内，并记录放入时间，尽快使用完毕。开启后的碘对比剂应在 4 h 内用完。

【解剖知识链接】

主动脉概述：主动脉（如图 6-3-12）是全身最大的动脉，分为升主动脉、主动脉弓和降主动脉。其中，降主动脉又以膈的主动脉裂孔为界，分为胸主动脉（主动脉胸部）和腹主动脉（主动脉腹部）。

升主动脉：起自左心室，位于肺动脉干与上腔静脉之间，向右前上升到右侧第 2 胸肋关节后，移行为主动脉弓。

　　主动脉弓：是升主动脉的延续。在右侧第 2 胸肋关节后方起始，呈弓形转向左后方，到第 4 胸椎左侧，向下移行为降主动脉。从主动脉弓的上面从右到左分出三大分支。分别是头臂干（无名动脉）、左颈总动脉和左锁骨下动脉。

　　降主动脉：主动脉弓在第 4 胸椎体的左侧移行为降主动脉。降主动脉位于胸腔段通常称为胸主动脉。位于腹腔的降主动脉称为腹主动脉。

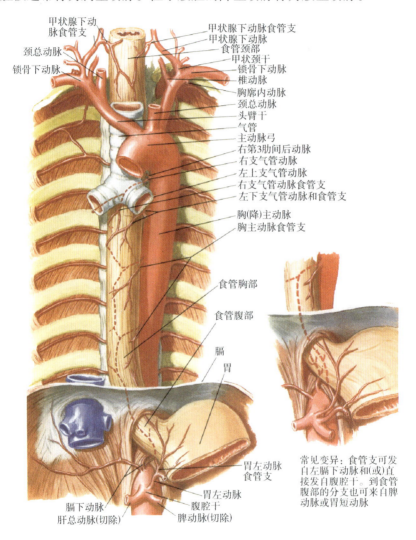

图 6-3-12　主动脉[①]

_____

① 　来源：《奈特人体解剖彩色图谱（第三版）》图 233。

【安全问题解析】

1. 术中并发脑梗死如何急救？

由于手术时间较长，穿刺针及血管鞘对颈动脉的损伤很容易导致血栓的形成，导致脑梗死的发生；支架的位移导致颈动脉血流减少也加大了脑梗死的风险。

①术前预防性放置脑保护伞，预防血栓脱落引发脑梗死。

②积极观察脑氧，脑血流量减少，及时通知医生。可行造影，如发现有脑梗，立即进行溶栓处理或行取栓治疗。

2. 出现碘对比剂外渗如何处理？

①含碘对比剂血管外渗的主要原因有：与技术相关的原因，使用高压注射器时压力过高或速度过快，鞘管口部贴近迂曲血管壁或血管狭窄病变处；与患者有关的原因，穿刺血管条件较差，如肢体远端细小动脉，或老年、糖尿病患者血管硬化等。

②含碘对比剂血管外渗的预防措施：选择合适的血管穿刺点，细致操作；使用高压注射器时，应控制注射速度和推注时间；造影前应在透视下注射少许对比剂进行观察，避免鞘管贴近迂曲血管壁或血管狭窄病变处。

③含碘对比剂血管外渗的处理措施如下：注药过程中一旦发现造影剂外渗，马上停止注射并拔针，拔针前尽量回抽外渗液，用棉签按压穿刺部位，以免血液外渗加重局部肿胀。轻症者可加压包扎，对疼痛明显者，局部给予冰袋冷敷；重症患者可表现为局部组织肿胀、皮肤溃疡、软组织坏死或间隔综合征等，处理原则如下：a. 如动脉血管出现对比剂外渗，可加压包扎，抬高患肢，促进血液回流。b. 尽早使用50%硫酸镁、黏多糖软膏或0.05%的地塞米松等局部外敷，以消除肿胀、减少疼痛。c. 对比剂外渗严重者，在外用药物基础上静脉或肌肉注射糖皮质激素如甲泼尼或地塞米松；如合并动脉血管夹层，可根据其严重程度，考虑置入金属裸支架或覆膜支架以封闭夹层。

3. 发生造影剂过敏应如何应急处置？

术中发现患者暴露在无菌单外的颜面部潮红、结膜充血，应警惕造影剂过敏。此时应立即停止操作，遵医嘱可给予静脉推注地塞米松10 mg，并注意观察病情变化。如出现除外其他原因的血压下降，气道压增高，遵医嘱可稀释后缓慢静脉注射肾上腺素0.25～0.50 mg，必要时增加静脉通道，快速补充血容量。

（编者：焦怀鹏 夏祥 刘晓冰）

第七章　泌尿科手术经典案例配合

第一节　后腹腔镜下右肾上腺嗜铬细胞瘤切除术

【病历摘要】

患者罗某某，女，48岁，主因：乏力、头晕、头痛、心慌一年余，门诊入院。入院诊断为"右肾上腺嗜铬细胞瘤"。

体格检查：T 36.5℃，P 85次/min，R 20次/min，BP 165/100 mmHg，H 165 cm，W 75 kg，BMI 27.6 kg/m^2（超重）。发育正常，营养中等，正常面容，自主体位，言语流利。全身皮肤及黏膜无黄染，无出血点，全身浅表淋巴结无肿大。

专科检查：双侧腰部曲线对称，双肾区无包块及隆起。

辅助检查：肾上腺彩超：右侧肾上腺区实性占位（5.5 cm×6.4 cm×3.5 cm）。肾上腺核磁：右侧肝肾间隙占位，右肾受压向下移位。

实验室检查：

24 h定量尿（1 900 mL）中检测出：

多巴胺 3 600.0 nmol/24 h　　　　　（参考值655.0～3425.0）

甲氧基去甲肾上腺素 4 215.0 nmol/24 h（参考值＜312.0）

3-甲氧基酪胺 932.1 nmol/24 h　（参考值＜382.0）

血浆（EDTA抗凝）中检测出：

甲氧基酪胺 125.6 pmol/L　　　　（参考值≤100）

甲氧基去甲肾上腺素 4 206.4 pmol/L　（参考值≤709.7）

实施手术：后腹腔镜下右肾上腺嗜铬细胞瘤切除术。

麻醉方式：全身麻醉。

【手术配合】

1. 巡回护士配合

（1）用物准备

手术间：洁净系统处于开启状态，调至适宜温湿度。

手术床：调整手术床头于送风口下方，手术床上铺置凝胶垫，床单位铺置平整，预防术中获得性压力性损伤。

体位垫/设备：检查调节手术床各部位功能，处于备用状态。另备约束带四条、凝胶垫两套（如图7-1-1）。

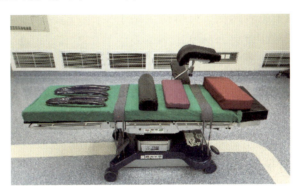

图7-1-1 体位设备

仪器设备：高频电刀、双极脚踏、负压吸引器、超声刀主机、腔镜显像系统等提前调试，处于备用状态。

（2）患者准备

待术间：按照《手术患者交接表》内容逐项进行查对并签字，确认左前臂液路通畅，转运患者入室。

进入手术间：妥善安置患者于手术床上，盖好棉被，保护隐私，做好保暖；做好心理护理，减轻患者紧张情绪。

皮肤保护：根据手术室《术中获得性压力性损伤风险评估量表》对患者进行风险评估，评分为10分，属于中风险，采取相应预防措施。

护理操作：遵医嘱留置导尿，预防性输注抗生素（术前0.5～1 h内），协助麻醉医生连接有创动脉监测和中心静脉通路。

（3）与洗手护士配合

根据《手术物品清点制度》与洗手护士共同清点用物。

（4）麻醉前三方核查

麻醉实施前，按照《手术安全核查表》，与麻醉医生、手术医生对患者进行信息确认。

（5）实施麻醉时

站于患者一侧，观察患者生命体征变化，保障患者安全，如病情变化及时协助麻醉医生处理。

（6）安置手术体位

取 90°折刀左侧卧位：患侧平卧于手术床上，手术床横中轴正对患者腰部。手术医生站于患者两侧，麻醉医生站于头侧，巡回护士站于尾侧，四人同时用轴线翻身法使患者左侧卧位于手术床上；头下置头枕，高度同左侧肩高；左腋下距肩缝 10 cm 处垫胸垫，腰部置圆枕；右上肢置于托手架上，肩关节上举不超过 90°，远端关节稍低于近端关节；左上肢外展于托手板上，肩关节外展不超过 90°，远端关节稍高于近端关节；臀部靠右床沿，头部靠左床沿，使患者上半身长轴与手术床背板长轴成 30°～35°角；左腿屈曲 45°，右腿伸直，两腿之间垫大软枕，约束带固定肢体；手术医生站于患者背侧，左手扶持患者肩部，右手扶持髋部，保护患者预防坠床；巡回护士缓慢调节手术床，先使床整体头高脚底 40°～45°，再使床头低 35°～40°，充分延伸肋弓与髂嵴之间的距离，使患者凹陷的腰区逐渐变平，腰部肌肉拉伸，肾区显露充分；8 cm×180 cm 的约束带两条分别固定右腋下 10 cm 处胸部和髋部；腔镜显像系统放于患者头侧，使主刀医生、患者上半身长轴、电视监视器在同一轴线上（如图 7-1-2）。

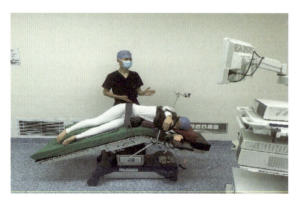

图 7-1-2　左侧卧位

（7）协助开台

协助消毒，观察消毒效果；连接电外科设备、吸引器，双极脚踏置于患者背侧，并且放置于术者右足侧，调节无影灯。

（8）手术开始前三方核查

切皮前，按照《手术安全核查表》，与麻醉医生、手术医生对患者再次进行信息确认。

（9）连接超声刀系统

连接超声刀，协助洗手护士调试好超声刀备用。

（10）连接腔镜摄像系统

连接电源，连接中心 CO_2；调节气腹机工作压力、输出气体的流量流速。连接成像系统及监视器，先连接成像系统和监视器，再启动工作电源开关。调节摄像主机与监视器输出模式相匹配；关闭摄像主机、冷光源机开关，不带电状态下，连接摄像主机和内镜的电气插头，连接冷光源机和内镜的导光插头。

（11）术中观察和护理

动态观察患者生命体征、静脉通路、尿量，关注手术进程；保持吸引器通畅，做好出血量统计；准确及时填写手术护理记录单。

（12）做好仪器设备管理和物品供应

根据术者要求调节电外科设备、腔镜摄像系统工作参数；及时供应手术台上所需物品。

（13）手术间的管理

加强巡视，保持手术间的环境清洁，控制手术间参观人数。

（14）标本的管理

标本产生后与洗手护士、主刀医生即刻核对标本来源；核对无误后即刻记录标本的来源、名称及数量；标本离体半小时内应尽快固定（术中冰冻标本除外）。

（15）清点用物

在关闭后腹膜腔前后及缝合皮肤后，与洗手护士逐项清点手术台上所有用物，并及时记录。

（16）出室前三方核查

切口包扎完毕，先将患者安全转运至推车上，拉起床挡，防止坠床；离室时，巡回护士与麻醉医生、手术医生再次对患者进行信息确认。

（17）护送患者出室

出室前检查患者身体各部位有无异常，如有异常，做好记录。完善病历资料，带齐患者所有物品转运至下一单元，并做好交接。

（18）整理手术间

整理手术间，物归原处，并补充所需物品。

2. 洗手护士配合

（1）环境表面清洁

按照手术间擦拭流程进行环境表面清洁。

（2）用物准备

手术敷料：腔镜敷料包。

手术器械：开腹器械包、泌尿腔镜器械包、腔镜直角钳、紫色和金色Hem-o-lok 结扎钳、腔镜下超声刀。

无菌物品：消融电极 A5、2-0 号慕丝线、1 号慕丝线、10×28 圆针、10×28 角针、明胶海绵、止血纱、液状石蜡、手套、22 号刀片、11 号刀片、腔镜保护套、50 mL 注射器、20 mL 注射器、3-0 号可吸收缝线、4-0 号聚丙烯不可吸收缝合线、取瘤袋、26 号 T 管、紫色 Hem-o-lok 夹、金色 Hem-o-lok 夹。

（3）术前准备

提前 15~30 min 洗手上台，按照规范整理无菌器械台（如图 7-1-3）；与巡回护士清点器械台上所有物品。设置隔离区和非隔离区，做好隔离技术。

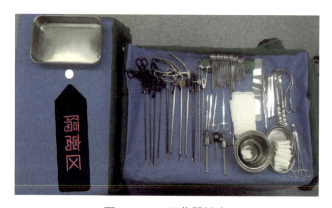

图 7-1-3　无菌器械台

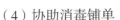

（4）协助消毒铺单

消毒范围：前后过正中线、上至腋窝、下至腹股沟。协助医生铺单，穿手术衣，戴无菌手套。

（5）隔离前操作，连接设备及管路

切口至器械托盘加铺无菌巾，以保护切口周围及托盘台面；连接腔镜双极、超声刀、消融电极、内镜并与巡回护士一起调试好后备用。

（6）手术开始前三方核查

切皮前，按照《手术安全核查表》，与麻醉医生、手术医生对患者各项信息再次进行确认。

（7）自制人工气囊

协助医生自制人工气囊，制气囊材料：50 mL 注射器一个、1 号慕丝线两根、7 号无菌手套 1 只、26 号 T 管一条。

（8）建立腹膜后腔

选取第 12 肋尖下方 1 ~ 2 cm 处（肋脊角），切开表面皮肤 3 cm 左右，以大弯钳突破深层的腹外斜肌腱膜，并在深方进行轻度扩张。随后取出大弯钳，以手指对切口深方的腹膜外脂肪进行推挤分离，初步建立放置球囊的间隙。随后置入自制球囊，并用 50 mL 注射器对球囊进行充气。髂嵴凹陷处变饱满即可停止充气。

（9）Trocar 的摆放及固定

腔镜 Trocar 之间的距离符合"9-9-12"定律，即左右手 Trocar 距镜头 Trocar 连线长 9 cm，左右手 Trocar 之间连线长 12 cm，呈现出一个等腰三角形的摆放位置。第 12 肋尖下方 Trocar 用 10×28 圆针 1 号慕丝线缝合固定。

（10）清脂肪，开筋膜

从腹侧和背侧两侧将腹膜外脂肪由上及下钝性推至髂窝，以腰大肌为解剖标志，滋养血管用超声刀止血并离断。在腰大肌前缘约 1 cm 处打开 Gerota 筋膜（如图 7-1-4）。

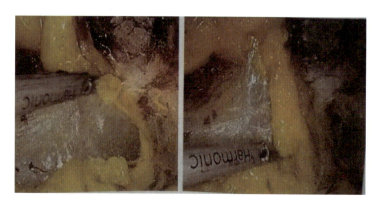

图 7-1-4　清理腹膜外脂肪

（11）分离肾上腺腹侧

紧贴着肾前筋膜，分开肾周脂肪囊和肾前筋膜之间的间隙，该间隙为无血管层面，注意保护腹膜（如图 7-1-5）。

（12）分离肾上腺背侧

分离肾脏外上方的肾周脂肪囊与腰大肌筋膜之间的相对无血管间隙，注意保护膈肌和胸膜（如图 7-1-6）。

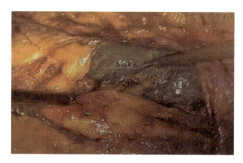

图 7-1-5　分离肾上腺腹侧面

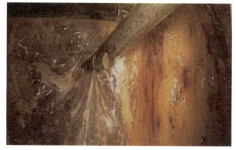

图 7-1-6　分离肾上腺背侧面

（13）游离暴露肾上极

以上（10）（11）（12）三步大致完成肿瘤或肾上腺定位后可分离肾上极与肾上腺底部之间的间隙（如图 7-1-7）。

（14）离断血管

沿着肾上腺腹侧面向深方分离即可显露下腔静脉（备 4-0 号聚丙烯不可吸收缝线），直角钳分离出肾上腺中央静脉后，用两个紫色 Hem-o-lok 夹结扎中央静脉后，用剪刀离断肾上腺中央静脉。手术关注点右肾上腺中央静脉由下腔静脉直接发出，离下腔静脉比较近，手术容易损伤下腔静脉，此时须备好4-0号聚丙烯不可吸收缝线（如7-1-8）。

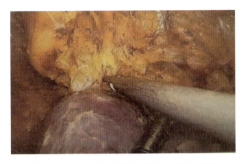

图 7-1-7　分离肾与肾上腺连接部

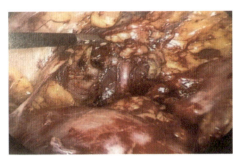

图 7-1-8　结扎离断肾上腺中央静脉

（15）分离肾上腺上极

肾上腺上极与周围疏松结缔组织分离（如图 7-1-9）。

（16）放置肾上腺标本于取物袋中隔离并取出标本

取瘤袋放于后腹膜腔中，把肾上腺标本放于取瘤袋中并扎紧袋口。内镜及腔镜器械撤到隔离区，更换手套，手术野及托盘加盖无菌巾，未污染的普通开放器械扩大切口，并用切口保护器保护切口。取出用取瘤袋隔离的肾上腺标本（如图 7-1-10）。

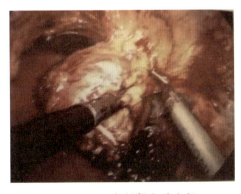

图 7-1-9　离断肾上腺上极

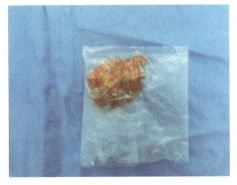

图 7-1-10　取瘤袋隔离肾上腺标本

（17）清理术野，清点用物，放置引流管

检查创面有无出血，灭菌注射用水冲洗后腹膜腔，冲洗结束后，更换吸引器头、手套、器械；止血纱布和明胶海绵贴于创面预防出血；清点所有用物，清点时注意隔离技术。

（18）缝合切口

10×28 圆针 1 号慕丝线间断缝合肌层，3-0 号可吸收缝线缝合皮下及皮肤。

（19）伤口包扎，术后整理

协助手术医生用纱布、防水敷料粘贴伤口，并清洁伤口周边皮肤。

【护理风险要点】

1. 巡回护士

（1）皮肤的保护

①评估：患者从进入手术室保持左侧卧位约 3 h，根据手术室《术中获得性压力性损伤风险评估量表》术前、术中分别给予的评分，采取相应的预防措施。

②术前：术前评分为 10 分，为中风险患者，措施为：左肩部、髋部、左膝关节外侧粘贴预防性应用敷料，小腿外侧放置"小腿型"凝胶垫，使外踝与足跟外侧悬空；检查监护导联线以及管路固定松紧适宜，与患者皮肤接触面使用棉垫隔开，预防器械相关性压力性损伤；做好保暖，半身棉被盖于患者身上，并且将超出手术床沿的棉被反折于手术床上，防止因棉被的重力对患者身体和双足造成压力性损伤；术中及时收回手术器械，避免因器械重量增加器械相关性压力性损伤风险。

③术中：术中采用动态评估的方法，当体温丢失因素、出血量、体位调节角度发生变化时，随时调整护理措施。观察生命体征和出血量，发生低灌注时，遵医嘱补液，维持循环稳定；监测核心体温，采取体表加温、输血和液体加温及调节室温的综合保温的方法预防术中低体温；体位调节时观察受压部位是否有变化，必要时增加使用凝胶垫，分散压力；手术时长超过 2 h 后，在不影响术者操作的情况下定时进行头部和下肢体位微调整。

④术后：尽量早期变换体位，以缓解局部组织持续受压。可采取平卧位至出室，查看患者皮肤情况，如有异常，应根据压力性损伤分期采用必要的治疗护理措施，并且详细记录于护理记录单，与下一护理单元责任护士交接，使患者得到持续的护理和关注。

（2）液路的管理

①术前：巡回护士在患者左上前臂建立留置针静脉输液，麻醉医生右颈内静脉穿刺建立中心静脉通路，确保两路静脉通路通畅，便于麻醉医生术中的给药及术中的补液。高举平台法固定留置针预防器械相关压力性损伤，右颈部伸直保持功能位，确保颈内静脉导管无扭曲、无死折。

②术中：加强巡视，关注液体滴速，及时更换液体，观察静脉穿刺局部有无渗漏和管路脱出，防止液体原因导致麻醉药物无法进入患者体内，造成患者术中苏醒引发不良后果。

③术后：观察穿刺部位皮肤情况，妥善"U"形固定。

（3）体位的摆放

①维持患者颈椎的水平位，避免因过度扭转造成静脉回流和通气障碍，预防发生颈椎损伤。

②调整胸垫于左腋下 10 cm 处，避免压迫左侧腋神经。调节右上肢托手架高度与右肩同高，避免损伤右臂丛神经和尺神经。

③观察患者左侧的眼睛和耳郭是否受压，因患者头部处于低位，手术时间延长时需观察眼部和颜面有无水肿，肿瘤切除后征得医生同意，可将头板抬起 5° ~ 10°。

（4）VTE 的预防

①术前：在待术间指导患者做踝泵运动；护士应了解该患者发生 VTE 的高危因素，术中 CO_2 高压力气腹和肿瘤压迫减慢下腔静脉回流、血压长期波动造成血管内皮损伤、血中胆固醇增高、多处多次静脉穿刺、血容量不足、血液黏稠度高是发生 VTE 的高危因素。

②术中：体位摆放时，手术开始前将手术床腿板适当抬高 10° ~ 15°，有利于患者双下肢静脉血回流；摆放体位时避免左、右腋窝受压，影响腋静脉回流；双下肢分开放置避免股静脉受压；缩短手术时间，减轻肿瘤对下腔静脉的压迫；术中调节 CO_2 气腹压力 ≤ 12 mmHg，间接加快下腔静脉回流；预防患者低体温，避免静脉血液滞留，高凝状态，必要时使用加温仪防止热量散失，维持正常体温；遵医嘱及时足量补液，纠正血容量不足，避免脱水造成血液黏稠度增加。

③术后：缝合伤口前及时缓慢复位手术床，再次适当抬高手术床腿板，

手术结束变换体位时动作要轻柔，并注意观察患者生命体征变化；患者转运过程中搬动不宜过快，幅度不宜过大，建议使用转运工具。

2. 洗手护士

（1）做到手术全程精准配合

首先熟悉解剖及手术步骤是基础。游离并结扎右肾上腺中央静脉是该手术的关注点，因右肾上腺中央静脉由下腔静脉直接发出，与下腔静脉接近，所以医生游离右肾上腺中央静脉时，容易误损伤下腔静脉，需提前备好缝合下腔静脉的 4-0 号聚丙烯不可吸收缝线。

（2）隔离技术的应用

①隔离前操作

A. 洗手护士铺置 2 个无菌台，分别为隔离台和非隔离台；隔离台上放置隔离盘，所有接触过肾上腺及其周围组织的器械和敷料等都放置于该盘内，与未接触过肾上腺的器械和敷料不得混淆放置。

B. 切口至器械托盘加铺无菌巾，以保护切口周围及器械托盘，隔离结束后撤离。

C. 将腔镜穿刺套管用缝线缝合牢固固定，防止套管意外脱落和漏气，避免"烟囱"效应造成穿刺器针道肿瘤种植转移。

②隔离操作

A. 腔镜吸引器管道通畅，保证医生能及时吸出术野的渗血和渗液，减少脱落肿瘤细胞污染的机会。

B. 分离肾上腺腹侧时即为隔离开始，洗手护士的手不得直接接触隔离源（隔离器械、隔离区域、隔离纱布）；重复传递隔离器械时，洗手护士的手把持器械的手柄端传递，不能触碰功能端；接触过肿瘤的纱布用固定的工具传递；擦拭隔离器械的湿纱布勿作他用。

C. 肾上腺切除后用取瘤袋隔离固定肾标本，防止瘤体和正常组织及切口接触。

D. 肾上腺切除扩大切口取标本前，撤下接触过肾脏的腔镜器械及敷料，并放置在无菌台的隔离区域内，不得用于正常组织。

E. 尽量缩短 CO_2 气腹持续时间，术中调节气腹压力 $\leqslant$ 12 mmHg，流量 $\leqslant$ 5 L/min。采用有加温功能的气腹机，减低肿瘤细胞的雾化状态，减少肿瘤种植。

F.撤去 CO_2 气腹时，应打开套管阀门使 CO_2 逸出排净后方可拔除套管，避免"烟囱"效应造成肿瘤种植转移。

③隔离后操作

A.撤下穿刺套管后，撤下手术开始时切口至器械托盘加铺的无菌巾，然后更换手套、器械、敷料，切口至器械托盘再次加铺无菌巾。

B.更换刀片延长手术切口，手术切口使用切口保护器保护。

C.标本：从切口取标本时动作要轻柔，避免标本取瘤袋挤压破裂污染手术野。

D.冲洗：用未被污染的容器盛装冲洗液彻底清洗手术野。

E.更换：更换无菌手套、器械、敷料，接触过取瘤袋的开放器械和敷料不得用于正常组织。

F.重置无菌区：切口周围至托盘重新再次（第三次）加盖无菌巾。

【注意事项】

1.术中医护哪些操作容易诱发血压、心率、心律的波动？

肾上腺嗜铬细胞瘤围手术期过程中，由于嗜铬细胞会分泌过多的儿茶酚胺，血液中的儿茶酚胺增高，而导致血压增高的临床症状，因此，在围手术期应注意以下几点，避免操作不当引发儿茶酚胺释放过多。

①麻醉诱导后容易诱发血压降低，心率加快。与全麻后患者全身小静脉扩张，术前扩容不足有关。

②折刀体位摆放时容易诱发血压升高，心率加快。与摆放体位动作粗暴、腰桥过高间接挤压肾上腺肿瘤引起升压的儿茶酚胺大量释放有关。

③术中操作扪压肿瘤容易诱发血压升高，心率加快。与扪压肿瘤时升压的儿茶酚胺大量释放入血有关。

④术中结扎肾上腺中央静脉后容易诱发血压降低，心率加快。与肾上腺肿瘤切除后停止释放大量儿茶酚胺，大脑下丘脑垂体中枢对健侧肾上腺抑制功能（释放生理需要的儿茶酚胺）没有解除有关。

【解剖知识链接】

肾上腺是人体重要的内分泌器官，左右各一，位于肾的上方，共同为肾筋膜和脂肪组织所包裹。左肾上腺呈半月形，右肾上腺为三角形。腺体分肾上腺皮质和肾上腺髓质两部分，周围部分为皮质，内部为髓质。皮质分泌以醛固酮为代表的盐皮质激素，以皮质醇为代表的糖皮质激素和性激素。髓质分泌（肾上腺素、去甲肾上腺素、多巴胺）儿茶酚胺类激素（如图 7-1-11）。

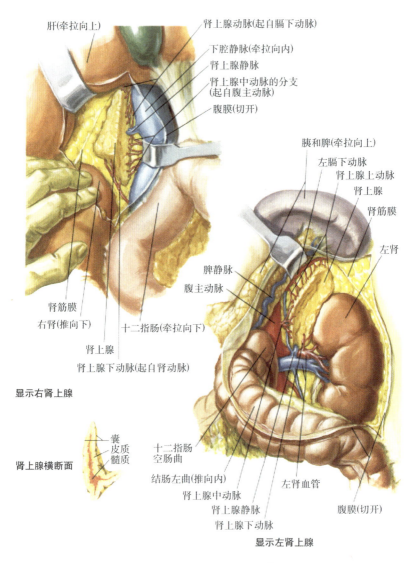

图 7-1-11　肾上腺 [①]

---

① 来源：《奈特人体解剖彩色图谱（第三版）》图 333。

【安全问题解析】

术中血压、心率波动时如何配合麻醉医生进行急救？

由于肾上腺嗜铬细胞瘤患者血液中的儿茶酚胺增高致周围血管长期处于收缩状态，血容量相对较低，切除肿瘤后儿茶酚胺含量减少，血管扩张，导致血压急剧下降，术前、术中、术后血压波动较大，可能会出现难以纠正的低血容量休克，甚至危及生命。因此，扩容是贯穿手术全程的重要治疗。护理要注意以下几点：一是开通两路静脉通路，必须保证静脉通路输液给药通畅。二是遵医嘱及时补液，备好充足的晶体及胶体溶液以便在肿瘤切除前改变此类患者血容量相对不足的情况，并在肿瘤切除后维持有效的血容量。三是给药时要和麻醉医生双人核查无误，大声复述药名、剂量、给药方法并及时记录。

（编者：赵树朋　刘晓冰）

第二节　后腹腔镜下根治性右肾切除术

【病历摘要】

患者陈某某，男，52岁，主因："右腰部腰困一年余，间歇无痛肉眼血尿半个月"，门诊入院。入院诊断为"右肾肿瘤"。

体格检查：T 36.5℃，P 66次/min，R 19次/min，BP 125/80 mmHg，H 180 cm，W 90 kg，BMI 27.8 kg/m² （超重）。发育正常，营养中等，正常面容，自主体位，言语流利。全身皮肤及黏膜无黄染，无出血点，全身浅表淋巴结无肿大。

专科检查：双侧腰部曲线对称，双肾区无包块及隆起。

辅助检查：腹部CT示：右肾上极占位。B超显示：右肾上极 5 cm×8 cm 低回声肿物。

实验室检查：尿红细胞计数 2 340/μL，血清甘油三酯 5 mmol/L 增高，余检查均正常。

实施手术：后腹腔镜下根治性右肾切除术。

麻醉方式：全身麻醉。

【 **手术配合** 】

1. 巡回护士配合

（1）用物准备

手术间：洁净系统处于开启状态，调至适宜温湿度。

手术床：检查调节手术床各部位功能，手术床单位铺置平整，预防术中获得性压力性损伤。

体位垫 / 设备：头枕、胸垫、腰垫、腿部支撑垫、托手板、可调节托手架，凝胶垫 2 个，上、下肢约束带各 2 条。

仪器设备：电外科设备（高频电刀、超声刀主机）、腹腔镜设备，检查功能，处于备用状态。

（2）患者准备

待术间：确认患者信息正确，按照《手术患者交接表》内容逐项进行核查并签字，查看左前臂静脉液路通畅，转运患者入室。

进入手术间：妥善安置患者于手术床上，盖好棉被，保护隐私，做好保暖；做好心理护理，减轻患者紧张情绪。

皮肤保护：根据《术中获得性压力性损伤风险评估量表》对患者进行评估，术前评分为 12 分，属于中风险，采取相应预防措施。

护理操作：遵医嘱留置导尿，预防性输注抗生素（术前 0.5 ~ 1 h 内）。

（3）与洗手护士配合

根据《手术物品清点制度》与洗手护士共同清点用物。

（4）麻醉前三方核查

麻醉实施前，按照《手术安全核查表》，与麻醉医生、手术医生共同核对患者相关信息，确保正确的患者、正确的手术部位、正确的手术方式。

（5）实施麻醉时

站于患者一侧，观察患者生命体征变化，保障患者安全。如有异常情况及时协助麻醉医生处理。

（6）安置手术体位

取改良 90° 折刀左侧卧位：患侧平卧于手术床上，手术部位对准手术床背板和腿板的折叠处（如图 7-2-1）。手术医生站于患者两侧，麻醉医生站于头侧，巡回护士站于尾侧，四人同时用轴线翻身法使患者左侧卧位于手术床上。头下置头枕，高度同右侧肩高；左腋下距肩缝 10 cm 处垫胸垫，腰部置腰枕；右上肢置于侧卧位上手板上，肩关节上举不超过 90°，远端关节稍低于近端关节；左上肢外展于托手板上，肩关节外展不超过 90°，远端关节稍高于近端关节；调节患者臀部靠近右侧床沿，头部靠左侧床沿，使患者躯干部长轴与手术床背板长轴成 30°～35° 角；左腿屈曲 45°，右腿伸直保持功能位，两腿之间垫大软枕，约束带固定肢体；手术医生站于患者背侧，左手扶持患者肩部，右手扶持髋部，保护患者预防坠床。巡回护士缓慢调节手术床，先整体头高脚底 40°～45°，再使床头低 35°～40°，充分延伸肋弓与髂嵴之间的距离，使患者凹陷的腰区逐渐变平，腰部肌肉拉伸，肾区显露充分；8 cm×180 cm 的约束带两条分别固定右腋下 5 cm 处胸部及髋部；腔镜设备放于患者头部左侧，使主刀医生、患者躯干的长轴、腔镜监视器在同一轴线上（如图 7-2-2）。

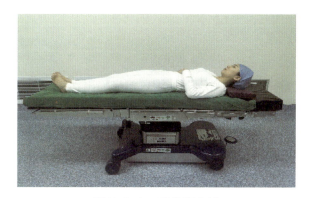

图 7-2-1　手术床中轴

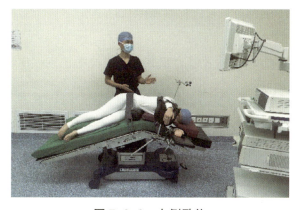

图 7-2-2　左侧卧位

（7）协助开台

协助消毒，观察消毒效果；连接电外科设备，吸引器、双极脚踏置于患者背侧，并且放置于术者右足侧，调节无影灯。

（8）手术开始前三方核查

切皮前，按照《手术安全核查表》，与麻醉医生、手术医生共同确认患者信息。

（9）连接超声刀系统

连接超声刀，协助洗手护士调试好超声刀备用。

（10）连接腔镜设备

连接电源，连接中心 CO_2；调节气腹压力 $\leqslant 14\,mmHg$，流量 $< 5\,L/min$；连接成像系统及监视器，先连接成像系统和监视器，再打开电源开关。

（11）术中观察和护理

严格执行清点查对制度，观察患者生命体征、出入量、皮肤情况及体温变化，关注手术进程；准确及时填写手术护理记录单。

（12）做好仪器设备管理和物品供应

根据术者要求调节电外科设备，设置双极输出功率为 $40\,W$；保持吸引器通畅，及时供应手术台上所需物品。

（13）手术间的管理

加强巡视，保持手术间的环境清洁，控制手术间参观人数。

（14）标本的管理

标本产生后与洗手护士、主刀医生即刻核对标本来源；核对无误后即刻记录标本的来源、名称及数量；标本离体 $0.5\,h$ 内应尽快固定。

（15）清点用物

在关闭后腹膜腔前、后及缝合皮肤后，与洗手护士逐项清点手术台上所有用物，并及时记录。

（16）出室前三方核查

协助医生包扎伤口，保持患者皮肤清洁。转运患者至转运车，及时拉起床挡，防止坠床。离室前，巡回护士与麻醉医生、手术医生共同再次确认患者信息。

（17）护送患者出室

出室前检查、完善病历资料，整理管路，保持通畅，固定稳妥。检查患者皮肤，如有损伤等异常情况，须在护理记录单上记录，并与下一单元护士交接。整理患者所带物品及护理文件，将患者安全送至下一单元。

（18）整理手术间

整理手术间，物归原处，并补充所需物品。

2. 洗手护士配合

（1）环境表面清洁

按照手术间擦拭流程进行环境表面清洁。

（2）用物准备

手术敷料：腔镜敷料包。

手术器械：开腹器械包、泌尿腔镜器械包、腔镜直角钳、紫色和金色Hem-o-lok结扎钳、腔镜下超声刀。

无菌物品：消融电极A5、2-0号慕丝线、1号慕丝线、10×28圆针、10×28角针、明胶海绵、止血纱布、液状石蜡、手套、22号刀片、11号刀片、3-0号可吸收缝合线、4-0号聚丙烯不可吸收缝合线、腔镜保护套、26号T管、50 mL注射器、20 mL注射器、取物袋、紫色Hem-o-lok、金色Hem-o-lok。

（3）术前准备

提前15~30 min洗手上台，按照规范整理无菌器械台（如图7-2-3）；与巡回护士清点器械台上所有物品。设置隔离区和非隔离区，做好隔离技术。

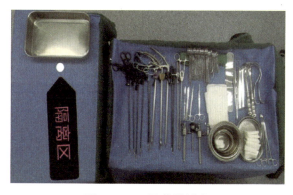

图7-2-3　无菌器械台

（4）协助消毒铺单

消毒范围：前后过正中线、上至腋窝、下至腹股沟。协助医生铺单，穿手术衣，戴无菌手套。

（5）隔离前操作，连接设备及管路

切口至器械托盘加铺无菌巾，以保护切口周围及托盘台面。连接、固定电外科设备导线及管路。

（6）参与安全核查

麻醉前、手术开始前、患者离室前，与巡回护士共同参与手术安全核查。

（7）自制人工气囊

协助手术医生制作人工气囊。制作气囊材料：50 mL 注射器一个、1 号慕丝线 2 根、7 号无菌手套 1 只、26 号 T 管 1 条。

（8）建立腹膜后腔

11 号刀于第 12 肋尖下方 1～2 cm 处切开皮肤，切口长约 3 cm，以长弯血管钳钝性分离肌层及腰背筋膜，医生以手指对切口深方的腹膜外脂肪进行推挤分离，建立球囊置入间隙，使用自制球囊及 50 mL 注射器，协助医生对球囊进行充气，至髂嵴凹陷处变饱满即可。

（9）Trocar 的摆放及固定

腔镜 Trocar 之间的距离符合"9-9-12"定律，即左右手 Trocar 距镜头 Trocar 连线长 9 cm，左右手 Trocar 之间连线长 12 cm，呈现出一个等腰三角形的摆放位置。10×28 圆针 1 号慕丝线缝合固定第 12 肋尖下方的 Trocar。

（10）清脂肪，开筋膜

使用分离钳将腹膜外脂肪由腹侧推向背侧，直至髂窝，以腰大肌为解剖标志，用超声刀离断滋养血管并止血，分离钳于腰大肌前缘约 1 cm 处打开 Gerota 筋膜（如图 7-2-4）。

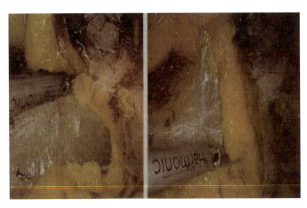

图 7-2-4　清理腹膜外脂肪

（11）分离肾脏腹侧

使用分离钳经腹侧肾周脂肪与肾前筋膜之间的无血管间隙游离肾脏（如图 7-2-5）。

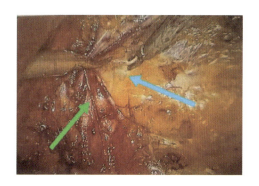

图 7-2-5　分离肾周脂肪囊腹侧面

（12）分离肾脏背侧，离断肾动脉

用分离钳经背侧沿腰大肌表面和肾周筋膜间的无血管间隙游离肾脏，第二腰静脉上方深处即是右肾动脉。直角钳钝性游离肾动脉（如图 7-2-6），用 2 个紫色 Hem-o-lok 夹闭肾动脉近心端（如图 7-2-7）；1 个紫色 Hem-o-lok 夹闭远心端（如图 7-2-8），腔镜剪刀离断肾动脉（如图 7-2-9）。

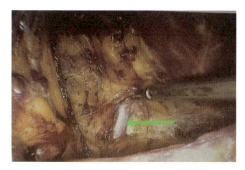

图 7-2-6　游离出肾动脉

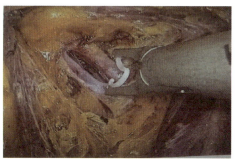

图 7-2-7　结扎夹结扎右肾动脉近心端

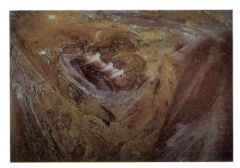

图 7-2-8 结扎夹结扎右肾动脉远心端

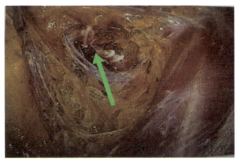

图 7-2-9 离断右肾动脉

（13）分离肾脏下极，离断输尿管

使用镜下剪刀切断肾脏下极脂肪，暴露输尿管。紫色 Hem-o-lok 2 个，分别夹闭近肾脏端输尿管和膀胱端输尿管，超声刀离断输尿管（如图 7-2-10）。

（14）分离肾脏上极

分离钳经肾脏上极分离肾脏与周围组织（如图 7-2-11）。

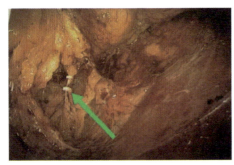

图 7-2-10 结扎右输尿管

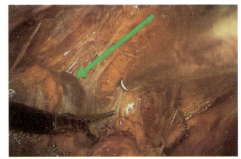

图 7-2-11 分离肾上极

（15）游离并离断肾静脉

分离钳游离右肾静脉，用 2 个金色 Hem-o-lok 夹闭右肾静脉近心端；1 个金色 Hem-o-lok 夹闭远心端，超声刀离断右肾静脉（如图 7-2-12）。

（16）使用取物袋取出标本，接触肿瘤的器械放置隔离区

平齿钳将取物袋放于后腹膜腔内，用分离钳 2 把将肾标本放于取物袋中并扎紧袋口。取出 Trocar 放置于隔离区，打开无影灯，更换手套。碘伏消毒皮肤，22 号刀及消融电极逐层切开组织扩大切口，并用切口保护器保护切口，取出肾标本（如图 7-2-13）。

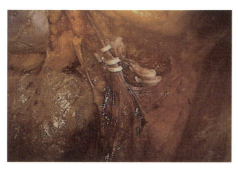

图 7-2-12　结扎夹结扎右肾静脉

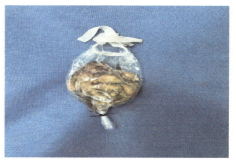

图 7-2-13　取瘤袋隔离右肾标本

（17）清理术野，清点用物，放置引流管

检查创面有无出血，灭菌注射用水冲洗后腹膜腔。冲洗后，更换吸引器头、手套、器械；止血纱布和明胶海绵贴于创面预防出血；清点所有用物，清点时注意隔离。

（18）缝合切口

10×28 圆针 1 号慕丝线缝合肌层，3-0 号可吸收缝线缝合皮下组织及皮肤。

（19）伤口包扎，术后整理

伤口敷料覆盖伤口，清洁伤口周边皮肤。

【护理风险要点】

1.巡回护士

（1）皮肤的保护

①评估：使用《术中获得性压力性损伤风险评估量表》术前、术中分别给予的评分，采取相应的预防护理措施。

②术前：术前评分为 12 分，为中风险患者。预防护理措施为：摆放体位后再次平整手术床单，避免褶皱、潮湿；正确安置手术体位，检查患侧下肢是否过度伸直；脊柱处于一条水平线上，保持脊柱的生理弯曲，避免组织过度扭曲、牵拉。体位安置好后巡回护士可用手平整、复位患者受压部位的皮肤、组织，避免因摆放体位造成患者组织的牵拉及扭曲；检查左侧耳郭，勿使耳郭折叠，健侧肩部、髋部、膝关节外侧、健侧外踝处粘贴预防性敷料。检查各种导联线以及管路，勿直接接触患者皮肤或置于患者身下，管路固定时可采取"高举平台法"，预防器械相关性压力性损伤。

③术中：术中采用动态评估的方法。护理措施为：采取主动保温措施，遵医嘱补充血容量，维持循环稳定，手术时长超过 2 h，征得手术医生和麻醉医生的同意，可对患者头部及小腿进行体位微调整，变换受压部位。肿瘤切除后应及时将手术床复位，以缩短组织承受较大剪切力的时间。

④术后：缝合皮肤后尽快变换为仰卧位。查看患者受压部位皮肤情况，并准确记录相关护理文书。

（2）液路的管理

①术前：于左上前臂留置静脉通路。体位安置好后应观察左侧上肢静脉回流情况，确保液路通畅。留置针及输液管路采取高举平台法固定，预防器械相关压力性损伤。

②术中：加强巡视，遵医嘱及时补液，体位调整前、后均匀观察静脉通路的情况，防止管路脱出。

③术后：观察穿刺部位皮肤情况，静脉通路固定牢靠。

（3）体位的摆放

该手术体位为改良版 90° 折刀侧卧位，在摆放该手术体位时应注意以下几点。

①摆放该体位时头部和臀部分别位于手术床的两侧，利用躯干与下肢形成三角形区域维持身体呈 90° 侧卧位，再以约束带固定胸部和髋部，既能使手术体位固定牢靠，又可避免因固定挡板放置不当而造成下肢深静脉血栓，同时主刀医生位于患者背侧操作，主刀医生、患者躯干的轴线和腔镜监视器在同一轴线上时更便于主刀医生操作。

②体位安置后应观察脊柱是否在一条水平线上，并且保持脊柱生理弯曲；观察下侧肢体和腋窝是否悬空。

③检查健侧眼睛和耳郭是否受压，观察眼睛是否闭合，必要时协助闭合，并用眼部保护贴覆盖保护，避免角膜干燥。

④术中调节手术床时需密切观察，防止体位移位，导致重要器官受压。

（4）VTE 的预防

该患者肥胖伴高血脂、体重指数 27.8 kg/m²，大于 25 kg/m²；手术体位侧卧折刀位，下肢长时间下垂；恶性肿瘤、手术创伤、腹腔镜手术 > 45 min 和肿瘤压迫减慢下腔静脉回流均是 VTE 的高危因素。

①术前：在待术间指导患者做踝泵运动；遵医嘱补充血容量。

②术中：体位摆放时，手术开始前将手术床腿板适当抬高 10°～15°，有利于患者双下肢静脉血回流；规范摆放体位，避免因体位摆放不当造成左侧腋窝受压；避免右侧上肢过度牵拉，影响腋静脉回流；双下肢分开放置避免下侧肢体静脉受压；缩短手术时间，减少肿瘤对下腔静脉的压迫；术中调节 CO_2 气腹压力 10～13 mmHg，减轻气腹对下肢静脉回流的影响；预防患者低体温，避免静脉血液滞留，高凝状态，必要时采用主动加温装置，避免热量的散失，维持正常体温；遵医嘱适当补液，避免脱水造成血液黏稠度增加。

③术后：缝合伤口前缓慢复位手术床，减少下肢处于低位的时间；手术结束变换体位时动作要轻柔，并注意观察患者生命体征及反应；患者转运过程中搬动不宜过快，幅度不宜过大。

2. 洗手护士

应做到手术全程精准的配合。熟悉解剖及手术步骤，游离并结扎右肾动、静脉是该手术的关注点，因右肾静脉解剖位置接近下腔静脉，医生游离右肾静脉时，容易误损伤下腔静脉，须提前备好下腔静脉缝合线。

【注意事项】

1. 后腹腔镜根治性肾切手术需要掌握的五大原则

①镜视轴枢原则：以主刀医生、患者上半身长轴（折刀位）和腔镜电视构成整台手术的中轴线，术中术者、洗手护士站位以这条中轴线为基准。

②平轴站位原则：调节手术床使患者人造气腹后左侧腹壁的高度与术者 90° 曲轴持平，可最大限度地减轻术者操作时的疲劳程度，最符合人体工程学基本原理。

③上肢等长原则：手术台上的各种缆线（冲吸管线、电刀线、光缆、摄像缆线）固定点以上的长度与术者上肢等长，大致等于术者身高减去 100 cm。

④三角分布原则：腹腔镜与术者左右手操作孔尽可能地分布成倒的平面等腰（边）三角形。

⑤60° 交角原则：指术者左右手器械在靶目标内配合操作时的交角越接近 60° 就越符合人体工程学原理。

【解剖知识链接】

肾位于脊柱的两侧，左右各一，形似蚕豆，贴附于腹后壁（由腹外斜肌、

腹内斜肌、腹横肌、腰大肌组成），属于腹膜后隙器官。因肝的存在，右肾低
于左肾 1~2 cm。肾的被膜有三层，由浅向深依次为肾筋膜、脂肪囊和纤维囊。
左肾前面上部为胃，中部有胰横过，下部为空肠袢及结肠左曲，内侧为腹主
动脉。左肾切除时，应注意勿伤主动脉及胰腺。右肾上部前方为肝右叶，下
部为结肠右曲，内侧部位十二指肠降部，内侧为下腔静脉。右肾切除时，右
肾肿瘤和炎症常侵及下腔静脉，需注意保护，以免造成难以控制的大出血（见
图 7-2-14）。

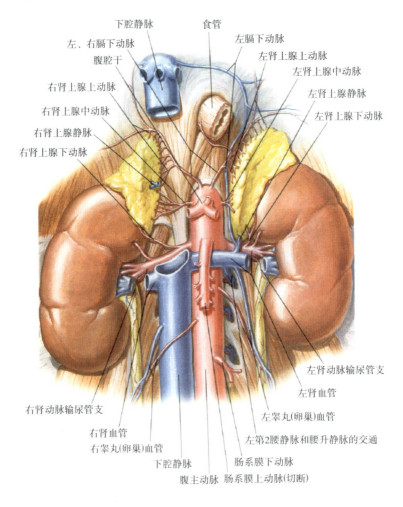

图 7-2-14　肾和肾上腺 ①

---

① 来源：《奈特人体解剖彩色图谱（第三版）》图 322。

【安全问题解析】

术中取肾标本时取物袋嵌顿切口破裂怎么办？

取物袋嵌顿切口破裂会导致肿瘤破溃，破溃的肿瘤组织会污染手术切口与后腹膜腔。取物袋破裂的原因有：取物袋大小与肿瘤大小不匹配；取瘤手术切口过小；取物袋被锐性手术器械划破；手术医生取瘤时操作动作粗暴。

①发现取物袋破裂后，不可用蛮力继续向体腔外牵拉取物袋，适度延长手术切口并保护切口，用大号取物袋隔离肾标本后再取出。

②使用大量 37℃灭菌注射用水冲洗术野和切口。

③准确评估肿瘤大小，选择合适型号的取物袋。

（编者：赵树朋　刘晓冰）

第三节　腹腔镜根治性全膀胱切除术

【病历摘要】

患者李某某，男，65 岁，主因：间歇性肉眼血尿半年，尿频、尿急一年。门诊入院。入院诊断为"膀胱癌"。

体格检查：T 36.5℃，P 70 次 /min，R 20 次 /min，BP 120/100 mmHg，H 182 cm，W 60 kg，BMI 18.1 kg/m² （消瘦）。发育正常，营养中等，正常面容，自主体位，言语流利。全身皮肤及黏膜无黄染，无出血点，全身浅表淋巴结无肿大。

专科检查：双侧腰部曲线对称，腹部无包块及隆起。

辅助检查：腹部 CT：浸润性膀胱癌。

膀胱镜下取活检：病理报告为膀胱癌。

实验室检查：

癌胚抗原 16.800 ng/mL　升高　　（参考值 0.000 ~ 5.093 ng/mL）

血红蛋白 80 g/L　降低　　　　（参考值 115 ~ 150 g/L）

实施手术：腹腔镜根治性全膀胱切除术。

麻醉方式：全身麻醉。

【手术配合】

1. 巡回护士配合

（1）用物准备

手术间：洁净系统处于开启状态，调至适宜温湿度。

手术床：调整手术床头于送风口下方，手术床上铺置凝胶垫，床单位铺置平整，预防术中获得性压力性损伤。

体位垫 / 设备：备半圆枕 1 个、8 cm × 150 cm 约束带 2 条、肩托及肩凝胶垫各 2 个、小腿凝胶垫 1 套、骶尾部凝胶垫 1 个（如图 7-3-1）。

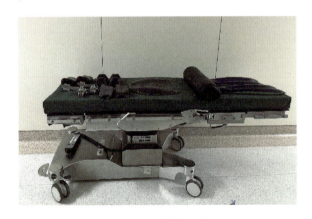

图 7-3-1　体位设备

仪器设备：电外科设备（高频电刀、超声刀主机）、双极脚踏、负压吸引器、腔镜设备处于备用状态。

（2）患者准备

待术间：确认患者信息正确，按照《手术患者交接表》内容逐项进行核查并签字，查看右前臂静脉液路通畅，转运患者入室。

进入手术间：妥善安置患者于手术床上，盖好棉被，保护隐私，做好保暖；做好心理护理，减轻患者紧张情绪。

皮肤保护：根据手术室《术中获得性压力性损伤风险评估量表》对患者进行评估，评分为 15 分，属于高风险，采取相应预防措施。

护理操作：预防性输注抗生素（术前 0.5 ~ 1 h 内）。

（3）与洗手护士配合

根据《手术物品清点制度》与洗手护士共同清点用物。

（4）麻醉前三方核查

麻醉实施前，按照《手术安全核查表》，与麻醉医生、手术医生保证正确手术部位，正确手术方式。

（5）实施麻醉时

站于患者一侧，观察患者生命体征变化，保障患者安全，如有情况及时协助麻醉医生处理。

（6）安置手术体位

取折刀仰卧位：患者仰卧位，手术床横中轴正对患者脐部，骶尾部垫凝胶垫保护，双上肢内收固定于患者身体两侧；双腿分开，髋关节外展10°～15°；膝关节稍屈曲20°～25°，腘窝下垫圆枕；双小腿垫小腿凝胶垫使患者双足跟悬空；略取折刀位，缓慢调节手术床，先使床整体头高脚底10°～15°，再将床头调低10°～15°；膝关节下方和胸部分别用固定带固定，右肩部肩托固定保护，松紧以一横指为宜（如图7-3-2）。

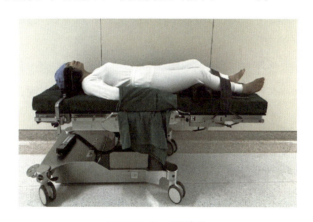

图 7-3-2　仰卧位

（7）协助开台

协助消毒，观察消毒效果；连接电外科设备、吸引器，双极脚踏置于术者右足侧，调节无影灯。

（8）手术开始前三方核查

切皮前，按照《手术安全核查表》，与麻醉医生、手术医生共同确认患者信息。

（9）连接超声刀系统

正确连接超声刀，协助洗手护士调试好超声刀备用。

（10）连接腔镜摄像系统

连接电源，连接中心 CO_2；调节气腹机工作压力为 12 mmHg、输出气体的流量 < 5 L/min，连接成像系统及监视器，先连接成像系统和监视器，再打开电源开关。

（11）术中观察和护理

严格执行清点查对制度，观察患者生命体征、静脉通路、尿量，关注手术进程；保持吸引器通畅，做好出血量统计；准确及时填写手术护理记录单。

（12）做好仪器设备管理和物品供应

根据术者要求调节电外科设备、设置双极输出功率为 40 W；保持吸引器通畅，及时供应手术台上所需物品。

（13）手术间的管理

加强巡视，保持手术间的环境清洁，控制手术间参观人数。

（14）标本的管理

标本产生后与洗手护士、主刀医生即刻核对标本来源；核对无误后即刻记录标本的来源、名称及数量；标本离体半小时内应尽快固定（术中冰冻标本除外）。

（15）清点用物

在关闭腹膜腔前后及缝合皮肤后，与洗手护士逐项清点手术台上所有用物，并及时记录。

（16）出室前三方核查

协助医生包扎伤口，保持患者皮肤清洁。转运患者至转运车，及时拉起床挡，防止坠床。离室前，巡回护士与麻醉医生、手术医生共同再次确认患者信息。

（17）护送患者出室

出室前检查、完善病历资料，整理管路，保持通畅，固定稳妥。检查患者皮肤，如有损伤等异常情况，须在护理记录单上记录，并与下一单元护士交接。整理患者所带物品及护理文件，将患者安全送至下一单元。

（18）整理手术间

整理手术间，物归原处，并补充所需物品。

2.洗手护士配合

（1）环境表面清洁

按照手术间擦拭流程进行环境表面清洁。

（2）用物准备

手术敷料：腔镜敷料包。

手术器械：开腹器械、泌尿腔镜器械、腔镜直角钳、紫色和金色 Hem-o-lok 结扎钳、腔镜下超声刀、胃肠小包、隔离小包。

无菌物品：消融电极 A5、2-0 号慕丝线、1 号慕丝线、10×28 圆针、10×28 角针、明胶海绵、止血纱、液状石蜡、手套、22 号刀片、15 号刀片、11 号刀片、腔镜保护套、8 根 3-0 号可吸收缝合线、取瘤袋、3-0 号可吸收线、5-0 号可吸收缝合线、无菌凡士林纱布、紫色 Hem-o-lok 夹、金色 Hem-o-lok 夹。

内植入物：肠道切割闭合器。

（3）术前准备

提前 15~30 min 洗手上台，按照规范整理无菌器械台（如图 7-3-3）；与巡回护士清点器械台上所有物品。设置隔离区和非隔离区，做好隔离技术。

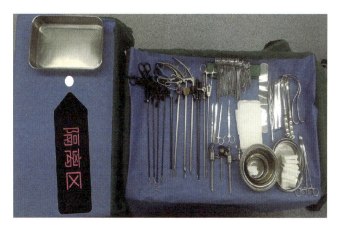

图 7-3-3　无菌器械台

（4）协助消毒铺单

消毒范围：上自乳头，下至大腿上 1/3 处，两侧到腋后线。

铺单：显露手术切口，减少切口周围皮肤的暴露。切口周围 4~6 层。协助医生穿手术衣，戴无菌手套，铺置大单。

（5）隔离前操作，连接设备及管路

切口至器械托盘加铺无菌巾，以保护切口周围及托盘台面。连接、固定电外科设备导线及管路。

（6）手术开始前三方核查

麻醉前、手术开始前、患者离室前，与巡回护士共同参与手术安全核查，与麻醉医生、手术医生对患者各项信息再次进行确认。

（7）Trocar的摆放及固定

将10 mm Trocar经脐上两横指置入腹腔后，置入电子内镜；于右侧腹直肌外侧缘，脐下两横指水平置入12 mm Trocar；左侧腹直肌外侧缘，脐下两横指水平置入10 mm Trocar，在右下腹部右麦氏点置入5 mm Trocar，左下腹部右麦氏点水平置入5 mm Trocar作为辅助操作孔。

（8）游离双侧输尿管

洗手护士准备输尿管钳及无损伤钳，医生在髂血管分叉处找到跨过髂血管的输尿管，沿输尿管行程向下切开腹膜并游离至膀胱壁外，离断输尿管，近端游离至接近腹主动脉分叉处（如图7-3-4、图7-3-5）。

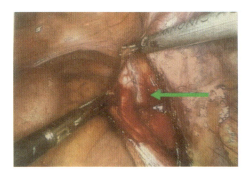 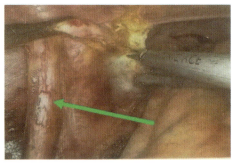

图7-3-4 与髂血管旁切开腹膜显露输尿管　　图7-3-5 游离完毕的输尿管

（11）清扫双侧盆腔淋巴结

清扫范围自髂血管分叉至股管开口，包括髂外淋巴结、髂内淋巴结和闭孔淋巴结（如图7-3-6），注意保护闭孔神经（如图7-3-7）。

洗手护士用两只无菌手套制作盛装淋巴的标本隔离袋，并用慕丝线标记左右侧。

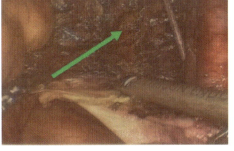

图 7-3-6　清扫盆腔淋巴结

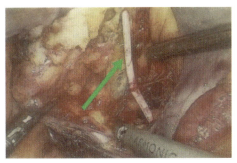

图 7-3-7　显露闭孔神经

（12）离断双侧膀胱侧韧带

洗手护士准备紫色 Hem-o-lok 夹及有牙抓钳，医生用抓钳提起膀胱顶部，游离膀胱侧血管蒂直至前列腺底部，此时可看到内方的精囊（如图 7-3-8）。紫色 Hem-o-lok 夹结扎血管蒂后并离断。

（13）游离精囊及前列腺后壁

洗手护士准备无损伤钳及肠钳，医生用无损伤钳及肠钳将乙状结肠及直肠向头侧牵拉，显露膀胱直肠陷凹，可见两处横行的深浅腹膜返折弓，切开膀胱后壁的较深的腹膜返折，游离下方的输精管及精囊至与前列腺交汇处，用紫色 Hem-o-lok 夹结闭输精管后离断。与前列腺和精囊交汇处横行切开狄氏筋膜，显露直肠周围脂肪组织，沿次间隙分离至前列腺尖部（如图 7-3-9）。

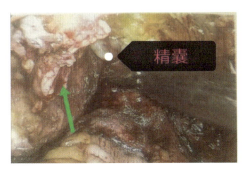

图 7-3-8　离断膀胱侧韧带显露精囊

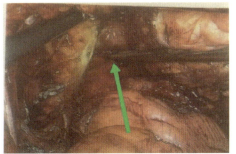

图 7-3-9　游离精囊及前列腺后方

（14）游离膀胱前壁

洗手护士准备剪刀和握式针持及 2-0 号倒刺线，医生用剪刀打开 Retzius 间隙（如图 7-3-10），游离切断脐正中韧带、脐外侧韧带及腹膜返折。向下钝性分离膀胱前间隙，显露耻骨前列腺韧带及盆筋膜，剪开盆筋膜，钝性推开肛提肌至前列腺尖部。使用 2-0 号倒刺线缝扎阴茎背深静脉复合体（DVC）（如图 7-3-11）。

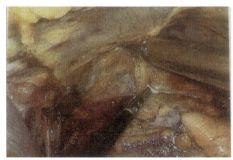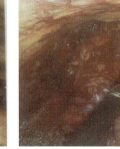

图 7-3-10　分离 Retzius 间隙　　　图 7-3-11　2-0 号倒刺线缝合 DVC

（15）离断尿道，切除膀胱

洗手护士准备金色 Hem-o-lok，医生在缝扎线近端切断 DVC 后，向下分离至前列腺尖部，紧贴前列腺尖部游离尿道，拔出尿管。金色 Hem-o-lok 夹闭尿道后离断尿道（如图 7-3-12、图 7-3-13），防止肿瘤外溢及尿道残端出血。

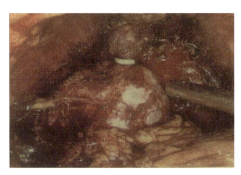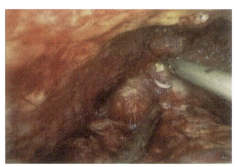

图 7-3-12　金色 Hem-o-lok 夹闭尿道　　　图 7-3-13　离断尿道

（16）取出膀胱前列腺标本，冲洗

撤除腹腔镜器械，切口周围加盖中单，准备开腹器械。取下腹正中切口，切口约 8~10 cm，取出标本（如图 7-3-14）。灭菌注射用水彻底冲洗腹腔后，所有台上人员更换手套。

（17）截取带系膜回肠

洗手护士准备开放肠钳、切割闭合器及 5 个碘伏棉球，医生确定回盲部，将回肠末端提出体外，截取一段长约 15 cm 的带系膜肠管（如图 7-3-15），并用碘伏棉球消毒肠腔。截取肠管后，使用切割吻合器进行肠管的侧侧吻合，将回肠还纳腹腔，恢复肠道的连续性。

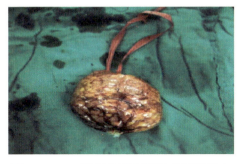

图 7-3-14　取瘤袋隔离膀胱前列腺标本

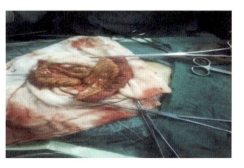

图 7-3-15　截取的回肠

（18）左右输尿管回肠端侧吻合术

洗手护士准备 3-0 号、5-0 号可吸收线、15 号刀片和 F7 单 J 管。截取回肠输入端医生用 3-0 号可吸收线缝合封闭，用 3-0 号慕丝线间断缝合加固。修剪左侧输尿管末端，纵行劈开约 1 cm，内置 F7 单 J 管，5-0 号可吸收线固定。距封闭的肠管输入端约 2 cm，左侧肠壁做 1 cm 切口。用 5-0 号可吸收线行左输尿管和回肠流出道的端侧吻合。距左侧吻合口约 1 cm 在肠管对侧另做一个 1 cm 切口，行右侧输尿管和回肠流出道的端侧吻合（如图 7-3-16）。

（19）将回肠流出道经右下腹造瘘口拉出体外

洗手护士准备两把卵圆钳，医生右下腹部做直径 3 cm 左右圆形腹壁瘘口通道，卵圆钳夹取肠管连同双侧单 J 管一起经造瘘口拉出体外，调整肠管位置，避免扭曲，肠管末端外翻呈乳头状，肠壁用 3-0 号可吸收线固定腹壁瘘口（如图 7-3-17）。

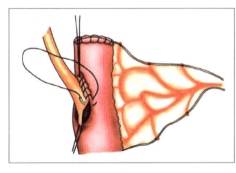

图 7-3-16　输尿管回肠端侧吻合

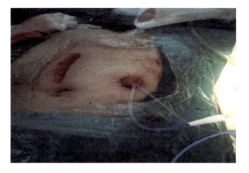

图 7-3-17　拉出体外的回肠流出道

（20）清理术野，清点用物

检查创面有无出血，生理氯化钠溶液冲洗腹腔。清点所有台上用物。

（21）缝合切口

0 号聚丙烯不可吸收缝线，10×28 圆针 1 号慕丝线缝合肌层，3-0 号可吸收线缝合皮下组织及皮肤。

（22）伤口包扎，术后整理

伤口敷料覆盖伤口，清洁伤口周边皮肤。

【护理风险要点】

1. 巡回护士

（1）皮肤的保护

①评估：患者从进入手术室起需保持平卧位约 6 h，根据手术室《术中获得性压力性损伤风险评估量表》术前、术中分别给予的评分，采取相应的预防措施。

②术前：术前评分为 15 分，为高风险患者，该患者体重指数小于 18.5，消瘦，骨隆突明显，预防护理措施为：摆放体位后再次平整手术床单，避免褶皱、潮湿；正确安置手术体位，肩胛、骶尾部粘贴泡沫敷料保护；因手术要求双下肢微屈曲，加重了骶尾部的压力，故骶尾部增加使用骶尾垫位扩大受力面积，安置好体位后巡回护士可用手平整、复位患者受压部位的皮肤、组织，避免因摆放体位时造成患者组织的牵拉及扭曲。检查各种导联线以及管路，勿直接置于患者皮肤上，管路固定时可采取"高举平台法"，预防器械相关性压力性损伤。

③术中：术中评分为 13 分，为高风险患者。措施为：术中应监测体温变化，采用主动加温方式维持患者核心体温稳定；观察生命体征变化，遵医嘱及时补充血容量，维持循环稳定；体位调整时，及时检查受压部位皮肤情况，根据需要增加使用凝胶垫或预防性敷料；在不影响术者操作的情况下每隔 2 h 对受压部位进行体位微调整。膀胱切除后立即撤除膝关节下半圆枕恢复髋关节内收位，缓解骶尾部应力集中情况。

④术后：查看患者皮肤情况，可使用采取 30° 侧卧位至出室，以缓解皮肤持续受压。

（2）手术管理

①术前：监督下腹部手术区消毒与会阴部手术消毒应分开进行。

②术中：膀胱切除后立即恢复撤除膝关节下方的半圆枕，髋关节内收位。

③术后：缝合切口前去除折刀位恢复手术床水平位，使患者处于正常仰卧位，利于伤口的缝合，减少相关并发症。

2.洗手护士

（1）做到手术全程精准的配合

首先熟悉解剖及手术步骤是基础。游离前列腺尖部是该手术的关注点，容易误损伤前列腺尖部后方的直肠，提前备好缝合直肠的3-0号可吸收缝线。

（2）隔离技术的应用

①隔离前操作

A.洗手护士在无菌台无菌区域内合理设置隔离区，所有接触过膀胱及其周围组织的器械和敷料等都放置于该区，与未接触过膀胱的器械和敷料不得混淆放置。

B.切口至器械托盘加铺无菌巾，以保护切口周围及器械台面。

C.将腔镜穿刺套管用缝线缝合牢固固定，防止套管意外脱落和漏气，避免"烟囱"效应造成穿刺器针道肿瘤种植转移。

②隔离操作中

A.自游离输尿管即为隔离开始。腔镜吸引器管道保持通畅，保证医生能及时吸出术野的渗血和渗液，减少脱落肿瘤细胞污染的机会。

B.洗手护士的手不得直接接触隔离源（隔离器械、隔离区域、隔离纱布）；重复传递隔离器械时，洗手护士的手把持器械的手柄端传递，不能触碰功能端；接触过肿瘤的纱布用固定的工具传递；擦拭隔离器械的湿纱布勿作他用。

C.膀胱切除后用取瘤袋隔离固定膀胱标本，防止瘤体与正常组织和切口接触。

D.膀胱切除扩大切口取标本前，撤下接触膀胱的腔镜器械及敷料，并放置在无菌台的隔离区域内，不得用于正常组织。

E.膀胱标本取出后灭菌注射用水冲洗腹腔，手术人员更换手套，切口周围加铺无菌单，用未被使用过的手术器械进行回肠切除和吻合。

F.尽量缩短CO_2气腹持续时间，术中调节气腹压力 $< 12\,mmHg$，流量

< 5 L/min。采用有加温功能的气腹机，减低肿瘤细胞的雾化状态，减少肿瘤种植。

G. 撤去 CO_2 气腹时，应打开套管阀门使 CO_2 逸出排净后方可拔除套管，避免"烟囱"效应造成肿瘤种植转移。

③隔离后操作

A. 撤下穿刺套管后，撤下手术开始时切口至器械台加铺的无菌巾，然后更换手套、器械、敷料，切口至器械托盘再次加铺无菌巾。

B. 更换刀片延长手术切口，手术切口使用切口保护器保护。

C. 标本：从切口取标本时动作要轻柔，避免标本取瘤袋挤压破裂污染手术野。

D. 冲洗：用未被污染的容器盛装冲洗液彻底清洗手术野。

E. 更换：更换无菌手套、器械、敷料，接触过取瘤袋的开放器械和敷料不得用于正常组织。

F. 重置无菌区：切口周围重新（第三次）加盖无菌巾。

【注意事项】

腹腔镜手术皮下气肿的观察与预防：国内文献报道，气腹腹腔镜手术中皮下气肿发生率为 2.7%，皮下气肿的发生主要与以下因素相关：体重、皮下脂肪的厚度、手术方式、气腹流量、压力、手术时间、穿刺器的重复穿刺等。局部的皮下气肿数小时内可自行恢复，但严重的全身皮下气肿患者会出现心率加快、血压升高、气道阻力增加等。巡回护士术中应加强颈部、腋窝、阴囊等组织疏松部位的监测，仔细观察有无肿胀、皮下捻发感、面色发绀。一旦发现皮下气肿，应通知手术医生检查 Trocar 位置有无移位滑脱；发生严重的皮下气肿时，应暂停 CO_2 充气，配合麻醉医生做好各项抢救准备；皮下气肿明显可用粗针头多点穿刺排气；做好开腹手术的准备及各项物品清点。

【解剖知识链接】

膀胱位于盆腔内，为腹膜间位器官，是贮尿器官。膀胱的形态、大小、位置和壁的厚度都随着充盈状态的改变而有所变化。膀胱空虚时呈三棱锥形，可分顶、底、体、颈四部分，各部间分界不明显。膀胱顶朝向耻骨联合，借脐正中韧带与脐部相连；膀胱底朝后下，呈三角形。底的两个外角有输尿管穿入，下角接尿道。顶底之间为膀胱体。膀胱体与尿道相接处为膀胱颈，该处的管腔为尿道口。充盈的膀胱呈卵圆形，可上升至耻骨联合上缘以上，伸入腹前壁的腹膜与腹横筋膜之间，成人膀胱正常容积为 350～500 mL，最大容积可达 800 mL（如图 7-3-18）。

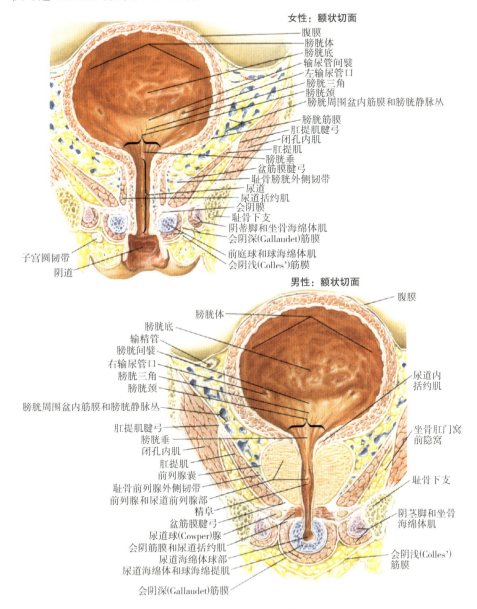

女性：额状切面

腹膜
膀胱体
膀胱底
输尿管间襞
左输尿管口
膀胱三角
膀胱颈
膀胱周围盆内筋膜和膀胱静脉丛
膀胱筋膜
肛提肌腱弓
闭孔内肌
肛提肌
膀胱垂
盆筋膜腱弓
耻骨膀胱外侧韧带
尿道
尿道括约肌
会阴膜
耻骨下支
阴蒂脚和坐骨海绵体肌
会阴深(Gallaudet)筋膜
前庭球和球海绵体肌
会阴浅(Colles')筋膜

子宫圆韧带
阴道

男性：额状切面

腹膜

膀胱体
膀胱底
输精管
膀胱间襞
右输尿管口
膀胱三角
膀胱颈
尿道内括约肌
膀胱周围盆内筋膜和膀胱静脉丛
坐骨肛门窝前隐窝
肛提肌腱弓
膀胱垂
闭孔内肌
肛提肌
前列腺囊
耻骨下支
耻骨前列腺外侧韧带
前列腺和尿道前列腺部
精阜
阴茎脚和坐骨海绵体肌
盆筋膜腱弓
尿道球(Cowper)腺
会阴浅(Colles')筋膜
会阴筋膜和尿道括约肌
尿道海绵体球部
尿道海绵体和球海绵提肌
会阴深(Gallaudet)筋膜

图 7-3-18 膀胱 [①]

---

① 来源：《奈特人体解剖彩色图谱（第三版）》图 353。

【安全问题解析】

术中膀胱破裂引起肿瘤细胞污染腹腔怎么办？

一般膀胱肿瘤都是外生性肿瘤，肿瘤呈菜花状游离于膀胱腔内，因此，尿液里含有大量脱落的肿瘤细胞，术中医生操作不慎引起膀胱破裂后，脱落的肿瘤细胞顺尿液进入腹腔，如处理不当会导致膀胱肿瘤腹腔种植。

处理过程：破裂后先用腔镜止血钳夹闭膀胱裂口，用吸引器吸尽进入腹腔的尿液；用 2-0 号鱼骨线连续缝合膀胱裂口；撤除所有污染的器械和敷料，用灭菌注射用水彻底冲洗腹腔。

预防：术中巡回护士密切关注膀胱的充盈度，及时夹闭和开放尿管，保持膀胱适当的充盈度，适当的膀胱充盈度能维持膀胱适宜的组织张力，有利于医生的游离操作。

（编者：赵树朋　姚燕琴　刘晓冰）

第四节　腹腔镜下根治性前列腺切除术

【病历摘要】

患者陈某，男，52 岁，主因：尿频半年余，体检发现前列腺癌 4 个月。门诊入院。入院诊断为"前列腺恶性肿瘤"。

入院体查：T 36.5℃，P 66 次 /min，R 19 次 /min，BP 125/80 mmHg，H 175 cm，W 80 kg，BMI 26.1 kg/m^2。发育正常，超重，营养良好，正常面容，自主体位，言语流利。全身皮肤及黏膜无黄染，无出血点，全身浅表淋巴结无肿大。

专科检查：直肠指诊，前列腺稍大，质韧，未触及结节及压痛。

辅助检查：SPA：13.3 ng/mL；前列腺病理穿刺：前列腺癌；Gleason 评分：5+4。

实施手术：腹腔镜下根治性前列腺切除术。

麻醉方式：全身麻醉。

【手术配合】

1.巡回护士配合

（1）用物准备

手术间：洁净系统处于开启状态，调至适宜温湿度。

手术床：手术床置于送风口下方，手术床上铺置凝胶垫，床单位铺置平整，预防术中获得性压力性损伤。

体位垫／设备：检查调节手术床各部位功能，处于备用状态。

体位设备：肩托、圆枕、臀垫（如图7-4-1）。

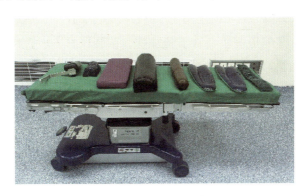

图 7-4-1　体位设备

仪器设备：高频电刀、双极脚踏、负压吸引器、超声刀主机、腹腔镜电视摄像系统、冷光源、气腹机。

（2）患者准备

待术间：按照《手术患者交接表》内容逐项进行查对并签字，确认液路通畅，转运患者入室。

进入手术间：妥善安置患者于手术床上，盖好棉被，保护隐私，做好保暖；做好心理护理，减轻患者紧张情绪。

皮肤保护：根据手术室《术中获得性压力性损伤风险评估量表》对患者进行评估，术前评分为9分，属于中风险，采取相应预防措施。

护理操作：遵医嘱留置尿管，预防性输注抗生素（术前0.5～1 h内）。

（3）与洗手护士配合

根据《手术物品清点制度》与洗手护士共同清点用物。

（4）麻醉前三方核查

麻醉实施前，按照《手术安全核查表》，与麻醉医生、手术医生对患者进行信息确认。

（5）实施麻醉时

站于患者一侧，观察患者生命体征变化，保障患者安全，如有情况及时

协助麻醉医生处理。

（6）清点用物

在手术开始前与洗手护士逐项清点手术台上所有用物，并及时记录。

（7）摆放体位

取仰卧头低脚高位（15°~30°），肩部放置凝胶垫、肩托固定。双上肢放于躯干两侧，臀部垫臀垫，膝下垫膝枕，两腿张开60°，以便术中在尿道或直肠操作（如图7-4-2）。

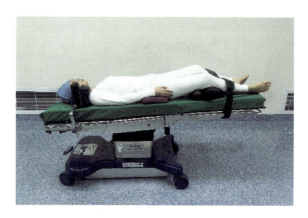

图7-4-2　仰卧位

（8）协助开台

协助消毒，观察消毒效果；连接电外科设备、吸引器；双极脚踏置于术者右足侧；调节无影灯。

（9）连接超声刀系统

正确连接超声刀连线，协助洗手护士检测超声刀性能。

（10）连接腔镜摄像系统

将腹腔镜系统置于床尾，连接电源，连接中心 CO_2；调节气腹机工作压力 12 mmHg、输出气体的流量流速 5 L/min，调节摄像主机与监视器输出模式相匹配；不带电状态下，连接摄像主机和内镜的插头，连接冷光源机和内镜的导光插头。

（11）手术开始前三方核查

切皮前，按照《手术安全核查表》，与麻醉医生、手术医生对患者再次进行信息确认。

（12）术中观察和护理

密切观察患者生命体征、静脉通路、尿量，关注手术进程；保持吸引器通畅，做好出血量统计；准确及时填写手术护理记录单。

（13）做好仪器设备管理和物品供应

根据术者要求调节电外科设备、腔镜摄像系统工作参数；及时供应手术台上所需物品。

（14）手术间的管理

加强巡视，保持手术间的环境清洁，控制手术间参观人数。

（15）标本的管理

标本产生后与洗手护士、主刀医生即刻确认标本来源；核对无误后即刻记录标本的来源、名称及数量；标本离体半小时内固定（术中冰冻标本除外）。

（16）清点用物

关闭腹膜外腔隙前后及缝合皮肤后，与洗手护士逐项清点手术台上所有用物，并及时记录。

（17）出室前三方核查

切口包扎完毕，先将患者安全转运至推车上，拉起床挡，防止坠床；离室时，巡回护士与麻醉医生、手术医生再次对患者进行信息确认。

（18）护送患者出室

出室前检查患者身体各部位有无异常，如有异常，做好记录。完善病历资料，带齐患者所有物品转运至下一单元，并做好交接。

（19）整理手术间

保洁员清洁手术间，所有仪器设备和物品做好清洁和归位，准备接台手术。

2.洗手护士配合

（1）环境表面清洁

按照手术间擦拭流程进行环境表面清洁。

（2）用物准备

手术敷料：腔镜敷料包。

手术器械：开腹器械，泌尿腔镜器械，紫色、金色 Hem-o-lok 结扎钳，腔镜下超声刀，腔镜下双极。

无菌物品：消融电极 A5、2-0 号慕丝线、1 号慕丝线、10×28 圆针、

10×28 角针、止血纱、液状石蜡、无菌手套、22 号刀片、11 号刀片、腔镜保护套、50 mL 注射器、20 mL 注射器、8 根 3-0 号可吸收缝合线、26 号 T 管、2-0 号倒刺可吸收缝合线、3-0 号倒刺可吸收缝合线、紫色及金色 Hem-o-lok 夹。

（3）术前准备

提前 15～30 min 洗手上台，按照规范整理无菌器械台；与巡回护士清点器械台上所有物品。设置隔离区和非隔离区，做好隔离。

（4）协助消毒铺单

消毒范围：上到脐平行线、下至大腿上 1/3，两侧至腋中线。

铺单：既要显露手术切口，又要减少切口周围皮肤的暴露。切口周围 4～6 层。协助医生穿手术衣，戴无菌手套，铺置大单。

（5）隔离前操作，连接设备及管路

切口至器械托盘加铺无菌巾，以保护切口周围及托盘台面；连接腔镜双极、超声刀、消融电极、电子镜，调试好后备用。

（6）手术开始前三方核查

切皮前，按照《手术安全核查表》，与麻醉医生、手术医生对患者各项信息再次进行确认。

（7）自制人工气囊

协助医生自制人工气囊，制气囊材料：50 mL 注射器 1 个、1 号慕丝线 2 根、7.5 号无菌手套 1 只、26 号 T 管 1 条。

（8）建立腹膜外腔隙

碘伏棉球消毒皮肤，11 号刀切开，干纱布 1 块拭血，在腹中线肚脐下缘做一个 4 cm 长的切口，递弯钳和电刀分离至腹直肌下方。在腹膜前方用手指钝性分离，将腹膜往上和两侧推移。经切口在腹膜外间隙放入自制的气囊，注气 300～400 mL 扩大此间隙。建立腹膜外间隙后撤除气囊。

（9）Trocar 的摆放及固定

手指经切口伸入腹膜外间隙，手指引导下放置 4 个 Trocar，在脐下两横指、腹直肌外侧缘分别放置 2 个 12/10 mm 的 Trocar，然后再在前上棘内侧约 2 横指分别放置 2 个 5 mm 的 Trocar。最后将 10 mm Trocar 放入切口（如图 7-4-3）。角针 7 号慕丝线，在腹直肌前鞘做半荷包缝合。

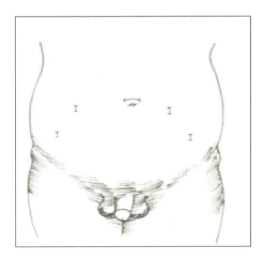

图 7-4-3　Trocar 位置图

（10）打开盆底筋膜

用超声刀分离钳分离耻骨后间隙，清理前列腺周围脂肪组织，打开盆底筋膜（如图 7-4-4）。

（11）缝扎阴茎背深静脉复合体

握式针持夹取 2-0 号倒刺可吸收缝线，通过尿道外括约肌与前列腺尖部凹陷处进针，缝合阴茎背深静脉复合体。待充分游离前列腺其他部位后切断背深静脉复合体（如图 7-4-5）。

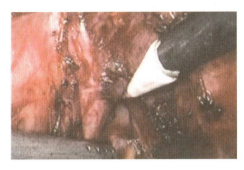

图 7-4-4　切开盆筋膜

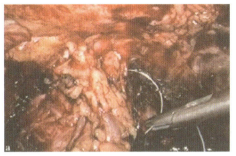

图 7-4-5　缝扎阴茎背深静脉复合体

（12）打开膀胱颈和前列腺连接处

通过牵拉导尿管，观察气囊位置变化确定前列腺底部和膀胱颈部交界处，采用钝性分离和锐性分离相结合方式切断膀胱颈前壁及部分尿道前壁。退出导尿管，沿前列腺底部切断膀胱颈后壁。

（13）游离精囊与前列腺背侧

于膀胱颈后壁5点至7点区间分离组织并游离精囊，沿精囊后方向外侧钝性分离输精管，贴近远心端切断输精管。沿狄氏筋膜分离前列腺和直肠间隙，至前列腺尖部。切断前列腺侧韧带至前列腺尖部。

（14）切断尿道

切断阴茎背深静脉复合体，分离前列腺尖部，充分游离，保留尿道长度，递剪刀锐性切断尿道。切除前列腺，递自制标本袋，从腹直肌旁穿刺器引出，固定于腹壁（如图7-4-6）。

（15）缝合尿道和膀胱颈

握式针持夹3-0号的5/8弧倒刺线，缝合尿道和膀胱颈（如图7-4-7）。从6点位置开始，分别向两侧连续缝合膀胱颈及尿道，至12点位置汇合。

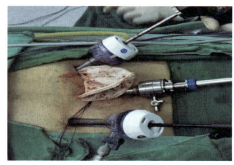 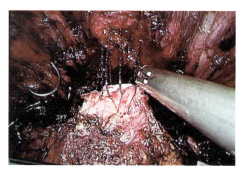

图7-4-6　标本固定于腹壁　　图7-4-7　缝合尿道和膀胱颈

（16）清理术野，清点用物，放置引流管

脐下切口处取出标本，更换吸引器头、手套、器械，自髂前上棘水平操作孔置入盆腔引流管，置入F20双腔导尿管。检查创面有无出血，止血纱布和明胶海绵贴于创面预防出血；清点所有用物，清点时注意隔离技术。

（17）缝合切口

与巡回护士共同在关闭腹膜外腔隙前后及缝合皮肤后清点用物，用10×28圆针1号慕丝线缝合肌层，8根3-0号可吸收线缝合皮下及皮肤。

（18）伤口包扎，术后整理

协助手术医生用纱布、防水敷料粘贴伤口，并清洁伤口周边皮肤。

【护理风险要点】

1. 巡回护士

（1）皮肤的保护

①评估：患者从进入手术室起需保持右侧卧位约3 h，根据手术室《术中获得性压力性损伤风险评估量表》术前、术中分别给予的评分，采取相应的预防措施。

②术前：术前评分为9分，为中风险患者，措施为：保证铺床单床干燥、无褶皱；在肩部、骶尾部、足跟等受压部位预防性使用凝胶垫，膝下垫膝枕；检查监护导联线以及呼吸回路，管路与患者皮肤用棉垫隔开，预防器械相关性压力性损伤；做好保暖，可使用分体被分别盖于患者身上肚脐以上的上腹部、肩部、上臂和膝关节以下，最大限度减少体表暴露。

③术中：术中采用动态评估的方法，当体温丢失因素、出血量、体位调节角度发生变化时，随时采取调整护理措施。观察生命体征和出血量，发生低灌注时，遵医嘱补液，维持循环稳定；监测核心体温，采取体表加温、输血和液体加温及调节室温的综合保温的方法预防术中低体温；体位调节时观察受压部位是否有变化，必要时增加使用凝胶垫，分散压力；在不影响术者操作的情况下每隔2 h可对受压部位如足跟、枕部采取体位微调整，变换受压部位，避免同一部位持续受压；器械托盘高度应距离腿部大于10 cm。

④术后：查看患者皮肤情况，可采取侧卧位，注意防止引流管、尿管受压，保持管路通畅。

（2）液路的管理

①术前：因术者站在患者的左侧进行操作，选择右上肢留置静脉通路，并连接延长管，便于麻醉医生术中的给药。并将患者的双上肢放回患者躯干两侧，并观察确保液路通畅。

②术中：加强巡视，关注液体滴速，定时观察穿刺部位有无渗漏，防止液体原因导致麻醉药物无法进入患者体内，造成患者术中苏醒引发不良后果。

③术后：观察穿刺部位皮肤情况，妥善"U"形固定。

（3）体位的摆放

①患者仰卧，头低脚高位（15°~30°），肩部放置凝胶垫、肩托固定，有利于盆腔脏器的显露。在摆体位时，应避免对患者肢体的过度牵拉或挤压，

以免损伤神经和肌肉。

②双上肢放于躯干两侧，掌心向内，肘部微弯曲用布单妥善固定；术中巡回护士应关注手术人员的操作，如发生在操作时对患者肢体过度挤压情况，应及时纠正。

③臀部垫臀垫，膝下垫膝枕，两腿分开60°，以便术中在尿道或直肠操作。

④头架关节固定在患者右侧，以免影响主刀医生操作。

（4）低体温的预防

①术前：给予患者心理护理，减少患者的焦虑和恐惧，以免影响回心血量和微循环。减少患者术前准备时的身体暴露，调整手术间温度21～25℃。

②术中：上半身及膝关节以下加盖肩颈被。使用液体加温装置和充气式体表加温装置，使用充气式体表加温装置时，软管末端空气温度极高，容易造成患者热损伤不得直接接触患者皮肤，应配合专用加温毯使用。

③术后：棉被覆盖患者身体，注意肩部保暖。

（5）隔离技术的应用

①隔离前操作

A.洗手护士在无菌台无菌区域内合理设置隔离区，所有接触过前列腺及其周围组织的器械和敷料等都放置于该区，与未接触过前列腺的器械和敷料不得混淆放置。

B.切口至器械托盘加铺无菌巾，以保护切口周围及器械台面。

C.将腔镜穿刺套管用缝线缝合牢固固定，防止套管意外脱落和漏气，避免"烟囱"效应造成穿刺器针道肿瘤种植转移。

②隔离操作中

A.术中应保持腔镜吸引器管道通畅，保证医生能及时吸出术野的渗血和渗液，减少脱落肿瘤细胞污染的机会。

B.洗手护士的手不得直接接触隔离源（隔离器械、隔离区域、隔离纱布）；重复传递隔离器械时，洗手护士的手把持器械的手柄端传递，不能触碰功能端；接触过肿瘤的纱布用固定的止血钳传递；擦拭隔离器械的湿纱布勿作他用。

C.前列腺切除后用取瘤袋隔离固定标本，并用钛夹闭合取瘤袋开口，防止瘤体和正常组织与切口接触。

D.前列腺取瘤袋固定好标本后，撤下接触过前列腺的腔镜器械及敷料，并放置在无菌台的隔离区域内，不得用于正常组织。尿道与膀胱吻合时应使用未接触过前列腺组织的器械。

E.物品准备齐全，熟练配合，缩短 CO_2 气腹持续时间。可采用有加温功能的气腹机，减低肿瘤细胞的雾化状态，减少肿瘤种植。

F.撤去 CO_2 气腹时，应打开套管阀门使 CO_2 逸出排净后方可拔除套管，避免"烟囱"效应造成肿瘤种植转移。

③隔离后操作

A.标本取出后，撤下穿刺套管，撤下手术开始时切口至器械托盘加铺的无菌巾，手术人员更换手套、器械、敷料，切口至器械台再次加铺无菌巾后方可置入腹腔引流管。

B.从切口取标本时动作要轻柔，避免标本取瘤袋挤压破裂污染手术野。

C.更换：更换无菌手套、器械、敷料，接触过取瘤袋的开放器械和敷料不得用于正常组织。

D.重置无菌区：切口周围至托盘重新再次（第三次）加盖无菌巾。

【注意事项】

1.腹腔镜显示系统的摆放位置

腹腔镜、术野与监护器在一条直线上，即所谓"共轴设立"（coaxial setup），在这种情况下，术者器械的操作及手眼最为协调。患者入室后，医生标识好手术部位，即可将腹腔镜显示系统摆放在手术床尾的位置，显示屏幕的高度根据主刀医生的高度进行调节。

2.使用腹腔镜器械的注意事项

腹腔镜的器械精密，其特点是关节、阀门、腔道多，术中洗手护士应严密监测器械的使用情况，手术完成时，洗手护士和巡回护士清点器械数目，检查各部零件及关节是否齐全，保持器械的完整性。每次使用前、后洗手护士均应检查器械的完整性。手术结束后按照顺序关闭仪器设备的电源，分离摄像头导线、冷光源导光束、电极线并按顺时针方向盘旋好，存放时不可折叠及过度弯曲。腹腔镜器械术毕应及时预清洗，避免血污凝固，以减少终末清洗难度，并延长器械的使用寿命。

【解剖知识链接】

前列腺呈圆锥状，位于膀胱之下、尿生殖肠之上、耻骨联合下缘耻骨弓之后和直肠之前，从上至下分为底、体、尖三部分。前列腺前面较隆突，约在耻骨联合下缘后方2 cm处；与耻骨联合之间有前列腺静脉丛，并有疏松结缔组织及耻骨前列腺韧带，该韧带将前列腺牢牢地固定于耻骨联合的后面。前列腺后面紧贴直肠前壁，与直肠壶腹部之间仅隔以少量疏松结缔组织和直肠膀胱隔，筋膜与直肠相邻；前列腺后面的上部有左、右射精管穿入的小压迹；精囊则和前列腺后面上缘接近，前列腺下外侧面与肛提肌上部紧密相连，膀胱颈紧贴在前列腺底上面（如图7-4-8）。

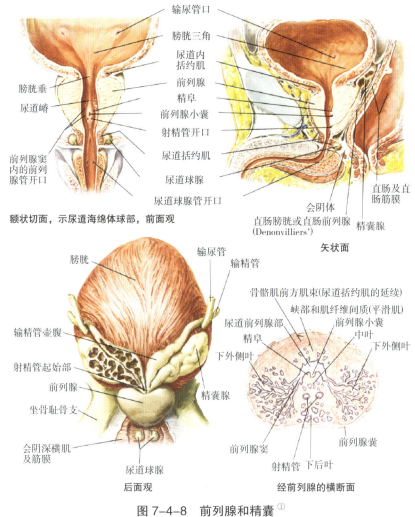

图 7-4-8 前列腺和精囊[①]

---

① 来源：《奈特人体解剖彩色图谱（第三版）》图 367。

【安全问题解析】

术中发生直肠损伤应该怎么办？

在分离前列腺尖部或前列腺后壁与直肠粘连较紧时易发生直肠损伤。切断尿道前先留置尿管，切断尿道前壁，拉出尿管并向头侧牵拉，再切断尿道后壁，并沿前列腺后壁小心将其与直肠分离。若前列腺后壁与直肠粘连较紧密，可设法在解剖相对清楚的部位找到解剖平面（一般在膀胱颈两侧），再切开狄氏筋膜后层，紧贴前列腺后壁分离。

如果术中损伤直肠，若术前已行充分的肠道准备，应使用碘伏稀释后冲洗直肠，并及时准备修补所用的缝线等。对于直肠损伤较大、肠道准备不充分、手术野污染严重或者放疗后患者，损伤后要行结肠造瘘，巡回护士应及时供应手术所需器械和用物，并和洗手护士认真清点，及时记录。

（编者：程卿 姚燕琴 刘晓冰）

第五节 精囊镜下精囊结石取石精囊冲洗术

【病历摘要】

患者李某某，男，38 岁，主因：同房时伴发血精一年余。门诊入院。入院诊断为"精囊结石、精囊炎"。

体格检查：T 36.3℃，P 72 次 /min，R 18 次 /min，BP 120/75 mmHg，H 180 cm，W 95 kg，BMI 29.3 kg/m^2（肥胖）。发育正常，营养中等，正常面容，自主体位，言语流利。全身皮肤及黏膜无黄染，无出血点，全身浅表淋巴结无肿大。

专科检查：双侧腰部曲线对称，无包块及隆起。

辅助检查：盆腔 MRI：精囊结石（如图 7-5-1）。

实施手术：精囊镜下精囊结石取石精囊冲洗术。

麻醉方式：全身麻醉。

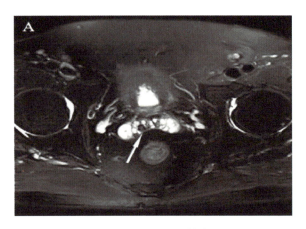

图 7-5-1　MRI 示：精囊结石

【 **手术配合** 】

1. 巡回护士配合

（1）用物准备

手术间：洁净系统处于开启状态，调至适宜温湿度。

手术床：检查手术床各部位功能，床单位铺置平整，预防术中获得性压力性损伤。

体位垫 / 设备：截石位腿架安置于手术床上，检查调试腿架的功能后备用。

仪器设备：精囊镜摄像系统、冲洗加压袋两个。

手术敷料：截石位手术包。

手术器械：HAWKY134D ⊘ –4.5Fr L–340 mm 精囊镜、泌尿镜基本器械、精囊镜取石网篮。

无菌物品：吸引器管、输液器、颅脑手术贴膜、腔镜保护套、医用润滑油、20 mL 注射器 3 个、16 号或者 18 号尿管、超滑导丝、无菌手套。

（2）患者准备

待术间：按照《手术患者交接表》内容逐项进行查对，确认患者信息正确，并签字。查看左前臂液路通畅，转运患者入室。

进入手术间：妥善安置患者于手术床上，盖好棉被，保护隐私，做好保暖；做好心理护理，减轻患者紧张情绪。

（3）护理操作

遵医嘱预防性输注抗生素（术前 0.5 ~ 1 h 内）。

（4）麻醉前三方核查

麻醉实施前，按照《手术安全核查表》，与麻醉医生、手术医生共同核对患者相关信息，确保正确的患者、正确的手术部位、正确的手术方式。

（5）实施麻醉时

站于患者身侧，观察患者生命体征变化，保障患者安全，如有情况及时协助麻醉医生处理。

（6）安置手术体位

患者取仰卧位，在近髋关节平面放置截石位腿架，双腿放于腿架上，臀部移至床边，双下肢外展小于90°，最大限度地暴露会阴部（如图7-5-2）。

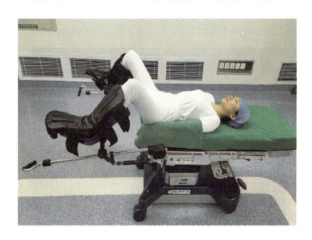

7-5-2　截石位

（7）协助消毒铺单

消毒范围：上到脐平行线、下至大腿上 1/3、两侧至腋中线。

铺单：监督医生铺单，协助医生穿手术衣，戴无菌手套，铺置大单，会阴部贴颅脑手术薄膜。

（8）连接精囊镜系统

精囊镜监视器系统放于患者右侧，与患者左膝部基本在一轴线上。将信号导线与内镜和摄像主机连接；将导光线与内镜和冷光源机连接。打开电源开关自检后待用。

（9）手术开始前三方核查

手术开始前，按照《手术安全核查表》，与麻醉医生、手术医生共同核对患者相关信息。

（10）经尿道置入精囊镜至前列腺精阜处

精囊镜镜体涂抹液状石蜡，精囊镜进水口连接输液器持续灌注 0.9% 氯化钠注射液，内镜引导下缓慢置入精囊镜至精阜处。

（11）精囊镜下在精阜上寻找前列腺小囊

精囊镜置入精阜后，在精阜正中线上有一深约 6 mm 的隐窝即为前列腺小囊。

（12）精囊镜下以前列腺小囊为解剖标志寻找射精管开口前列腺小囊与射精管在精阜部位紧邻，两者仅有管壁相隔。前列腺小囊两侧侧后方为左右射精管末端，射精管开口于精阜上（如图 7-5-3）。

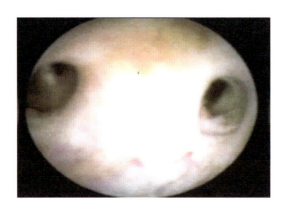

图 7-5-3　双侧射精管口

（13）置入引导导丝

经精囊镜工作通道置入引导导丝，再经射精管口把引导导丝置入精囊腔。

（14）定位结石，取出导丝

精囊镜从射精管开口循引导导丝缓慢置入至精囊腔。精囊镜确认结石位置后，医生撤出引导导丝，放置导丝至标识的隔离区域。

（15）精囊镜下取石

采用取石网篮取石，如结石较大可启动钬激光碎石（如图 7-5-4）。经精囊镜操作孔置入取石网篮取石，取石时巡回护士使用液体加压袋给予冲洗液加压灌注，保证术野清晰。必要时医生从精囊镜操作通道用 20 mL 注射器抽0.9% 氯化钠注射液冲洗术野。精囊结石全部取出后，要持续多次冲洗精囊腔，直到术野清晰干净，无活动性出血（如图 7-5-5）。

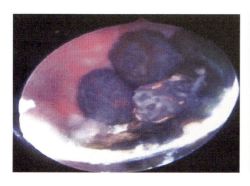
图 7-5-4　精囊结石

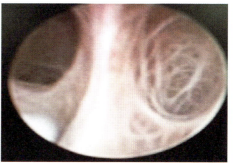
图 7-5-5　冲洗后干净的精囊腔

（16）隔离精囊结石标本

因精囊炎精囊结石为感染性结石，为预防泌尿系感染，术中取石、固定结石标本时，巡回护士要监督医生执行隔离技术（如图 7-5-6）。

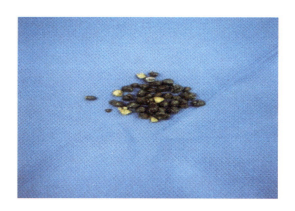
图 7-5-6　精囊结石标本

（17）清点用物，留置导尿

手术结束，精囊镜由尿道撤出后，立即检查精囊镜镜头的完整性。并留置导尿。

（18）出室前三方核查

协助医生尿道口包扎纱布，保持患者皮肤清洁。转运患者至转运车，及时拉起床挡，防止坠床。离室前，巡回护士与麻醉医生、手术医生共同进行手术安全核查。

（19）护送患者出室

出室前检查、完善病历资料，整理管路，保持通畅，固定稳妥。检查患者皮肤，如有损伤等异常情况，须在护理记录单上记录，并与手术医生、病房护士交接。整理患者所带物品及护理文件，将患者安全转运至下一护理单元。

（20）整理手术间

整理手术间，物品、仪器设备做好清洁归位，并补充所需物品。

【护理风险要点】

1. 巡回护士

（1）液路的管理

①术前：左上前臂留置针静脉输液，确保液路通畅，便于麻醉医生术中的给药。高举平台法固定留置针预防器械相关压力性损伤。

②术中：遵医嘱及时补液，及时观察静脉通路的情况，防止管路脱出。

③术后：观察穿刺部位皮肤情况，妥善"U"形固定。

（2）体位的摆放

①腿架托住小腿及膝部，防止压迫腘窝血管、神经及腓肠肌。

②手术中监督医生操作，避免重力压迫膝部。

③手术结束复位时，通知麻醉师，双下肢应单独、缓慢放下，防止因回心血量减少，引起低血压。

（3）VTE 的预防

①术前：在待术间指导患者做踝泵运动；护士应了解该患者血栓形成的高危因素，如手术制动、手术创伤、截石体位等；避免同一部位、同一静脉反复穿刺，尽量不要选择在下肢静脉穿刺，尤其避免下肢静脉封管。

②术中:体位摆放时，避免双下肢过度外展、下垂及腘窝受压，按 T-K-O 原则摆放截石位，利于双下肢静脉血回流；预防患者低体温，避免静脉血液滞留，高凝状态，必要时使用加温仪防止热量散失，维持正常体温；遵医嘱适当补液，避免脱水造成血液黏稠度增加。

③术后：手术结束复位时，双下肢应单独、缓慢放下。

（4）超滑引导导丝的管理

超滑引导导丝具有细、软、长的特点，术中反复使用，极易掉落无菌台下导致污染。超滑导丝需使用 5 cm×5 cm 无菌贴膜固定于手术台上（如图 7-5-7），严禁使用弯钳夹取直接固定。

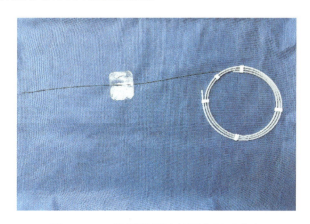

图 7-5-7　超滑引导导丝固定于手术台

【注意事项】

感染性精囊结石的核中心有细菌病毒等病原微生物，术前术中术后要做好隔离技术。

①术前：会阴部贴 3M 颅脑手术膜保护。因该手术没有洗手护士，无菌台需有明确隔离标识区域（如图 7-5-8），方便医生放置隔离器械、敷料、标本等。

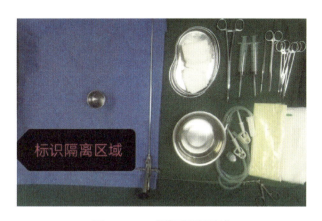

图 7-5-8　标识隔离区域

②术中：医生的手不可触碰取出的感染性结石，如不慎触碰应及时更换手套。取出的感染性结石放置到隔离区域的隔离容器内（如小药杯）。

（3）术后：结石全部取出后，医生更换手套后再进行精囊腔的冲洗。

【解剖知识链接】

　　精囊为长椭圆形的囊状器官，位于膀胱底的后方，输精管壶腹的外侧，左右各一，解剖位置较为隐蔽，其排泄管与输精管壶腹的末端合成射精管。前列腺小囊位于精阜正中线上，为深约 6 mm 的隐窝，其两侧侧后方为左右射精管末端，三者开口于精阜上（如图 7-5-9）。

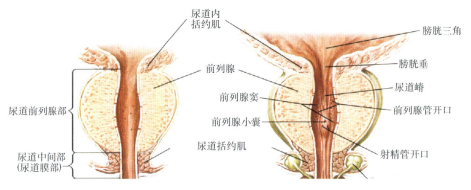

图 7-5-9　精囊[①]

【安全问题解析】

精囊结石嵌顿精囊镜工作通道怎么办？

　　结石嵌顿精囊镜的原因是结石的直径大于精囊镜工作通道直径，加之精囊镜工作通道很细，直径为 3Fr，遇到这种情况可采取以下措施：不可用暴力硬拉拽取石网篮，以免结石损伤精囊镜操作孔道和取石网篮；立即启动钬激光设备对精囊结石进行碎石，然后再用取石网篮取出。

（编者：赵树朋　刘晓冰）

---

① 来源：《奈特人体解剖彩色图谱（第三版）》图 368。

第六节 输尿管镜下左输尿管结石钬激光碎石术

【病历摘要】

患者李某某，男，46岁，主因："左侧腰部放射性疼痛伴间断血尿一年"，门诊入院。入院诊断为"左肾盂积水、左输尿管结石、左侧输尿管扩张"。

体格检查：T 36.3℃，P 77次/min，R 20次/min，BP 125/75 mmHg，H 185 cm，W 98 kg，BMI 28.8 kg/m² （肥胖）。发育正常，营养中等，正常面容，自主体位，言语流利。全身皮肤及黏膜无黄染，无出血点，全身浅表淋巴结无肿大。

专科检查：双侧腰部曲线对称，无包块及隆起，左侧肾区压痛（＋），叩击痛（＋），左输尿管走行区深压痛（＋）。

辅助检查：腹腔盆腔 CT：左输尿管中段结石。

实验室检查：尿液定量 24 h；红细胞计数 30～35 个/HP。

实施手术：输尿管镜下左输尿管结石钬激光碎石术。

麻醉方式：全身麻醉。

【手术配合】

1. 巡回护士配合

（1）用物准备

手术间：洁净系统处于开启状态，调至适宜温湿度。

手术床：检查手术床各部位功能，手术床上铺置凝胶垫，床单位铺置平整，预防术中获得性压力性损伤。

体位垫/设备：截石位腿架安置于手术床上，检查调试腿架的功能后备用（如图 7-6-1）。

仪器设备：钬激光发射机器、输尿管镜摄像系统、液体加压袋两个。

手术敷料：截石位敷料包。

手术器械：输尿管镜器械、泌尿电切器械、尿道探子。

无菌物品：吸引器管、输液器、颅脑手术贴膜、腔镜保护套、医用润滑油、20 mL 注射器、16 号或者 18 号尿管、超滑导丝、无菌手套、输尿管支架管（双 J 管）。

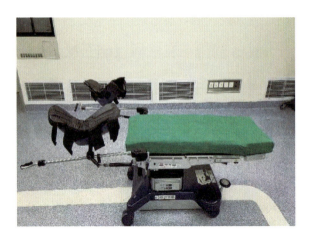

图 7-6-1　体位设备图

（2）患者准备

待术间：按照《手术患者交接表》内容逐项进行查对，确认患者信息正确，并签字。查看左前臂液路通畅，转运患者入室。

进入手术间：妥善安置患者于手术床上，盖好棉被，保护隐私，做好保暖；做好心理护理，减轻患者紧张情绪。

护理操作：遵医嘱预防性输注抗生素（术前 0.5～1 h 内）。

（3）钬激光设备的准备

①环境要求：手术室保持恒定室温，20～25℃，湿度保持在 40%～60%，手术室内禁止有挥发物残留，使用机器时在机器的两侧要保留一定空间，便于排风制冷。温度过高会直接影响机器制冷系统的冷却效率，导致激光能量输出衰减；温度过低会导致在光学元件的表面凝结水珠，影响或损坏光学元件（镜片）。

②机器操作的注意事项：启动设备时，用手先将钥匙开关从（0）位转到（Ⅱ）位，停留约 3 s 以后松开，钥匙开关会自动回到（Ⅰ）位（如图 7-6-2）。

机器启动并保持运行状态；调节工作参数，一般输尿管碎石 ENERGY：1.0～1.2 J；RATE：20～25 Hz。调节参数时（如图 7-7-3），先检查机器是否在 Standby（待命）状态，如果不是，请按 Ready（启动）切换。

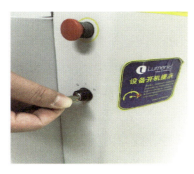

图 7-6-2　开机钥匙

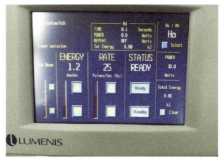

图 7-6-3　调节仪器参数

③脚踏放置注意事项：脚踏放于术者右足侧，脚踏做防水保护。

（4）麻醉前三方核查

麻醉实施前，按照《手术安全核查表》，与麻醉医生、手术医生共同核对患者相关信息，确保正确的患者、正确的手术部位、正确的手术方式。

（5）实施麻醉时

站于患者腹侧，观察患者生命体征变化，保障患者安全，如有情况及时协助麻醉医生处理。

（6）安置手术体位

患者取仰卧位，在近髋关节平面放置截石位腿架，双腿放于腿架上，臀部移至床边，双下肢外展小于90°，最大限度地暴露会阴部。调节手术床整体头高脚底 10°～15°（图 7-6-4）。

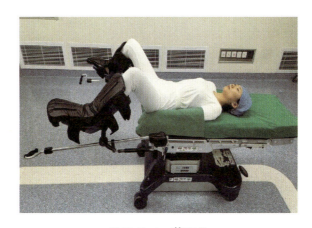

图 7-6-4　截石位

（7）协助消毒铺单

消毒范围：上到脐平行线、下至大腿上 1/3、两侧至腋中线。

铺单：监督医生铺单，既要显露手术切口，又要减少切口周围皮肤的暴露。协助医生穿手术衣、戴无菌手套，铺置大单，会阴部贴颅脑手术薄膜。

（8）连接输尿管镜系统

输尿管腔镜系统放于患者右前方，将信号导线与内镜和摄像主机连接；将导光线与内镜和冷光源机连接。打开电源开关自检后待用。

（9）连接钬激光系统

连接钬激光光纤，监督医生不打死折、不污染，妥善固定台上无菌区的光纤；台下光纤金属端面交由巡回护士连接到钬激光设备上。

（10）手术开始前三方核查

手术开始前，按照《手术安全核查表》，与麻醉医生、手术医生共同核对患者相关信息。

（11）进行碎石手术

首先，尿道探子涂抹液状石蜡，依次从小号（16 号）到大号（26 号）扩张尿道。而后，输尿管镜进水口连接输液器加压灌注生理氯化钠溶液，输尿管内镜置入尿道前涂抹液状石蜡，在内镜引导下缓慢置入膀胱内。之后，输尿管镜置入膀胱后，找见膀胱三角，缓慢找见左输尿管膀胱开口。紧接着，在内镜引导下，经输尿管膀胱开口置入超滑导丝至左输尿管中段处。然后，输尿管镜从左输尿管膀胱开口循导丝缓慢置入至左输尿管中段。输尿管镜确认结石位置后，医生撤出导丝，妥善放置导丝不被污染。医生经输尿管镜操作孔置入光纤，并妥善固定光纤。在光纤指示光指引下，术者右脚踩脚踏激发钬激光设备开始碎石，碎石全程光纤不污染、不打折。

（12）术中观察和护理

观察患者生命体征、静脉通路，关注手术进程；做好术中冲洗液出入量的统计；观察冲洗液出量的颜色；准确及时填写手术护理记录单。

（13）做好仪器设备管理和物品供应

根据术者要求调节监视器和钬激光设备的工作参数和位置；及时供应手术台上所需物品。

（14）手术间的管理

加强巡视，保持手术间的环境清洁，控制手术间参观人数。

（15）清点用物，留置导尿

碎石结束后医生撤出光纤，从输尿管镜操作孔置入取石网篮取石。再置入导丝至肾盂，循导丝置入输尿管支架管上至肾盂下至膀胱。手术结束，输尿管镜从尿道撤出后，检查输尿管镜头的完整性。留置导尿。

（16）出室前三方核查

协助医生在尿道口包扎纱布，保持患者皮肤清洁。转运患者至转运车，及时拉起床挡，防止坠床。离室前，巡回护士与麻醉医生、手术医生共同再次确认患者信息。

（17）护送患者出室

出室前检查、完善病历资料，整理管路，保持通畅，固定稳妥。检查患者皮肤，如有损伤等异常情况，须在护理记录单上记录，并与手术医生、病房护士交接。整理患者所带物品及护理文件，将患者安全送离手术室。

（18）整理手术间

整理手术间，物品、仪器设备做好清洁归位，并补充所需物品。

【护理风险要点】

1.巡回护士

（1）液路的管理

①术前：左上前臂留置针静脉输液，确保液路通畅，便于麻醉医生术中的给药。高举平台法固定留置针预防器械相关压力性损伤。

②术中：遵医嘱及时补液，及时观察静脉通路的情况，防止管路脱出。

③术后：观察穿刺部位皮肤情况，妥善"U"形固定。

（2）体位的摆放

①腿架托住小腿及膝部，防止损伤腘窝血管、神经及腓肠肌。

②手术中避免重力压迫膝部。

③手术结束复位时，通知麻醉师，双下肢应单独、缓慢放下，防止因回心血量减少，引起低血压。

（3）VTE的预防

①术前：在待术间指导患者做踝泵运动；护士应了解该患者血栓形成的

高危因素，如手术制动、手术创伤、截石体位等；避免同一部位、同一静脉反复穿刺，尽量不要选择在下肢静脉穿刺，尤其避免下肢静脉封管。

②术中：体位摆放时，避免双下肢过度外展、下垂及腘窝受压，按 T–K–O 原则摆放截石位，利于双下肢静脉血回流；预防患者低体温，避免静脉血液滞留，高凝状态，必要时使用加温仪防止热量散失，维持正常体温；遵医嘱适当补液，避免脱水造成血液黏稠度增加。

③术后：手术结束复位时，双下肢应单独、缓慢放下。

（4）超滑导丝的管理

超滑导丝具有细、软、长的特点，术中反复使用，极易掉落无菌台下导致污染。超滑导丝需使用 5 cm×5 cm 无菌贴膜固定于手术台上，严禁使用弯钳夹取直接固定。

（5）钬激光光纤的管理

钬激光光纤具有细、硬、长、弹性大的特点，术中反复使用，极易掉落无菌台下导致污染。钬激光无菌区光纤需使用 5 cm×5 cm 无菌贴膜固定于患者左腿无菌单上，严禁使用弯钳夹取直接固定。

【 注意事项 】

1. 激光防护

①操作人员应经过激光设备相关培训，严格执行激光设备操作流程，防止意外启动或误用激光束，暂时不用时，应将主机设定为"待机"状态。

②使用激光设备的手术宜选用防反光器械或用湿纱布遮盖发光器械表面。

③应根据使用激光的波长选用相应光密度的防护眼镜。即使佩戴防护镜也不应直视激光束，激光束路径应避开眼镜的水平位置，视轴不能与出光口平行。

④使用激光设备时应穿长袖工作服，避免皮肤暴露。

⑤应在使用激光设备的手术间各入口处放置激光警示标识，警示其他医务人员禁止入内，手术间门应保持关闭状态。

⑥激光设备组件发生故障或意外事件时，应使用应急断电开关使激光设备停止工作，并立即关闭激光设备，防止患者和医务人员受伤或损坏设备。

2. 钬激光仪器系统

①绝对禁止强制将钥匙开关保持在开机位置（Ⅱ），机器自动关机是由于

机器本身检测到故障导致的，强行维持机器运行会直接损坏激光器。

②发射激光前先确认能否看到红色的瞄准指示光，如果没有的话请确认光纤是否拧到位。

③80～100 W 功率的钬激光机器电源驱动电压必须是额定 380V 的高电压。

④术中钬激光设备两边散热口周围不能有遮挡，以免影响激光的发射（如图 7-6-5）。

3. 钬激光光纤系统

①手术过程中注意保护好光纤，避免拉扯磕绊，不可碰撞光纤和机器的连接部，也不可在光纤上悬挂其他东西。

②严禁用手触摸光纤连接主机的金属接头端面，尽量避免光纤金属接头端面触碰硬物。

③手术中能量不足，光纤接口处有异常声音和焦味、光纤末端指示灯光不亮时，请检查光纤端面是否正常，并检查保护镜片是否干净（图 7-6-6）。

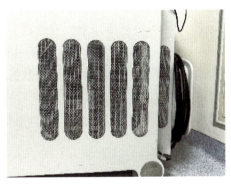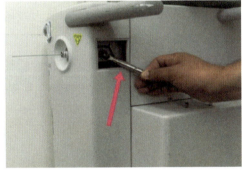

图 7-6-5　钬激光设备的散热口　　　图 7-6-6　保护镜及保护镜卡槽

【解剖知识链接】

输尿管是位于腹膜后隙内的细长肌性管道，左右各一，成人全长约 25～30 cm。上端起自肾盂，下端终于膀胱。输尿管按行径可分为腹部、盆部和壁内部。每部起始处管腔均较狭窄，平均为 2～3 mm，是输尿管生理性狭窄之处，即第一个狭窄是肾盂输尿管连接部，第二个狭窄是输尿管跨过髂血管的位置，第三个狭窄是输尿管进入膀胱的位置，输尿管结石易滞留在此三处（如图 7-6-7）。

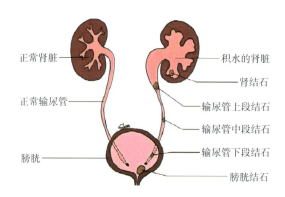

正常肾脏

正常输尿管

膀胱

积水的肾脏

肾结石

输尿管上段结石

输尿管中段结石

输尿管下段结石

膀胱结石

图 7-6-7　输尿管结石常见部位

【安全问题解析】

术中发生光纤损耗护套外皮脱落怎么办？

①采用大量冲洗的方法直接将脱落的光纤外皮冲洗出患者体外，术毕用输尿管镜认真检查输尿管及膀胱看是否有残留。

②输尿管取物钳或取石网篮直接取出，术毕用输尿管镜认真检查输尿管及膀胱看是否有残留。

③每次使用光纤前，检查光纤损耗护套的损耗情况，术中发现有外皮脱落的迹象及时提醒医生取出光纤，用剥离器剥离外皮。

（编者：赵树朋　程卿　姚燕琴）

第七节　舌黏膜补片代前尿道成形术

【病历摘要】

患者陈某某，男，58 岁，主因：尿道狭窄排尿困难一年余，膀胱造瘘术后 2 个月。门诊入院。入院诊断为"前尿道狭窄"。

体格检查：T 36.5℃，P 66 次/min，R 19 次/min，BP 125/80 mmHg，H 180 cm，W 90 kg，BMI 27.8 kg/m² （偏胖）。发育正常，营养中等，正常面容，自主体位，言语流利。全身皮肤及黏膜无黄染，无出血点，全身浅表淋巴结无肿大。

专科检查：阴茎典型硬化性苔藓样病（LS)外观，尿道外口狭窄，触诊前尿道索条状变硬、变细（如图 7-7-1）。

辅助检查：尿道造影会阴侧位 X 射线片可见尿道节段性狭窄，长约 7cm（如图 7-7-2）。

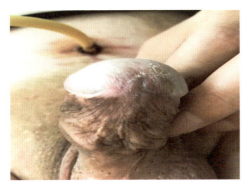 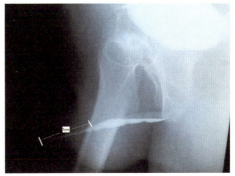

图 7-7-1 阴茎硬化性苔藓样病　　图 7-7-2 尿道节段性狭窄

实施手术：舌黏膜补片代前尿道成形术。

麻醉方式：全身麻醉（经鼻腔气管插管）。

【手术配合】

1.巡回护士配合

（1）用物准备

手术间：洁净系统处于开启状态，调至适宜温湿度。

手术床：调整手术床头于送风口下方，手术床上铺置凝胶垫，床单位铺置平整，预防术中获得性压力性损伤。

体位垫/设备：马蹄形腿架、肩托及凝胶垫、大于 75 mm 长方形体位垫（如图 7-7-3）。

仪器设备：高频电刀、吸引器 2 套。

（2）患者准备

待术间：按照《手术患者交接表》内容逐项进行查对、确认并签字，查看右前臂静脉液路通畅，转运患者入室。

进入手术间：妥善安置患者于手术床上，盖好棉被，保护隐私，做好保暖；做好心理护理，减轻患者紧张情绪。

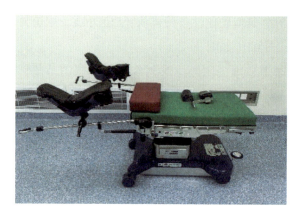

图 7-7-3　体位设备

皮肤保护：根据手术室《术中获得性压力性损伤风险评估量表》对患者进行评估，评分为 12 分，属于中风险，采取相应预防措施。

护理操作：遵医嘱预防性输注抗生素（术前 0.5 ~ 1 h 内）。

（3）与洗手护士配合

根据《手术物品清点制度》与洗手护士共同清点两个无菌台物品。

（4）麻醉前三方核查

麻醉实施前，按照《手术安全核查表》，与麻醉医生、手术医生共同核对患者相关信息，确保正确的患者、正确的手术部位、正确的手术方式。

（5）实施麻醉时

站于患者一侧，观察患者生命体征变化，保障患者安全，如有情况及时协助麻醉医生处理。

（6）安置手术体位

手术体位为截石位。患者仰卧于手术床上，在近髋关节平面放置马蹄形腿架，双腿放于腿架上，双下肢外展小于 90°。臀部移至床边，最大限度地暴露会阴部，臀部下方垫大于 75 mm 方形体位垫，抬高臀部，方便操作。右肩部安置肩托，肩部与肩托之间使用凝胶垫保护（图 1-2-1），凝胶垫与肩关节之间松紧以容纳一横指为宜。调节手术床整体头低脚高位 10° ~ 15°（如图 7-7-4、图 7-7-5）。

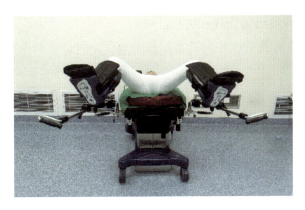

图 7-7-4　截石位正面

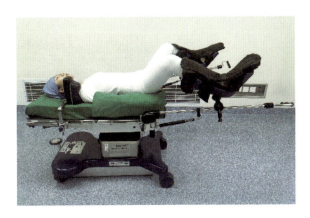

图 7-7-5　截石位侧面

（7）闭合患者眼睑

使用防水贴膜保护眼睛，防止口腔区消毒时消毒液溅入眼内。

（8）协助开台

协助消毒，观察消毒效果；连接电外科设备，双吸引器、调节无影灯。

（9）手术开始前三方核查

切皮前，按照《手术安全核查表》，与麻醉医生、手术医生共同确认患者信息。

（10）术中观察和护理

严格执行清点查对制度，两个无菌手术台添加物品时应分别清点并记录于相应的《手术护理清点记录单》上。观察患者生命体征、出入量、皮肤情况及体温变化，关注手术进程。

（11）做好仪器设备管理和物品供应

根据术者要求调节电外科设备工作参数；及时供应两个无菌手术台上所需物品。

（12）手术间的管理

加强巡视，保持手术间的环境清洁，监督手术台上操作，避免上、下两个无菌台物品混用。

（13）清点用物

与洗手护士逐项清点上下两个无菌手术台上所有用物，并及时记录。

（14）出室前三方核查

协助医生包扎伤口，保持患者皮肤清洁。转运患者至转运车，及时拉起床挡，防止坠床。离室前，巡回护士与麻醉医生、手术医生共同再次确认患者信息。

（15）护送患者出室

出室前检查、完善病历资料，整理管路，保持通畅，固定稳妥。检查患者皮肤，如有损伤等异常情况，须在护理记录单上记录，并与手术医生、病房护士交接。整理患者所带物品及护理文件，将患者安全送离手术室。

（16）整理手术间

整理手术间，物归原处，并补充所需物品。

2. 洗手护士配合

（1）环境表面清洁

按照手术间擦拭流程进行环境表面清洁。

（2）用物准备

手术敷料：截石位敷料包、颈部敷料包。

手术器械：整形器械 2 套、14～26 号尿道探子、膀胱切开器械、侧方开口器。

无菌物品：针式消融电极 A1、2-0 号慕丝线、0 号慕丝线、6×14 圆针、9×24 角针、明胶海绵、液状石蜡、手套、22 号刀片、11 号刀片、15 号刀片、5 mL 注射器 3 个、20 mL 注射器 3 个、4-0 号可吸收缝线、5-0 号可吸收缝线、14 号尿管、15 cm 长无菌刻度尺 2 个。

（3）术前准备

提前 15～30 min 洗手上台，按照规范整理两个无菌器械台：即会阴区尿道重建无菌器械台（如图7-7-6）和头颈部口腔取舌黏膜无菌器械台（如图7-7-7）；与巡回护士清点器械台上所有物品。

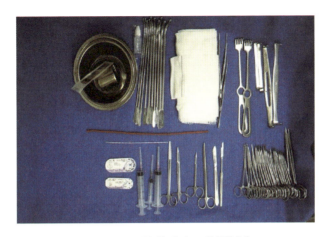

图7-7-6 尿道重建无菌器械台

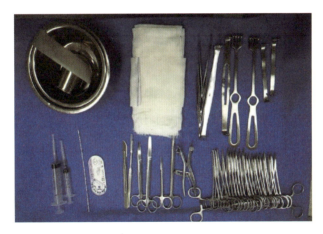

图7-7-7 取舌黏膜无菌器械台

（4）协助消毒铺单

会阴区和口腔区两组医生分别进行消毒，使用2个消毒盘。

会阴区消毒范围：常规用碘伏消毒。耻骨联合、肛门周围及臀、大腿上1/3内侧。

口腔区消毒范围：用爱尔碘黏膜消毒剂消毒。上至前额上缘，下至颈部下缘，两侧至耳后斜方肌前缘，最后消毒口腔内部，消毒液勿进入患者眼睛。

铺单：口腔区和会阴区两组手术医生分别铺单。既要显露手术切口，又要减少切口周围皮肤的暴露。切口周围 4～6 层。协助两组医生穿手术衣，戴无菌手套，铺置大单。

（5）隔离前操作

在患者胸部铺置中单建立隔离带。上、下无菌台敷料及器械不能混淆使用。

（6）手术开始前三方核查

切皮前，按照《手术安全核查表》，与麻醉医生、手术医生对患者各项信息再次进行确认。

（7）尿道标记

消毒尿道口后用 5 mL 注射器向尿道注入 2 mL 亚甲蓝做标记用，取阴茎阴囊交界处作横切口，长约 4 cm。

（8）游离阴茎

经切口完全游离腹侧阴茎，并自切口将阴茎牵出，从左侧完全游离尿道海绵体（右侧保留），远端游离接近尿道外口（如图 7-7-8）。

（9）测量狭窄长度

从背侧纵行切开狭窄尿道，近端至正常尿道（24 号尿道探子可轻松通过），测量狭窄长度约 7 cm（如图 7-7-9）。

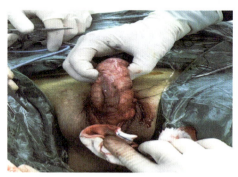

图 7-7-8　游离阴茎

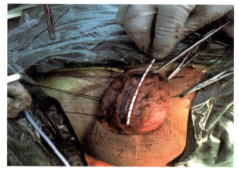

图 7-7-9　测量狭窄长度

（10）取舌黏膜

术者用侧方开口器撑开口腔后，用爱尔碘黏膜消毒液再次消毒口腔黏膜，然后向舌体缓慢注射止血水（1% 盐酸肾上腺素注射液 0.5 mL+0.9% 氯化钠注射液 100 mL）；15 号刀片切开，蚊氏钳牵拉，4–0 号可吸收缝线缝合舌断面，游离缝合交替取下舌黏膜，取下的舌黏膜清理修剪，并用 20 mL 注射器针头多点戳孔备用，并将舌黏膜浸泡于生理氯化钠溶液中。

生理氯化钠溶液冲洗阴茎部切口，将舌黏膜平铺于阴茎海绵体腹侧，与原尿道黏膜使用 5–0 号可吸收缝线缝合，并固定在阴茎腹侧，使其成为新建尿道的背侧黏膜（如图 7-7-10）。

（11）尿道重建

留置 16 号硅胶凹槽尿管支撑尿道，原尿道覆盖尿管后，原尿道黏膜和舌黏膜对合后用 4–0 号可吸收缝线侧侧吻合。

（12）清理术野，清点用物，放置引流管

分别清点两个无菌台用物，并记录于相应的《手术护理清点单》上，留置 100 mL 粗潘氏引流管。

（13）缝合切口

4–0 号可吸收缝线或 3–0 号可吸收缝线逐层缝合切口。

（14）清理术野，清点用物

切口加压包扎，清洁切口周边皮肤，协助手术医生用纱布及"X"形胶布加压包扎切口（如图 7-7-11）。

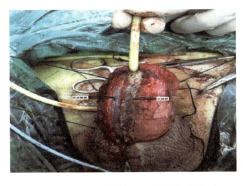
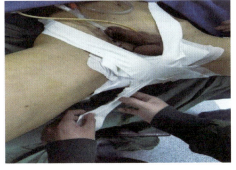

图 7-7-10　舌黏膜与原尿道黏膜缝合　　　　图 7-7-11　"X"形胶布加压包扎切口

【护理风险要点】

1.巡回护士

（1）皮肤的保护

①评估：根据手术室《术中获得性压力性损伤风险评估量表》术前、术

中分别给予的评分，采取相应的预防措施。

②术前：术前评分为 12 分，为中风险患者，因手术时间较长，枕部、双肩部、骶尾部、跟部、踝部粘贴预防性应用敷料，检查监护导联线以及呼吸回路，管路与患者皮肤用盖单隔开，呼吸管路较硬，也可在管路与皮肤之间加垫棉垫，预防器械相关性压力性损伤；做好保暖，棉被盖于患者身上，并且将超出手术床沿的棉被反折于手术床上，防止因棉被的重力对患者身体造成压力性损伤。

③术中：术中动态评估，评分为 13 分，为高风险患者。措施为：术中应监测体温变化，采用主动加温方式维持患者核心体温稳定；观察生命体征变化，遵医嘱及时补充血容量，维持循环稳定；体位调整时，及时检查受压部位皮肤情况，根据需要增加使用凝胶垫或预防性敷料；在不影响术者操作的情况下每隔 2 h 对头部、足跟进行体位微调整。

④术后：查看患者皮肤情况，可采取侧卧 30° 至出室，以缓解皮肤持续受压。

（2）液路的管理

①术前：右上前臂留置针静脉输液（便于取舌黏膜），确保液路通畅，便于麻醉医生术中的给药。高举平台法固定留置针预防器械相关压力性损伤。

②术中：加强巡视，关注液体滴速，及时更换液体，防止液体原因导致麻醉药物无法进入患者体内，造成患者术中苏醒，引发不良后果。

③术后：观察穿刺部位皮肤情况，妥善"U"形固定。

（3）体位的摆放

①枕部放置头圈，取舌黏膜时酌情调节患者头颈的扭转角度，避免因过度扭转造成静脉回流受阻、通气障碍及颈椎损伤，可在麻醉实施前，由患者自行摆放头部最佳扭转角度，巡回护士拍照记录，便于实施麻醉后参考。

（4）VTE 的预防

①术前：在待术间指导患者做踝泵运动；护士应了解该患者血栓形成的高危因素，如手术制动、手术创伤、截石体位等；避免同一部位、同一静脉反复穿刺，尽量不要选择在下肢静脉穿刺，尤其避免下肢静脉封管。

②术中：体位摆放时，避免双下肢过度外展、下垂及腘窝受压，按 T-K-O 原则摆放截石位，利于双下肢静脉血回流；预防患者低体温，避免静脉血液

滞留，高凝状态，必要时使用加温仪防止热量散失，维持正常体温；遵医嘱适当补液，避免脱水造成血液黏稠度增加。

③术后：手术结束复位时，双下肢应交替单独慢慢放下。

2. 洗手护士

（1）做到手术全程精准的配合

取下的舌黏膜要妥善放置于盛有生理氯化钠溶液的无菌碗内保存，以免被污染或丢弃。

（2）隔离技术的应用

①隔离前操作

A. 洗手护士在重建尿道无菌台无菌区域内合理设置隔离区，所有接触过尿道及其周围组织的器械和敷料等都放置于该区，与未接触过尿道的器械和敷料不得混淆放置。

B. 洗手护士在取舌黏膜无菌台无菌区域内合理设置隔离区，所有接触过口腔及其周围组织的器械和敷料等都放置于该区，与未接触过口腔的器械和敷料不得混淆放置。

C. 于患者胸部使用中单铺置隔离区域，建立屏障，避免上下两个无菌台物品混淆。

②隔离操作

A. 从小号到大号依次扩张尿道的尿道探子使用后放置隔离区；切开尿道使用的相关器械和敷料使用后放置隔离区。

B. 洗手护士的手不得直接接触隔离源（隔离器械、隔离区域、隔离纱布）；重复传递隔离器械时，洗手护士的手把持器械的手柄端传递，不能触碰功能端。

C. 消毒口腔的棉球及夹持棉球的弯钳放置隔离区；取舌黏膜使用的器械和敷料使用后放置隔离区；修整舌黏膜的器械敷料应保证未被污染；取舌黏膜前后医生、护士需更换手套，上下两个无菌台的器械敷料不能混淆使用。

③隔离后操作：尿道重建后生理氯化钠溶液冲洗伤口后更换手套，会阴切口周围加盖中单。

【注意事项】

两个无菌台隔离技术的管理：口腔区因解剖原因消毒不彻底洁净度较会阴区低；口腔区手术医生取舌黏膜结束后，需要重新进行外科手消毒后方可进行下一步操作；上、下两个无菌台器械、敷料禁止混淆使用。

【解剖知识链接】

男性尿道起自膀胱尿道内口，止于尿道外口，有排尿和排精的功能。成人全长约 16~20 cm。分前列腺部、膜部和海绵体部 3 段。临床通常把前列腺部、膜部称后尿道，海绵体部称前尿道（如图 7-7-12）。

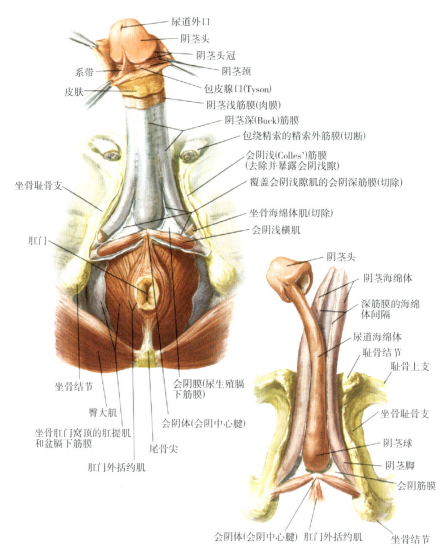

图 7-7-12　阴茎[①]

[①]　来源：《奈特人体解剖彩色图谱（第三版）》图 365。

【安全问题解析】

如何避免口腔遗留堵塞纱布造成患者窒息?

口腔手术区取黏膜完成最后一次清点后,舌体创伤面医生需留置一块无菌纱布压迫止血,加之患者全麻经鼻气管插管,手术结束后纱布极易遗留在口腔堵塞气道引起窒息。

①口腔填塞纱布时,洗手护士应与手术医生、巡回护士、麻醉师共同确认填塞纱布的数量及部位。

②气管插管经鼻拔除前,应先取出口腔内的填塞纱布,并确认数量及完整性无误。

（编者：赵树朋　刘晓冰）

第八章　神经外科手术经典案例配合

第一节　显微镜下右侧额颞叶复发胶质瘤切除术

【病历摘要】

患者刘某，女，52岁，脑胶质瘤术后一年余，无明显诱因出现间断头痛，后"突发意识障碍"来我院门诊救治。入院诊断为"右额颞叶占位，胶质瘤复发"。

体格检查：T 36.6℃，P 76次/min，R 19次/min，BP 125/70 mmHg，H 158 cm，W 72 kg，BMI 28.8 kg/m^2（肥胖）。发育正常，营养中等，正常面容，自主体位，言语流利。全身皮肤及黏膜无黄染，无出血点，全身浅表淋巴结无肿大。

专科检查：查体合作，神志清楚，精神正常，脑膜刺激征（−）。

辅助检查：头颅CT示：右额颞叶占位。

实验室检查：WBC：4.53×10^9/L、HGB：137 g/L、PT：14.20，均在正常范围内。

实施手术：显微镜下右侧额颞叶复发胶质瘤切除术。

麻醉方式：全身麻醉。

【手术配合】

1.巡回护士配合

（1）用物准备

手术间：洁净系统处于开启状态，调至适宜温湿度。

手术床：调整手术床头于送风口下方，手术床上铺置凝胶垫，床单位铺置平整，预防压力性损伤。

体位垫/设备：May-field头架安置于手术床上，处于备用状态；备"小腿型"凝胶垫、约束带（如图8-1-1）。

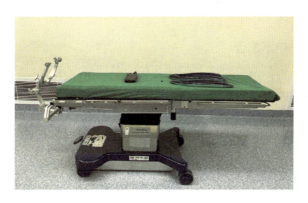

图 8-1-1　用物准备

仪器设备：高频电刀、双极脚踏、负压吸引器、开颅动力系统主机、显微镜等提前调试，处于备用状态（如图 8-1-2）。

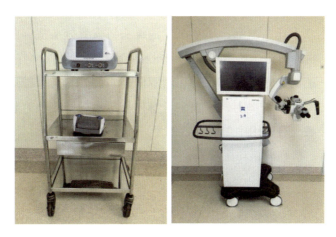

图 8-1-2　显微镜、开颅动力系统

（2）患者准备

待术间：按照《手术患者交接表》内容逐项进行查对并签字，确认左前臂液路通畅，转运患者入室。

进入手术间：妥善安置患者于手术床上，盖好棉被，保护隐私，做好保暖；做好心理护理，减轻患者紧张情绪。

皮肤保护：根据手术室《术中获得性压力性损伤风险评估量表》对患者进行评估，评分为 12 分，属于中风险，采取相应预防措施。

护理操作：遵医嘱留置导尿，预防性输注抗生素（术前 0.5～1 h 内），连接静脉通路延长管。

（3）与洗手护士配合

根据《手术物品清点制度》与洗手护士共同清点用物；配置局麻止血药。

（4）麻醉前三方核查

麻醉实施前，按照《手术安全核查表》，与麻醉医生、手术医生对患者进行信息确认。

（5）实施麻醉时

站于患者一侧，观察患者生命体征变化，保障患者安全，如有情况及时协助麻醉医生处理。

（6）安置手术体位（如图 8-1-3）

取 May-field 头架仰卧位：手术医生站于患者两侧，麻醉医生站于头侧，巡回护士站于尾侧，四人同时向床头侧轻抬患者肩部超出床沿 10 cm 左右为宜。麻醉医生双手托头颈部；手术医生消毒头钉安置处头皮，戴无菌手套安装无菌头钉，将头钉钉于患者头颅上，向左侧旋转头架（患侧在上），锁紧头架各个关节；巡回护士贴眼膜保护患者双眼，右侧外耳道塞棉球保护，双小腿置于"小腿型"凝胶垫上，检查患者身体与负极板回路垫有效接触并检查与金属有无接触，身体用中单覆盖，双上肢用腰单包裹固定，床单拉至平整，棉被覆盖保暖，检查液路和尿管是否通畅，安置托盘于合适位置。

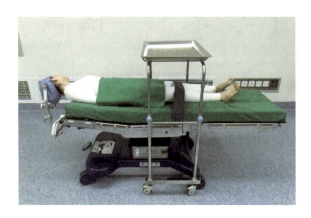

图 8-1-3　May-field 头架仰卧位

（7）协助开台

协助消毒，观察消毒效果；连接电外科设备，吸引器、双极滴水管；双极脚踏置于术者右足侧，调节无影灯。

（8）手术开始前三方核查

切皮前，按照《手术安全核查表》，与麻醉医生、手术医生对患者再次进行信息确认。

（9）连接动力系统

西山动力系统连接电源，打开开关，自检完成；洗手护士组装颅钻和钻头，将颅钻与动力手柄线连接；钻头避开人员，轻踩脚踏测试工作状态良好，术者使用时再将脚踏放于术者左足侧。

（10）显微镜准备

打开显微镜，协助手术医生安装显微镜保护套，注意无菌操作；打开显微镜照明开关，关闭无影灯并移出术野，将显微镜推至术野，并依次按下"开始录制""全屏显示"触屏按钮。

（11）术中观察和护理

动态观察患者生命体征、静脉通路、尿量，关注手术进程；保持吸引器通畅，做好出血量统计；准确及时填写手术护理记录单。

（12）做好仪器设备管理和物品供应

根据术者要求调节灯光、电外科设备、显微镜参数等仪器设备；及时供应手术台上所需物品。

（13）手术间的管理

加强巡视，保持手术间的环境清洁，控制手术间参观人数。

（14）标本的管理

离体的标本，与手术医生共同确认放置于标本柜，并做好登记。

（15）清点用物

在关闭硬脑膜前后及缝合皮肤后，与洗手护士逐项清点手术台上所有用物，并及时记录。

（16）出室前三方核查

切口包扎完毕，先将患者安全转运至推车上，拉起床挡，防止坠床；离室时，巡回护士与麻醉医生、手术医生再次对患者进行信息确认。

（17）护送患者出室

出室前检查患者身体各部位有无异常，如有异常，做好记录。完善病历资料，带齐患者所有物品转运至下一单元，做好交接。

（18）整理手术间

通知保洁员清洁手术间，所有仪器设备和物品做好清洁和归位，准备接台手术。

2. 洗手护士配合

（1）环境表面清洁

按照手术间擦拭流程进行环境表面清洁。

（2）用物准备

手术敷料：颈部包、中单包、衣服包、单包中单、棉垫绷带小包、无菌持物钳。

手术器械：神经科大器械、头钉小包（如图 8-1-4）、显微器械小包、开颅动力系统、螺丝刀小包、隔离小包。

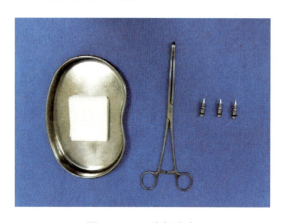

图 8-1-4　头钉小包

无菌物品：消融电极 A5、消融电极 E195 锯（滴水）、吸引器连接管、颅脑手术薄膜、脑棉片、头皮夹、3-0 号不可吸收编织线、2-0 号不可吸收编织线、0 号不可吸收编织线、9×24 圆针、9×24 角针、6×14 圆针、明胶海绵、止血纱、骨蜡、手套、22 号刀片、11 号刀片、精密输液器（用作双极滴水连接管）、显微镜保护套、腔镜保护套、20 mL 注射器、5 mL 注射器、2-0 号薇乔线、4-0 号普理灵、橡皮圈、动脉穿刺针。

内植入物：外科生物补片、颅骨连接板、颅骨螺钉、体外引流系统。

（3）术前准备

提前 15～30 min 洗手上台，按照规范整理无菌器械台（如图 8-1-5）；与巡回护士清点器械台上所有物品，并配置局麻止血药。设置隔离区和非隔离区，做好隔离技术。

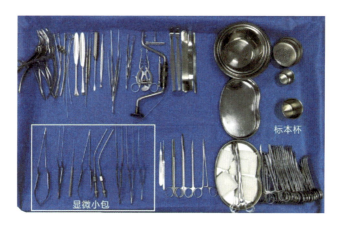

图 8-1-5　神经科大器械（开颅手术）

（4）协助消毒铺单

消毒范围：消毒整个头部，前至眶缘，后至颈项，两侧包括耳部（如图 8-1-6）。

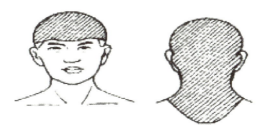

图 8-1-6　消毒范围

铺单：既要显露手术切口，又要减少切口周围皮肤的暴露。切口周围 4～6 层。协助医生穿手术衣，戴无菌手套，铺置大单，切口处贴颅脑手术薄膜。

（5）隔离前操作，连接设备及管路

切口至器械托盘加铺无菌巾，保护切口周围及托盘台面；连接双极电凝镊滴水管、消融电极 A5、消融电极 E195、吸引器，并固定消融电极收纳盒于两侧，用于收纳消融电极 A5 和吸引器。

（6）手术开始前三方核查

切皮前，按照《手术安全核查表》，与麻醉医生、手术医生对患者各项信息再次进行确认。

（7）皮下注射局麻止血药

于皮下注射局麻止血药，有利于头皮帽状腱膜瓣的分离、减少头皮软组织的出血及术后切口的疼痛。

（8）切开皮肤、止血

两块干纱布置于切口两侧，22号大刀切开皮肤及帽状腱膜层，消融电极A5辅助分离，头皮夹夹皮缘止血，消融电极E195辅助止血。

（9）皮瓣形成

沿帽状腱膜下将皮瓣与颅骨分离，保留骨膜，直至皮瓣的基底部。皮瓣内面用消融电极E195止血后，用生理氯化钠溶液纱布覆盖，皮瓣外侧垫纱布团，防止皮瓣坏死。9×24角针、0号慕丝线固定皮瓣。

（10）去除内植入物，颅骨钻孔

沿切口缘内侧将骨膜切开，保留基底与颞筋膜和颞肌，骨膜剥离器推开骨膜和颞肌。螺丝刀取下前次手术固定颅骨的螺钉和连接板，清洁后，与巡回护士清点数目及完整性并装袋保存。连接颅钻，颅骨钻孔，20 mL注射器抽生理氯化钠溶液冲水降温，带钩神经剥离子探查颅骨孔至硬膜处去除骨碎片，骨蜡止血。

（11）锯开颅骨，骨瓣形成

更换颅钻头为铣刀，锯开颅骨，用20 mL注射器抽生理氯化钠溶液冲洗降温，减少对脑组织的热损伤。骨撬钝性剥离骨瓣，生理氯化钠溶液纱布包裹骨瓣，妥善保存备用。骨蜡涂抹骨缘止血，并在骨缘与硬脑膜之间填塞1/3宽度明胶海绵止血。

（12）创面止血，骨缘硬脑膜悬吊

递消融电极E195在硬脑膜表面点状止血，保持消融电极E195滴水状态。递6×14圆针3-0号慕丝线悬吊骨缘硬脑膜。备皮圈（6个）和显微镜保护套，安装显微镜保护套。托手架用2块无菌中单双折覆盖并用艾利斯钳固定。

（13）打开硬脑膜并悬吊

11号刀片切开硬脑膜，脑膜镊与组织剪十字剪开硬脑膜，用6×14圆针

3-0 号慕丝线悬吊硬脑膜。沿骨缘放置浸湿的脑棉片，在脑棉片上再覆盖湿纱布，保护非瘤区脑组织。准备若干大小不同脑棉片和明胶海绵（明胶海绵沿冠状面切成薄片），浸泡在生理氯化钠溶液中备用。

（14）显微镜下探查切除肿瘤，隔离技术开始

显微镜下探查，更换可控显微吸引器头，消融电极 E195 镊和显微剥离子分离组织，开始切除肿瘤（隔离技术开始），用取瘤钳或取瘤镊，消融电极 E195 镊切除肿瘤；棉片和明胶海绵止血（使用固定器械夹取传递），20 mL 注射器安装动脉针软套管间断术腔冲洗生理氯化钠溶液；标本存放于专用标本杯，并于 0.5 h 内用固定液固定。

（15）清理术野，清点用物，进行隔离后操作

检查有无出血，用未被污染过的注射器冲洗术腔，冲洗结束后，更换吸引器头；止血纱和明胶海绵贴于脑组织创面预防出血；清点所有用物，清点时注意隔离技术；接触肿瘤的用物放置于隔离区，禁止再用于正常组织。撤去隔离前铺置的无菌巾或无纺布。

（16）放置引流管，缝合硬脑膜

更换无菌手套、手术器械和敷料，不得再用；切口至托盘加盖无菌巾。消毒放置引流管部位的皮肤，11 号刀片切皮，放置引流管，9×24 角针 0 号慕丝线固定，4-0 号普理灵连续缝合硬膜后，再次清点用物。

（17）颅骨覆盖，缝合切口

颅骨骨瓣复位，用螺丝刀与螺钉固定颅骨连接板；2-0 号薇乔线缝合肌层、帽状腱膜层和皮下组织，9×24 角针 2-0 号慕丝线缝合皮肤，清点用物。

（18）伤口包扎，术后整理

协助手术医生用纱布、棉垫、绷带包扎伤口及头钉钉孔处，松紧适宜；整理、清洁手术间。

【护理风险要点】

1.巡回护士

（1）皮肤的保护

①评估：患者从进入手术室起需保持仰卧位约 6 h，根据手术室《术中获得性压力性损伤风险评估量表》术前、术中分别给予的评分，采取相应的预防措施。

②术前：术前评分为 12 分，为中风险患者，措施为：肩部至骶尾部放置凝胶垫，骶尾部粘贴预防性应用敷料，小腿后侧放置"小腿型"凝胶垫，使足跟悬空；检查监护导联线以及呼吸回路，管路与患者皮肤用盖单隔开，呼吸管路较硬，也可在管路与皮肤之间加垫棉垫，预防器械相关性压力性损伤；做好保暖，棉被盖于患者身上，并且将超出手术床沿的棉被反折于手术床上，防止因棉被的重力对患者身体和双足造成的压力性损伤。

③术中：术中评分为 10 分，为中风险患者。措施为：在不影响术者操作的情况下每隔 2 h 进行下肢抬高减压。

④术后：查看患者皮肤情况，可采取侧卧位至出室，以缓解皮肤持续受压。

（2）液路的管理

①术前：确保液路通畅，将输液器连接延长管至床尾，便于麻醉药物的连接，留置针固定牢固，以防脱出，固定时将留置针"Y"形部件下垫小纱块预防器械相关性压力损伤。

②术中：加强巡视，关注液体滴速，及时更换液体，防止液体原因导致麻醉药物无法进入患者体内，造成患者术中苏醒引发不良后果。

③术后：观察穿刺部位皮肤情况，去除延长管，妥善"U"形固定。

（3）体位的摆放

①酌情调节患者脖颈扭转角度，避免因过度扭转造成静脉回流和通气障碍，防止发生颈椎损伤。

②为降低术中静脉压和颅内压，患者头部应高于心脏，但躯干的高度不应大于 30°，以免增加空气栓塞的风险。

③做好眼睛和患侧耳道的保护，以防消毒液进入。托盘摆放至合适位置（平剑突水平以下），避免影响术者操作；托盘高度适宜，以防调节手术床的高度时压迫患者。

（4）VTE 的预防

①术前：在待术间指导患者做踝泵运动；护士应了解患者血栓相关病情，如高危因素、是否使用抗凝剂、放置血栓滤器、使用弹力袜等；避免同一部位、同一静脉反复穿刺，尽量不要选择下肢静脉穿刺，尤其避免下肢静脉封管。

②术中：体位摆放时，在不影响手术的前提下将患者的腿部适当抬高，利于双下肢静脉血回流；预防患者低体温，避免静脉血液滞留，高凝状态，必要时使用加温仪防止热量散失，维持正常体温；遵医嘱适当补液，避免脱水造成血液黏稠度增加。术中禁止使用弹力袜。

③术后：手术结束变换体位时动作要轻柔，并注意观察患者生命体征及反应；患者转运过程中搬动不宜过快，幅度不宜过大，建议使用转运工具。

（5）低体温的预防

①术前：给予患者心理护理，减少患者的焦虑和恐惧，以免影响回心血量和微循环；减少患者术前准备时的身体暴露，动态调节手术间温度，非手术部位加盖棉被。

②术中：使用液体加温装置和充气式体表加温装置，使用充气式体表加温装置时，软管末端不得直接接触患者皮肤，应配合专用加温毯使用，且应在仪器运行为热风后再作用于患者，防止预热时产生的凉风使患者体温下降；术中使用温生理氯化钠溶液冲洗术腔，可减少颅腔温度降低和脑血管收缩的现象，从而减少术后不良反应；可酌情选择鼻温、耳温或肛温等核心体温的监测，适时给予措施，预防低体温的发生。

③术后：棉被覆盖患者身体，注意肩部和足部保暖。

2.洗手护士

（1）脑棉片的管理

脑棉片、头皮夹是清点工作中的重点，清点时应掌握一定技巧。

①开台前清点应采用"指点"法，即将棉片收纳纸全部展开，用器械一一指点，严禁隔空用眼睛"看点"棉片。清点时需检查脑棉片的完整性，尤其是脑棉片的线条、显影条等，严禁去掉线条使用。

②按手术需求裁剪不同大小规格的棉片时，将剪下的碎片及时扔掉，严禁放于手术台上；术中关注棉片的使用情况，如发生掉落，及时告知巡回护士并妥善放置；手术结束时将棉片拉展、平整摆放进行清点，若用量较大，应将其5个为1组捆绑进行清点。

（2）头皮夹的管理

①术前：将头皮夹放置于无菌弯盘内，每5个为1组摆放清点；与巡回护士清点头皮夹的数目及完整性，若有破损，严禁使用。勿过早安置头皮夹

于头皮夹钳上，以免影响头皮夹的弹性，从而影响止血功能。

②术中：使用头皮夹时要及时将头皮夹安装在医生所持的头皮夹钳上，避免医生随意抓取造成丢失，手术医生使用过程中洗手护士要随时观察，若发生断裂、飞离等现象，及时告知巡回护士。头皮夹用毕，洗手护士再次核对头皮夹与弯盘中的头皮夹总数是否正确，做到心中有数。同时提醒手术医生，掉落的头皮夹不能随意丢弃，应告知巡回护士放于固定位置。

③术后：手术医生将取下的头皮夹放于固定位置，再次与巡回护士清点数目及完整性（每5个为1组摆放清点）。用完的头皮夹全部丢弃于医用垃圾袋内，勿遗落在手术间，避免干扰接台手术头皮夹的清点。

（3）隔离技术的应用

患者一年前行脑胶质瘤切除术，短时间内复发，因此，隔离技术尤为重要。

①开台前，在无菌区域设置隔离区，所有接触肿瘤的器械和敷料放置于该区，不得与未接触肿瘤的用物混淆放置。切口至器械台加铺无菌巾或无纺布，保护切口周围及器械台面，隔离结束后撤除。

②保护皮肤：切口平整粘贴医用手术薄膜。

③保护皮瓣组织：生理氯化钠溶液纱布覆盖皮瓣，保护切口安全。

④洗手护士的手：不得直接接触隔离源（隔离器械、隔离区域、隔离组织），擦拭隔离器械的湿纱布勿作他用。切除病损后，接触肿瘤的器械（显微器械、吸引器头、敷料）放置在隔离区域，不得用于正常组织。

⑤标本：避免标本直接接触切口，使用专用器械夹取离体标本于标本杯中，并置于隔离区，器械不得用于其他操作。

⑥即撤：立即将接触肿瘤的所有物品（器械、敷料、擦拭器械的湿纱布等）撤至隔离区域内，撤去隔离前铺置的无菌巾或无纺布。

⑦冲洗：用未被污染的容器盛装冲洗液彻底清洗手术野。

⑧更换：更换无菌手套、器械、敷料，接触肿瘤的器械和敷料不得用于关闭硬脑膜。

⑨重置无菌区：切口周围至托盘重新加盖无菌巾或无纺布。

【注意事项】

1.动力系统

动力系统连接时严格执行无菌操作，固定动力手柄线的器械勿将保护套夹至破损。不要过早将脚踏置于术者足侧，以防误踩，造成人员受伤。

2.取出的内植入物管理

术中使用的内植入物螺钉较小，洗手护士应密切关注使用情况，防止丢失。取出的内植入物清洗消毒后，巡回护士和洗手护士应核对数量及完整性，封装好并做好登记。

【解剖知识链接】

脑由大脑（端脑）、间脑、脑干和小脑组成，脑干包括中脑、脑桥和延髓。大脑表面有三条沟，分别为中央沟，外侧沟和顶枕沟，并将大脑分为5个脑叶，分别是额叶、顶叶、颞叶、枕叶以及内侧面的岛叶。颅骨由8块骨组成，包括成对的颞骨和顶骨，不成对的额骨、筛骨、蝶骨和枕骨，共同围成颅腔。脑表面有3层被膜，由外向内依次为硬脑膜、蛛网膜和软脑膜。硬脑膜内层深入颅腔至脑裂中形成不同的突起，即大脑镰、小脑幕、小脑镰、鞍膈等。

额叶主要的功能是支配人的精神、语言和随意运动。颞叶的主要功能是听觉和嗅觉中枢，参与精神、记忆、行为和内脏等功能（如图8-1-7）。

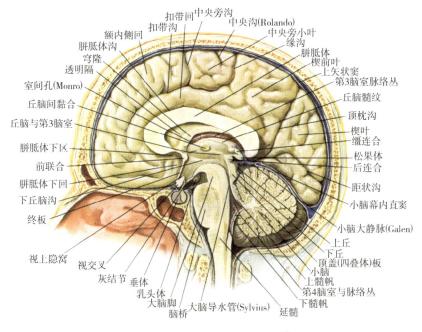

图8-1-7　脑原位矢状切面[1]

---

[1]　来源：《奈特人体解剖彩色图谱（第三版）》图100。

【安全问题解析】

术中脑棉片清点不清怎么办？

①术前洗手护士与巡回护士认真清点脑棉片的数量及完整性，术中加数应及时记录。

②裁剪棉片时要以线条为中心，避免在使用时造成脱落；严禁去掉线条和显影条使用。

③传递时使用镊子夹持放于术者视线之内，并关注其使用情况，防止丢失。

④及时收集整理使用过的脑棉片，5 个一组捆绑放置，方便清点；若发生掉落，应及时告知巡回护士并妥善放置。

⑤关闭术腔前，洗手护士与巡回护士认真清点脑棉片的数量及完整性。

⑥如有缺失应立即寻找，注意查找吸引器瓶内、有无大小棉片叠加、有无粘于手术人员足下。手术台、器械台、手术台周围均未找到时，借助 X 射线设备寻找，若最终仍未找到时，应立即上报护士长，并进行 X 射线照射留存资料，填写《手术室特殊事件记录表》。

（编者：石园园　王洪霞　温宏梅）

第二节　左侧大脑中动脉－颞浅动脉搭桥、硬膜翻转，颞肌颞浅动脉贴敷术

【病历摘要】

患者郝某，男，50 岁，于 20 d 前自觉言语不利，右侧肢体僵硬，当地医院诊治后效果不佳，为求进一步治疗，以"脑梗死"收入我院。既往体健，有高血压病一年余，未监测血压和服药治疗。入院诊断为"左侧大脑中动脉闭塞、高血压病Ⅰ级"。

入院体查：T 36.1℃，P 72 次 /min，R 19 次 /min，BP 152/99 mmHg，H 172 cm，W 72 kg，BMI 24.3 kg/m^2（超重）。发育正常，营养中等，正常面容，自主体位，言语流利。全身皮肤及黏膜无黄染，无出血点，全身浅表淋巴结无肿大。

专科检查：查体合作，神志清楚，精神正常，双侧瞳孔等大等圆，脑膜刺激征（－）。

辅助检查：头颅 MRI 示：左侧基底节区、侧脑室旁急性期脑梗死；左侧颞、枕叶出血性脑梗死；左侧侧脑室旁梗死软化灶。头颅 CT 平扫示：左侧颞枕叶梗死；左侧基底节区及左侧冠放射区多发梗死。脑血管造影结果：左侧大脑中动脉血栓形成。

实验室检查：WBC：4.82×10^9/L，HGB：143 g/L，PT：14.10，均在正常范围内。

实施手术：显微镜下左侧大脑中动脉 – 颞浅动脉搭桥、硬膜翻转，颞肌颞浅动脉贴敷术。

麻醉方式：全身麻醉。

【手术配合】

1.巡回护士配合

（1）用物准备

手术间：洁净系统处于开启状态，调至适宜温湿度。

手术床：调整手术床头于送风口下方，手术床上铺置凝胶垫，床单位铺置平整，预防压力性损伤。

体位垫：床垫型凝胶垫、凝胶头圈、"小腿型"凝胶垫、颈垫（折叠的小单）、约束带（如图 8-2-1）。

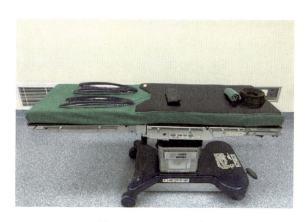

图 8-2-1 用物准备

仪器设备：高频电刀、双极脚踏、负压吸引器、开颅动力系统主机、显微镜等提前调试，处于备用状态。

（2）患者准备

待术间：按照《手术患者交接表》内容逐项进行查对并签字，确认右前臂液路通畅，转运患者入室。

进入手术间：妥善安置患者于手术床上，盖好棉被，保护隐私，做好保暖；做好心理护理，减轻患者紧张情绪。

皮肤保护：根据手术室《术中获得性压力性损伤风险评估量表》对患者进行评估，评分为 12 分，属于中风险，采取相应预防措施。

护理操作：遵医嘱留置导尿，预防性输注抗生素（术前 0.5～1 h 内），连接静脉通路延长管。

（3）与洗手护士配合

根据《手术物品清点制度》与洗手护士共同清点用物。

（4）麻醉前三方核查

麻醉实施前，按照《手术安全核查表》，与麻醉医生、手术医生对患者进行信息确认。

（5）实施麻醉时

站于患者一侧，观察患者生命体征变化，保障患者安全，如有情况及时协助麻醉医生处理。

（6）安置手术体位（如图 8-2-2）

取头偏右侧仰卧位：床垫型凝胶垫先铺放于手术床上，麻醉医生双手托头颈部，头颅置于头圈上，左侧在上；颈下放置颈垫（小单折叠至适宜的高度），巡回护士贴眼膜保护患者双眼，左侧外耳道塞棉球保护，双小腿置于"小腿型"凝胶垫上，检查患者身体与负极板回路垫有效接触并检查与金属有无接触，约束带固定于膝盖上 5～10 cm 处，身体用中单覆盖，双上肢用腰单包裹固定，床单拉至平整，棉被覆盖保暖，检查液路和尿管是否通畅，安置托盘于合适位置。

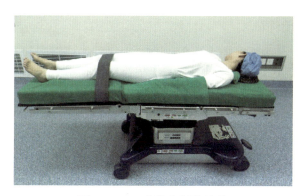

图 8-2-2 头偏右侧仰卧位

（7）协助开台

协助消毒，观察消毒效果；连接电外科设备，吸引器、双极滴水管；双极脚踏置于术者右足侧，调节无影灯。

（8）手术开始前三方核查

切皮前，按照《手术安全核查表》，与麻醉医生、手术医生对患者再次进行信息确认。

（9）显微镜准备

连接电源，打开总开关，在"患者数据"中输入患者信息，以便保存手术录像。根据手术部位调节副镜方向并进行"显微镜自动平衡"的调节（如图 8-2-3）；协助手术医生安装显微镜保护套，注意无菌操作；打开显微镜照明开关，关闭无影灯并移出术野，将显微镜推至术野，并依次按下"开始录制""全屏显示"触屏按钮。

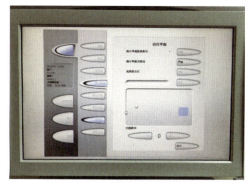

图 8-2-3 调节显微镜平衡：移动显微镜手柄，使"光标球"移动至方框内，按下"开始"键，显微镜自动平衡开始。

（10）连接动力系统

打开西山动力系统，洗手护士组装颅钻和钻头，将颅钻与动力手柄线连接；钻头避开人员，轻踩脚踏测试工作状态良好，术者使用时再将脚踏放于术者左足侧。

（11）药物的配置

①配置罂粟碱药液：0.9% 氯化钠注射液 40 mL+ 罂粟碱注射液 30 mg 混匀，浸泡 2～4 个脑棉片用于预防血管痉挛。

②配置肝素药液：0.9% 氯化钠注射液 500 mL+ 肝素钠注射液 0.5 mL，用鼻泪管冲洗器抽取冲洗血管腔。

③亚甲蓝注射液：用 5 mL 注射器抽取用于血管吻合处染色。

④吲哚菁绿：血管吻合结束后，遵医嘱配置吲哚菁绿药液，快速静脉推注，用于显微镜下血管荧光造影。

（12）术中观察和护理

动态观察患者生命体征、静脉通路、尿量，关注手术进程；保持吸引器通畅，做好出血量统计；准确及时填写手术护理记录单。

（13）做好仪器设备管理和物品供应

根据术者要求调节灯光、电外科设备、显微镜参数等仪器设备；及时供应手术台上所需物品。

（14）手术间管理

加强巡视，保持手术间的环境清洁，控制手术间参观人数。

（15）清点用物

在关闭硬脑膜前后及缝合皮肤后，与洗手护士逐项清点手术台上所有用物，并及时记录。

（16）出室前三方核查

切口包扎完毕，先将患者安全转运至推车上，拉起床挡，防止坠床。离室时，巡回护士与麻醉医生、手术医生再次对患者进行信息确认。

（17）护送患者出室

出室前检查患者身体各部位有无异常，如有异常，做好记录。完善病历资料，带齐患者所有物品转运至下一单元，做好交接。

（18）整理手术间

通知保洁员清洁手术间，与洗手护士共同整理手术间，所有仪器设备和物品做好清洁和归位。

2. 洗手护士配合

（1）环境表面清洁

按照手术间擦拭流程进行环境表面清洁。

（2）用物准备

手术敷料：颈部包、中单包、衣服包、单包中单、棉垫绷带小包、无菌持物钳。

手术器械：神经科大器械、显微器械小包、开颅动力系统、螺丝刀小包，专用血管吻合器械、动脉夹钳、整形剪。

无菌物品：消融电极 A5、消融电极 E195（滴水双极镊）、吸引器连接管、医用颅脑薄膜、脑棉片、头皮夹、3-0 号慕丝线、2-0 号慕丝线、0 号慕丝线、9×24 圆针、9×24 角针、6×14 圆针、明胶海绵、止血纱、骨蜡、手套、22 号刀片、11 号刀片、15 号刀片、精密输液器（用作双极滴水连接管）、40 cm×40 cm 无菌显微镜保护套、10 cm×200 cm 腔镜保护套、20 mL 注射器、5 mL 注射器、1 mL 注射器、鼻泪管冲洗器、2-0 号薇乔线、10-0 号普理灵、橡皮圈、3 cm×0.5 cm 橡皮条、动脉穿刺针。

内植入物：颅骨连接板、颅骨螺钉、动脉夹、体外引流系统。

（3）术前准备

提前 15～30 min 洗手上台，按照规范整理无菌器械台；与巡回护士清点器械台上所有物品，并配置罂粟碱药液、肝素药液、亚甲蓝药液。

（4）协助消毒铺单

消毒范围：消毒整个头部，前至眶缘，后至颈项，两侧包括耳部。

铺单：显露手术切口，切口周围 4～6 层。协助医生穿手术衣，戴无菌手套，铺置大单，切口处贴医用颅脑手术薄膜。

（5）连接设备及管路

连接双极电凝镊滴水管、消融电极 A5、消融电极 E195、吸引器，并固定消融电极收纳盒于两侧，用于收纳消融电极 A5 和吸引器。

（6）手术开始前三方核查

切皮前，按照《手术安全核查表》，与麻醉医生、手术医生对患者各项信息再次进行确认。

（7）切开皮肤、暴露颞浅动脉主干

安装显微镜保护套，手术医生专用托手架用 2 块无菌中单双折覆盖并用艾利斯钳固定。在显微镜下用 15 号刀片切皮，蚊氏钳、整形剪分离血管及周围组织，9×24 角针、0 号慕丝线悬吊皮缘。

（8）做弧形切口，暴露颞浅动脉额支和顶支

消融电极 A5 沿颞浅动脉主干不断暴露额支和顶支；再沿血管远端做弧形切口，分离皮瓣，头皮夹夹皮缘止血。皮瓣内面消融电极 E195 止血后，生理氯化钠溶液纱布覆盖，皮瓣外侧垫纱布团，防止皮瓣坏死。9×24 角针、0 号慕丝线固定皮瓣（如图 8-2-4）。

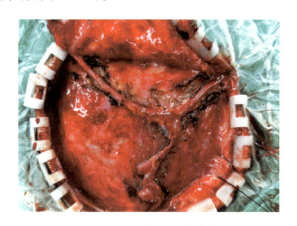

图 8-2-4　暴露颞浅动脉

（9）切开颞肌，颅骨钻孔

神经剥离子保护血管，消融电极 A5 切开颞肌，暴露颅骨；在外耳孔上 6 cm 处做骨瓣开颅，连接颅钻，颅骨钻孔，神经剥离子保护血管，20 mL 注射器抽生理氯化钠溶液降温，带钩神经剥离子探查颅骨孔至硬膜并去除骨碎片，骨蜡止血。

（10）锯开颅骨，骨瓣形成

颅钻更换为铣刀，锯开颅骨，注意保护血管，用 20 mL 注射器抽生理氯化钠溶液冲洗降温，减少对脑组织的热损伤。骨撬钝性剥离骨瓣，浸湿生理

氯化钠溶液纱布包裹骨瓣，妥善保存备用；骨蜡涂抹骨缘止血。罂粟碱棉片覆盖血管。

（11）创面止血，骨缘硬脑膜悬吊

递消融电极 E195 在硬脑膜表面点状止血，保持消融电极 E195 滴水状态。递 6×14 圆针 3-0 号慕丝线悬吊骨缘硬脑膜。

（12）打开硬脑膜并悬吊

11 号刀片切开硬脑膜，脑膜镊与组织剪呈"星形"剪开硬脑膜，用 6×14 圆针 3-0 号慕丝线悬吊硬脑膜。沿骨缘放置浸湿的脑棉片，在脑棉片上再覆盖湿纱布。准备若干大小不同脑棉片和明胶海绵（明胶海绵沿冠状面切成薄片），浸泡在生理氯化钠溶液中备用。

（13）分离大脑中动脉吻合支

1 mL 注射器划开蛛网膜，显微可控吸引器吸取脑脊液，显微组织剪协助暴露大脑中动脉吻合支，剪一块 0.5 cm×3 cm 大小橡皮条垫于吻合处血管下方，备好无损伤微型动脉夹。

（14）血管准备，吻合血管

微型动脉夹夹于大脑中动脉吻合支两侧和颞浅动脉额支近端，显微剪剪开大脑中动脉侧壁和颞浅动脉额支远端，处理顶支断端血管。亚甲蓝注射液将额支断端和大脑中动脉吻合支侧壁染色，10-0 号普理灵进行血管端 – 侧吻合。

（15）验证吻合血管通畅

吻合结束，撤去动脉夹；打开显微镜荧光造影系统，巡回护士迅速静脉推注吲哚菁绿造影剂，验证血流通畅。

（16）硬脑膜反转，颞肌颞浅动脉贴敷于大脑表面

将"星形"剪开的硬脑膜颅骨面向内反转贴于大脑表面；颞浅动脉顶支也贴于大脑表面，颞肌瓣用 6×14 圆针 3-0 号慕丝线与硬脑膜缘缝合；清点用物。

（17）颅骨覆盖，缝合切口

咬骨钳修整骨瓣，以防卡压颞浅动脉；骨瓣复位，用螺丝刀与螺钉固定颅骨连接板；放置引流管，2-0 号薇乔线缝合帽状腱膜层和皮下组织，9×24 角针 2-0 号慕丝线缝合皮肤，清点用物。

（18）伤口包扎，术后整理

协助手术医生用纱布、棉垫、绷带包扎伤口，松紧适宜；整理、清洁手术间。

【风险要点】

1. 巡回护士

（1）皮肤的保护

①评估：患者从进入手术室起需保持仰卧位约 5 h，根据手术室《术中获得性压力性损伤风险评估量表》术前、术中分别给予的评分，采取相应的预防措施。

②术前：术前评分为 12 分，为中风险患者，措施为：头圈为凝胶性材质，肩部至骶尾部放置凝胶垫，骶尾部粘贴预防性应用敷料，小腿后侧放置"小腿型"凝胶垫，使足跟悬空；检查监护导联线以及呼吸回路，管路与患者皮肤用盖单隔开，呼吸管路较硬，也可在管路与皮肤之间加垫棉垫，预防器械相关性压力性损伤；做好保暖，棉被盖于患者身上，并且将超出手术床沿的棉被反折于手术床上，防止因棉被的重力对患者身体和双足造成的压力性损伤。

③术中：术中评分为 9 分，为中风险患者。措施为：在不影响术者操作的情况下每隔 2 h 进行下肢抬高减压。

④术后：查看患者皮肤情况，可采取侧卧位至出室，以缓解皮肤持续受压。

（2）液路的管理

①术前：确保液路通畅，将输液器连接延长管至床尾，便于麻醉药物的连接，留置针固定牢固，以防脱出，固定时将留置针"Y"形部件下垫小纱块预防器械相关性压力损伤。

②术中：加强巡视，关注液体滴速，及时更换液体，防止液体原因导致麻醉药物无法进入患者体内，造成患者术中苏醒引发不良后果；术中推注造影剂时，应观察穿刺部位有无异常，注射完毕后要将液路连接紧密，以防延长管脱落，液体外漏。

③术后：观察穿刺部位皮肤情况，去除延长管，妥善"U"形固定。

（3）VTE 的预防

①术前：在待术间指导患者做踝泵运动；护士应了解患者血栓相关病情，如高危因素、是否使用抗凝剂、放置血栓滤器、使用弹力袜等；避免同一部位、同一静脉反复穿刺，尽量不要选择在下肢静脉穿刺，尤其应避免下肢静

脉封管。

②术中：体位摆放时，在不影响手术的前提下将患者的腿部适当抬高，利于双下肢静脉血回流；预防患者低体温，避免静脉血液滞留，高凝状态，必要时使用加温仪防止热量散失，维持正常体温；遵医嘱适当补液，避免脱水造成血液黏稠度增加。术中禁止使用弹力袜。

③术后：手术结束变换体位时动作要轻柔，并注意观察患者生命体征及反应；患者转运过程中搬动不宜过快，幅度不宜过大，建议使用转运工具。

2.洗手护士

（1）微小物品的管理

手术台上微小物品较多，如 0.5 cm×3 cm 的橡皮条、微型动脉夹、10-0号普理灵等，保管不慎均有丢失的危险。要时刻遵循原位清点、即刻记录的清点原则，修剪好的橡皮条立即与巡回护士进行清点、核对、记录；术中供应手术台上的动脉夹和 10-0 号普理灵线立即打开进行原位清点记录。用毕的橡皮条和 10-0 号普理灵线在清点后立即丢弃，降低手术台上丢失的风险。

（2）药品的管理

术中使用药品种类较多，应进行规范管理。利用不同种类的容器盛装不同的药液：如小药杯盛装罂粟碱药液、注射器抽取亚甲蓝注射液、大号冲洗碗盛装肝素药液、小号冲洗碗盛装生理氯化钠溶液。条件许可时使用无菌记号笔在容器上进行标记。

【注意事项】

1.冲洗液加温

术中使用温生理氯化钠溶液冲洗术腔，可减少颅腔温度的降低和脑血管收缩的现象，增加血流量，保证手术效果。

2.荧光造影剂的使用

（1）使用前应询问患者有无造影剂过敏史。

（2）使用荧光造影剂时，应在使用前五分钟配置完毕，并在手术医生下达推注医嘱时注射器与静脉通路连接完好；手术医生下达推注医嘱后立即用大鱼际肌使出较大力气，快速推注。

（3）使用后应关注患者有无过敏等异常情况，如有异常，应立即配合麻醉医生进行抢救。

【解剖知识链接】

大脑血管分布精密，主要分为动脉系统和静脉系统。其中，最重要的是动脉系统（如图 8-2-5），包括颈内动脉系统和椎基底动脉系统。颈内动脉系统分为出眼动脉、大脑前动脉、大脑中动脉、后交通动脉、脉络膜前动脉等，而椎基底动脉最重要的分支是大脑后动脉。两侧颈内动脉和大脑后动脉之间，

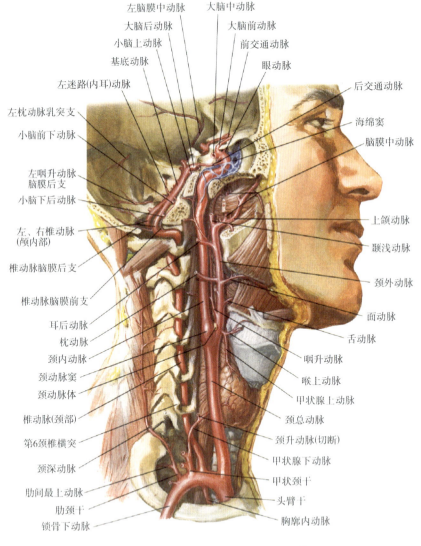

左脑膜中动脉　大脑中动脉
大脑后动脉　大脑前动脉
小脑上动脉　前交通动脉
基底动脉　眼动脉
左迷路(内耳)动脉　后交通动脉
左枕动脉乳突支　海绵窦
小脑前下动脉　脑膜中动脉
左咽升动脉脑膜后支
小脑下后动脉
左、右椎动脉(颅内部)　上颌动脉
椎动脉脑膜后支　颞浅动脉
椎动脉脑膜前支　颈外动脉
耳后动脉　面动脉
枕动脉　舌动脉
颈内动脉　咽升动脉
颈动脉窦　喉上动脉
颈动脉体　甲状腺上动脉
椎动脉(颈部)　颈总动脉
第6颈椎横突　颈升动脉(切断)
颈深动脉　甲状腺下动脉
肋间最上动脉　甲状颈干
肋颈干　头臂干
锁骨下动脉　胸廓内动脉

如图 8-2-5　至脑与脑膜的动脉[1]

---

[1] 来源：《奈特人体解剖彩色图谱（第三版）》图 130。

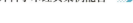

通过后交通支连接构成脑底动脉环。大脑血管之间可以互相吻合，因此，在一侧支动脉出现堵塞的时候，可以有侧支循环进行代偿。

大脑中动脉是颈内动脉的延续，近水平位行向外方，在前床突附近经大脑外侧裂进入大脑外侧沟内，向外上行于岛叶的表面。

颞浅动脉是颈外动脉的终末支，自侧面部颞下颌关节与耳朵之间穿出，向上走行至头皮。颞浅动脉在外耳门前方上行并继续向上走行，于颧弓上缘2～3 cm 处分出额支和顶支。

【安全问题解析】

术中发生颅骨螺钉丢失怎么办？

①术中洗手护士与巡回护士原位清点螺钉数量及完整性，即刻记录。

②洗手护士取用螺钉时，将钉盒放置在距离手术区域较近的托盘上，用螺丝刀按紧螺钉后再传递给手术医生，防止传递时螺钉掉落。

③手术医生拧螺钉时，洗手护士仔细观察使用情况，发现螺钉掉落，可确定大致方向，协助寻找。并指导低年资手术医生在拧螺钉时用器械把持螺钉，防止掉落。

④若螺钉掉落，立即报告手术医生和巡回护士，展开地毯式搜寻，洗手护士仔细寻找手术台和器械台；巡回护士在手术床周围寻找，减少不必要的人员走动。

⑤螺钉找到后，与洗手护士核对其完整性。

⑥如寻找无果，借助 X 射线设备查看术腔，若最终仍未找到，立即上报护士长，并进行 X 射线照射留存资料，填写《手术室特殊事件记录表》。

（编者：石园园　王洪霞　温宏梅）

第三节　显微镜下右侧三叉神经微血管减压术

【病历摘要】

患者白某，男，64 岁，两年前无明显诱因出现右侧面部疼痛，呈电击样持续数分钟后疼痛缓解，患者以牙痛口服青霉素治疗，症状不缓解，随后再次出现面部疼痛无法忍受，遂就诊于当地医院，确诊为"三叉神经痛"，给予卡马西平片口服治疗，症状缓解。自述右侧咀嚼、受压时疼痛加重，下午疼痛较早晨轻。近 1 周来上述症状再次加重，为进一步诊治，就诊于我院，以"三叉神经痛"收治入院。患者既往身体状态良好，无疾病史、外伤史。入院诊断为"三叉神经痛"。

体格检查：T 36.6 ℃，P 72 次 /min，R 20 次 /min，BP 129/62 mmHg，H 174 cm，W 65 kg，BMI 20.03 kg/m²。发育正常，营养良好，正常面容，自主体位。

专科检查：查体合作，神志清楚，精神正常，颅神经、感觉系统、运动系统查体正常、神经反射正常，病理反射（－）。

辅助检查：头颅 MRI 示：陈旧性脑梗死。

实验室检查：WBC：5.58×10^9/L，HGB：125 g/L，均在正常范围内，空腹 GLU：9.3 mmol/L，餐后 2 h GLU：13.8 mmol/L，血糖异常。

实施手术：右侧三叉神经微血管减压术。

麻醉方式：全身麻醉。

【手术配合】

1. 巡回护士配合

（1）用物准备

手术间：洁净系统处于开启状态，调至适宜温湿度。

手术床：调整手术床头于送风口下方，去除头板。

体位垫 / 设备：May-field 头架安置于手术床头，处于备用状态；侧卧位前后挡 1 套、厚度约 8 cm 直角梯形腋垫、海绵肩带、凝胶垫、手臂托板、胶布、足跟凝胶垫（如图 8-3-1）。

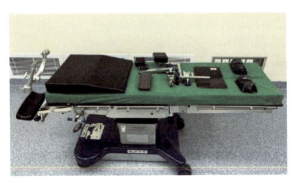

图 8-3-1　用物准备

仪器设备：高频电刀、双极脚踏、负压吸引器、显微镜、开颅动力系统主机均处于备用状态。

（2）患者准备

待术间：按照《手术患者交接表》内容逐项进行查对并签字，确认右前臂液路通畅，转运患者入室。

进入手术间：妥善安置患者于手术床上，盖好棉被，保护隐私，做好保暖；做好心理护理，减轻患者紧张情绪。

皮肤保护：根据手术室《术中获得性压力性损伤风险评估量表》对患者进行评估，评分为 13 分，属于中风险，采取相应预防措施。

护理操作：遵医嘱留置导尿，预防性输注抗生素（术前 0.5～1 h 内），连接静脉通路延长管及三通。

（3）与洗手护士配合

根据《手术物品清点制度》与洗手护士共同清点用物，配置局麻止血药（配置方法：0.9% 氯化钠注射液 100 mL+ 盐酸肾上腺素 0.5 mg，抽取配置液 15 mL+2% 利多卡因注射液 5 mL 混匀）。备碘伏消毒液及生理氯化钠溶液。

（4）麻醉前三方核查

麻醉实施前，按照《手术安全核查表》，与麻醉医生、手术医生对患者进行信息确认。

（5）实施麻醉时

站于患者一侧，观察患者生命体征变化，保障患者安全，如有情况及时协助麻醉医生处理。

（6）安置手术体位

取垂肩侧俯卧位（如图 8-3-2、图 8-3-3、图 8-3-4）。

①手术床准备：将梯形腋垫、凝胶床垫置于手术床单下，腰单铺放于梯形腋垫斜坡处，床单位平整无褶皱，预防压力性损伤。

②患者准备：仰卧于手术床中间，健侧前胸、腋下至髋关节用医用手术薄膜覆盖，减少与床单位的摩擦力、剪切力；健侧髋部、膝关节外侧和患侧膝关节内侧粘贴保护贴。备耳部贴膜及眼膜。

③体位摆放方法：全麻后贴眼膜保护双眼，双侧外耳道塞干棉球保护。根据患者年龄、皮肤状况、手术性质做好皮肤保护：受压髋关节贴保护贴，

受压身体侧胸腹部贴手术薄膜减少皮肤与床单位的摩擦，床单位铺放整齐。麻醉医生双手托患者头颈部保护颈椎及气管插管；手术医生站于患者两侧托扶胸背部和腰部；巡回护士站于患者尾侧托扶下肢。团队成员协调统一向头侧轻抬患者，抬至腋窝水平达手术床床沿位置，将患者健侧朝下转至侧卧位，并向背侧方向抬至靠近床沿，再向前俯约30°，一人站于患者身体侧并托扶健侧上肢，避免坠床，手术医生常规消毒头皮，安置并调整头架，头稍转向病变对侧，前屈，颈部肌肉拉直，将切口放置高位，头顶下垂约10°，下颌距胸骨柄1~2横指，固定头架。前后挡板固定患者腰骶、耻骨联合部，并垫衬垫。健侧上肢用手臂托板固定手术床旁，调整舒适位置，保护肢体不受压。上半身抬高15°~20°，海绵肩带将患侧肩部向足部方向下拉并固定，开大颈肩夹角＜100°。患侧上肢用凝胶垫包裹并自然放于身体侧，用胶布固定于前后挡板上。健侧下肢伸直，患侧下肢弯曲，呈"跑步"状，受压部位铺凝胶垫，两足踝垫足跟垫，预防压力性损伤。纱布卷垫于患侧耳朵前面根部，折叠耳朵用贴膜覆盖。体位安置好，检查患者身体与负极板回路垫有效接触并检查与金属有无接触，用中单覆盖，床单拉至平整，棉被覆盖保暖，检查液路和尿管是否通畅，安置托盘于合适位置。

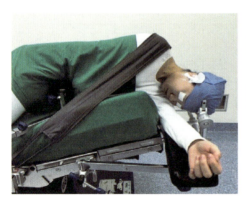 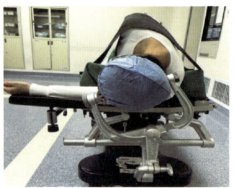

图 8-3-2　体位细节图（1）　　　　图 8-3-3　体位细节图（2）

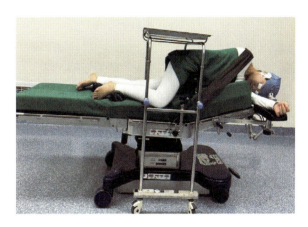

图 8-3-4　体位整体图

（7）协助开台

协助消毒，观察消毒效果；连接电外科设备，吸引器，双极脚踏置于术者右足侧，调节无影灯。

（8）手术开始前三方核查

切皮前，按照《手术安全核查表》，与麻醉医生、手术医生对患者再次进行信息确认。

（9）术中观察和护理

动态观察患者生命体征，保证静脉通路通畅，记录尿量并及时倾倒，关注手术进程，准确及时填写手术护理记录单。

（10）做好仪器设备管理和物品供应

根据术者要求调节灯光、电外科设备，调节显微镜，保持吸引器通畅；及时供应手术台上所需物品核查内植入物与申请单保持一致。

（11）手术间的管理

加强巡视，保持手术间的环境清洁，控制手术间参观人数。

（12）清点用物

在关闭术腔前后及缝合皮肤后，与洗手护士逐项清点手术台上所有用物，并及时记录。

（13）出室前三方核查

切口包扎完毕，在患者全麻苏醒前，先将患者安全转运至推车上，拉起床挡，防止坠床；离室时，巡回护士与麻醉医生、手术医生再次对患者进行信息确认。

（14）护送患者出室

出室前检查患者身体各部位有无异常，如有异常，做好记录。完善病历资料，带齐患者所有物品转运至下一单元，做好交接。

（15）整理手术间

通知保洁员清洁手术间，所有仪器设备和物品做好清洁和归位，准备接台手术。

2. 洗手护士配合

（1）环境表面清洁

按照手术间擦拭流程进行环境表面清洁。

（2）用物准备

手术敷料：颈部包、中单包、衣服包、单包中单、棉垫绷带小包、无菌持物钳。

手术器械：神经科大器械、头钉小包、显微器械小包、开颅动力系统、螺丝刀小包、神经科牵开器小包、椎板钳小包、神经科自动撑开器械。

无菌物品：消融电极 A5、消融电极 E195（滴水）、吸引器连接管、医用手术薄膜、脑棉片、头皮夹、3-0 号慕丝线、2-0 号慕丝线、0 号慕丝线、9×24 圆针、9×24 角针、6×14 圆针、明胶海绵、止血纱、骨蜡、手套、22号刀片、11 号刀片、精密输液器（用作双极滴水连接管）、40 cm×40 cm 无菌显微镜保护套、10 cm×200 cm 无菌腔镜保护套、20 mL 注射器、5 mL 注射器、2-0 号可吸收缝合线、4-0 号聚丙烯不可吸收缝线、橡皮圈、动脉穿刺针、敷贴。

内植入物：外科生物补片、颅骨连接板、颅骨螺钉、涤纶（Teflon）垫片。

（3）术前准备

提前 15~30min 洗手上台，按照规范整理无菌器械台，与巡回护士清点器械台上所有物品，并配置局麻止血药。

（4）协助消毒铺单

消毒范围：消毒整个头部，前至眶缘，后至颈项，两侧包括耳部。

铺单：既要显露手术切口，又要减少切口周围皮肤的暴露。切口周围4~6层。协助医生穿手术衣，戴无菌手套，铺置大单，切口处贴医用手术薄膜。

（5）手术开始前三方核查

切皮前，按照《手术安全核查表》，与麻醉医生、手术医生对患者各项信息再次进行确认。

（6）注射局麻药

皮下注射局麻止血药，利于头皮帽状腱膜瓣的分离、减少头皮软组织的出血及术后切口的疼痛。

（7）切开皮肤、止血

于耳后取纵切口，两块干纱布置于切口两侧，22 号大刀切开皮肤及帽状腱膜层，消融电极 A5 分离，头皮夹夹皮缘止血，消融电极 E195 止血。

（8）暴露枕颞部颅骨

消融电极 A5 依次暴露皮下组织、肌肉和骨膜，乳突开创器撑开切口，显露出枕颞部颅骨。

（9）颅骨钻孔

连接颅钻，颅骨钻孔，20 mL 注射器抽生理氯化钠溶液冲水降温，带钩神经剥离子探查颅骨孔至硬膜处去除骨碎片，骨蜡止血。

（10）锯开颅骨，暴露硬脑膜

连接铣刀，锯开颅骨，20 mL 注射器抽生理氯化钠溶液冲洗降温，减少对脑组织的热损伤。骨撬钝性剥离骨瓣，生理氯化钠溶液浸湿纱布包裹骨瓣，妥善保存备用。咬骨钳、椎板钳咬掉部分颅骨，进一步暴露出硬脑膜，骨蜡、明胶海绵骨缘止血。

（11）创面止血，骨缘硬脑膜悬吊

递消融电极 E195 在硬脑膜表面点状止血，保持消融电极 E195 滴水状态。递 6×14 圆针 3-0 号慕丝线悬吊骨缘硬脑膜。备皮圈（6 个）并协助套显微镜保护套。手术医生专用托手架用 2 块无菌中单双折覆盖并用艾利斯钳固定。

（12）打开硬脑膜并悬吊

显微镜下，11 号刀片切开硬脑膜，脑膜镊与脑膜剪十字剪开硬脑膜，用 6×14 圆针 3-0 号慕丝线悬吊硬脑膜。沿骨缘放置浸湿的脑棉片，保护脑组织。准备若干不同大小脑棉片和明胶海绵（明胶海绵沿冠状面切成薄片），浸泡在生理氯化钠溶液中备用。

（13）显微镜下探查，扩大术腔

显微镜下探查，更换可控显微吸引器头，消融电极 E195 镊和显微剥离子分离组织，基底部翻向横窦和乙状窦慢慢放出脑脊液，待小脑组织张力减低后，逐渐向桥小脑角区深部探查，20 mL 注射器安装动脉针软套管间断生理氯化钠溶液冲洗术腔。

（14）暴露三叉神经

根据手术需要消融电极 A5 切断遮挡术野的岩静脉及其分支（尽量保留），分离桥小脑角区附近的蛛网膜，释放出桥小脑角区脑脊液，扩大术腔，暴露三叉神经根部和周围的血管，并将有可能对三叉神经造成压迫的蛛网膜条索及血管均"松解"开，辨别"责任血管"——小脑上动脉，用絮状涤纶补片将"责任血管"垫起，使三叉神经充分减压。

（15）术野止血，清点用物，缝合硬脑膜

检查有无出血，注射器抽生理氯化钠溶液冲洗术腔，止血纱和明胶海绵贴于脑组织创面预防出血；清点手术台上所有用物；4-0 号聚丙烯不可吸收缝线连续缝合硬脑膜及外科生物补片后，再次清点用物。

（16）颅骨覆盖，缝合切口

颅骨骨瓣复位，用螺丝刀与螺钉固定颅骨连接板；2-0 号薇乔线缝合肌层和皮下组织，9×24 角针 2-0 号慕丝线缝合皮肤，清点用物。

（17）伤口包扎，术后整理

协助手术医生用纱布、棉垫、绷带包扎伤口及头钉钉孔处，松紧适宜；整理、清洁手术间。

【 护理风险要点 】

1. 巡回护士

（1）皮肤的保护

①评估：患者从进入手术室起需保持仰卧位约 4 h，根据手术室《术中获得性压力性损伤风险评估量表》术前、术中分别给予的评分，采取相应的预防措施。

②术前：术前评分为 13 分，为中风险患者，措施为：在手术床上方铺置床垫式凝胶垫，与床面接触的各个骨隆突处（健侧髋部、膝外侧、外踝和患侧膝内侧、内踝）均粘贴预防性应用敷料，健侧受压胸肋处粘贴手术薄膜，

减少皮肤与床单位的摩擦；双足脚踝处放置凝胶足跟垫，使足部悬空；下垂上肢用海绵垫保护，防止与头架接触和受压；患侧上肢在身体侧固定时用凝胶垫包裹保护；检查监护导联线以及呼吸回路，管路与患者皮肤用盖单隔开，呼吸管路较硬，也可在管路与皮肤之间加垫棉垫，预防器械相关性压力性损伤；做好保暖，棉被盖于患者身上，并且将超出手术床沿的棉被反折于手术床上，防止因棉被的重力对患者身体和双足造成压力性损伤。

③术中：术中评分为 12 分，为中风险患者。措施为：在不影响术者操作的情况下每隔 2 h 进行下肢抬高减压。

④术后：查看患者皮肤情况，采取与术中相反方向侧卧位或仰卧位至出室，以缓解皮肤持续受压。

（2）液路的管理

①术前：确保液路通畅，尽量将液路留置在患侧上肢，输液器连接延长管至床尾，便于麻醉药物的连接，留置针固定牢固，以防脱出，固定时将留置针"Y"形部件下垫小纱块预防器械相关性压力损伤。在固定患侧上肢时一定要保证液路通畅，以防在遮盖无菌巾后或者术中进行调整。

②术中：加强巡视，关注液体滴速，及时更换液体，防止液体原因导致麻醉药物无法进入患者体内，造成患者术中苏醒，引发不良后果。

③术后：观察穿刺部位皮肤情况，去除延长管，妥善"U"形固定。

（3）体位的摆放

①酌情开放颈肩角度，不宜过大，避免引起体位综合征及颈丛神经损伤，若患者有颈椎病，应在能承受的限度之内摆放体位。

②腋下垫高度适宜（8 cm 左右），腋窝不能受压，避免造成臂丛神经损伤。

③托盘高度适宜，防止调节手术床高度时压迫患者。

（4）VTE 的预防

①术前：在待术间指导患者做踝泵运动；护士应了解患者血栓相关病情，如高危因素、是否使用抗凝剂、放置血栓滤器、使用弹力袜等；避免同一部位、同一静脉反复穿刺，尽量不要选择在下肢静脉穿刺，尤其避免下肢静脉封管。

②术中：预防患者低体温，避免静脉血液滞留，高凝状态，必要时使用加温仪防止热量散失，维持正常体温；遵医嘱适当补液，避免脱水造成血液

黏稠度增加。术中禁止使用弹力袜。

③术后：手术结束变换体位时动作要轻柔，并注意观察患者生命体征及反应；患者转运过程中搬动不宜过快，幅度不宜过大，建议使用转运工具。

2. 洗手护士

（1）涤纶垫片制备方法

蚊氏钳夹取涤纶垫片的边缘撕扯出棉絮状（如图 8-3-5），并用生理氯化钠溶液将棉絮状垫片打湿备用。应提早制备，以免影响手术进程。

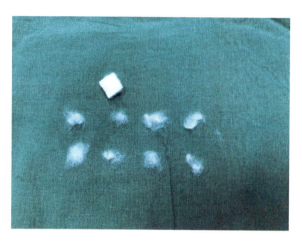

图 8-3-5　棉絮状涤纶垫片

（2）术中配合要点

①洗手护士熟悉手术步骤，关注手术进程，注意力集中，精准传递，动作轻柔，切勿触碰术者操作的手臂，避免造成神经血管损伤。

②无菌用物准备齐全，避免增加巡回护士工作负担，由于手术切口小，部位深，视野狭窄，操作难度大，洗手护士提前修剪好不同规格大小的脑棉片、明胶海绵备用。

【注意事项】

涤纶垫片的管理：巡回护士在实施麻醉之前，核查内植入物申请单与涤纶垫片到位情况；洗手护士妥善保管，防止掉落，与止血棉区分放置，防止混淆。

【解剖知识连接】

三叉神经为混合神经，是第 5 对脑神经，也是面部最粗大的神经，位于脑桥基底部与小脑中脚交界处，含有一般躯体感觉和特殊内脏运动两种纤维（如图 8-3-6）。支配脸部、口腔、鼻腔的感觉和咀嚼肌的运动，并将头部的感觉信息传送至大脑。三叉神经由眼支（第一支）、上颌支（第二支）和下颌支（第三支）汇合而成，分别支配眼裂以上、眼裂和口裂之间、口裂以下的感觉和咀嚼肌收缩。

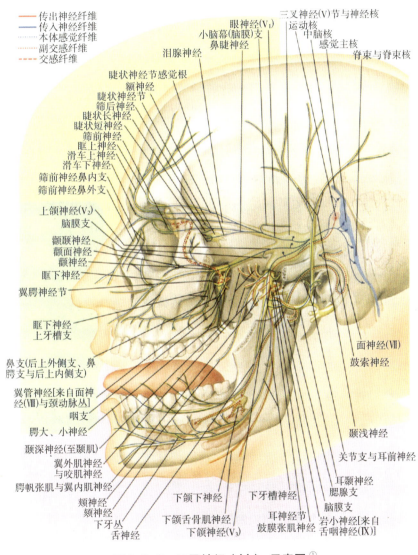

图 8-3-6　三叉神经（Ⅴ）：示意图[①]

① 来源：《奈特人体解剖彩色图谱（第三版）》图 116。

三叉神经位于脑部较重要的结构——桥小脑角区，且周围有一些重要的血管和神经，如岩静脉、小脑上动脉、小脑下动脉、面听神经等，所处的位置及这些神经血管既增加了手术风险，也是导致三叉神经受压的关键因素。

【安全问题解析】

术中发生心脏骤停怎么办？

手术操作部位紧邻脑干延髓——呼吸心跳的中心，存在心脏骤停的风险，当术中确认发生时，立即启动应急预案，在麻醉医生的指挥下开展抢救工作。

巡回护士：①立即求助邻近手术间人员并通知护士长；②迅速提供手术闭合包扎伤口的必需物品，并即刻记录；③与洗手护士迅速清点关键物品的数量，待患者病情稳定后再进行核对；④做好抢救记录。

洗手护士：①迅速配合手术医生进行操作，去除引发心脏骤停的因素；②与巡回护士快速清点物品，情况紧急，先配合医生关闭术腔；③闭合术腔后，若清点数据有误，应继续保留器械台，待患者病情稳定后再继续核对。

协助人员：①将转运车推至手术间，伤口封闭，立即将患者转为仰卧位；②建立两条以上静脉通路，遵医嘱给予抢救药物，并做好记录；③参与心肺复苏，争分夺秒抢救患者生命；④维持手术间秩序，保持抢救过程井然有序。

参与抢救人员相互密切配合，有条不紊，严格查对，及时做好记录并保留各种药物安瓿及药瓶，做到据实准确的极力抢救过程。

（编者：石园园　王洪霞　温宏梅）

第四节　神经内镜下经鼻腔－蝶窦垂体病损切除术

【病历摘要】

患者陈某，女，51 岁，主因间断性头晕伴眼干 15 d，口服中药治疗，未见好转，为求进一步诊治，入住我院。

既往高血压病史 3 年余，血压最高达 150/100 mmHg，口服苯磺酸左氨氯地平片 5 mg/d，血压控制尚可。入院诊断为"鞍区肿物、头晕、高血压病 2 级（中危）"。

体格检查：T 36.0℃，P 62 次 /min，R 18 次 /min，BP 111/76 mmHg，H 167 cm，W 70.0 kg，BMI 25.09 kg/m² （超重）。发育正常，营养良好，正常面容，体位自主，言语流利，对答切题。全身皮肤及黏膜无黄染，无皮下出血点，全身浅表淋巴结无肿大。

专科检查：查体合作，神志清楚，精神正常，双侧瞳孔等大等圆，脑膜刺激征 （ – ）。

辅助检查：头颅 CT 示：鞍区占位。

实验室检查：WBC：4.53×10^9/L，HGB：137 g/L，PT：14.20，均在正常范围内。

实施手术：神经内镜下经鼻腔 – 蝶窦垂体病损切除术。

麻醉方式：全身麻醉。

【 手术配合 】

1. 巡回护士配合

（1）用物准备

手术间：洁净系统处于开启状态，调至适宜温湿度。

手术床：调整手术床头于送风口下方，手术床铺置凝胶垫，床单位铺置平整，预防压力性损伤。

体位垫：凝胶头圈、"小腿型"凝胶垫、约束带、颈部小单卷（如图 8-4-1）。

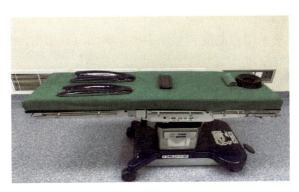

图 8-4-1　用物准备

仪器设备：高频电刀、双极脚踏、负压吸引器、开颅动力系统主机，神经内镜，处于备用状态（如图 8-4-2，8-4-3）。

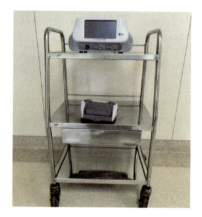

图 8-4-2　动力系统主机

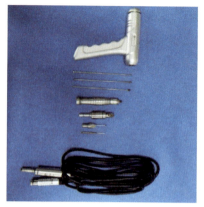

图 8-4-3　动力系统器械

（2）患者准备

待术间：按照《手术患者交接表》内容逐项进行查对并签字，确认右前臂液路通畅，转运患者入室。

进入手术间：妥善安置患者于手术床上，盖好棉被，保护隐私，做好保暖；做好心理护理，减轻患者紧张情绪。

皮肤保护：根据手术室《术中获得性压力性损伤风险评估量表》对患者进行术前评估，评分为 9 分，属于中风险，采取相应预防措施。

护理操作：遵医嘱留置导尿，预防性输注抗生素（术前 0.5~1 h 内），连接静脉通路延长管。

（3）与洗手护士配合

根据《手术物品清点制度》与洗手护士共同清点用物，配置止血用盐酸肾上腺素溶液浸湿棉片。

（4）麻醉前三方核查

麻醉实施前，按照《手术安全核查表》与麻醉医生、手术医生对患者进行信息确认。

（5）实施麻醉时

站于患者一侧，观察患者生命体征变化，保障患者安全，如有情况及时协助麻醉医生处理。

（6）安置手术体位

取仰卧位：麻醉医生双手托头颈部，头颅置于头圈上；巡回护士贴眼膜保护患者双眼，双侧外耳道塞干棉球保护，双小腿置于"小腿型"凝胶垫上，检查患者身体与负极板回路垫有效接触并检查与金属有无接触，身体用中单覆盖，双上肢用腰单包裹固定，床单拉至平整，棉被覆盖保暖，检查液路和尿管是否通畅，安置托盘于合适位置（如图8-4-4）。

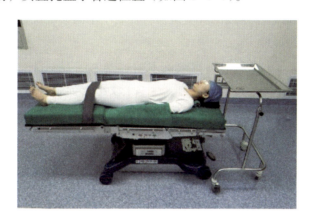

图 8-4-4　仰卧位

（7）协助开台

协助消毒，观察消毒效果；连接电外科设备，吸引器、消融电极 E235；双极脚踏置于术者右足侧。

（8）手术开始前三方核查

切皮前，按照《手术安全核查表》与麻醉医生、手术医生对患者再次进行信息确认。

（9）连接动力系统

打开西山动力系统，洗手护士组装磨钻和钻头，将磨钻与动力手柄线连接；钻头避开人员，轻踩脚踏测试工作状态良好，术者使用时再将脚踏放于术者左足侧。

（10）内镜准备

协助手术医生安装内镜，注意无菌操作；打开开关，并调试在适当视野内。

（11）术中观察和护理

动态观察患者生命体征、静脉通路、尿量，关注手术进程；保持吸引器通畅，准确及时填写手术护理文书。

（12）做好仪器设备管理和物品供应

根据术者要求调节内镜灯光、电外科设备、动力系统等仪器设备，及时供应手术台上所需物品。

（13）手术间管理

加强巡视，保持手术间的环境清洁，控制手术间参观人数。

（14）标本的管理

离体的标本微小，提前将存放标本的容器内倒入少量生理氯化钠溶液，及时接取确认标本存在并保持湿润，与手术医生共同确认放置于标本柜，做好登记。

（15）清点用物

填塞止血，与洗手护士逐项清点手术台上所有用物，并及时记录。

（16）出室前三方核查

切口包扎完毕，先将患者安全转运至推车上，拉起床挡，防止坠床。离室时，巡回护士与麻醉医生、手术医生再次对患者进行信息确认。

（17）护送患者出室

出室前检查患者身体各部位有无异常，如有异常，做好记录。完善病历资料，带齐患者所有物品转运至下一护理单元，做好交接。

（18）整理手术间

通知保洁员清洁手术间，所有仪器设备和物品做好清洁和归位，准备接台手术。

2.洗手护士配合

（1）环境表面清洁

按照手术间擦拭流程进行环境表面清洁。

（2）用物准备

手术敷料：颈部包、中单包、衣服包、单包中单、无菌持物钳。

手术器械：鼻中隔器械、神经科小器械，垂体瘤小包、开颅动力系统。

无菌物品：消融电极 A5、消融电极 E235、吸引器连接管、颅脑手术贴膜、脑棉片、明胶海绵、10 cm×200 cm 腔镜保护套、20 mL 注射器、橡皮圈、碘仿纱条。

（3）术前准备

提前 15～30 min 洗手上台，按照规范整理无菌器械台；与巡回护士清点器械台上所有物品，并配置止血用溶液（0.9% 氯化钠注射液 30 mL+ 盐酸肾上腺素 3 mg）浸湿棉片 5～6 片。

（4）协助消毒铺单

消毒范围：消毒整个头部，前至前额，后至颈项，两侧包括耳部。

铺单：显露手术切口，切口周围 4～6 层（如图 8-4-5）。协助医生穿手术衣，戴无菌手套，铺置大单，切口处贴颅脑手术贴膜，建立无菌区。

（5）收缩鼻腔血管

递枪状镊夹取浸湿棉片填塞右侧鼻腔 5～6 片。

（6）连接设备及管路

连接消融电极 E235、消融电极 A5、吸引器、西山动力系统，使用腔镜保护套连接内镜镜头，并固定消融电极收纳盒于两侧，用于收纳消融电极 E235、消融电极 A5 和吸引器（如图 8-4-6）。

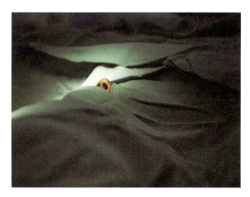

图 8-4-5　铺单

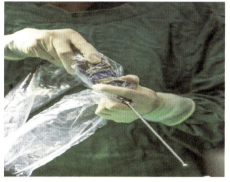

图 8-4-6　镜头连接

（7）手术开始前三方核查

操作前，按照《手术安全核查表》，与麻醉医生、手术医生对患者各项信息再次进行确认。

（8）取棉片

撤出右侧鼻腔填塞棉片，再次碘伏消毒鼻腔（取出的棉片为污染棉片，集中放在弯盘里）。

（9）切开鼻黏膜，暴露蝶窦前壁

鼻窥器置入右侧鼻腔，中鼻甲末端见蝶窦开口，找到蝶窦开口，暴露蝶窦前壁。

（10）鞍底开窗，显露硬膜

髓核钳去除蝶窦前壁，进入蝶窦，神经剥离子剥除蝶窦黏膜，磨钻磨除犁状骨及骨隔，可见鞍底骨质部，磨钻磨除鞍底骨质，暴露鞍底，消融电极E235电凝鞍底硬膜，20 mL注射器抽生理氯化钠溶液冲洗。

（11）暴露肿瘤

用蛛网膜刀"十"字切开鞍底硬脑膜，消融电极E235电凝止血，显露肿瘤。

（12）切除肿瘤

递取瘤镊或刮圈取出瘤腔内瘤体组织，洗手护士用盛有生理氯化钠溶液的小药杯接取并确认瘤体在药杯内。

（13）修补鞍底

递枪状镊夹取对折裁剪的明胶海绵填充整个鞍内，压迫至无活动渗血，将人工硬脑膜修剪成比硬膜开口略大的椭圆形，植入硬膜开口处，表面覆盖明胶海绵修补鞍底，防止脑脊液漏。

（14）清点填塞

清点棉片数量正确，递枪状镊将碘仿纱条及膨胀海绵填塞鼻腔压迫止血。

（15）面部清理，术后整理

协助手术医生用湿棉垫清洁颜面部；整理、清洁手术间。

【护理风险要点】

1.巡回护士

（1）皮肤的保护

①评估：患者从进入手术室起需保持仰卧位约3 h左右，根据手术室《术中获得性压力性损伤风险评估量表》术前、术中分别给予的评分，采取相应的预防措施。

②术前：术前评分为9分，为中风险患者，措施为：肩部至骶尾部放置凝胶垫，骶尾部粘贴预防性应用敷料，小腿后侧放置"小腿型"凝胶垫，使足跟悬空；检查监护导联线以及呼吸回路，管路与患者皮肤用盖单隔开，呼

吸管路较硬，也可在管路与皮肤之间加垫棉垫，预防器械相关性压力性损伤；做好保暖，棉被覆盖于患者双下肢身上，并且将超出手术床沿的棉被反折于手术床体两侧，防止因棉被的重力对患者双足造成的压力性损伤。

③术中：术中评分为9分，为中风险患者。措施为：在不影响术者操作的情况下每隔2h对双下肢轻轻抬高减压。

④术后：查看患者皮肤情况，如有异常应及时处理并记录。

（2）液路的管理

①术前：保持液路通畅，将输液器连接延长管至床尾，便于麻醉药物的连接，留置针固定牢固，防止脱出，固定时将留置针"Y"形部件下垫小纱块预防器械相关性压力损伤。

②术中：加强巡视，关注液体滴速，穿刺部位并及时更换液体，防止液体原因导致麻醉药物无法进入患者体内，造成患者术中苏醒，引发不良后果。

③术后：观察穿刺部位皮肤情况，去除延长管，妥善"U"形固定。

（3）VTE的预防

①术前：在待术间指导患者做踝泵运动；护士应了解患者有无血栓相关性疾病，如高危因素、是否使用抗凝剂、放置血栓滤器、使用弹力袜等；避免同一部位、同一静脉反复穿刺，尽量不要选择在下肢静脉穿刺，尤其避免下肢静脉封管。

②术中：体位摆放时，在不影响手术的前提下将患者的腿部适当抬高，利于双下肢静脉血液回流；预防患者低体温，必要时使用加温仪防止热量散失；术中禁止使用弹力袜。

③术后：手术结束变换体位时动作要轻柔，并注意观察患者生命体征及反应；患者转运过程中搬动不宜过快，幅度不宜过大，建议使用转运工具。

2.洗手护士

棉片、勾刀的正确使用：洁污分开，用于收缩鼻腔的棉片取出后放入弯盘内，勿碰；已修剪浸湿待使用棉片在存放传递时防止过湿，浸湿台面；及时接取使用后棉片，放于指定处，要防渗透。传递勾刀等锐器时使用弯盘无触及方法，从而保护自己及他人，避免误伤。

【注意事项】

精密器械的管理：①手术经鼻腔，操作空间有限，术野深而小，器械精密纤细，相对较长，提前认真检查配件及性能完好；②合理摆放器械，避免相互碰撞，保护利刃和尖端，密切关注手术进程，正确传递，用毕器械及时收回，擦拭表面血迹，避免影响手术镜下操作效果；③术后与普通器械分开管理，轻拿轻放，尖端套保护帽，面对面交接。

【解剖知识】

垂体：在神经系统和内分泌腺的相互作用中处于重要地位。位于颅底蝶鞍垂体窝内，呈椭圆形，重约 0.6g（见图 8-1-7）。正常垂体显示，腺垂体由结节部、中间部和远侧部组成；神经垂体由下丘脑正中隆起、漏斗和神经部组成，骨膜硬膜层覆盖于鞍底（如图 8-4-7）。

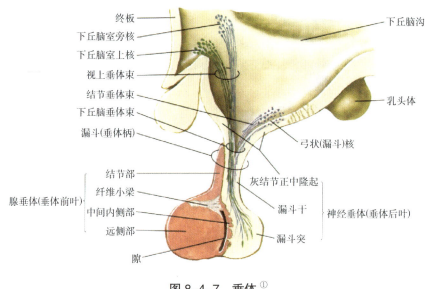

图 8-4-7　垂体 [1]

冠状位图显示海绵窦内容物。脑神经在外侧壁内穿过海绵窦，上至下为动眼神经（CN3）、滑车神经（CN4）及三叉神经（CN5）第一支（眼支或 V1）和第二支（上颌支或 V2）。唯一真正位于海绵窦静脉血窦内的脑神经是展神经（CN6）（如图 8-4-8）。

---

① 来源：《奈特人体解剖彩色图谱（第三版）》图 140。

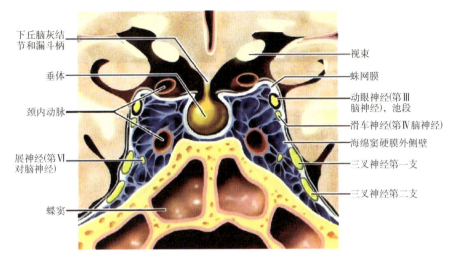

下丘脑灰结节和漏斗柄

垂体

颈内动脉

展神经(第Ⅵ对脑神经)

蝶窦

视束

蛛网膜

动眼神经(第Ⅲ脑神经)，池段

滑车神经(第Ⅳ脑神经)

海绵窦硬膜外侧壁

三叉神经第一支

三叉神经第二支

图 8-4-8　垂体冠状位

【安全问题解析】

术中微小标本如何做好管理?

①手术标本多由精细器械刮圈取出，标本微小，要选择合适的标本存放容器，如小药杯，防渗透，易接取，好放置。

②接取瘤体前小药杯内放置 1/3 生理氯化钠溶液，关注手术医生操作，取出标本，及时用小药杯接取刮圈刮出物，确认全部放入，不可遗漏并完全浸泡于生理氯化钠溶液中，防止干燥。

③妥善放置药杯，防止倾倒丢失标本，污染台面。

④与医生即刻核对标本，即刻记录，及时送检。

（编者：高亚平　王洪霞　温宏梅）

第五节　脑室－腹腔（V-P）分流术

【病历摘要】

患者程某，男，63 岁，双下肢无力 2 年，伴行走障碍 1 年余，出现尿频、尿急，时有尿失禁，于当地医院行头颅 MRI 提示：多发性脑梗死、脑室扩张。

为进一步诊治就诊于我院，以"脑积水"收治入院。

体格检查：T 36.5℃，P 64 次 /min，R 20 次 /min，BP 129/90 mmHg，H 168 cm，W 70 kg。发育正常，营养良好，全身皮肤、黏膜无黄染及出血点，全身浅表淋巴结无肿大，双肺呼吸音清，未闻及干湿啰音，心率齐，全腹软，双下肢无水肿。

专科检查：神志清楚，言语稍含糊，计算力、定向力下降，双瞳孔等大等圆，直接、间接对光反射存在，眼球各方向运动充分，眼震（–），双下肢肌力 4 级，双上肢肌力 5 级，肌张力增高，共济运动不合作，感觉查体对称存在，深浅感觉正常，四肢腱反射（++），双侧巴氏征（+–），颈软，无抵抗，布鲁津斯基征（–），巴氏征（–）。

辅助检查：头颅 MRI 示：双侧基底节区、侧脑室旁、脑干多发腔隙性脑梗死，脑室扩张。

入院诊断为"脑积水、帕金森病、脑梗死"。

实验室检查：WBC：14.19×10^9/L，HGB：157 g/L，PT：12.39。

实施手术：脑室 – 腹腔（V–P）分流术。

麻醉方式：全身麻醉。

【 手术配合 】

1. 巡回护士配合

（1）用物准备

手术间：洁净系统处于开启状态，调至适宜温湿度。

手术床：调整手术床头于送风口下方，手术床上铺置凝胶垫，床单位铺置平整，预防压力性损伤。

体位垫：凝胶头圈，小腿型凝胶垫 1 对、凝胶床垫、约束带（如图8-5-1）。

仪器设备：高频电刀、双极脚踏、负压吸引器、开颅动力系统主机，处于备用状态。

（2）患者准备

待术间：按照《手术患者交接表》内容逐项进行查对并签字，确认液路通畅，转运患者入室。

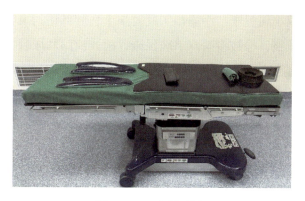

图 8-5-1 用物准备

进入手术间：妥善安置患者于手术床上，盖好棉被，保护隐私，做好保暖；做好心理护理，减轻患者紧张情绪。

皮肤保护：根据手术室《术中获得性压力性损伤风险评估量表》对患者进行评估，评分为 11 分，属于中风险，采取相应预防措施。

护理操作：遵医嘱留置导尿，预防性输注抗生素（术前 0.5～1 h 内），连接三通及静脉通路延长管。

（3）与洗手护士配合

根据《手术物品清点制度》与洗手护士共同清点用物；配置局麻止血药（配置方法：0.9% 氯化钠注射液 100 mL+ 盐酸肾上腺素 0.5 mg，抽取配置液 15 mL+2% 利多卡因注射液 5 mL 混匀）。

（4）麻醉前三方核查

麻醉实施前，按照《手术安全核查表》，与麻醉医生、手术医生对患者进行信息确认。

（5）实施麻醉时

站于患者一侧，观察患者生命体征变化，保障患者安全，如有情况及时协助麻醉医生处理。

（6）安置手术体位（如图 8-5-2）

取仰卧位，头下枕凝胶头圈，头转向左侧 45°～60°，并向后略微倾斜，右侧肩下垫高，使胸部、颈部、耳后区域在一条直线上，利于皮下隧道穿通。颈部避免过度扭曲而引起颈静脉受压使颅内压增高。贴眼膜保护患者双眼，右侧外耳道塞棉球保护，双上肢自然放于身体两侧，用腰单包裹固定；双下肢自然伸直，双小腿置于"小腿型"凝胶垫上，膝部用约束带固定，松紧适宜，床单拉至平整，棉被覆盖双下肢保暖，检查液路和尿管是否通畅。双足跟、骶尾部粘贴预防性敷料保护。

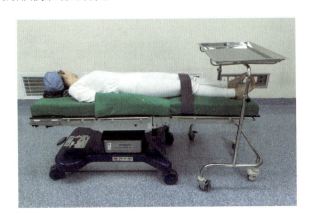

图 8-5-2　仰卧位头偏向左侧

（7）协助开台

协助消毒，观察消毒效果；连接电外科设备、消融电极 E195 滴水管；消融电极 E195 脚踏置于术者右足侧，并将消融电极 A5 功率调至 30 W，消融电极 E195 功率调至 20 W，连接吸引器、调节无影灯。

（8）手术开始前三方核查

切皮前，按照《手术安全核查表》，与麻醉医生、手术医生对患者再次进行信息确认。

（9）连接动力系统

连接西山动力系统电源，打开开关，自检完成；洗手护士组装颅钻和钻头，将颅钻与动力手柄线连接，脚踏放于术者左足侧。

（10）术中观察和护理

动态观察患者生命体征、静脉通路、尿量，关注手术进程；保持吸引器通畅，准确及时填写手术护理记录单。

（11）做好仪器设备管理和物品供应

关注手术进程，及时调整无影灯照射部位，动态调整高频消融电极 A5 及消融电极 E195 功率，与手术医生确认脑室腹腔分流管型号并与洗手护士核对无误后方可开启上台，粘贴合格证于手术护理记录单内植入物标识处。

（12）手术间的管理

加强巡视，保持手术间的环境清洁，严格控制手术间参观人数。

（13）清点用物

在关闭硬脑膜前后、缝合皮肤后，与洗手护士逐项清点手术台上所有用物；关闭腹腔前后及缝皮后，再次清点手术台上所有用物，并及时记录。

（14）出室前三方核查

切口包扎完毕，先将患者安全转运至推车上，拉起床挡，防止坠床。离室时，巡回护士与麻醉医生、手术医生再次对患者进行信息确认。

（15）护送患者出室

出室前检查患者身体各部位有无异常，如有异常，做好记录。完善病历资料，带齐患者所有物品转运至下一单元，做好交接。

（16）整理手术间

通知保洁员清洁手术间，所有仪器设备和物品做好清洁和归位。准备接台手术。

2. 洗手护士配合

（1）环境表面清洁

按照手术间擦拭流程进行环境表面清洁。

（2）用物准备

手术敷料：颈部包、中单包、衣服包、单包中单、无菌持物钳。

手术器械：神经科大器械。

无菌物品：消融电极 A5、消融电极 E195（滴水双极镊）、吸引器连接管、医用手术薄膜、脑棉片、头皮夹、3–0 号慕丝线、2–0 号慕丝线、0 号慕丝线、9×24 圆针、9×24 角针、6×14 圆针、明胶海绵、止血纱、骨蜡、手套、22 号刀片、11 号刀片、精密输液器（用作双极滴水连接管）、10 cm×200 cm 腔镜保护套、20 mL 注射器、5 mL 注射器、2–0 号薇乔线。

特殊用物：脑室腹腔分流装置，金属 V–P 通条。

（3）术前准备

提前 15～30 min 洗手上台，按照规范整理无菌器械台；与巡回护士清点器械台上所有物品，配置局麻止血药、万古霉素稀释液（0.9% 氯化钠注射液 100 mL+ 注射用万古霉素 500 mg）用于浸泡脑室腹腔分流装置。

（4）协助消毒铺单

消毒范围：头部切口周围 15 cm 皮肤至前额整个面部颈部，对侧眼睛至术侧斜方肌前缘，延伸到腹部下至耻骨联合，两侧至腋中线。

铺单：切口周围 4~6 层，协助医生穿手术衣，戴无菌手套，铺置大单，手术膜覆盖术区。

（5）连接设备及管路

连接滴水管、消融电极 A5、消融电极 E195、负压吸引器，并固定消融电极收纳盒，用于收纳消融电极和吸引器。

（6）手术开始前三方核查

切皮前，按照《手术安全核查表》，与麻醉医生、手术医生对患者各项信息再次进行确认。

（7）皮下注射局麻止血药

分离头皮帽状腱膜瓣，减少头皮软组织出血、术后切口疼痛。

（8）牵开切口

中线发际后约 2.5 cm 旁开 2.5 cm 为中心切口，两块干纱布置于切口两侧，22 号刀片切开头皮、皮下，乳突牵开器牵开切口。

（9）颅骨钻孔

骨膜剥离器推开骨膜、显露颅骨，动力系统行颅骨钻孔，递骨蜡涂抹骨缘止血。神经剥离子清理骨粉、注射器抽取生理氯化钠溶液冲洗骨孔，显露硬脑膜，脑棉片、明胶海绵止血。

（10）分离皮下隧道

递金属 V-P 通条经耳前、颈部、胸、腹皮下深层分离至剑突下切口做皮下隧道，成功后置入分流管腹腔端。置入分流管前，万古霉素稀释液浸泡分流管，检查管腔是否通畅，有无溢漏，检查分流阀通畅性及引流方向（如图 8-5-3）。

（11）脑室穿刺

11 号尖刀切开硬脑膜，消融电极 E195 止血。递金属导芯穿刺侧脑室，脑室穿刺管经头皮在额颞交界口引出，拔出管芯，根据深度剪取导管长度置入脑室端，有清亮脑脊液流出，脑室端与腹腔端连接。

（12）腹部切口

递 22 号刀片于腹部正中剑突下做切口，消融电极 A5 逐层切开皮下组织至筋膜，甲状腺拉钩牵开切口，弯止血钳提起腹膜，消融电极 A5 切开腹膜，置入分流管。

（13）清点用物、关闭切口

与巡回护士清点所有物品无误后，2-0 号薇乔线缝合筋膜、帽状腱膜、皮下组织，9×24 皮针缝合头皮。2-0 号薇乔线缝合腹膜、肌肉、腹外斜肌腱膜、皮下组织，9×24 皮针缝合皮肤，敷贴覆盖伤口。

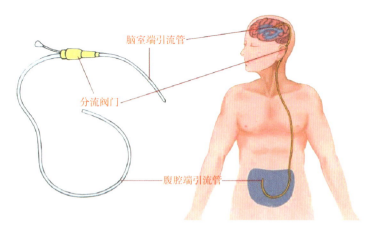

图 8-5-3　脑室腹腔分流示意图

【护理风险要点】

1.巡回护士

（1）皮肤的保护

评估：根据手术室《术中获得性压力性损伤风险评估量表》术前、术中分别给予的评分，采取相应的预防措施。

术前：术前评为中风险患者，措施为：受压部位粘贴预防性敷料保护；规范安置手术体位，保持躯干和肢体处于功能位，体位摆放后巡回护士用手轻抚平、放松摆放体位过程中牵拉的组织，避免过度牵拉造成的剪切力；非术侧小腿可使用足跟托起装置使足跟悬空，检查监护导联线以及呼吸回路，管路与患者皮肤用棉垫隔开，预防器械相关性压力性损伤。

术中：根据手术进程调节室温，在不影响术者操作的情况下每隔 2 h 进行枕后抬起减压。肩胛部、骶尾部术中可通过左右倾斜手术床角度调整受压部位。

术后：查看患者皮肤情况，如有异常应及时处理并记录交接至下一护理单元。

（2）液路的管理

术前：连接延长管并确保液路通畅，固定稳妥，可固定于左侧床单以防脱出，固定时将留置针"Y"形部件下垫小纱块预防器械相关性压力损伤。

术中：加强巡视，关注液体滴速，及时更换液体，防止因静脉通路受阻导致药物无法进入患者体内，造成患者不良后果。

术后：观察穿刺部位皮肤情况，妥善"U"形固定。

2. 洗手护士

（1）金属 V–P 通条的管理

金属 V–P 通条长度较长，注意避免污染，开台后由巡回护士打开，洗手护士小心拿取，组装时严格无菌操作、规范放置，使用和传递过程中避免触碰非无菌区域，防止污染，用后妥善保管。

（2）V–P 分流管的管理

分流设备在置入前尽可能晚些将分流设备从包装中取出，已取出的分流设备，应使用万古霉素稀释液浸泡，使用时采取器械操作，避免与手套及皮肤接触。

【 注意事项 】

分流装置使用：①分流手术体内需植入分流管，分流管在皮下途径长且手术范围广，容易引起感染，应严格执行无菌操作；②分流装置提前检查是否到位，认真核查分流装置外包装及型号并做好使用后规范存档；③万古霉素稀释液由巡回护士配置好，洗手护士使用注射器抽取，严禁向手术台上倾倒。

【 解剖知识链接 】

脑室：脑质内部室管系统。在大脑半球内有左、右侧脑室；在间脑内有第 3 脑室；小脑和延髓、脑桥之间为第 4 脑室；第 3 脑室和第 4 脑室由中脑导水管相连。脑室内含脉络丛，产生脑脊液充溢脑室并注入蛛网膜下腔滋养神经组织，作为一种缓冲介质保护脑组织免受震荡。如果脑室系统某部发生梗阻，则产生阻塞性脑积水（如图 8–5–4）。

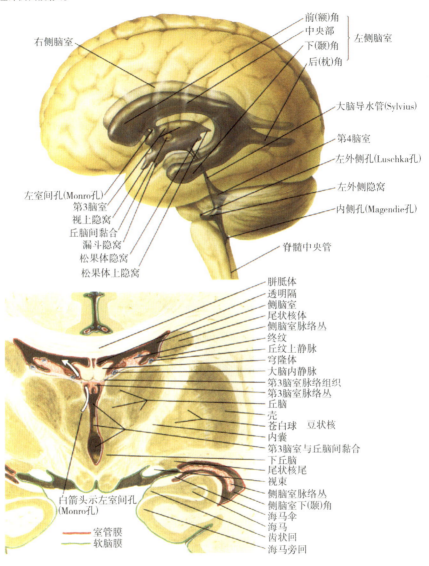

左外侧面投影观

右侧脑室

前(额)角
中央部
下(颞)角　　　左侧脑室
后(枕)角

大脑导水管(Sylvius)

第4脑室

左外侧孔(Luschka孔)

左外侧隐窝

内侧孔(Magendie孔)

脊髓中央管

左室间孔(Monro孔)
第3脑室
视上隐窝
丘脑间黏合
漏斗隐窝
松果体隐窝
松果体上隐窝

胼胝体
透明隔
侧脑室
尾状核体
侧脑室脉络丛
终纹
丘纹上静脉
穹隆体
大脑内静脉
第3脑室脉络组织
第3脑室脉络丛
丘脑
壳
苍白球　　豆状核
内囊
第3脑室与丘脑间黏合
下丘脑
尾状核尾
视束
侧脑室脉络丛
侧脑室下(颞)角
海马伞
海马
齿状回
海马旁回

白箭头示左室间孔
(Monro孔)

　　室管膜
　　软脑膜

脑冠状切面：后面观

图 8-5-4　脑室构成 ①

【安全问题解析】

金属 V–P 通条如何正确使用？

---

① 来源：《奈特人体解剖彩色图谱（第三版）》图102。

使用前检查通条头部及套管表面是否光滑、有无毛刺，各连接部位有无松动；使用和传递过程中要谨慎小心，避免触碰非无菌区域防止污染；使用时切勿过度弯折，以免影响器械使用寿命；通条穿出身体后，仔细检查通条头端是否完整，以免异物遗留体内；若疑似污染应立即放弃使用，及时更换。

（编者：高亚平　王洪霞　温宏梅）

第九章　五官科手术经典案例配合

第一节　鼻内镜下左侧上颌窦、筛窦、额窦开窗及病损切除术、鼻腔鼻窦病损切除术、鼻中隔黏膜下病损切除术、双侧下鼻甲成形术

【病历摘要】

患者郝某，女，82岁，半年前发现左眼球突出，伴眼流泪，偶有眼痒，自觉视力有所下降，左侧面颊部憋胀感，伴白色黏鼻涕来我院诊治。入院诊断为"鼻窦黏液囊肿，眼球突出"。

体格检查：T 36℃，P 88 次 /min，R 18 次 /min，BP 165/78 mmHg，H 150 cm，W 57 kg，BMI 25.33 kg/m^2（超重）。患者身体健康状况良好，否认传染病史、糖尿病史、手术史，有高血压史 10 年，有青霉素药物过敏史，发育正常，营养中等，正常面容，自主体位，言语流利。

专科检查：耳郭无畸形，外耳道通畅，鼻中隔有偏曲，鼻窦区无压痛，口咽部黏膜充血，扁桃体肿大，会厌正常，声带正常。

辅助检查：鼻窦 CT 示：左侧上颌窦占位。

实施手术：鼻内镜下左侧上颌窦、筛窦、额窦开窗及病损切除术、鼻腔鼻窦病损切除术、鼻中隔黏膜下病损切除术、双侧下鼻甲成形术。

麻醉方式：全身麻醉。

【手术配合】

巡回护士配合

（1）环境表面清洁

按照手术间擦拭流程进行环境表面清洁。

（2）巡回用物准备

手术间：洁净系统处于开启状态，调至适宜温湿度。

手术床：调整手术床头于送风口下方，手术床上铺置凝胶垫，床单位铺置平整，预防压力性损伤。

体位垫/设备：小腿型凝胶垫1对、约束带1个，凝胶头圈1个，处于备用状态（如图9-1-1）。

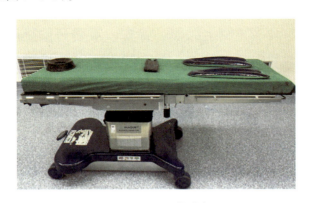

图 9-1-1　用物准备

仪器设备：负压吸引器、高频电刀、光学镜设备、动力系统处于备用状态。

（3）患者准备

待术间：按照《手术患者交接表》内容逐项进行查对并签字，确认左前臂液路通畅，转运患者入室。

进入手术间：妥善安置患者仰卧于手术床上，盖好棉被，保护隐私，做好保暖；做好心理护理，减轻患者紧张情绪。

皮肤保护：根据手术室《术中获得性压力性损伤风险评估量表》对患者进行评估，采取相应预防措施。

护理操作：预防性输注抗生素（术前0.5～1 h内），连接静脉通路延长管。

（4）用物准备

手术敷料：颈部包、中单包、衣服包、无菌持物钳。

手术器械：鼻中隔器械、鼻窦专用器械（如图9-1-2）。

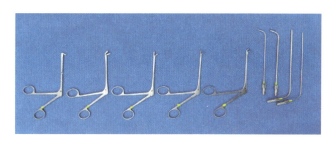

图 9-1-2　鼻窦专用器械

鼻内镜系统：监视器、摄像机、冷光源、0° 鼻镜、鼻窦镜刨削刀头。

无菌物品：吸引器连接管、脑棉片、腔镜保护套、20 mL 注射器、5 mL 注射器（耳鼻喉专用），无菌手套、15 号刀片。

（5）麻醉前三方核查

麻醉实施前，按照《手术安全核查表》，与麻醉医生、手术医生对患者进行信息确认。

（6）实施麻醉时

站于患者一侧，观察患者生命体征变化，保障患者安全，如有情况及时协助麻醉医生处理。

（7）安置手术体位

取仰卧位：麻醉医生双手托头颈部，头颅置于头圈上；巡回护士贴眼膜保护患者双眼，双侧外耳道塞干棉球保护，骶尾部贴泡沫敷料保护，双小腿置于"小腿型"凝胶垫上，身体用中单覆盖，双上肢用腰单包裹固定，身体使用约束带固定妥当，床单拉至平整，棉被覆盖保暖，检查液路是否通畅，安置托盘于头侧合适位置（如图 9-1-3）。

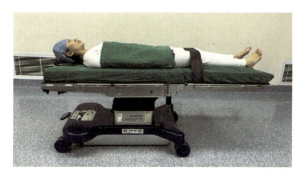

图 9-1-3　仰卧位

（8）显示器摆放位置

显示器主机放置于患者头侧（术者正前方），显示屏略偏于患者右侧。

（9）铺置无菌台

打开无菌敷料包，一助提前刷手上台，根据《手术物品清点制度》与一助共同清点用物；配置盐酸肾上腺素局麻药（2 mL 盐酸肾上腺素注射液 + 15 mL 盐酸利多卡因注射液混匀，浸湿 20 个棉片）。

（10）协助开台

协助消毒铺单，检查消毒方法及效果。防止消毒液进入眼睛，若浸湿眼睛及时处理。连接吸引器、动力系统，动力脚踏放置于术者右足侧。

（11）连接内镜设备

协助手术医生安装 0° 光学镜，注意连接时无菌操作；协助连接冷光源，依次打开仪器开关，调节至清晰所需亮度。妥善固定导光纤维，避免弯折。

（12）手术开始前三方核查

切皮前，按照《手术安全核查表》，与麻醉医生、手术医生对患者再次进行信息确认。

（13）手术操作步骤

①表面麻醉：（2% 盐酸利多卡因注射液 15 mL+0.1% 盐酸肾上腺素注射液 2 mL 混匀）用溶液浸湿棉片填塞双鼻腔各壁 5 min，共 3 次。浸润麻醉：（2% 盐酸利多卡因注射液 5 mL+0.1% 盐酸肾上腺素注射液 0.2 mL 混匀），注射于左侧鼻中隔皮肤黏膜交界处。

②鼻中隔矫正：黏膜刀于鼻中隔左侧黏膜交界处行 "L" 形切口，鼻中隔软骨表面分离软骨膜瓣，下鼻甲剪剪断鼻中隔软骨上部，分离对侧软骨膜瓣，鼻中隔咬骨钳切除偏曲的鼻中隔软骨及筛骨垂直板，对位鼻中隔切口。

③切除钩突，开放上颌窦口：中隔剥离子剥除左侧钩突，开放上颌窦口约 0.8 cm×0.8 cm 大小，可见褐色黏稠内容物，切除囊壁及部分内容物送检，弯头吸引器伸入上颌窦内吸净黏液、止血。

④咬切钳切除筛泡，开放前组筛房：外达眶纸板，上至筛顶，以细弯头吸引于中鼻甲前端附着处后方约 7 mm 探查左侧额窦。

⑤中鼻甲剪切除中鼻甲根部及鼻丘气房，反张钳扩大开放额窦口，鼻动力系统清理各病损组织，尽量保留正常黏膜，并将开口周围黏膜修理整齐。

⑥下鼻甲成形：双侧下鼻甲外展骨折，切除部分肥大黏膜，观察总鼻道通畅，生理氯化钠溶液冲洗术腔。

⑦填塞鼻腔：可吸收止血棉 1 条，可降解耳鼻止血棉 2 条，分别填塞双侧鼻腔。

（14）术中观察和护理

动态观察患者生命体征、静脉通路、关注手术进程；保持吸引器通畅，准确及时填写手术护理记录单。

（15）做好仪器设备管理和物品供应

根据术者要求调节内镜亮度、吸引器、动力系统等仪器设备；及时供应手术台上所需物品。

（16）手术间的管理

加强巡视，保持手术间的环境清洁，控制手术间参观人数，进出时注意避开内镜电源线，防止断电影响手术进行。

（17）标本的管理

离体的标本，与手术医生共同确认，在 30 min 内固定放置于标本柜，并做好登记。

（18）清点用物

填塞鼻腔前，与一助逐项清点手术台上所有用物，并及时记录。

（19）出室前三方核查

切口包扎完毕，先将患者安全转运至推车上，拉起床挡，防止坠床。离室时，巡回护士与麻醉医生、手术医生再次对患者进行信息确认。

（20）护送患者出室

出室前检查患者身体各部位有无异常，如有异常，做好记录。完善病历资料，带齐患者所有物品转运至下一护理单元，做好交接。

（21）整理器械及手术间

整理器械无误后送到指定放置处，通知保洁员清洁手术间，所有仪器设备和物品做好清洁和归位。

【护理风险要点】

1.苏醒期躁动的管理

①术前：做好术前宣教，向患者及家属介绍手术相关知识，包括术后鼻

腔填塞的意义、重要性及可能出现的不适反应，并告知术后需采取张口呼吸方式，消除患者紧张心理，做好配合。

②术中：加强巡视，关注手术进度，密切观察患者生命体征，约束带松紧适宜，约束带安置位置正确。

③术后：手术结束后及时搬运患者至手术转运车上并拉起床挡，麻醉拔管时守护床旁，保持吸引设备通畅，从而使患者保持呼吸道通畅，防止躁动坠床。

2. 棉片的管理

①术前：开台前与一助清点，采用"指点"法，将棉片收纳纸全部展开，用器械一一指点，检查脑棉片的完整性，尤其是脑棉片的线条，显影条等。

②术中：关注棉片的使用情况，如发生掉落，及时捡起并妥善放置以便清点。

③术后：手术结束前及时正确清点棉片，防止遗漏入鼻腔。

【注意事项】

①术前患者双上肢用中单包裹，松紧适宜，躯干用约束带固定牢靠；术中勤观察，各种管路避免直接接触患者，用棉被或布单隔离，防止器械相关压力性损伤；术后及时搬运患者至手术转运车上并拉起床挡，再行麻醉拔管，防止坠床。

②术中监督术者的无菌技术操作，洁污分开，用于表面麻醉填塞的棉片放入固定容器内，勿接触。

③术后鼻腔填塞止血，患者张口呼吸，注意观察患者口唇及颜面色泽。

【解剖知识链接】

鼻腔为顶窄底宽、前后开放不规则腔隙。前端起于前鼻孔，经后鼻孔与鼻咽部相通，以鼻中隔为界分左、右两腔，各有内、外、顶、底 4 个壁。鼻窦（如图 9-1-4）是位于鼻腔周围颅骨内的骨性含气空腔，共 4 对，分为上颌窦、筛窦、额窦和蝶窦。

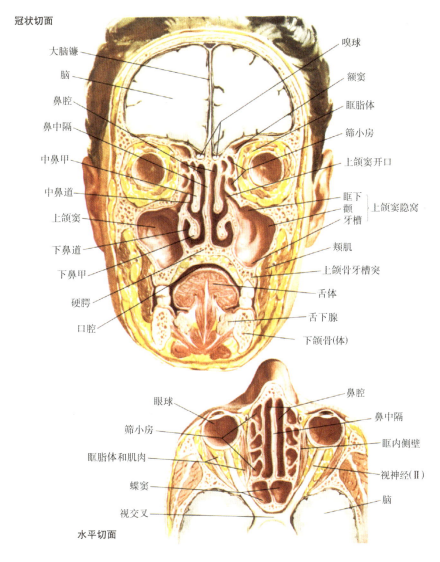

图 9-1-4　鼻窦 [1]

【安全问题解析】

如何预防消毒液溅入眼睛？

①提高安全防范意识及专业素养；②术前选择正确的眼贴覆盖双眼，如泡沫敷料、水胶体等，眼周围贴边紧贴皮肤固定牢靠；③避免消毒液过湿而

---

[1] 来源：《奈特人体解剖彩色图谱（第三版）》图44。

使之流入眼睛；④术中提醒术者勿用力压迫头面部，减少眼部压力；⑤发现消毒液进入眼睛，立即扒开下眼睑，生理氯化钠溶液进行反复冲洗，将睫毛囊内的化学成分充分地冲洗出来；⑥冲洗结束后，症状缓解可涂抹红霉素软膏润滑，护理记录单详细描述，术后和下一个护理单元详细交接。

（编者：高亚平　王洪霞　温宏梅）

第二节　显微镜下左耳人工听骨链重建术、乳突根治术、鼓室成形术、外耳道成形术

【病历摘要】

患者崔某，男，57 岁，间断性左耳流脓 40 年余，听力下降 2 年余，偶伴耳痛，间断性耳鸣来我院诊治，入院诊断为"左侧慢性中耳炎"。

体格检查：T 36.5℃，P 82 次 /min，R 20 次 /min，BP 161/106 mmHg，H 178 cm，W 85 kg，BMI 26.82 kg/m^2（超重）。发育正常，营养中等，正常面容，自主体位，言语流利。否认传染病史、糖尿病史、高血压史，否认过敏史。

专科检查：耳郭无畸形，外耳道通畅，外耳道无异常分泌物，左耳鼓膜可见穿孔，右耳鼓膜完整，标志清，乳突区无压痛，听力粗测下降。

辅助检查：耳内镜示：中耳炎（左）。

实施手术：显微镜下左耳人工听骨链重建术、乳突根治术、鼓室成形术、外耳道成形术。

麻醉方式：全身麻醉。

【手术配合】

巡回护士配合

（1）环境表面清洁

按照手术间擦拭流程进行环境表面清洁。

（2）巡回用物准备

手术间：洁净系统处于开启状态，调至适宜温湿度。

手术床：调整手术床头于送风口下方，手术床上铺置凝胶垫，床单位铺

置平整，预防压力性损伤。

体位垫:凝胶头圈、"小腿型"凝胶垫、约束带、颈部小枕（如图9-2-1）。

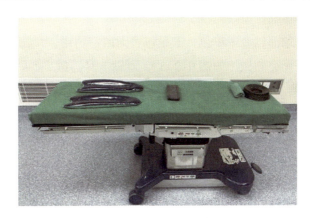

图 9-2-1　用物准备

仪器设备：高频电刀、双极脚踏、负压吸引器、耳钻动力系统主机、显微镜（如图9-2-2）处于备用状态。

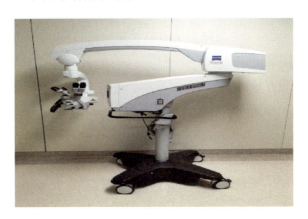

图 9-2-2　显微镜

（3）患者准备

待术间：按照《手术患者交接表》内容逐项进行查对并签字，确认右前臂液路通畅，转运患者入室。

进入手术间：妥善安置患者于手术床上（如图9-2-5），盖好棉被，保护隐私，做好保暖；做好心理护理，减轻患者紧张情绪。

皮肤保护：根据手术室《术中获得性压力性损伤风险评估量表》对患者

进行术前评估，采取相应预防措施。

护理操作：预防性输注抗生素（术前 0.5～1 h 内），连接静脉通路延长管。

（4）无菌用物准备

手术敷料：颈部包、中单包、衣服包、无菌持物钳。

手术器械：乳突器械（如图 9-2-3）、耳钻、耳器械（如图 9-2-4）。

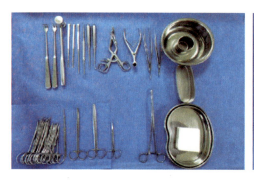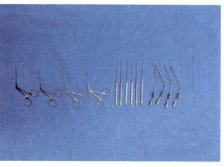

图 9-2-3　乳突器械　　　　　　　　图 9-2-4　耳器械

无菌物品：吸引器连接管、显微镜保护套、20 mL 注射器、5 mL 注射器（耳鼻喉专用）、无菌手套、15 号刀片、消融电极 A5、消融电极 E235、明胶海绵、4-0 号皮针薇乔。

（5）麻醉前三方核查

麻醉实施前，按照《手术安全核查表》，与麻醉医生、手术医生对患者进行信息确认。

（6）实施麻醉时

站于患者一侧，观察患者生命体征变化，保障患者安全，如有情况及时协助麻醉医生处理。

（7）安置手术体位

取仰卧位：麻醉医生双手托头颈部，转向右侧枕于头圈上，左耳朝上；巡回护士贴眼膜保护患者双眼，骶尾部贴泡沫敷料保护，双小腿置于"小腿型"凝胶垫上，身体用中单覆盖，双上肢用腰单包裹固定，身体使用约束带固定妥当，床单拉至平整，棉被覆盖保暖，检查液路是否通畅（如图 9-2-5）。

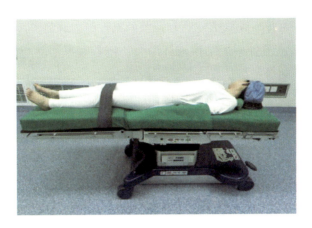

图 9-2-5 仰卧位

（8）仪器摆放

显微镜放于术耳对侧，耳钻动力系统、双极电凝脚踏置于术者右足侧。

（9）铺置无菌台

打开无菌敷料包，一助提前刷手上台，根据《手术物品清点制度》与一助共同清点用物；配置止血药（1 mL 盐酸肾上腺素注射液 +5 mL 盐酸利多卡因注射液混匀，浸泡明胶海绵小球）。

（10）协助开台

协助消毒铺单，检查消毒方法及效果。观察消毒液是否溅入眼睛，若浸湿眼睛需及时处理。连接电外科设备、吸引器、消融电极 E235，调节无影灯。

（11）手术开始前三方核查

切皮前，按照《手术安全核查表》，与麻醉医生、手术医生对患者再次进行信息确认。

（12）显微镜准备

连接电源，打开总开关，根据手术部位调节镜头方向并进行"显微镜自动平衡"的调节；协助手术医生安装显微镜保护套，注意无菌操作，将显微镜推至术野。

（13）手术操作步骤

①消毒皮肤：使用 75% 酒精棉球消毒术区。

②切口：15 号刀片于左耳外耳道做切口，消融双极 E235 止血。

③磨颞骨底，清理病灶：显微镜下磨钻磨颞骨底、上鼓室、鼓窦，钩针、

三角刀清除肉芽组织；彻底清除听骨链及鼓索神经肉芽包裹。

④探查鼓室：镫骨板上结构破坏消失，镫骨底板活动尚可；听骨剪剪去破坏的锤骨头及砧骨长脚。

⑤切取耳屏软骨：眼科剪自切口切取部分耳屏软骨，组织剪修剪后湿纱布包裹备用。

⑥听骨置入，重建听骨链，鼓室成形，覆盖筋膜：备 TORP 人工听骨，修剪后的耳屏软骨置于人工听骨表面，封闭鼓室，蚊式钳夹取明胶海绵颗粒填塞鼓室，15 号手术刀切取颞肌筋膜，覆盖移植软骨，切取小块颞肌填塞乳突腔，表面覆盖筋膜，外耳道填塞明胶海绵颗粒膜。

⑦缝合、填塞包扎：复位外耳道皮瓣，4-0 号皮针薇乔缝合外耳道切口；碘仿纱条填压术腔，耳部加压包扎。

（14）术中观察和护理

动态观察患者生命体征、静脉通路，关注手术进程；保持吸引器通畅，准确及时填写手术护理文书。

（15）做好仪器设备管理和物品供应

根据术者要求调节吸引器、动力系统等仪器设备；及时供应手术台上所需物品。

（16）手术间的管理

加强巡视，保持手术间的环境清洁，控制手术间参观人数。减少不必要的走动，防止触碰显微镜及电源线。

（17）标本的管理

离体的标本较小，即刻与手术医生共同确认装袋固定，做好登记。

（18）清点用物

手术结束时，与一助逐项清点手术台上所有用物，并及时记录。

（19）出室前三方核查

头部包扎完毕，先将患者安全转运至推车上，拉起床挡，防止坠床。离室时，巡回护士与麻醉医生、手术医生再次对患者进行信息确认。

（20）护送患者出室

出室前检查患者身体各部位有无异常，如有异常，做好记录。完善病历资料，带齐患者所有物品转运至下一护理单元，做好交接。

（21）整理器械及手术间

分类整理器械，先将耳专用器械轻拿轻放置于专用盒内，避免触碰损伤器械，再将常规器械核对正确无误后送到指定放置处，通知保洁员清洁手术间，所有仪器设备和物品做好清洁、登记和归位。

【护理风险要点】

1. 眼部的管理

①术前：检查患者眼部周围皮肤完整性、有无手术史及既往疾病。麻醉后保持上下眼睑完全闭合，贴眼膜保护，避免健侧眼角受压。

②术中：加强巡视，观察眼膜有无变化，眼部及眼角有无受压。

③术后：去除眼膜时采取无张力手法避免眼部皮肤受损，观察眼睛开合及眼角情况。

2. 皮肤的管理

①术前：床单位平整，头部垫头圈偏向右侧，耳郭置入头圈内确认无受压；骶尾部粘贴预防性应用敷料，小腿后侧放置"小腿型"凝胶垫，使足跟悬空；检查监护导联线以及呼吸回路，管路与患者皮肤用盖单隔开，预防器械相关性压力性损伤；做好保暖，棉被盖于患者身上，并将超出手术床沿的棉被反折于手术床上，防止因棉被重力对患者双足造成压力性损伤。

②术中：密切关注手术进程，监督术者勿将用物叠放于颜面部，在不影响术者操作的情况下每隔2 h进行下肢抬高减压。

③术后：术毕包扎伤口保持术侧耳郭平整，松紧适宜，避免耳郭受压；查看患者皮肤情况，可采取侧卧位至出室，以缓解皮肤持续受压。

【注意事项】

眼睛贴眼膜保护，术中操作时注意勿使颜面部受压；术中医生使用显微镜时，护理操作配合动作应轻柔，可能影响主刀医生手术操作时，护士应及时告知。

【解剖知识链接】

中耳包括鼓室、咽鼓管、乳突窦和乳突小房（如图9-2-6）。鼓室：位于鼓膜和内耳之间，是颞骨岩内的不规则含气小腔，有6个壁，内有3块听小骨、2块听小骨肌，听小骨包括锤骨、砧骨和镫骨。咽鼓管：鼻咽与鼓室相通的管道，内衬黏膜与鼻咽及鼓室黏膜相延续。乳突窦和乳突小房：介于鼓室与乳突小房之间的腔隙，乳突小房是颞骨乳突内许多相互连通的含气小腔。

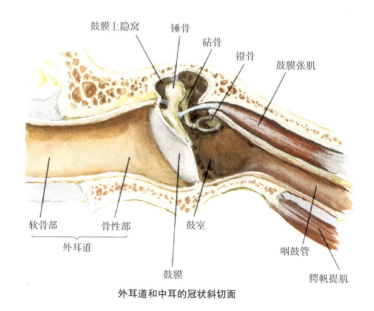

外耳道和中耳的冠状斜切面

图 9-2-6　中耳[①]

【安全问题解析】

1. 如何避免显微镜术中发生故障?

①使用前应掌握显微镜构造与使用方法，常规检查关节部位有无松弛现象，显微镜上的螺丝旋钮不可任意旋转，避免术中不必要的问题发生；②开机后光源从最小亮度调节至合适，术毕将亮度调节至最小再关闭电源开关，延长灯泡使用寿命。移动时确保插件之间具有适度的间距不要对电缆连接体过于用力；③使用前撤去防尘罩并防止覆盖在散热通气孔上，避免引起电路过热断电；④装有液体的容器禁止放于此仪器上，防止液体渗漏而损坏仪器；⑤光学部位清洁，使用专用擦镜纸擦拭，忌用手指直接擦光镜表面，更忌用酒精擦拭。

2. 显微镜术中发生故障如何处理?

①术中镜头边缘黑暗或视野明暗不均匀，查看是否透视镜上有脏污；②图像某一侧发暗，查看聚光镜是否偏斜；如果照明亮度不够，查看聚光镜位

---

① 来源:《奈特人体解剖彩色图谱（第三版）》图 102。

置是否太低；③如遇灯泡不亮，查看电源灯泡是否损坏，此时先使用备用灯箱；④自动放大倍数开关失效，用显微镜上手动放大倍数调整旋钮进行调节。

（编者：高亚平　王洪霞　温宏梅）

第三节　左侧舌癌根治及右前臂组织瓣同期修复术

【病历摘要】

患者孙某，男，49岁，发现左侧舌缘右约"5.0 cm×5.0 cm"范围隆区，表面突起，不光滑，左侧颈部"淋巴结"肿大，门诊以"左侧舌部肿物"收治入院。入院诊断为"左侧舌肿物"。

体格检查：T 36.2℃，P 72次/min，R 18次/min，BP 132/77 mmHg，H 173 cm，W 73kg，BMI 24.39 kg/m^2（超重）。发育正常，营养中等，正常面容，自主体位。

专科检查：左舌缘可见一约4.0 cm×3.0 cm×1.5 cm大小隆起，呈菜花状，基底硬，周界不清，活动度差，伸舌居中，左侧颌下可触及肿大淋巴结，约2.5 cm×1.5 cm×1.2 cm大小，质韧，触痛（–），活动度较好，余未见明显异常。

辅助检查：颌面部MRI示，舌体部左侧可见不规则形异常信号影，双侧颌下、颈动脉鞘周围可见多发淋巴结影，较大者横径约1.05 cm。双侧上颌窦黏膜增厚。患者颌面部MRI示肿物分型为$T_2N_1M_0$。术前切取组织活检结果显示：左侧舌侧缘肿物考虑癌变（高—中分化鳞状细胞癌）。

实验室检查：WBC：$4.53×10^9$/L，HGB：137 g/L，PT：14.20均在正常范围内。

实施手术：左侧舌癌根治及右前臂组织瓣同期修复术。

麻醉方式：全身麻醉。

【手术配合】

1. 巡回护士配合

（1）用物准备

手术间：洁净系统处于开启状态，调至适宜温湿度。

手术床：调整手术床于送风口下方，手术床上铺置凝胶垫，床单位铺置平整，预防压力性损伤。

体位垫/设备：长方形凝胶垫 2 个、小腿型凝胶垫 1 对、约束带 1 个，托手板 1 个，颈部固定带一个，处于备用状态（如图 9-3-1）。

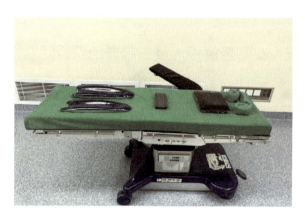

图 9-3-1　用物准备

仪器设备：高频电刀、双极脚踏、负压吸引器 2 套、加温设备提前调试，处于备用状态。

（2）患者准备

待术间：按照《手术患者交接表》内容逐项进行查对并签字，确认右前臂液路通畅，转运患者入室。

进入手术间：妥善安置患者于手术床上，盖好棉被，保护隐私，做好保暖；做好心理护理，减轻患者紧张情绪。

皮肤保护：根据手术室《术中获得性压力性损伤风险评估量表》对患者进行术前评估，评分为 12 分，属于中风险，采取相应预防措施。

护理操作：遵医嘱留置导尿，预防性输注抗生素（术前 0.5 ~ 1 h 内），连接静脉通路延长管。

（3）与洗手护士配合

根据《手术物品清点制度》与洗手护士共同清点用物；配置局麻止血药（0.9% 氯化钠注射液 100 mL + 盐酸利多卡因注射液 5 mL + 盐酸肾上腺素注射液 0.5 mL），抗凝冲洗水（0.9% 氯化钠注射液 100 mL + 盐酸利多卡因注射液 20 mL + 肝素钠注射液 2 mL），亚甲蓝注射液 1 支，盐酸罂粟碱注射液 1 支。

（4）麻醉前三方核查

麻醉实施前，按照《手术安全核查表》，与麻醉医生、手术医生对患者进行信息确认。

（5）实施麻醉时

站于患者一侧，观察患者生命体征变化，保障患者安全，如有情况及时协助麻醉医生处理。

（6）安置手术体位

患者仰卧于手术台中间，肩胛部粘贴泡沫敷料，中单折叠约 10 cm 宽度长条形，并于上方放置长方形凝胶垫，垫于平肩峰处，使患者颈部后仰；颈下两侧塞长条形中单，两端向上反折做成颈部固定带使头部固定。贴眼膜保护患者双眼，双侧外耳道塞棉球保护，右上肢外展放于托手板上，与身体呈 45° 角，左上肢平放于身体左侧，用腰单包裹固定，骶尾部粘贴泡沫敷料。双小腿置于"小腿型"凝胶垫上，检查患者身体与负极板回路垫有效接触面积大于 $100 \, cm^2$，并检查患者身体与金属有无接触，约束带适当固定身体防止术后坠床，身体用中单覆盖，床单拉至平整，棉被覆盖保暖，检查液路和尿管是否通畅，安置托盘于合适位置（如图 9-3-2）。

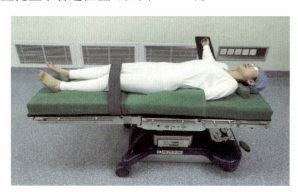

图 9-3-2　仰卧位

（7）协助开台

协助消毒，同时消毒头颈部及左前臂，观察消毒效果；连接电外科设备、吸引器，并调节无影灯。

（8）手术开始前三方核查

切皮前，按照《手术安全核查表》，与麻醉医生、手术医生对患者再次进

行信息确认。

（9）术中观察和护理

动态观察患者生命体征、静脉通路、尿量，关注手术进程；保持吸引器通畅，做好出血量统计；准确及时填写手术护理记录单。

（10）做好仪器设备管理和物品供应

根据术者要求调节灯光、电外科等仪器设备；及时供应手术台上所需物品。

（11）手术间的管理

加强巡视，保持手术间的环境清洁，控制手术间参观人数。

（12）标本的管理

术中切除的病理组织，准确记录其部位、数量及离体时间，与手术医生共同确认无误后，装入标本袋内。术中冰冻切片标本，家属查看后及时送检；常规病理在标本离体 30 min 内固定，并放置于标本柜内，做好登记。

（13）清点用物

在缝合前臂与颈部皮肤切口时，分别与洗手护士逐项清点两个器械台上所有用物，并及时记录。

（14）出室前三方核查

切口包扎完毕，先将患者安全转运至推车上，拉起床挡，防止坠床。离室时，巡回护士与麻醉医生、手术医生再次对患者进行信息确认。

（15）护送患者出室

出手术间前检查患者身体各部位有无异常，如有异常，做好记录；完善病历资料，带齐患者所有物品转运至下一单元。

（16）整理手术间

通知保洁员清洁手术间地面，所有仪器设备和物品做好清洁和归位，准备接台手术。

2.洗手护士配合

（1）环境表面清洁

按照手术间擦拭流程进行环境表面清洁。

（2）用物准备

手术敷料：颈部包、大切包、中单包、衣服包、单包中单、无菌持物钳。

手术器械：手科器械、整形器械。

小包：①口腔器械台：蚊式小包、口腔小包、口腔显微小包、显微器械、隔离小包。②皮瓣器械台：弯钳小包、驱血带、棉垫绷带小包。

无菌物品：①口腔器械台：无菌手套、吸引器管和连接头、20 mL 注射器 2 个、5 mL 注射器、8 根 3-0 号小针（45 cm）可吸收缝合线、明胶海绵、动脉针或留置针、不可吸收编织线（3-0 号、2-0 号和 0 号）、6×14 圆针、9×24 圆针、100 mL 负压引流器 2 个、22 号刀片、15 号刀片、消融电极 E195、消融电极 A2。②皮瓣器械台：无菌手套、吸引器管和连接头、消融电极 E150、消融电极 A1、不可吸收编织线（5-0 号、3-0 号和 2-0 号）、6×14 圆针、22 号刀片、15 号刀片、20 mL 注射器、5 mL 注射器、油纱、4-0 号或 5-0 号聚丙烯不可吸收缝线、8-0 号聚丙烯不可吸收缝线。

（3）术前准备

提前 15～30 min 洗手上台，按照规范整理无菌手术器械台，检查器械性能和完整性，与巡回护士共同清点口腔器械台和皮瓣器械台上所有用物，并配制药液。

（4）协助消毒铺单

前臂消毒范围：上至肘关节以上 5 cm；下至手全部。

口腔及面颈部消毒范围：上至眶上缘平线；下至胸部乳头线及全部口腔；两侧至斜方肌前缘。

铺单：既要充分暴露手术切口，又要减少切口周围皮肤的暴露。切口周围 4～6 层。协助医生穿手术衣和戴无菌手套。

（5）连接设备及管路

上下两个手术台分别连接电刀、消融电极 E150、吸引器，并固定稳妥。

（6）手术开始前三方核查

切皮前，按照《手术安全核查表》，与麻醉医生、手术医生对患者各项信息再次进行确认。

（7）皮下注射局麻药

于左颈部皮下注射局麻止血药，有利于减少组织的出血及术后切口的疼痛。

（8）切开颈部皮肤、皮下组织及颈阔肌

取左侧下颌骨下缘下约 2 cm 的弧形切口，22 号刀切开皮肤，前至颏下，后至乳突下的颌下弧形切口总长约 10 cm，再由弧形切口中点垂直向下作约 5 cm 切开的类 T 形切口。

（9）暴露术区

于颈阔肌深面翻瓣显露术区，保护好面神经下颌缘支，上至下颌骨下缘水平，下至肩胛舌骨肌水平，显露胸锁乳突肌前缘。备 3-0 号不可吸收编织线结扎出血点或消融电极 E150 电凝止血。

（10）清扫颈部淋巴结

用消融电极 E150 于椎前筋膜前清扫淋巴结，保留胸锁乳突肌，显露并打开颈鞘，保留颈内静脉及副神经，依次清扫Ⅰ区、Ⅱ区、Ⅲ区、Ⅳ区淋巴结，取下颈部清扫组织，使用过的器械放于隔离区。

（11）冲洗术区

使用 37℃ 灭菌注射用水充分冲洗术区，检查有无出血，止血完毕湿纱布覆盖术区。

（12）舌原发灶切除

蚊式钳夹碘伏棉球充分消毒口腔，再用 20 mL 注射器去除针尖抽取生理氯化钠溶液冲洗口腔，9×24 圆针 0 号不可吸收编织线悬吊舌体，15 号刀于左舌部沿肿物周缘外 2 cm 扩大切除，完整切除左舌病变区，标本及切缘送病检，创面充分止血，大量生理氯化钠溶液冲洗创区。冰冻回报：左舌肿物考虑高—中分化鳞状细胞癌，各切缘及基底送检组织未见癌。

（13）前臂皮瓣制备

更换无菌手套，按桡动脉与头静脉走行纵轴设计所需皮瓣 5 cm×7 cm 大小，5 mL 注射器抽取亚甲蓝进行皮瓣切口标记，在右上臂近肘关节处由远及近扎止血带，15 号刀切开皮肤、皮下直至深筋膜浅层，在前臂浅肌群的肌膜浅面剥离，解剖钳带 3-0 号或 5-0 号不可吸收编织线结扎小血管，切断头静脉与桡动脉，丝线结扎断端。血管表面喷洒罂粟碱注射液防止血管痉挛，皮瓣取下用湿盐水纱布包裹放于稳妥处保管（如图 9-3-3、图 9-3-4）。

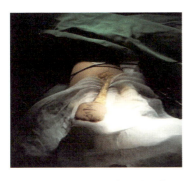

图 9-3-3　前臂皮瓣制备

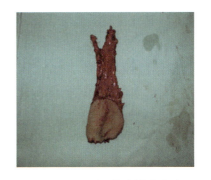

图 9-3-4　湿盐水纱布包裹

（14）缝合前臂

清理前臂术野，37℃生理氯化钠溶液冲洗伤口，清点皮瓣器械台所有用物，3-0 号可吸收缝合线缝合切口。

（15）舌再造

整形剪修整制备好的前臂皮瓣，用显微持针器夹 8-0 号聚丙烯不可吸收缝线吻合舌动脉与桡动脉、头静脉与颈内静脉分支、20 mL 注射器连接留置针抽取抗凝冲洗水冲洗吻合端；用 8 根 3-0 号小针可吸收缝合线与舌部缺损组织缝合（如图 9-3-5）。

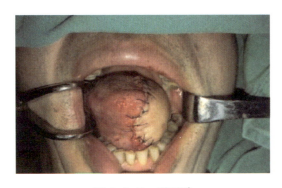

图 9-3-5　舌再造

（16）冲洗，缝合

灭菌注射用水冲洗，消融电极 E150 止血，查看无活动性出血后，更换吸引器头；明胶海绵贴于颈部创面预防出血；清点所有用物，清点时注意隔离技术；接触过肿瘤的用物放置隔离区，禁止再用于正常组织。撤去隔离前铺置的无菌巾或无纺布，重新加盖无菌单。于颏下及左侧颈部分别留置负压引流管 1 根，分层缝合肌层、皮下组织、皮肤。

（17）伤口包扎，术后整理

协助手术医生用纱布、棉垫、绷带包扎伤口，松紧适宜，整理器械放于指定位置，与巡回护士共同整理手术间。

【护理风险要点】

1. 巡回护士

（1）皮肤的保护

①评估：患者从进入手术室起需保持仰卧位约 6 h，根据手术室《术中获得性压力性损伤风险评估量表》术前、术中分别给予的评分，采取相应的预防措施。

②术前：术前评分为 12 分，为中风险患者，措施为：肩部至骶尾部放置凝胶垫，骶尾部及肩部粘贴预防性应用敷料，小腿后侧放置"小腿型"凝胶垫，使足跟悬空；检查监护导联线以及呼吸回路，管路与患者皮肤用盖单隔开，呼吸管路较硬，也可在管路与皮肤之间加垫棉垫，鼻孔处可粘贴水胶体敷料避免气管插管管路对鼻孔的压迫，预防器械相关性压力性损伤；做好保暖，棉被盖于患者身上，并且将超出手术床沿的棉被反折于手术床上，防止因棉被重力对患者身体和双足造成压力性损伤。

③术中：术中评分为 10 分，为中风险患者。措施为：在不影响术者操作的情况下每隔 2 h 进行下肢抬高减压。

④术后：查看患者皮肤情况，可采取侧卧位至出室，以缓解皮肤持续受压。

（2）液路的管理

①术前：确保液路通畅，将输液器连接延长管至床尾，便于麻醉药物的连接，留置针固定牢固，以防脱出，固定时将留置针"Y"形部件下垫小纱块预防器械相关性压力损伤。

②术中：加强巡视，关注液体滴速，及时更换液体，防止液体原因导致麻醉药物无法进入患者体内，造成患者术中苏醒，引发不良后果。

③术后：观察穿刺部位皮肤情况，去除延长管，妥善"U"形固定。

（3）体位的摆放

①患者头部转动角度不宜过大，避免因过度扭转造成静脉回流和通气障碍，防止发生颈椎损伤。

②做好眼睛和耳道的保护，以防消毒液进入。托盘高度适宜摆放至合适位置，避免影响术者操作。

（3）VTE的预防

①术前：在待术间指导患者做踝泵运动；护士应了解患者血栓相关病情，如高危因素、是否使用抗凝剂、放置血栓滤器、使用弹力袜等；避免同一部位、同一静脉反复穿刺，尽量不要选择在下肢静脉穿刺。

②术中：体位摆放时，在不影响手术的前提下将患者的腿部适当抬高，利于双下肢静脉血回流；预防患者低体温，避免静脉血液滞留，高凝状态，必要时使用加温仪防止热量散失，维持正常体温；遵医嘱适当补液，避免脱水造成血液黏稠度增加。术中禁止使用弹力袜。

③术后：手术结束变换体位时动作要轻柔，并注意观察患者生命体征及反应；患者转运过程中搬动不宜过快，幅度不宜过大，建议使用转运工具。

（4）低体温的预防

①术前：给予患者心理护理，减少患者的焦虑和恐惧，以免影响回心血量和微循环。减少患者术前准备时的身体暴露，动态调节手术间温度，非手术部位加盖棉被。

②术中：使用液体加温装置和充气式体表加温装置，使用充气式体表加温装置时，软管末端不得直接接触患者皮肤，应配合专用加温毯使用，且应在仪器运行为热风后再接触患者，以防预热时产生的凉风使患者体温下降；术中使用加温后的冲洗水，预防低体温的发生。在血管吻合时调节好温度，使室温保持在25℃，避免寒冷刺激，防止皮瓣血管痉挛，可用温生理氯化钠溶液湿敷皮瓣。

③术后：棉被覆盖患者身体，注意肩部和足部保暖。

2.洗手护士

（1）敷料的管理

①开台前清点纱布、纱垫时全部展开，并检查完整性及显影标记。

②手术中使用的敷料应保留其原始规格，不得切割或做其他任何改型。

③告知手术医生未经洗手护士同意不得随意拿取台上所有用物。

（2）缝针的管理

①术前：缝针放置于针盒内，摆放清点；与巡回护士清点缝针数目及完

整性，若有破损，不得用于手术。

②术中：传递缝针时将缝针牢固夹持于持针器上，使用正确方法传递至手术医生手中，缝合完毕后及时收回并查看缝针完整性，医生使用过程中洗手护士要随时观察，若发生缝针断裂缺损、飞离等现象，及时告知巡回护士。

③术后：再次与巡回护士清点数目及完整性，并全部丢弃于锐器盒内，勿遗落在手术间。

（3）隔离技术的应用

①开台前，口腔器械台设置隔离区和非隔离区，术中所有接触肿瘤的器械和敷料放置于隔离区，未接触肿瘤的物品放置于非隔离区。切口至器械台加铺无菌巾或无纺布，以保护切口周围及器械台面，隔离结束后撤除。

②切口保护：颈部切口处使用小单或纱垫进行保护，避免癌细胞种植到切口。

③冲洗液管理：关闭伤口前、冲洗伤口后周围加铺无菌单。

④敷料管理：术中接触淋巴结及口腔肿瘤所用敷料必须一次性使用丢弃，不得用于其他部位，特别强调不能用于擦拭器械，且两个器械台用物不得混用。

⑤器械管理：接触肿瘤的器械及缝针应放于隔离区固定位置，避免污染其他器械及用物。显微外科器械非常精细，术中应轻拿轻放，防止与其他器械或硬物碰撞损坏。术后清洗时也应与普通器械分开清洗并单独放置。

【 解剖知识链接 】

舌是以骨骼肌为基础，表面覆以黏膜而构成。舌分为上、下两面，上面又叫舌背，舌的上面有一向前开放的"V"形沟叫作界沟，将舌分为前 2/3 的舌体和后 1/3 的舌根，舌体的前端叫舌尖，舌根表面黏膜有许多小结节状隆起，称为舌扁桃体。舌体表面黏膜，有许多粗细不等的突起，称舌乳头。口咽部，舌的下面较舌背短，黏膜光滑而松软，与口底黏膜相续，正中有一黏膜皱襞，称为舌系带，在舌系带根部的两侧有一对小的隆起，称为舌下阜，阜顶上下颌下腺管和舌下腺管的共同开口（图 9-3-6）。

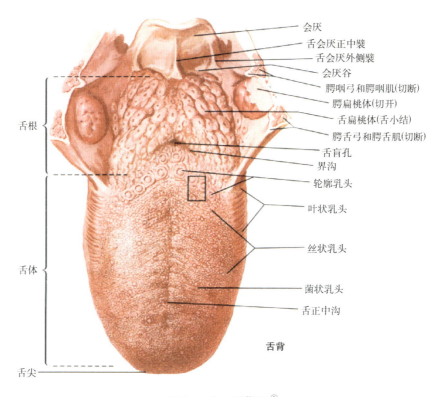

会厌
舌会厌正中襞
舌会厌外侧襞
会厌谷
腭咽弓和腭咽肌(切断)
腭扁桃体(切开)
舌扁桃体(舌小结)
腭舌弓和腭舌肌(切断)
舌盲孔
界沟
轮廓乳头
叶状乳头
丝状乳头
菌状乳头
舌正中沟
舌背

舌根
舌体
舌尖

图9-3-6　舌背面[①]

【安全问题解析】

手术过程中缝针丢失怎么办？

①术前洗手护士与巡回护士清点数量及完整性并及时记录。②保留缝线包装，便于核对，并将使用后的缝针放回缝线原包装上。③用器械分类收纳，可使用磁铁针盒。④掌握清点时机，随用随点。⑤缝针数目及完整性清点有误时，应立即告知手术医生共同寻找，手术台及器械台上、手术台周围未找到时，可借助X射线设备寻找，若最终仍未找到时，应立即上报护士长，并进行X射线照射留存资料，填写《手术室特殊事件记录表》。

（编者：高亚平　王洪霞　温宏梅）

---

① 来源：《奈特人体解剖彩色图谱（第三版）》图100。

第四节　全喉切除术、永久性气管切开及颈部淋巴结清扫术

【病历摘要】

患者石某，男，49 岁，8 个月前无诱因出现声音嘶哑，未诊治；4 个月前出现气紧，就诊于某医院，行喉镜示：菜花样肿物，给予消炎药和雾化治疗。现症状加重，就诊于我院门诊，入院诊断为"喉肿物、慢性喉咽炎"。

体格检查：T 35.5 ℃，P 94 次 /min，R 20 次 /min，BP 168/98 mmHg，H 173 cm，W 71 kg，BMI 23.72 kg/m²（正常）。发育正常，营养中等，正常面容，自主体位。

专科检查：耳鼻无异常，口咽部黏膜充血，扁桃体无肿大，间接喉镜检查：喉前庭、双侧室带、左侧声带、后联合、右侧披裂内侧壁均可见不光滑新生物。左侧声带活动微弱，右侧声带、声门裂及声门闭合情况看不到，左侧梨状窝狭窄，右侧梨状窝光滑。

辅助检查：喉镜示：咽喉炎、喉肿物。

实施手术：全喉切除术、永久性气管切开及颈部淋巴结清扫术。

麻醉方式：局麻和全身麻醉。

【手术配合】

1. 巡回护士配合

（1）用物准备

手术间：洁净系统处于开启状态，调至适宜温湿度。

手术床：调整手术床头于送风口下方，拧紧头板螺栓防止脱落；手术床铺置凝胶垫，床单位铺置平整，预防压力性损伤。

体位垫：小腿型凝胶垫 1 对、肩垫（用薄型凝胶垫折叠而成）、颈部固定带、床垫型凝胶垫、约束带（如图 9-4-1）。

仪器设备：高频电刀、双极脚踏、负压吸引器处于备用状态。

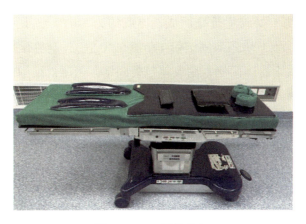

图 9-4-1　用物准备

（2）患者准备

待术间：按照《手术患者交接表》内容逐项进行查对并签字，确认右前臂液路通畅，转运患者入室。

进入手术间：妥善安置患者于手术床上，盖好棉被，保护隐私，做好保暖；做好心理护理，减轻患者紧张情绪。

皮肤保护：根据手术室《术中获得性压力性损伤风险评估量表》对患者进行术前评估，评分为 12 分，属于中风险，采取相应预防措施。

护理操作：遵医嘱留置导尿，预防性输注抗生素（术前 0.5～1 h 内），连接静脉通路延长管及三通。

（3）与洗手护士配合

根据《手术物品清点制度》与洗手护士共同清点用物，抽取局麻药盐酸利多卡因注射液，备碘伏消毒液、37℃灭菌注射用水及生理氯化钠溶液。

（4）麻醉前三方核查

麻醉实施前，按照《手术安全核查表》，与麻醉医生、手术医生对患者进行信息确认。

（5）实施麻醉时

站于患者一侧，局麻时嘱患者深呼吸，消除紧张情绪，全麻给药时观察患者生命体征变化，保障患者安全，如有情况及时协助麻醉医生处理。

（6）安置手术体位（如图 9-4-2）

取头后仰仰卧位：患者仰卧于手术台中间，全麻前巡回护士与医生托起患者肩部将肩垫（凝胶垫折叠而成，厚度约为5 cm）垫于平肩峰处高，使患者颈部后仰；颈下垫颈部固定带（折叠的中单），避免颈部悬空及头部晃动。双上肢平放于身体两侧，用腰单包裹固定，骶尾部贴泡沫敷料。双小腿置于"小腿型"凝胶垫上，检查患者身体与负极板回路垫有效接触面积大于100 cm^2，并检查与金属有无接触，约束带固定身体防止术后坠床，身体用中单覆盖，床单拉至平整，棉被覆盖保暖，检查液路和尿管是否通畅，安置托盘于合适位置。全麻后贴眼膜保护患者双眼，双侧外耳道塞棉球保护。

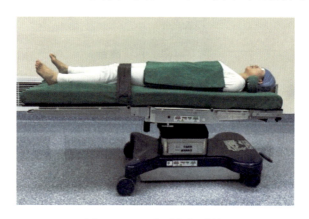

图9-4-2　头后仰仰卧位

（7）协助开台

协助消毒，观察消毒效果；连接电外科设备、吸引器，双极脚踏置于术者右足侧，调节无影灯。

（8）手术开始前三方核查

切皮前，按照《手术安全核查表》，与麻醉医生、手术医生对患者再次进行信息确认。

（9）术中观察和护理

动态观察患者生命体征、静脉通路、尿量，关注手术进程；保持吸引器通畅，备好温灭菌注射用水，冲洗前做好出血量统计；准确及时填写手术护理文书，遵医嘱术中留置胃管。

（10）做好仪器设备管理和物品供应

根据术者要求调节灯光、电外科设备；及时供应手术台上所需物品。

（11）手术间管理

加强巡视，保持手术间环境清洁，控制手术间参观人数。

（12）标本的管理

术中切除的病理组织，准确记录部位、数量和离体时间，与手术医生共同确认无误后，装入标本袋内。术中冰冻切片的标本，家属查看后及时送检；常规病理在标本离体 30 min 内用固定液浸泡，并与手术医生共同确认放置于标本柜，做好登记。

（13）清点用物

在关闭术腔前后及缝合皮肤后，与洗手护士逐项清点手术台上所有用物，并及时记录。

（14）出室前三方核查

切口包扎完毕，在患者全麻苏醒前，先将患者安全转运至推车上，拉起床挡，防止坠床。离室时，巡回护士与麻醉医生、手术医生再次对患者进行信息确认。

（15）护送患者出室

出室前检查患者身体各部位有无异常，如有异常，做好记录。完善病历资料，带齐患者所有物品转运至下一单元，做好交接。

（16）整理手术间

通知保洁员清洁手术间，所有仪器设备和物品做好清洁和归位，准备接台手术。

2.洗手护士配合

（1）环境表面清洁

按照手术间擦拭流程进行环境表面清洁。

（2）用物准备

手术敷料：颈部包、中单包、衣服包、单包中单。

手术器械：气管切开器械、小切器械、隔离小包。

无菌物品：消融电极 A5、消融电极 E150、吸引器管、不可吸收编织线（3-0 号、2-0 号和 0 号）、9×24 圆针、9×24 角针、6×14 圆针、手套、刀片（11 号、22 号和 15 号）、5 mL 和 20 mL 注射器、3-0 号和 4-0 号可吸收缝合线、气管套管。

（3）术前准备

提前 15～30 min 洗手上台，按照规范整理无菌器械台（如图 9-4-3）；与巡回护士清点器械台上所有物品。设置隔离区和非隔离区，做好隔离技术。

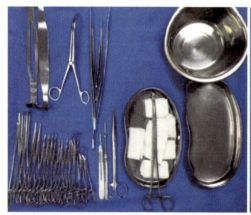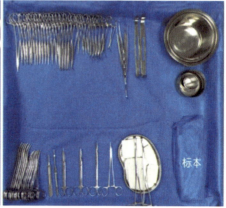

图 9-4-3　气管切开与小切器械

（4）协助消毒铺单

消毒范围：消毒上至下唇，下至乳头，两侧至斜方肌前缘。

铺单：既要显露手术切口，又要减少切口周围皮肤的暴露。铺单时注意无菌操作，切口周围 4～6 层。协助医生穿手术衣，戴无菌手套。

（5）手术开始前三方核查

切皮前，按照《手术安全核查表》，与麻醉医生、手术医生对患者各项信息再次进行确认。

（6）气管切开术

①局麻下切开皮肤及皮下组织：患者清醒状态下，在环状软骨下方至胸骨上窝颈前正中皮肤及皮下注射盐酸利多卡因注射液，22 号刀片切开，纱布拭血。

②暴露气管：组织剪与弯钳钝性向两侧分离颈前肌达气管前筋膜，甲状腺拉钩暴露切口，手指触摸气管环的环状结构，确认气管。

③切开气管，气管插管：11 号刀片与第 2、3 气管环处切开，气管钳撑开气管，吸引器清除气管分泌物，插入气管套管。

④固定气管套管：9×24 角针、0 号不可吸收编织线固定气管套管，同时麻醉医生给予静脉全身麻醉。

（7）隔离前操作，连接设备及管路

头侧加盖无菌巾，防止巡回护士粘贴眼膜或麻醉医生连接呼吸管路时触碰到无菌巾而造成污染；切口至器械托盘加铺无菌巾，以保护切口周围及托盘台面；气管切开器械撤至非隔离区，更换手套，铺置大单，连接消融电极A5、消融电极E150，更换吸引器头，并固定消融电极收纳盒于一侧，用于收纳消融电极。

（8）全喉切除及颈部淋巴结清扫术

①切开皮肤及皮下组织：由两侧乳突尖斜向内下方，于锁骨上方2~3 cm处汇合切开皮肤及皮下组织，形成颈部大"U"形切口，干纱布拭血，消融电极A5分离，消融电极E150止血。

②分离颈阔肌皮瓣及颈前肌群：艾利斯钳夹持皮肤及皮下组织，消融电极A5向下颌方向分离出颈阔肌皮瓣，达舌骨以上水平，9×24角针、0号不可吸收编织线固定皮瓣，盐水纱布覆盖皮瓣；暴露出颈白线，沿颈白线向两侧分离牵开带状肌（胸骨甲状肌、胸骨舌骨肌、肩胛舌骨肌等）。

③切开甲状软骨，送检冰冻组织：暴露甲状腺，切开峡部，2-0号慕丝线结扎；暴露甲状软骨、环状软骨和气管前壁，消融电极A5切开环甲膜，正中裂开甲状软骨板；取右侧声门区肿物送冰冻病理学检查，冰冻切片病理报告示考虑中分化鳞癌。

④清扫双侧颈部淋巴结：先行右侧颈部Ⅱ、Ⅲ区淋巴结清扫，弯血管钳夹取组织，消融电极A5分离、切除上达二腹肌，下至锁骨上缘、向后达胸锁乳突肌后缘、向前达胸骨舌骨肌侧缘区域内的椎前筋膜浅面所有淋巴结及脂肪组织。同法清扫左侧。每个标本与手术医生确认和与巡回护士核对后，按区域分别放置于标本袋内，及时固定。

⑤游离切除舌骨：于舌骨上下缘切断连接舌骨的上下肌群（二腹肌、茎突舌骨肌、下颌舌骨肌、肩胛舌骨肌、胸骨舌骨肌、甲状舌骨肌等），2-0号不可吸收编织线结扎或消融电极A5止血，切除舌骨。

⑥分离甲状软骨上部：弯血管钳、组织剪剪断甲状软骨上的咽下缩肌，2-0号不可吸收编织线结扎；剪刀剪断甲状软骨上角，分离喉上神经和喉上动脉。同法处理左侧。

⑦分离喉体后组织，进入喉腔，切除全喉组织：弯血管钳夹住喉下部，

分离喉体后组织，由左会厌谷入喉腔，下拉会厌由上而下切除全喉组织，于环状软骨下缘斜形切断气管环。

⑧闭合咽喉腔：术腔进行冲洗，注意隔离技术，更换手套、器械、吸引器等，充分止血，巡回护士留置胃管，6×14 圆针 3-0 号不可吸收编织线间断缝合咽喉腔。

⑨缝合气管断端，气管造口：6×14 圆针 3-0 号不可吸收编织线将气管断端缝合于皮肤上，永久造瘘。

⑩放置引流管，缝合皮肤切口：切口两侧放置两条引流管，与巡回护士清点所有物品无误后，3-0 号和 4-0 号可吸收缝合线缝合肌层、皮下组织和皮肤，敷料覆盖切口（如图 9-4-4）。

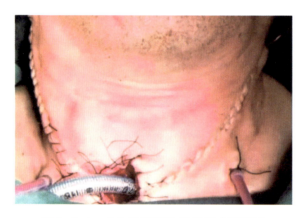

图 9-4-4　永久性气管造口及缝合后切口

⑪更换气管套管：患者苏醒后，更换气管套管，并用绷带做好固定。

【护理风险要点】

1. 巡回护士

（1）皮肤的保护

①评估：患者从进入手术室起需保持仰卧位 4～5 h，根据手术室《术中获得性压力性损伤风险评估量表》术前、术中分别给予的评分，采取相应预防措施。

②术前：术前评分为 12 分，为中风险患者，措施为：肩部至骶尾部放置凝胶垫，骶尾部粘贴预防性应用敷料，用肩垫垫高肩部时，将凝胶垫放置肩垫之上，缓解肩部压力，小腿后侧放置"小腿型"凝胶垫，使足跟悬空；检

查监护导联线及呼吸回路，管路与患者皮肤用盖单隔开，呼吸管路较硬，可在管路与皮肤之间加垫棉垫，尤其在患者面部用无菌巾遮盖以后才全身麻醉，气管插管后应查看无菌巾下管路的情况，是否存在面部压迫，预防器械相关性压力性损伤；做好保暖，棉被盖于患者身上，并且将超出手术床沿的棉被反折于手术床上，防止因棉被重力对患者身体和双足造成压力性损伤。

③术中：术中评分为 10 分，为中风险患者。措施为：在不影响术者操作的情况下每隔 2 h 进行下肢抬高减压。

④术后：查看患者皮肤情况，可采取侧卧位至出室，以缓解皮肤持续受压。

（2）液路的管理

①术前：确保液路通畅，将输液器连接延长管至床尾，便于麻醉药物的连接，留置针固定牢固，防止脱出，固定时将留置针"Y"形部件下垫小纱块预防器械相关性压力损伤。

②术中：加强巡视，关注液体滴速，及时更换液体，防止液体原因导致麻醉药物无法进入患者体内，造成患者术中苏醒，引发不良后果。

③术后：观察穿刺部位皮肤情况，去除延长管，妥善"U"形固定。

（3）体位的摆放

①酌情使患者头部后仰，角度不宜过大，避免引起体位综合征，若患者有颈椎病，应在患者能承受的限度之内摆放体位。

②颈下垫颈垫，避免因颈部悬空，颈椎周围组织疲劳，颈脊神经根受压，随着手术时间的延长而造成各种不适。

③避免在局麻下对患者进行眼睛和两侧耳道的保护，以免造成患者恐惧或因耳道填塞听不清手术医生指令不能有效配合手术。

④托盘高度适宜，防止调节手术床高度时患者受压。

⑤必要时用约束带固定患者，避免手术后躁动造成坠床。

（4）VTE 的预防

①术前：在待术间指导患者做踝泵运动；护士应了解患者血栓相关病情，如高危因素、是否使用抗凝剂、放置血栓滤器、使用弹力袜等；避免同一部位、同一静脉反复穿刺，尽量不要选择在下肢静脉穿刺，尤其避免下肢静脉封管。

②术中：体位摆放时，不影响手术的前提下将患者的腿部适当抬高，利于双下肢静脉血回流；预防患者低体温，避免静脉血液滞留，高凝状态，必

要时使用加温仪防止热量散失，维持正常体温；遵医嘱适当补液，避免脱水造成血液黏稠度增加。术中禁止使用弹力袜。

③术后：手术结束变换体位时动作要轻柔，并注意观察患者生命体征及反应；患者转运过程中搬动不宜过快，幅度不宜过大，建议使用转运工具。

2. 洗手护士

（1）隔离技术的应用

此为恶性肿瘤手术，为减少患者复发率，应严格执行隔离技术。

①开台前，在无菌区域设置隔离区，所有接触肿瘤的器械和敷料放置于该区，与未接触肿瘤的物品不得混淆放置。切口至器械台加铺无菌巾，以保护切口周围及器械台面，隔离结束后撤除。

②保护皮瓣组织：盐水纱布覆盖皮瓣，确保切口安全。

③洗手护士的手：不得直接接触隔离源（隔离器械、隔离区域、隔离组织），擦拭隔离器械的湿纱布勿作他用。切除病损后，接触肿瘤的器械（吸引器头等）、敷料放置在隔离区域，不得用于正常组织。

④标本：避免标本直接接触切口，使用专用器械夹取离体标本放于专用标本杯中，并置于隔离区，器械不得用于其他操作。

⑤即撤：立即将接触肿瘤的所有物品（器械、敷料、擦拭器械的湿纱布）撤至隔离区域内，撤去隔离前铺置的无菌巾。

⑥冲洗：用未被污染的容器盛装冲洗液彻底清洗手术野。

⑦更换：更换无菌手套、器械、敷料，接触肿瘤的器械和敷料不得用于关闭切口。

⑧重置无菌区：切口周围至托盘重新加盖无菌巾。

【注意事项】

严格执行无菌操作：巡回护士在无菌巾遮盖面部的情况下进行双眼和双耳的保护时，既要做到双眼完全闭合且粘贴紧密，还要避免在操作过程中污染无菌巾，若污染或疑似污染应告知手术医生和洗手护士进行加盖无菌巾；局麻下行气管插管时，洗手护士做好监督，发现有污染情况应进行加盖无菌巾和更换手套、器械等。

【解剖知识连接】

喉既是呼吸的管道，又是发音的器官，由喉软骨、肌肉、韧带、纤维结缔组织和黏膜等构成。上界是会厌上缘，下界是环状软骨下缘，上通喉咽，下接气管。成人喉位于第 3~6 颈椎前方。喉的前方为皮肤、皮下组织、颈部筋膜和带状肌，两侧有甲状腺上部、胸锁乳突肌及其深面的重要血管神经，后方是喉咽和颈椎（如图 9-4-5）。

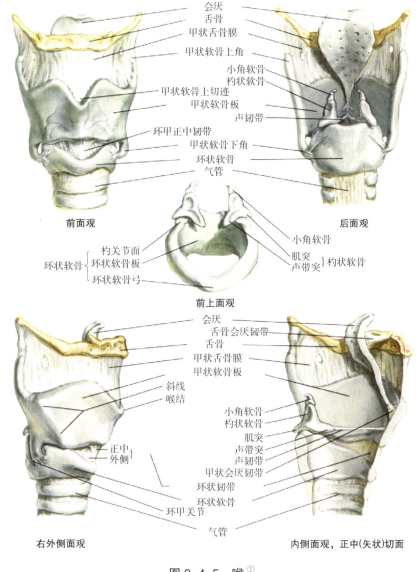

前面观

甲状软骨上角
小角软骨
杓状软骨
声韧带
甲状软骨下角
环状软骨
气管

会厌
舌骨
甲状舌骨膜
甲状软骨上角
甲状软骨上切迹
甲状软骨板
环甲正中韧带
甲状软骨下角
环状软骨
气管

后面观

杓关节面
环状软骨 { 环状软骨板
环状软骨弓

小角软骨
肌突 } 杓状软骨
声带突

前上面观

右外侧面观

斜线
喉结

正中 }
外侧

会厌
舌骨会厌韧带
舌骨
甲状舌骨膜
甲状软骨板

小角软骨
杓状软骨
肌突
声带突
声韧带
甲状会厌韧带
环状韧带
环状软骨
气管

环甲关节

内侧面观，正中（矢状）切面

图 9-4-5　喉[①]

① 来源：《奈特人体解剖彩色图谱（第三版）》图 73。

【安全问题解析】

标本部位发生混淆应该怎么办？

首先，应避免该情况发生：一方面，洗手护士在接到标本时，第一时间与手术医生大声核对标本名称和部位，并通知巡回护士，在装入标本袋之前与巡回护士再次核对标本袋上的名称与部位是否一致；另一方面，洗手护士应养成良好工作习惯，严禁将多个标本放置在一起，统一装袋保存；巡回护士应提前备好合适标本袋及时装袋保存并粘贴正确的标签，缩短标本在手术台上停留时间。

其次，若发生标本部位混淆，一是洗手护士应立即寻求手术医生帮助，通过手术医生来确认标本的部位，进行错误纠正；二是若手术医生也无法确认，应将混淆的标本做好标记送检，并进行不良事件上报，等待病理结果回报，尽量降低对患者造成的不良影响。

（编者：石园园　王洪霞　温宏梅）

第五节　右眼白内障超声乳化抽吸伴人工晶体植入术

【病历摘要】

患者焦某，女，89 岁，3 年前开始无明显诱因出现双眼渐进性视物不清，不伴眼红、眼痛、眼胀，近一年来自觉视物模糊较前加重，影响生活，6 个月在外院行左眼白内障手术治疗，为求进一步治疗，来我院门诊，以"右眼白内障"收入我院。既往糖尿病病史 20 年，平素口服阿卡波糖药物治疗，高血压病史 10 余年，平素口服施慧达药物治疗，帕金森病史 10 余年，目前口服药物治疗，双耳听力下降 5 余年，右耳助听器辅助生活。入院诊断为"右眼代谢性白内障、高度近视、左眼人工晶体植入状态、高血压、2 型糖尿病、帕金森病"。

体格检查：T 36.0 ℃，P 54 次 /min，R 20 次 /min，BP 140/62 mmHg，H 158 cm，W 50 kg，BMI 20.03 kg/m^2（正常）。发育正常，营养良好，正常面容，神志清楚、精神可、自主体位。

专科检查：右眼裸眼 0.06 矫正 0.3（−8.00 DS=−3.00 DC×65°），左眼裸眼 0.12 矫正 0.3（−2.25 DS=−2.50 DC×100°），双眼睑无肿胀、下垂、内外翻，结膜无充血，双眼角膜清亮，前方深，虹膜纹理清，瞳孔正圆，直径约 3 mm，对光反射存在，散瞳后右眼可见晶体混浊 $N_2C_0P_0$，核硬度Ⅲ级，左眼人工晶体在位，双眼底后极部未见明显出血、渗出。眼压右眼 18 mmHg，左眼 18 mmHg。

辅助检查：OCT 示：双眼视网膜前膜。

实施手术：右眼白内障超声乳化抽吸伴人工晶体植入术。

麻醉方式：眼球表面麻醉。

【手术配合】

巡回护士配合

（1）用物准备

手术间：洁净系统处于开启状态，调至适宜温湿度，按照手术间擦拭流程进行环境表面清洁。

手术床：调整手术床头于送风口下方，拧紧头板螺栓以防脱落；床单位铺置平整。

仪器设备：眼科显微镜、超声乳化机处于备用状态。

体位垫：凝胶头圈或凝胶垫、约束带（如图 9-5-1）。

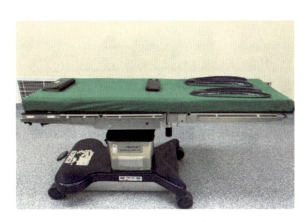

图 9-5-1　用物准备

手术敷料：眼科包、无菌持物钳。

手术器械：眼科显微器械、超声乳化器械。

无菌物品：无菌手套、5 mL 注射器（0.5 mm）、冲洗注射器、1 mL 注射器、5-0 号不可吸收编织线、6×14 圆针、3.0 mm 穿刺刀、新月形晶体刀、15°穿刺刀、无菌输液器、无菌棉签、无菌小纱布块、眼科专用贴膜。

特殊物品：人工晶体、黏弹剂（透明质酸钠凝胶）。

药物：盐酸利多卡因注射液、盐酸肾上腺素注射液、盐酸丙美卡因滴眼液、妥布霉素地塞米松眼膏。

（2）患者准备

待术间：按照《手术患者交接表》内容逐项进行查对并签字，轮椅转运患者入室。

进入手术间：妥善安置患者于手术床上，防止坠床，做好保暖；做好心理护理。为方便与患者沟通，允许患者戴助听器进入手术间，减轻患者紧张情绪；做好术前宣教，告知患者术中不要突然移动身体，术中听从手术医生指令，当手术医生要求向上或向下看时，眼睛要慢慢转动，头不要随之移动。

（3）安置手术体位

取仰卧位：头下垫合适高度凝胶头圈或凝胶垫，仰卧于手术台中间，双上肢平放于身体两侧，约束带适当固定身体防止坠床，戴助听器的右耳做防水保护（如图 9-5-2）。

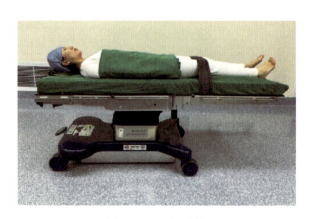

图 9-5-2　仰卧位

（4）麻醉前核查

麻醉实施前，按照《手术安全核查表》，与手术医生对患者进行信息确认。手术医生用盐酸丙美卡因滴眼液对患者右眼表面进行麻醉。

（5）护理操作

提前调试显微镜于患者右眼正上方，备灌注液（乳酸钠林格注射液 500 mL+ 盐酸肾上腺素注射液 0.3 mL）；备无菌敷料包、手术器械。

（6）协助开台

再次用盐酸丙美卡因滴眼液对右眼表面麻醉。协助手术医生用碘伏消毒液进行消毒，防止消毒液溅入眼睛；铺单时关注患者呼吸不能受影响，小单包裹头部（如图 9-5-3）；协助穿无菌衣。

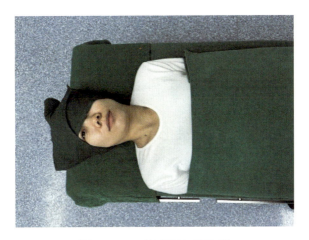

图 9-5-3　消毒后包裹头部

（7）与手术医生的配合

根据《手术物品清点制度》与手术医生共同清点用物，1 mL 注射器抽取 5% 聚维酮碘消毒液；连接灌注液、超声乳化手柄。

（8）手术开始前核查

按照《手术安全核查表》，与手术医生对患者身份信息、手术部位进行确认。第三次用盐酸丙美卡因滴眼液对右眼表面麻醉。

（9）术中观察和护理

动态观察患者生命体征、关注手术进程；根据手术情况备好灌注液，准确及时填写手术护理记录单。

（10）做好仪器设备管理和物品供应

根据术者要求调节显微镜和超声乳化机器；及时供应手术台上所需物品；与手术医生共同核对人工晶体型号后再供应至手术台上。

（11）手术间的管理

加强巡视，保持手术间的环境清洁，控制手术间参观人数。

（12）手术步骤

①固定眼睑：开睑器撑开右眼眼睑，6×14 圆针穿 5–0 号不可吸收编织线悬吊上直肌，眼周贴膜，5% 聚维酮碘消毒液 1 mL 在眼球表面作用 1 min，然后灌注液冲洗眼表的聚维酮碘。

②做切口：于上方角膜缘 11—13 点方位弧形剪开球结膜，暴露角巩膜缘；3.0 mm 穿刺刀于 12 点方位角巩膜缘处做三平面穿刺切口，长约 3 mm，前方注入黏弹剂 0.1 mL。15° 穿刺刀于 14 点方位做单平面透明角膜穿刺侧切口。

③撕囊：撕囊镊撕开晶状体前囊膜，暴露出晶状体。

④水分离：灌注液将囊膜与晶状体核分开，通过灌注液的作用使晶状体核在晶状体囊袋里可以转动。

⑤晶状体乳化吸出：用超声乳化手柄将晶状体核打碎吸出，注吸手柄吸净残留晶体皮质，直至瞳孔区清亮，可见后囊完整，前方内再次注入黏弹剂。

⑥植入人工晶状体：顺利植入非球面 +13.00 人工晶体于囊袋内，并旋转使之位置正确，再次注吸前房残留黏弹剂。

⑦包扎切口：整复球结膜封闭切口；结膜囊涂妥布霉素地塞米松眼膏，纱布覆盖右眼，胶布固定。

（13）清点用物

术毕与手术医生清点手术台上所有用物，并及时记录。

（14）出室前核查

切口包扎完毕，先将患者安全转运至轮椅上，防止坠床；离室时，巡回护士与手术医生再次对患者进行信息确认。

（15）护送患者出室

出室前询问并检查患者身体有无不适，如有异常，做好记录。完善病历资料，带齐患者所有物品转运至下一单元，做好交接。

（16）整理手术间

通知保洁员清洁手术间，所有仪器设备和物品做好清洁和归位，准备接台手术。

【护理风险要点】

巡回护士

（1）坠床的预防

患者年龄较大，眼睛、耳朵均有退行性病变，在局麻状态下患者情绪十分紧张，很有可能发生坠床，因此，需谨慎防范。

①术前：进行心理护理，减少患者紧张情绪；允许患者佩戴助听器进入手术间，使患者有安全感；从轮椅转至手术床时，要搀扶好患者，防止摔倒，使其平稳地躺于手术床上，告知患者不可随意翻身，防止坠床；消毒铺单前用约束带将躯干部进行约束，松紧适宜。

②术中：手术开始后，患者有不适要及时表达，但不可随意扭动头部和身体，避免影响手术；多加巡视和观察患者生命体征，如有异常及时处理。

③术后：由于患者患眼包扎，坠床风险增加，故第一时间将患者转运至轮椅上。先将患者缓慢扶起，询问有无头晕等不适，穿好鞋子，再一人搀扶患者，一人固定轮椅，使其稳妥坐于轮椅上，并嘱患者不可随意自行离开轮椅。

（2）加强心理护理

对于局麻患者心理护理非常重要，患者的紧张情绪会影响手术的进行。

①术前：多与患者沟通，疏导其紧张情绪，态度温和，有礼貌，语气亲切；声音洪亮，防止患者因听力障碍影响沟通；可提前告知患者配合技巧，有助于缩短手术时间，减少术中紧张情绪。

②术中：嘱患者尽量放松，言语安慰患者手术时间短暂，眼睛不适是暂时的，听从手术医生口令做好配合。

③术后：平复患者情绪，情绪稳定后将患者缓慢扶起，询问患者有无不适，倾听患者心声。

【注意事项】

消毒液的倾倒量：消毒部位为眼周及颜面部，选择安尔碘消毒液，消毒纱布或棉球尽量呈不滴水状态，防止消毒过程中消毒液流入眼睛，造成化学性灼伤。建议巡回护士倾倒消毒液时控制在最小量。

人工晶体的核对：人工晶体为植入性材料，使用前与手术医生核对患者所需型号正确无误，以及晶体的内植入物申请单是否合格，防止发生用错或者浪费等差错事故。

【解剖知识链接 】

眼（如图 9-5-4）分为眼球、视路和眼附属器三部分。

眼球由眼球壁和眼球内容物组成。眼球壁分为外层（纤维膜）——角膜、巩膜。前 1/6 为透明的角膜，角膜是眼球前部的透明部分，光线经此射入眼球。其余 5/6 为白色的巩膜，俗称"眼白"。中层（葡萄膜）——虹膜、睫状体、脉络膜。虹膜呈环圆形，位于晶体前，中央有一 2.5 ~ 4 mm 的圆孔，称瞳孔。睫状体前接虹膜根部，后接脉络膜，外侧为巩膜。脉络膜位于巩膜和视网膜之间，其含有的丰富色素起遮光暗房作用。内层——视网膜，是一层透明的膜，也是视觉形成的神经信息传递的第一站。

眼球内容物包括房水、晶状体和玻璃体。晶状体：形如双凸透镜，位于瞳孔和虹膜后面、玻璃体前面，由晶状体悬韧带与睫状体联系固定。晶状体前面的曲率半径约 10 mm，后面约 6 mm，前后两面交界处称为晶状体赤道部，两面的顶点分别称为晶状体前极和后极。晶状体直径约 9 mm，厚度随年龄增长而缓慢增加，一般约为 4 mm。晶状体由晶状体囊和晶状体纤维组成。晶状体囊为一层具有弹性的均质基底膜，前囊比后囊厚约 1 倍。晶状体纤维为赤道部上皮细胞向前后伸展、延长而成。一生中晶状体纤维不断生成，并将旧的纤维挤向中心，逐渐硬化而形成晶状体核。晶状体核外较新的纤维称为晶状体皮质。晶状体富有弹性，随年龄增长，晶状体核逐渐浓缩、增大，弹性逐渐减弱。

眼附属器包括眼睑结膜、泪器、眼肌、眼眶。视路包括视神经、视交叉、视束、外侧膝状体、视放射、视中枢。

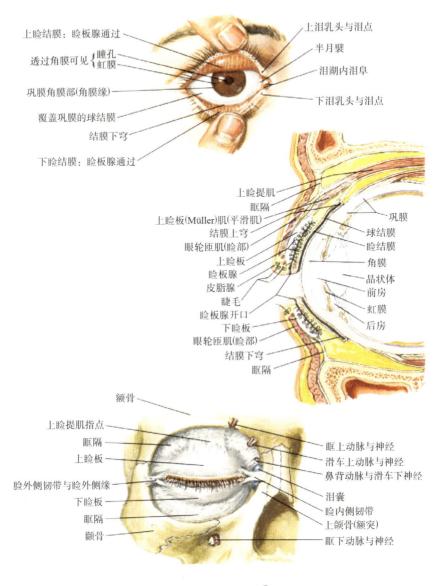

图 9-5-4　眼[①]

【安全问题解析】

术中患者配合困难应该怎么办?

暂停手术操作,询问患者不配合原因,采取相应措施。通常有以下几个

---

① 来源:《奈特人体解剖彩色图谱(第三版)》图 77。

原因：①不理解术者的指令。部分老年患者反应迟钝，手术医生、助手或者巡回护士宜用通俗易懂的语言与患者沟通；有听力障碍的患者应酌情提高音量进行沟通，有助听器患者可酌情佩戴。②术前眼球转动训练不到位。术前应对患者做好术前宣教，帮助患者更好地配合手术。③心理过于紧张，无法配合。巡回护士术前观察患者情绪，过于紧张者给予加倍的关心和开导，尽量消除患者紧张情绪。术前指导患者深呼吸，术中在手术允许的情况下可握住患者的手，使其有安全感，减轻紧张情绪。④若以上措施实施无效，可根据情况进行全麻状态下手术操作。

（编者：石园园　王洪霞　温宏梅）

附　表

附表1　手术护理记录单

山西医科大学第二医院
手术护理记录单

姓名 _____ 性别 ____ 年龄 _____ 病区 _____ 床号 _____ 病案号 _____ 手术间 _____

手术名称 _____

手术日期 _____ 洗手护士 _____ 巡回护士 _____ 接班护士(洗手/巡回) _____ / _____

体位：　□ 仰卧位　　□ 人字位　　□ 俯卧位　　□ 侧卧位　　□ 侧俯卧位　　□ 截石位　　□ 坐位

　　　　□ 牵引床　　□ 沙滩椅位　□ 其他 _____

使用电外科设备：　□ 无　□ 有 _____

负极板：□ 无　□ 有 _____

气压止血仪：　□ 否　□ 是

部位：____ 压力：_____ kPa 充气时间 _____ min 部位：____ 压力：_____ kPa 充气时间 _____ min

部位：____ 压力：_____ kPa 充气时间 _____ min 部位：____ 压力：_____ kPa 充气时间 _____ min

标本：□ 无　□ 冰冻切片　□ 常规病理　□ 其他 _____

冲洗液：□ 无　□ 有 _____

输液量：_____ mL

输血量：□ 无　□ 有　血型：_____

血制品种类：_____

胃管：□ 无　□ 有

尿管：□ 无　□ 有 _____ mL

引流管：□ 无　□ 有 _____ 条

特殊情况记录：□ 无　□ 有 _____

出室皮肤情况：□ 正常　□ 异常 _____

麻醉恢复室/病房/监护室护士签名：_____

附表 2 手术清点记录单（骨科）

山西医科大学第二医院
骨科手术清点记录单

姓名 _____ 性别 _____ 年龄 _____ 科室 _____ 病房床号 _____ 病案号 _____ 手术间 _____

手术名称 _____

手术日期 _____ 洗手护士 _____ 巡回护士 _____ 接班护士（洗手/巡回） _____ / _____

器械名称	术前	加数	关前	关后	缝皮后	器械名称	术前	加数	关前	关后	缝皮后	器械名称	术前	加数	关前	关后	缝皮后
镊子						髓核钳						刀柄					
拉钩						椎板钳						刀片					
布巾钳						有牙止血钳						剪刀					
卵圆钳						锤子						电刀头					
持针器						凿子											
直止血钳						骨膜剥离子											
弯止血钳						咬骨钳											
艾利斯钳						刮勺											
蚊氏钳						吸引器（头）											

名称	术前	加　　　　数		关前	关后	缝皮后
纱布						
肠垫						
棉球						
棉片						
棉垫						
绷带						
缝针						
带线针						
注射器（套）						
皮圈						

附表 3　手术清点记录单（胸腹）

山西医科大学第二医院
胸腹手术清点记录单

姓名 _____ 性别 _____ 年龄 _____ 科室 _____ 病房床号 _____ 病案号_____ 手术间_____

手术名称_____

手术日期 _____ 洗手护士_____ 巡回护士 _____ 接班护士（洗手/巡回） _____ /_____

器械名称	术前	加数	关前	关后	缝皮后	器械名称	术前	加数	关前	关后	缝皮后	器械名称	术前	加数	关前	关后	缝皮后
镊子						米氏钳						剪刀					
拉钩						蚊氏钳						电刀头					
压肠板						有牙止血钳						腔镜器械					
布巾钳						开胸器											
卵圆钳						闭合器											
持针器						大直角钳											
直止血钳						心耳钳											
弯止血钳						肺叶钳											
艾利斯钳						吸引器（头）											
深部止血钳						刀柄											
大弯止血钳						刀片											

名称	术前	加　　　　　数		关前	关后	缝皮后
纱布						
肠垫						
棉球						
缝针						
带线针						
注射器（套）						
食管带						
腔镜纱布						

附表4 手术清点记录单（腔镜）

山西医科大学第二医院
腔镜手术清点单

姓名 ___ 性别 ___ 年龄 ___ 科室 ___ 病房床号 ___ 病案号 ___ 手术间 ___

手术名称 ___

手术日期 ___ 洗手护士 _____ 巡回护士 _____ 接班护士（洗手/巡回） _____ / ___

器械名称	术前	加数	关前	关后	缝皮后	器械名称	术前	加数	关前	关后	缝皮后
镊子						大弯钳					
拉钩						髓核钳					
布巾钳						刀柄					
卵圆钳						刀片					
持针器						剪刀					
直止血钳						电刀头					
弯止血钳						吸引器头（套）					
有牙止血钳						腔镜器械					
艾利斯钳											
蚊氏钳											

名称	术前	加数	关前	关后	缝皮后
纱布					
腔镜纱布					
肠垫					
棉球					
缝针					
带线针					
注射器（套）					

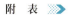

附表 5　内植入物器械清点单

山西医科大学第二医院

内植入物器械清点单

姓名_____性别_____年龄_____科室_____病房床号_____住院号_____

公司名称_____器械名称_____

手术日期_____术者_____洗手护士_____巡回护士_____

器械名称		基数	总数	数量				器械名称		基数	总数	数量			
				术前	关前	关后	缝皮后					术前	关前	关后	缝皮后
1#	锥子	1	29					2#	弯棒器	1	6				
	扩孔器	1							对抗器	1					
	长臂万向钉起子	1							大力旋棒器	1					
	长臂固定钉起子	1							手柄	2					
	梅花起子杆	2							撑开钳	1					
	预锁紧螺母	2							合计	37	37				
	持棒器	1													
	旋棒器	1													
	探针	2													
	丝攻	1													
	折断器	1													
	导针	10													
	模棒	1													
	横连接板起子	1													
	最终锁紧起子	1													
	摇摆钳	1													
	手柄	1													
2#	加压钳	1	2												
	定位针	1													

备注	

送植入物		收植入物		日期　　年　　　月　　　日

附表 6　灭菌植入物清点单

山西医科大学第二医院

灭菌植入物清点单

植入物名称	规格	基数	总数	数量 术前	数量 关前	数量 关后	数量 缝皮后	植入物名称	规格	基数	总数	数量 术前	数量 关前	数量 关后	数量 缝皮后
连接棒	50	6	18												
	60	2													
	70	2													
	80	2													
	90	2													
	100	2													
	250	2													
横向连接装置	55	1	3												
	65	1													
	75	1													
折断式螺栓	M10	10	10												
C 型椎体钉	φ6.0×40	4	32												
	φ6.0×45	6													
	φ6.0×50	6													
	φ6.5×40	4													
	φ6.5×45	6													
	φ6.5×50	6													
D 型椎体钉	φ6.0×35	2	36												
	φ6.0×40	4													
	φ6.0×45	6													
	φ6.0×50	6													
	φ6.5×35	2													
	φ6.5×40	4													
	φ6.5×45	6													
	φ6.5×50	6													
合计		99	99												

备　注	
送植入物	收植入物　　　　　　日　期　　年　　　月　　　日

附表7 术中获得性压力性损伤评估表

山西医科大学第二医院
术中获得性压力性损伤风险评估量表

姓名：　　　性别：　　　年龄：　　　病区：　　　　　床号：　　　病案号：　　　　手术间：

手术名称：

手术日期：　　　巡回护士：　　　接班护士(巡回护士)：

时机	项目及评估	1分	2分	3分	4分
术前危险因素评估	麻醉分级	I级 ☐	II级 ☐	III级 ☐	≥IV级 ☐
	体重指数	18.5～23.9 ☐	24.0～27.9 ☐	≥28 ☐	<18.5 ☐
	受压部位皮肤状态	完好 ☐	红斑、潮湿 ☐	淤斑、水疱 ☐	严重水肿 ☐
	术前肢体活动	不受限 ☐	轻度受限 ☐	部分受限 ☐	重度受限 ☐
	预计手术时间（h）	<3 ☐	≥3且<3.5 ☐	≥3.5且<4 ☐	≥4 ☐
	糖尿病				有 ☐
	带入压力性损伤纳入危险患者，+9分 ☐				
	术前评估总分：0　　　分（在☐内打√）				
	>14分为高危风险患者 ☐　　9～14分为中风险患者 ☐　　<9分为低风险患者 ☐				

时机	项目及评估	1分	2分	3分	4分
术中危险因素评估	体温丢失因素（组织暴露程度）	浅部组织冷稀释（切开位置涉及皮肤、皮下、筋膜） ☐	深部组织冷稀释（切开位置涉及肌肉、关节） ☐	体腔/器官冷稀释（切开位置涉及胸腔、腹腔和盆腔，有重要组织） ☐	低体温/降温治疗（术中或手术后核心体温） ☐
	手术出血量（mL）	<200 ☐	≥200且<400 ☐	400～800 ☐	>800 ☐
	术中压力、剪切力改变（体位调节角度）	低度增加（体位调节0°～<10°） ☐	中度增加（体位调节10°～<30°） ☐	重度增加（体位调节30°～≤60°） ☐	极重度增加（体位调节>60°） ☐
	实际手术时间（h）	<3 ☐	≥3且<3.5 ☐	≥3.5且<4 ☐	≥4 ☐
	术中评估总分：0　　　分（在☐内打√）				
	>12分为高危风险患者 ☐　　8-12分为中风险患者 ☐　　<8分为低风险患者 ☐				

术后受压部位皮肤评估（在☐内打√）

正常 ☐

带入压力性损伤 ☐：部位：＿＿＿＿＿＿＿＿＿　　　面积：＿＿＿＿＿＿＿cm×＿＿＿＿＿＿＿cm

术中压力性损伤 ☐：压红 ☐　1期 ☐　2期 ☐　3期 ☐　4期 ☐　深部组织损伤 ☐

不可分期 ☐　　器械相关性压力性损伤 ☐　　黏膜压力性损伤 ☐

部位：＿＿＿＿＿＿＿　面积：＿＿＿＿＿cm×＿＿＿＿＿cm　皮肤受压时间＿＿＿＿h

1.麻醉分级根据麻醉医师对ASA的分级进行分数判别。

2.预计手术时间指患者在手术床上不再改变体位至麻醉结束体位改变时间。

3.术前肢体活动，不受限指患者活动自如；轻度受限指能经常独立地改变躯体或四肢的位置，但变动幅度不大；
部分受限指偶尔能轻微地移动躯体或四肢，但不能独立完成的显著的躯体位置变动；
完全受限指没有帮助的情况下不能完成轻微的躯体或者四肢的位置变动

附表 8　Caprini 血栓风险因素评估表

Caprini 血栓风险因素评估表

A1　每个危险因素 1 分	B　每个危险因素 2 分	C　每个危险因素 3 分	D　每个危险因素 5 分
□年龄 40~59 岁	□年龄 60~74 岁	□年龄≥75 岁	□大手术（超过 3 h）*
□肥胖（BMI > 30 kg/m²）	□肥胖（BMI > 40 kg/m²）	□肥胖（BMI > 50 kg/m²）	□选择性下肢关节置换术
□计划小手术	□大手术（ > 60 min）*	□大手术持续 2~3 h*	□髋、骨盆或下肢骨折（1 个月内）
□大手术史	□关节镜手术（ > 60 min）*	□浅静脉、深静脉血栓或肺栓塞病史	□脑卒中（1 个月内）
□静脉曲张	□腹腔镜手术（ > 60 min）*	□深静脉血栓或肺栓塞家族史	□多发性创伤（1 个月内）
□炎症性肠病史	□既往恶性肿瘤	□现患恶性肿瘤或化疗	□急性脊髓损伤（1 个月内）
□目前有下肢水肿		□因子 Vleiden 阳性	
□急性心肌梗死（1 个月内）	□A2 仅针对女性（每项 1 分）	□凝血酶原 20210A 阳性	
□充血性心力衰竭（1 个月内）	□口服避孕药或激素替代治疗	□血清同型半胱氨酸酶升高	
□败血症（1 个月内）	□妊娠期或产后1 个月内	□狼疮抗凝物阳性	
□严重肺部疾病，含肺炎（1 个月内）	□原因不明的死胎史，复发性自然流产（≥3 次），由于毒血症或发育受限原因早产	□抗心磷脂抗体阳性	
□COPD		□肝素引起的血小板减少	
□目前卧床的内科患者		□其他类型血栓形成	
□下肢石膏或支具固定			
□中心静脉置管			
□其他风险			
危险因素总分			

注：1.每个危险因素的权重取决于引起血栓事件的可能性。如癌症的评分是 3 分，卧床的评分是 1 分，前者比后者更易引起血栓。

2.*只能选择一个手术因素

　　低危：0~1 分，早期活动

　　中危：2 分，药物预防或物理预防

　　高危：3~4 分，药物预防和（或）物理预防

　　极高危：≥5 分，药物预防和物理预防

附表 9　手术患者交接表

山西医科大学第二医院
手术患者交接表

病区：　　　　　　床号：　　　姓名：　　　　性别：　　　住院号：　　　　时间：

术前	身份识别	□ 腕带　　□ 姓名　　□ 床号　　□ 住院号　　□ 手术名称　　□ 手术部位标识		
	生命体征	T　　　℃　P/HR　　　次/min　R　　　次/min　BP　　　mmHg　SPO₂　　　%		
	文书资料	□ 病历　　□ 手术同意书　　□ 安全核查表　　□ 风险评估表　　□ 术前免疫		
	影像资料	□ 无　□ 有　　数量 _____ 张		
	床前备皮	□ 否　□ 是		
	排大小便	□ 否　□ 是		
	过敏史	□ 无　□ 有		
	血管通路	外周静脉　□ 无　　□ 有 部位　　□ 左上肢　□ 右上肢　□ 左下肢　□ 右下肢　□ 其他 _____ CVC　　□ 无　　□ 有　　□ 左　□ 右 部位　　□ 颈内　□ 锁骨下　□ 股静脉　□ 其他 _____ PICC　　□ 无　　□ 有　　□ 左　□ 右 部位　　□ 肘　□ 上臂　□ 其他 _____ PORT　　□ 无　　□ 有　　□ 左　□ 右 部位　　□ 胸臂　□ 上臂　□ 其他 有创动脉　□ 无　　□ 有 动静脉瘘　□ 无　　□ 有　　□ 左　□ 右 部位　　□ 前臂　□ 上臂　□ 其他		
	静脉输注	液体　□ 无　　□ 有　　名称 _____ 血制品　□ 无　　□ 有　　种类 _____		
	管路	□ 无　□ 气管插管　□ 气管切开　□ 胃管　□ 造瘘　□ 尿管　□ 其他 _____ 引流管 _____ 条 □ 头部　□ 颈部　□ 胸部　□ 腹部　□ 腰背部　□ 上肢　□ 下肢　□ 其他		
	皮肤情况	完好 □　异常 □		
	首饰	□ 无　□ 有		
	活动义齿	□ 无　□ 有		
	携带药物	□ 无　□ 有　　名称　　　　　数量　　　　　批号		
	其他			

病房护士：_____　工辅人员：_____　待术间护士：_____　巡回护士：_____

待术间	静脉输液	□ 待术间输注 _____
	留置针	□ 待术间输注　□ 左上肢　□ 右上肢　□ 其他 _____
	尿管	□ 待术间输注

待术间护士：_____　巡回护士：_____

术后（手术室）		
身份识别	□ 腕带　□ 姓名　□ 床号　□ 住院号　□ 手术名称	
文书资料	□ 病历　□ 合格证粘贴单　数量_____张	
影像资料	□ 无　□ 有　数量_____张	
血管通路	外周静脉　□ 无　□ 有	
	部位　□ 左上肢　□ 右上肢　□ 左下肢　□ 右下肢　□ 其他_____	
	CVC　□ 无　□ 有　□ 左　□ 右	
	部位　□ 颈内　□ 锁骨下　□ 股静脉　□ 其他_____	
	PICC　□ 无　□ 有　□ 左　□ 右	
	部位　□ 肘　□ 上臂　□ 其他_____	
	PORT　□ 无　□ 有　□ 左　□ 右	
	部位　□ 胸臂　□ 上臂　□ 其他_____	
	有创动脉　□ 无　□ 有　□ 已拔除	
	动静脉瘘　□ 无　□ 有　□ 左　□ 右	
	部位　□ 前臂　□ 上臂　□ 其他_____	
静脉输注	液体　□ 无　□ 有　名称_____　血制品　□ 无　□ 有　种类_____	
管路	□ 无　□ 气管插管　□ 气管切开　□ 胃管　□ 造瘘　□ 尿管　□ 其他　引流管_____条　□ 头部　□ 颈部　□ 胸部　□ 腹部　□ 腰背部　□ 上肢　□ 下肢　□ 其他	
皮肤情况	□ 完好　□ 异常	
镇痛装置	□ 无　□ 有	
其他		
巡回护士：_____　工辅人员：_____　□ 恢复室护士　□ 病房护士　□ ICU护士		

术后（恢复室）		
身份识别	□ 腕带　□ 姓名　□ 床号　□ 住院号　□ 手术名称	
文书资料	□ 病历　□ 合格证粘贴单　数量_____张	
影像资料	□ 无　□ 有　数量_____张	
血管通路	外周静脉　□ 无　□ 有	
	部位　□ 左上肢　□ 右上肢　□ 左下肢　□ 右下肢　□ 其他_____	
	CVC　□ 无　□ 有　□ 左　□ 右	
	部位　□ 颈内　□ 锁骨下　□ 股静脉　□ 其他_____	
	PICC　□ 无　□ 有　□ 左　□ 右	
	部位　□ 肘　□ 上臂　□ 其他_____	
	PORT　□ 无　□ 有　□ 左　□ 右	
	部位　□ 胸臂　□ 上臂　□ 其他_____	
	有创动脉　□ 无　□ 有　□ 已拔除	
	动静脉瘘　□ 无　□ 有　□ 左　□ 右	
	部位　□ 前臂　□ 上臂　□ 其他_____	
静脉输注	液体　□ 无　□ 有　名称_____　血制品　□ 无　□ 有　种类_____	
管路	□ 无　□ 气管插管　□ 气管切开　□ 胃管　□ 造瘘　□ 尿管　□ 其他　引流管 □ 无 □ 有_____条　□ 头部　□ 颈部　□ 胸部　□ 腹部　□ 腰背部　□ 上肢　□ 下肢　□ 其他	
皮肤情况	□ 完好　□ 异常_____	
镇痛装置	□ 无　□ 有_____	
其他		
巡回护士：_____　工辅人员：_____　□ 病房护士　□ ICU护士		

参考文献

[1]Wei L, Guojun T, Binbin C, et al. Analysis of the outcome of bi-vertebral transpedicular wedge osteotomy for correcting severe kyphotic deformity in ankylosing spondylitis[J]. Medicine, 2023, 102(26):e34155.

[2]Eleonora R, Giulia M, Magdalena M G M, et al. Minimal invasive abdominal sacral colpopexy and abdominal lateral suspension:a multicentric prospective non-inferiority trial[J]. Maturitas, 2023, 173: 77.

[3]JA Boyd, SG Karas, RJ Urchek, et al.Determinants of operative time in arthroscopic rotator cuff repair[J]. Journal of Clinical Medicine, 2023, 12(5):1886.

[4]Basilio P, Gabriella M D, Giuseppe S, et al. Evaluation of surgical outcomes of abdominal radical hysterectomy and total laparoscopic radical hysterectomy for cervical cancer: A retrospective analysis of data collected before the LACC trial[J]. International Journal of Environmental Research and Public Health, 2022, 19(20):13176.

[5]Young J J, Hartvigsen J, Roos E M, et al. Symptoms of lumbar spinal stenosis in people with knee or hip osteoarthritis or low back pain:a cross-sectional study of 10,234 participants in primary care[J]. Osteoarthritis and cartilage, 2021, 29(11):1515-1520.

[6]Li-Ping H, Pei-Zhen L, Yuan-Ming W, et al. Effect of temperature maintenance by forced-air warming blankets of different temperatures on changes in inflammatory factors in children undergoing congenital hip dislocation surgery[J]. Chinese medical journal, 2020, 133(15):1768-1773.

[7]Bond R M, Versteeg L A, Sahgal A, et al.Surgical or Radiation Therapy for the Treatment of Cervical Spine Metastases: Results From the Epidemiology, Process, and Outcomes of Spine Oncology (EPOSO) Cohort[J]. Global Spine Journal, 2020, 10(1): 21-29.

[8]Price A, Jackson W, Alvand A. Outcome measurement and auditable standards of care in revision knee surgery[J]. The Knee, 2020, 27(5):1693-1695.

[9] 赵加庆，于先凯，戴国华，等 . 单侧双通道内镜治疗夜间痛性腰椎管狭窄症 [J]. 中国矫形外科杂志，2023，31（16）：1523–1525，1529.

[10] 杨丽霞，崔玮，李伟玲，等 . 基于倾向性评分匹配的经脐单孔腹腔镜与传统腹腔镜手术治疗卵巢囊肿的疗效分析 [J]. 中国微创外科杂志，2023，23（08）：587–591.

[11] 何焕弟，丁芳，李建平，等 . 两种骨搬移技术对股骨慢性骨髓炎骨缺损的治疗效果 [J/OL]. 中华医院感染学杂志，2023（17）：2674–2677.

[12] 黄捷，施扬华，谭桢，等 . 吻合血管游离腓骨移植治疗股骨头坏死 [J/OL]. 中国组织工程研究，1–7.

[13] 刘婷，陈维燕，李喆 . 加速康复外科在绝经后女性腹腔镜全子宫切除术围手术期管理中的应用 [J]. 腹腔镜外科杂志，2023，28（06）：454–458.

[14] 夏睿，徐玮，刘雷等 . 天玑骨科机器人 Tirobot 导航系统在骨盆骨折手术中的应用 [J]. 生物骨科材料与临床研究，2023，20（02）：60–64.

[15] 张航，韩月 . 磁性护理理念在前置胎盘手术护理中的应用效果及预后影响 [J]. 中国医药导报，2022，19（32）：180–183.

[16] 李潇，高兴莲 .1 例妊娠晚期合并急性 Stanford A 型主动脉夹层患者的手术期护理配合 [J]. 当代护士（上旬刊），2022，29（10）：108–111.

[17] 张杨西贝，柏彬，马杰，等 . 基于加速康复外科理念的术前护理干预模式在老年腰椎管狭窄症手术患者中的应用研究 [J]. 中华全科医学，2021，19（12）：2146–2148，2157.

[18] 张同同，王中华，文杰，等 . 3D 打印模型在颈椎肿瘤手术切除与重建中的应用 [J]. 中国组织工程研究，2021，25（09）：1335–1339.

[19] 梁敏，黄浚燊，张春燕，等 . 手术机器人辅助下后侧入路腰椎间融合的术中护理配合 [J]. 机器人外科学杂志（中英文），2020，1（03）：202–211.

[20] 龚梅，田书梅，李鹏 .1 例强直性脊柱炎重度胸腰椎后凸畸形矫正术的护理配合 [J]. 世界最新医学信息文摘，2019，19（57）：288+293.

[21] 贺丽萍，刘佩珍 . 不同保温温度对先天性髋关节脱位手术患儿炎症反应及术后康复的影响 [J]. 中华护理杂志，2017，52（09）：1047–1051.

[22] 胡冬琴 . 小儿先天性髋关节脱位围手术期的特点及护理对策探究 [J]. 中国妇幼健康研究，2017，28（S2）：283–284.

[23] 真启云，费文勇，张云飞.关节镜下肩袖修补术患者围手术期护理流程优化及效果评价 [J]. 中华护理杂志，2016，51（06）：645-649.

[24] 周琦，高兴莲，胡娟娟，等.基于 Pad 清点系统优化骨科外来器械清点方法实践 [J]. 护理学报，2022，29（12）：25-27.

[25] 王曾妍，高兴莲，崔宇杨，等.骨科外来器械手术清点的临床优化与成效 [J]. 护士进修杂志，2020，35（11）：1009-1011.

[26] 北京护理学会手术室专业委员会，中日友好医院.手术室静脉血栓栓塞症预防与护理专家共识 [J]. 中华现代护理杂志，2022，28（20）：2661-2669.

[27] 中华护理学会.中华护理学会团体标准丨T/CNAS 29—2023 术中获得性压力性损伤预防 [M]. 北京：中华护理学会，2023.

[28] 中华护理学会手术室护理专业委员会.手术室护理实践指南 [M]. 北京：人民卫生出版社 .2022.

[29] 北京护理学会手术室专业委员会.术中获得性压力性损伤预防与护理专家共识 [J]. 中华现代护理杂志，2020，26（28）：3853-3861.

[30] 中华人民共和国卫生行业标准.外科手术部位感染预防和控制技术指南（试行）[Z]，2010.

[31] 朱敏秋，张平平，孙丽丽，等.临床手术护理配合在腹腔镜下疝气修补术患者中的应用效果 [J]. 中国当代医药，2022，29（26）：190-192.

[32] 吴震宇，江明友，洪钟亮，等.腔镜甲状腺切除术的临床研究 [C]// 浙江省医学会外科学分会.2009 年浙江省外科学学术年会论文汇编 .[出版者不详]，2009：2.

[33] 王伟林，汤晓锋，郑树森.规则性左半肝联合肝总动脉切除治疗肝动脉受侵犯的高位胆管癌 [C]// 浙江省医学会肿瘤外科学分会 .2005 年浙江省肿瘤外科学术会议论文汇编 .[出版者不详]，2005：1.

[34] 张晋维.腔镜下直肠癌前侧切除术治疗直肠癌的效果观察 [J]. 中国农村卫生，2021，13（24）：60-61.

[35] 张启逸.联合动脉切除重建的胰十二指肠切除术 [C]//2016 浙江省肿瘤外科学术年会暨第二届钱江国际肿瘤外科高峰论坛 [2023-10-22].

[36] 戴亚伟，于洪武，浦国明，等.腹腔镜脾破裂脾切除手术适应症的选

择 [C]//2015 年浙江省外科学学术年会暨国家级肝胆胰疾病诊治进展学习班论文汇编 .2015.

[37] 宋海兵，施健华，张剑 . 胆总管探查术后一期缝合与留置 T 管引流的比较观察 [J]. 现代医学与健康研究电子杂志，2023，7（13）：38–40.

[38] 王跃东 . 腹腔镜胃袖状切除术治疗肥胖症 [C]//2010 微创外科论坛 .2010.

[39] 刘莉，李平平，刘小蕾，等 .107 例腹腔镜辅助胃癌根治术的无瘤护理配合要点 [C]// 中国中药杂志 2015/ 专集：基层医疗机构从业人员科技论文写作培训会议论文集 .2016.

[40] 刘小孙，张卿，宋斌，等 .3D 腹腔镜下胃癌根治术治疗胃癌 63 例经验总结 [C]//2015 年浙江省外科学学术年会暨国家级肝胆胰疾病诊治进展学习班论文汇编 .2015.

[41] 中华人民共和国国家卫生和计划生育委员会 . 医疗机构临床用血管理办法（卫生部令第 85 号），2012.

[42] 中华人民共和国卫生行业标准 .WS/T433—2013，静脉治疗护理技术操作规范 [S].

[43] 中华人民共和国卫生行业标准 WS/T512—2016，医疗机构环境表面清洁与消毒管理规范 [S].

[44] 马先桃，李师亮，严丽，等 . 杂交技术在 StanfordA 型主动脉夹层的应用现状 [J]. 临床外科杂志，2021，29（12）：1101–1103.

[45] 黄日太，徐根兴，李伟，等 . 杂交手术治疗急性 A 型主动脉夹层动脉瘤 147 例单中心回顾性队列研究 [J]. 中国胸心血管外科临床杂志，2022，29（08）：992–996.

[46] 顾建军，刘杰，薛正龙，等 . 一站式杂交手术治疗 Stanford A 型主动脉夹层的临床研究 [J]. 临床外科杂志，2019，27（11）：943–945.

[47] 吴丽映，朱大量，陈海生，等 . 浅低温联合术中支架象鼻内球囊阻断技术与传统孙氏手术的对比研究 [J]. 中国心血管病研究，2021，19（08）：688–692.

[48] 吴怡锦，熊卫萍，曾嵘，等 . 孙氏手术治疗急、慢性 Stanford A 型主动脉夹层疗效的病例对照研究 [J]. 中国胸心血管外科临床杂志，2018，25（05）：401–405.

[49] 中华人民共和国国务院医疗废物管理条例，2003.

[50] 黄昌拼，龙建云，王林君，等．颈动脉内膜剥脱术治疗颈动脉重度狭窄 30 例体会 [J]. 浙江创伤外科，2023，28（05）：946-948.

[51] 曲广泽，毛建辉．复合监测下颈内动脉内膜剥脱术治疗重症颈内动脉狭窄的临床研究 [J]. 卒中与神经疾病，2023，30（01）：71-75.

[52] 赵杰，冯磊，刘秀芳．介入治疗下肢动脉硬化闭塞症的临床效果观察 [J]. 中国继续医学教育，2018，10（16）：70-71.

[53] 黄新天，蒋米尔，陆民，等．PTA 及血管内支架在治疗下肢动脉硬化闭塞症的应用价值 [J]. 中国实用外科杂志，2000（06）：27-28.

[54] 王静君，张磊，李彦辉，等．介入手术联合治疗中晚期下肢动脉栓塞 [J]. 中国现代医学杂志，2009，19（18）：2833-2834，2838.

[55] 程少鹏，赵鑫，李守明，等．风湿性联合瓣膜病行单纯二尖瓣置换与联合瓣膜置换的中远期疗效比较 [J]. 中国心血管病研究，2022，20（04）：317-322.

[56] 赵阳，殷传军，冯立锋，等．瓣膜置换术治疗重症风湿性心脏瓣膜疾病的临床疗效研究 [J]. 世界复合医学，2021，7（10）：39-42.

[57] 玛伊热·凯赛尔，穆海热姆·普拉提．二尖瓣置换术围术期优质护理干预效果观察 [J]. 智慧健康，2018，4（07）：109-110.

[58] 王晓锋，齐心红，贾晓英，等．围手术期康复护理对心脏瓣膜置换术后患者呼吸系统并发症的影响 [J]. 现代医药卫生，2021，37（24）：4286-4288.

[59] 刘巍，高峰，史泽鹏，等．不停跳冠状动脉旁路移植术后早期心肌微循环灌注变化的影响因素分析 [J]. 临床外科杂志，2023，31（07）：617-621.

[60] 欧阳春，刘继先．不停跳与停跳体外循环冠状动脉搭桥术对患者心功能的影响 [J]. 中国卫生标准管理，2020，11（07）：81-84.

[61] 王晨，蒋雄刚．体外循环不停跳冠状动脉旁路移植术临床效果研究进展 [J]. 河南医学研究，2021，30（13）：2496-2498.

[62] 王海曙．心肌保护技术在不停跳冠状动脉搭桥及瓣膜病手术的临床研究 [J]. 山西医药杂志，2020，49（21）：2978-2979.

[63] 余鹏飞，李保军，孟东亮等．右腋下直切口心内直视术治疗 598 例 6

月龄以下婴儿先天性心脏病 [J]. 实用医药杂志，2019，36（06）：497–500.

[64] 江昆. 三种手术入径治疗房间隔缺损治疗效果及预后的对比研究 [D]. 泰山医学院，2014.

[65] 朱小萍，沈玲珊，陈吓妹. 保温护理在单孔胸腔镜肺叶切除术患者中的应用效果 [J]. 中国医药指南，2023，21（17）：180–182.

[66] 毛超凡，吴旭辉. 胸腔镜下肺楔形切除术在非小细胞肺癌患者治疗中的临床研究 [J]. 浙江创伤外科，2023，28（06）：1078–1080.

[67] 洪大碰，高志超，蔡明智. 单孔与三孔胸腔镜肺段及肺叶切除术治疗非小细胞肺癌临床观察 [J]. 福建医药杂志，2023，45（03）：87–90.

[68] 刘鑫，裴永菊，任建伟. 肺癌患者胸腔镜下肺叶切除术中转开胸的高危因素研究 [J]. 实用癌症杂志，2023，38（04）：601–603.

[69] 李鑫，倪逸倩，刘小雪，等. 胸腔镜联合腹腔镜下食管癌根治术围术期加速康复外科方案构建 [J]. 临床军医杂志，2023，51（07）：707–712.

[70] 李金勇，候广杰，申思宁，等. 改良喉返神经淋巴结清扫对老年胸腔镜食管癌手术患者预后的影响 [J]. 实用癌症杂志，2023，38（07）：1124–1127.

[71] 李海宁，许卉，李海红. 循证护理在胸腔镜下食管癌根治术患者术中的应用效果 [J]. 当代护士（中旬刊），2022，29（10）：47–50.

[72] 孙永红，彭爽，黄咏梅，等. 复合保温干预对腔镜食管癌根治术中非计划性低体温的效果研究 [J]. 河北医药，2021，43（16）：2490–2493.

[73] 陶绍霖，康珀铭，冯涌耕，等. 胸腔镜辅助改良 Nuss 手术治疗儿童漏斗胸临床疗效的单中心回顾性分析 [J]. 中国胸心血管外科临床杂志，2023，30（06）：867–872.

[74] 汤可香，夏元喜，胡玲，等. 胸腔镜下 Nuss 术矫治小儿复杂型漏斗胸手术配合 [J]. 临床医学工程，2015，22（03）：357–358.

[75] 中华人民共和国卫生行业标准. 手术部（室）医院感染控制规范（试行）[Z]，2018.

[76] 中华医学会抗菌药物在围手术期的预防应用指南，2018.

[77] 中华人民共和国国家卫生和计划生育委员会抗菌药物临床应用指导原则，2015.

[78]WHO 咨询专家组，WHO 顾问委员会 WHO 手术部位感染（SSI）预防指南 [S]，2019.

[79] 中华人民共和国卫生行业标准 .W/ST311—2009，医院隔离技术规范 [S].

[80]《智能手术部管控系统专家共识》专家组 .《智能手术部管控系统》专家共识（一）[J]. 中国医疗设备，2021，36（7）：4-8.

[81]《智能手术部管控系统专家共识》专家组 .《智能手术部管控系统》专家共识（二）[J]. 中国医疗设备，2021，36（9）：6-10.

[82] 中华人民共和国国家标准 GB18871—2002，电离辐射防护与辐射源安全基本标准 [S].

[83] 中华人民共和国国家标准 .GBZ130—2020，放射诊断放射防护要求 [S].

[84] 中华人民共和国国家标准 .GB112391—2005，手术显微镜 第 1 部分：要求和试验方法 [S].

[85] 中华人民共和国国家卫生和计划生育委员会 . 手术安全核查制度，2010.

[86] 中华人民共和国国家卫生和计划生育委员会 . 抗菌药物临床应用指导原则（2015 年版），2015.

[87] 徐梅，王惠珍，王金庄 .49 例腹腔镜下肾上腺嗜铬细胞瘤切除术的术中护理 [J]. 临床护理杂志，2006，5（2）：51-53.

[88] 黄锡琴 . 手术体位所致的损伤及护理对策 [J]. 现代中西医结合杂志，2010，19（25）：3256-3257.

[89] 吴沈雅 . 达芬奇机器人辅助下腹腔镜肾癌根治性切除联合下腔静脉癌栓取出术患者围手术期预见性护理的应用 [J]. 加速康复外科杂志，2021，4（4）：157-160.

[90] 李雪清，左育涛，潘华 . 中国癌症防治杂志 [J]. 2011，3（4）：334-336.

[91] 张丽青，林卫红，陈惠南，等 . 腔镜手术术中 CO_2 气腹致全身广泛皮下气肿的护理干预 [J]. 解放军护理杂，2008，25（8）：49-50.

[92] 李晓山，刘巍，魏世平 . 四孔六步法腹膜外前列腺癌根治术经验总结 [J]. 中外医学研究，2022，20（18）：57-60.

[93] 张骞，宋海峰，孟一森 . 三孔六步法经腹膜外途径腹腔镜下根治性前列腺切除术（附光盘）[J]. 现代泌尿外科杂志，2016，21（10）：737-740.

[94] 李永炜，孙伍柒，等 . 头侧站位三孔法经腹膜外途径腹腔镜根治性前列腺切除术的临床应用与初步体会 [J]. 现代肿瘤医学，2002，30（19）：3547-3551.

[95] 李永光，余浪，等 . 经尿道钬激光"五步法"前列腺剜除术治疗老年前列腺增生症 890 例报告 [J]. 现代泌尿外科杂志，2020，25（07）：609-613.

[96] 那彦群，叶章群，孙颖浩，等 . 中国泌尿外科疾病诊断和治疗指南（2014）[M]. 北京：人民卫生出版社，2014：260.

[97] 张光珍 . 改良前列腺剜除术治疗良性前列腺增生 [J]. 山东医药，2016，56（10）：1004.

[98] 俞春燕，朱岚泓，王小梅 . 综合护理在输尿管结石患者输尿管镜下钬激光碎石术中的应用 [J]. 齐鲁护理杂志，2020，26（2）：117-119.

[99] 陈炜康，于冬冬，刘宇鹏，等 . 精囊镜技术在泌尿男科疾病中的应用进展 [J]. 中华男科学杂志，2020，26（10）：938-943.

[100] 中华医学会骨科学分会 . 中国骨科大手术静脉血栓栓塞症预防指南 [J]. 中华骨科杂志，2016，（2）：65-71.

[101] 中国临床肿瘤学会（CSCO）肿瘤与血栓专家共识委员会 . 肿瘤相关静脉血栓栓塞症的预防与治疗中国专家指南（2015 版）[J]. 中国肿瘤临床 2015（20）：979-991.

[102] 李祥冬，牛朝诗，陈鹏，等 . 复发脑胶质瘤再手术后颅内感染的影响因素及病原学分析 [J]. 立体定向和功能性神经外科杂志，2020，33（1）：19-24.

[103] 张少华，刘少东，陈新军，等 . 颞浅动脉吻合术联合高流量颅内 – 外血管搭桥术治疗复杂性颅内动脉瘤的疗效 [J]. 中国肿瘤临床与康复，2019，26（05）：536-539.

[104] 张玲玲，耿晓峰 . 三叉神经微血管减压术的围手术期护理 [J]. 中国实用神经疾病杂志，2019，22（5）：562-568.

[105] 韩慧敏 . 神经内镜辅助下经鼻蝶入路垂体瘤切除术的护理配合 [J]. 当代护士（上旬刊），2020，27（6）：113-114.

[106] 李琳 . 侧脑室 – 腹腔分流术的围手术期护理 [J]. 广西医学，2003，25（10）：2048-2049.

[107] 地力厚马尔·艾买提，郑美.鼻内镜下功能性鼻窦开放手术配合与手术室护理体会 [J].世界最新医学信息文摘，2019，19（51）：204，208.

[108] 颜芳.乳突根治术的手术配合与护理效果 [J].实用临床护理学电子杂志，2020，5（30）：123，127.

[109] 冯燕平，傅红，李静，等.舌癌联合根治并同期前臂皮瓣修复术的手术室护理配合 [J].临床医学，2018，38（10）：126-128.

[110] 程垂杰.手术室护理路径在全喉切除术治疗喉癌患者中的应用效果 [J].中国医药指南，2021，19（11）：199-200，203.